Carola Beresford-Cooke
Shiatsu

Carola Beresford-Cooke

Shiatsu

Grundlagen und Praxis

2. Auflage

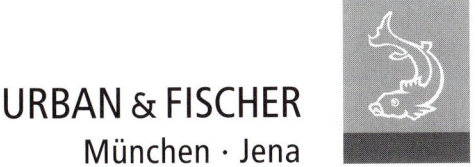

URBAN & FISCHER
München · Jena

Zuschriften und Kritik an:

Elsevier GmbH, Urban & Fischer Verlag, Lektorat Ganzheitsmedizin, Karlstraße 45, 80333 München

Titel der Originalausgabe
Shiatsu – Theory and Practice. A Comprehensive text for the students and professional
Erschienen bei Churchill Livingstone
An imprint of Elsevier Science Limited
© Pearson Professional Limited 1996
© 2003, Elsevier Science Limited. All rights reserved
First edition 1996
Reprinted 1999
Second edition 2003

Wichtiger Hinweis für den Benutzer
Die Erkenntnisse in der Medizin unterliegen laufendem Wandel durch Forschung und klinische Erfahrungen. Herausgeber und Autoren dieses Werkes haben große Sorgfalt darauf verwendet, dass die in diesem Werk gemachten therapeutischen Angaben (insbesondere hinsichtlich Indikation, Dosierung und unerwünschten Wirkungen) dem derzeitigen Wissensstand entsprechen. Das entbindet den Nutzer dieses Werkes aber nicht von der Verpflichtung, anhand der Beipackzettel zu verschreibender Präparate zu überprüfen, ob die dort gemachten Angaben von denen in diesem Buch abweichen und seine Verordnung in eigener Verantwortung zu treffen.

Wie allgemein üblich wurden Warenzeichen bzw. Namen (z. B. bei Pharmapräparaten) nicht besonders gekennzeichnet.

Der Verlag hat sich bemüht, sämtliche Rechteinhaber von Abbildungen zu ermitteln. Sollte dem Verlag gegenüber dennoch der Nachweis der Rechtsinhaberschaft geführt werden, wird das branchenübliche Honorar gezahlt.

Bibliografische Information Der Deutschen Bibliothek
Die Deutsche Bibliothek verzeichnet diese Publikation in der Deutschen Nationalbibliografie; detaillierte bibliografische Daten sind im Internet über http://dnb.ddb.de abrufbar.

Planung und Lektorat: Christl Kiener, München
Übersetzung: Kristin Köhler, Heidelberg
Redaktion: Christl Kiener, Sophie Kiener, Gabriele Schmid
Register: Dr. Ursula Osterkamp-Baust, Ottobrunn-Riemerling
Herstellung: Marion Kraus, München
Satz, Druck und Bindung: Laupp & Göbel GmbH, Nehren
Fotos: Nicholas Pole
Zeichnungen: Lynn Williams
Umschlaggestaltung: Spieszdesign, Neu-Ulm
Titelfotografie: Ulrike Haffke, Berlin
Gedruckt auf 100 g h'frei Luxosamtoffset matt 1,1-faches Vol.

Printed in Germany
ISBN 3-437-55801-3

Inhaltsverzeichnis

Vorwort

Die wachsende Beliebtheit von Shiatsu im Westen hat mehrere Gründe. Es ist einfach zu lernen, man kann es ohne großes theoretisches Wissen anwenden und es ist sehr angenehm, Shiatsu zu empfangen. Für die Erhaltung der Gesundheit und die Behandlung körperlicher Beschwerden bietet Shiatsu viele Vorteile. Am interessantesten ist vielleicht die Beobachtung, dass sich durch die Ausübung von Shiatsu die geistige und physische Feinfühligkeit der Gebenden entwickelt, vergleichbar mit Meditations- und Yoga-Techniken. Nach Meinung vieler Shiatsu-Anhänger ist die Entwicklung von Intuition und Heilungskräften durch Shiatsu die wichtigste Komponente der Ausübung, daher betrachten sie theoretische Kenntnisse nicht nur als unnötig, sondern sogar als störend. Aber die meisten meditativen Techniken besitzen auch intellektuelle oder theoretische Elemente. Manchmal dient dieser Inhalt, wie der *Koan* im japanischen Zen, als Knochen, um den Hund, sprich den diskursiven Geist, zu beschäftigen, bis die Erkenntnis entsteht. Und manchmal bindet der theoretische Aspekt den Intellekt ganz aktiv in die Unterstützung des meditativen Bestrebens ein, wie z. B. in den hinduistischen Veden. Auch im Shiatsu kann sich der Geist innerhalb einer theoretischen Struktur verstandesmäßig einbringen, um so die heilende Intuition zu unterstützen und zu bekräftigen, anstatt in Zweifeln und Fragen zu verharren.

Im Shiatsu gibt es zahlreiche unterschiedliche Schulen mit unzähligen Varianten der Theorie. Für Schüler, die mehr als einen Ansatz kennen lernen, erwachsen aus diesen Spielarten möglicherweise Zweifel und Verwirrung. Deshalb besteht mein Anliegen in diesem Buch darin, Konflikte zwischen diesen scheinbar verschiedenen Disziplinen beizulegen. Entschuldigen möchte ich mich dafür, dass ich manche Ansätze nur kurz streifen kann, wie die Namikoshi-Methode, das makrobiotische Shiatsu, Barfuß-Shiatsu und andere; konzentriert habe ich mich auf zwei Schulen, die ich aus eigener Erfahrung kenne: Zen Shiatsu und Traditionelle Chinesische Medizin (TCM). Zen Shiatsu hat zwar den Ruf, nicht sehr theoretisch und eher spontan zu sein, verfügt in Wirklichkeit aber über einen gut durchdachten theoretischen Anteil. Die TCM, mitunter kritisiert als eine enge intellektuelle Disziplin, hat tiefe Wurzeln in der umfassenden, spirituellen Weisheit des Taoismus. Beide Systeme verbinden die theoretische Struktur mit der Spontaneität heilender Praxis. Mein Wunsch ist, Shiatsu-Lernende mit diesem Buch zu ermutigen, für sich die Harmonie zwischen Theorie und Praxis zu entdecken und zu erkennen, dass es in beiden einen Spielraum für Originalität gibt, einen Spielraum zur Entwicklung und Bestätigung der eigenen heilenden Kraft.

Es ist wichtig im Shiatsu, Theorie und Praxis harmonisch miteinander zu verbinden, damit Körper und Geist zusammenarbeiten und ein Heilungspotenzial schaffen. Dieser Aspekt des Shiatsu kann nicht schriftlich festgehalten werden. So wie es W. B. Yeats in einem Brief kurz vor seinem Tod beschrieben hat:

„Es scheint mir, dass ich gefunden habe, wonach ich suchte. Wenn ich das Ganze in einem Satz ausdrücken soll, sage ich – ‚Der Mensch ist imstande, Wahrheit zu verkörpern, aber er erkennt es nicht'."

Das Wesen des Shiatsu besteht darin, dass wir selbst ein Ausdruck von Wahrheit sind, wenn wir mit der Einheit von Körper und Geist behandeln.

Llangrannog,   Carola Beresford-Cooke
Wales 2003

Geleitwort
von Pamela Ferguson

Ich bin hocherfreut, zu erfahren, dass „Shiatsu Theory and Practice" ins Deutsche übersetzt wird. Bis zum heutigen Tage ist es meiner Meinung nach das beste Buch, weil es Traditionelle Chinesische Medizin und Shiatsu vergleicht. In Nordamerika wird es deshalb als Grundlehrwerk für meine Studenten verwendet. Ich habe schon an Carola Beresford-Cooke geschrieben und sie gebeten eine deutsche Übersetzung zu veranlassen, damit ich ihr Werk in den zahlreichen deutschen Schulen (Berlin, Hamburg, Düsseldorf, Dresden) verwenden kann, in denen ich jedes Jahr unterrichte.

Zen Shiatsu entwickelt sich mit jeder Generation seit Masunaga weiter und braucht neue Texte, frische Texte, die Erfahrungen und Entdeckungen derer widerspiegeln, die beschlossen haben, sich ganz dieser Kunst zu widmen. Carola bietet uns einen solchen persönlichen Bericht. Während seiner Kurse rief Masunaga immer: „Keine Aufzeichnungen, keine Aufzeichnungen. Schaut her. Wissen ist Erfahrung. Macht keine Aufzeichnungen!" Und ja, Zen Shiatsu lehrt uns, durch die Augen und Erfahrungen eines guten Lehrmeisters zu lernen. Aber irgendwann brauchen wir eine Grundlage für die sich entwickelnden Techniken und eine solche hat Carola uns auf bewundernswerte Weise geliefert. Viel Erfolg.

Pamela Ferguson

Geleitwort

Obwohl Shiatsu seit undenklichen Zeiten als Heilverfahren existiert, hat es dennoch nie die Anerkennung erfahren, die es verdient. Für den Laien ist Shiatsu etwas, das in Massagesalons oder Kurbädern praktiziert wird, und daher ein Luxus, der dem Vergnügen oder dem Wohlergehen dient. Viele betrachten es entweder als sinnliche Erfahrung oder als eine schmerzhafte Art der Massage, die wenig Können erfordert und nur kurz Entspannung bietet. Dieses Missverständnis ist so tief verwurzelt in unserer Gesellschaft, dass viele Shiatsu-Therapeuten unablässig mit diesem stigmatisierenden Bild zu kämpfen haben, das in keinster Weise die wahre Natur ihrer Arbeit reflektiert. In einigen US-amerikanischen Städten werden Shiatsu-Therapeuten Fingerabdrücke, wie bei Verbrechern, abgenommen, bevor sie die Erlaubnis zu praktizieren erhalten. Die breite Öffentlichkeit muss mehr über Shiatsu erfahren, um es als eine lebensbejahende Therapieform anzuerkennen, die das Wohlergehen von Geist, Körper und Seele fördert.

Selbst Schüler im professionellen Bereich der asiatischen Therapien sehen in Shiatsu häufig nur eine Stufe zur Lehre und Praxis der Akupunktur. Diese Logik beruht auf dem gemeinsamen theoretischen Hintergrund, den sich Shiatsu und Akupunktur teilen, und der Einstellung, dass manuelle Therapie minderwertiger sei als der Gebrauch von Nadeln. Die westliche Medizin hat uns gelehrt, nur komplexe Therapieformen seien auch effektiv. Diese Sichtweise hat die Art und Weise, wie Traditionelle Chinesische Medizin (TCM) in der Welt dargestellt und unterrichtet wird, in hohem Maße beeinflusst. Anstatt die Einfachheit ihrer Natur zu betonen, erwarb sie sich in Fachkreisen den Ruf, ein anspruchsvoller und komplizierter Ansatz zu sein. TCM ist dadurch in Lehre und Praxis ein kompliziertes System geworden.

Die Traditionelle Chinesische Medizin ist eine metaphorische Wissenschaft, die uns verstehen hilft, in welcher Weise wir Teil der Natur sind. Der Schlüssel zu diesem Verständnis ist Einfachheit. Es ist die Essenz des Heilungsprozesses. Den Tod zu verhindern oder Sofortheilung anzubieten ist nicht das vorrangige Ziel der TCM. Ihr Hauptziel ist, dem Menschen zu vermitteln, dass er Teil einer universellen Struktur ist und wie er die Integration all der verschiedenen Aspekte dieser Struktur erreichen, erhalten und fördern kann. Wenn wir uns die Einfachheit des Systems klarmachen, werden wir erkennen, dass bei der Umsetzung der Theorie auf praktischer Ebene die therapeutische Natur ganz automatisch zum Vorschein kommt.

Shiatsu greift die wahre Natur der chinesischen Medizintheorie wieder auf und erreicht dies hauptsächlich durch Gebrauch der Hände. Die Hand ist wahrscheinlich das verfeinertste Instrument, das der Mensch kennt. Dennoch achtet er sie am wenigsten und nimmt sie meist als selbstverständlich hin. Ich denke, niemand erinnert sich mit Begeisterung daran, wie er / sie mit einer Nadel gestochen wurde. Doch wir alle haben schon die Erfahrung gemacht, dass uns die Hand eines Freundes auf der Schulter ein Gefühl von Frieden, Liebe und Unterstützung vermittelte, was diesem Moment eine größere Bedeutung gab. In der Forschung ist die Wirkung einer einfachen Berührung belegt worden. Ein Mangel an Berührung kann tiefgreifende physische und mentale Auswirkungen haben. Dies ist eine wichtige Erkenntnis, und trotzdem freuen sich Schüler noch immer darauf, vom Gebrauch der Hände im Shiatsu zum Gebrauch der Nadeln bei der Akupunktur übergehen zu können. Auf Grund der Konditionierung durch die westliche medizinische Tradition glauben Schüler, dass eine Nadel der Behandlung mehr Gewicht verleiht und daher ein signifikanteres Ergebnis hervorbringt.

Die Hand zu einem Instrument der Heilung zu entwickeln, ist keine leichte Aufgabe. Es braucht Zeit, Geduld und Selbsterfahrung, die Sensibilität zu entwickeln, einander wahrzunehmen. Wer Sie sind, wie Sie sich selbst oder andere wahrnehmen, wie Sie Ihr Leben gestalten, all das formt die Qualität Ihrer Berührung. In dieser Hinsicht stellt Shiatsu eine größere Herausforderung dar als Akupunktur. Eine wirksame Qualität der Berührung erfordert Nähe und Distanz zugleich. Sie steht für eine Verschmelzung der subjektiven und der objektiven Aspekte von Gesundheit. Erst wenn dies erreicht ist, kann eine dauerhafte heilende Verbindung zwischen Therapeut und Klient entstehen.

In östlichen Medizintraditionen wird dem Patienten oder Empfänger der Behandlung mehr Aufmerksamkeit geschenkt. Ziel von Shiatsu ist, ein Individuum physisch, emotional, psychisch und geistig-spirituell zu begreifen. Dafür ist mehr Wissen nötig als die rein anatomischen und physiologischen Kenntnisse über die Vorgänge im menschlichen Körper. Um solche Ebenen des Bewusstseins zu erreichen, wurde das Konzept der Energie entwickelt. Wenn wir uns selbst

als eine energetische Struktur betrachten, übersetzen wir diese Ebenen in Lagen aus Vibrationen, die das energetische Feld umgeben. Weil sich Energie unablässig bewegt und verändert, hilft uns die Betrachtung dieser Ebenen, die Dynamik der Homöostase zu verstehen. Shiatsu wirkt hervorragend lindernd bei körperlichen Beschwerden. Ein erfahrener Shiatsu-Therapeut versteht es allerdings, alle Komponenten der verschiedenen Ebenen einzubeziehen, die notwendig sind, um eine gesunde Balance zu erreichen mit Körper, Geist und Seele als Einheit.

Shiatsu ist ein umfassendes und eigenständiges System, mit dem man nicht nur bestimmte Symptome und Bedingungen bearbeiten, sondern auch Einblick in die zugrunde liegenden Ursachen gewinnen kann, die auf der körperlichen Ebene oft nicht erkennbar sind. Gerade der Gebrauch der Hand ermöglicht es uns, durch die Berührung feinste Vibrationsqualitäten wahrzunehmen, die die verschiedenen Bewusstseinsebenen definieren. Die Shiatsu-Theorie hilft uns, diese Schwingungserfahrungen in Informationen zu übersetzen, die unser Verständnis des Empfängers unterstützen. Durch die Anwendung von Shiatsu auf dieser Ebene erreicht man eine Art der Heilung, die mit ihrem hohen Grad von Wirksamkeit der Akupunktur ebenbürtig, wenn nicht sogar überlegen ist.

Letztendlich hilft uns Shiatsu, die Einmaligkeit jedes Menschen und den Wert des Lebens selbst schätzen zu lernen. Shiatsu erlaubt uns nicht nur andere, sondern auch uns selbst zu heilen. Es bietet uns die Gelegenheit, unseren Platz in der Unendlichkeit des Universums zu entdecken und an diesem Kontinuum durch Transformation teilzuhaben.

Norwalk, Connecticut 1996   *Pauline Sasaki*

Danksagung

Die Danksagung für die 2. Auflage enthält zwar weniger Worte, meine Dankbarkeit ist aber nicht weniger groß als für die erste Auflage.

Mein Dank geht an:

Namkhai Norbu Rinpoche, der mir den Kontext gab, in dem ich all mein Verständnis gefunden habe,

Pauline Sasaki, die mich in die unmittelbare Erfahrung und das Verständnis von Ki geführt hat;

Wataru Ohashi, meinem ersten Lehrer, der mir die wohltuende Anmut des Shiatsu Tanzes gezeigt hat;

Shizuto Masunaga, der zwar nur eine Woche in der Welt des Raumes und der Zeit mein Lehrer war, aber für immer eine Inspiration bleiben wird. Ohne seine Arbeit hätte Shiatsu nicht solche Fortschritte machen und sich nicht so entwickeln können;

Hilmar Schonauer, dessen Beharrlichkeit und Unterstützung mir letztendlich erlaubten zu begreifen, dass man meiner eigenen Erfahrung trauen kann;

Clifford Andrews, für wertvolle Einsichten in die Kunst des Lehrens und für seine bahnbrechende Arbeit in der klaren Kommunikation über die Erfahrung von Energie auf verschiedenen Ebenen;

Giovanni Maciocia, für seine liebenswürdige Ermutigung und die Klarheit seines Lehrens und seiner Bücher;

Kiiko Matsumoto und Stephan Birch, für ihre gelehrte Forschungsarbeit und Übersetzung, die sehr wertvoll war, weil sie mir geholfen hat, die Beziehung zwischen der alten Chinesischen und der moderne Japanischen Theorie zu bestätigen;

Zeb Glover, meinem auf den neuen Photos beteiligten Model und meinen Photographen, meinem Kollegen, Nicholas Pole;

Zuletzt, Brian Inglis, dem dieses Buch in Erinnerung gewidmet ist, dessen Schriften mich als erstes in die Komplementärmedizin eingeführt haben, der mich unterrichtet und mir auf jede mögliche Weise geholfen hat und zu dessen Freundschaft ich mir noch immer nahe fühle.

Seit 24 Jahren studiere, lehre, gebe und empfange ich Shiatsu nun: ein langer, nahtloser Prozess des Austausches, Lernens und der Entwicklung. Meinen Lehrern und meinen Schülern, Kollegen und Klienten – die auch meine Lehrer sind – bin ich zutiefst dankbar.

Anmerkungen zur Terminologie in diesem Buch

Um das unterstützende Wesen von Shiatsu zu unterstreichen, habe ich im ganzen Buch die Begriffe „Gebende / Therapeutin", und „Empfänger / Klient", bevorzugt, im Gegensatz zu den mehr klinischen Begriffen „Praktiker", und „Patient".

Das schwerfällige „er / sie", zu vermeiden war schwierig, und ein ausgewogener Wechsel zwischen „er", und „sie", im Text hätte zu große Verwirrung gestiftet, wer was und mit wem tut. Deshalb habe ich mich für den Kunstgriff entschieden, die Gebende immer als „sie", zu bezeichnen und den Empfänger als „er", dies entspricht auch den Illustrationen.

Fernöstliche medizinische Terminologie

In Übereinstimmung mit der gängigen Praxis habe ich, wo immer möglich, die deutschen Begriffe verwendet. Begriffe wie z. B. *Blut* oder *Essenz* oder die Organsysteme betreffend, wie z. B. die *Leber*, haben in der östlichen Medizin im Gegensatz zum Organ Leber der westlichen Physiologie eine weiterführende Bedeutung, die über die rein physiologische hinausgeht.

An Stellen, wo ein Begriff nicht eindeutig ins Deutsche zu übersetzen war, habe ich das chinesische oder japanische Wort verwendet. „Yin" und „Yang" sind im Westen inzwischen allgemein bekannt und benötigen keine Erläuterung. „Hara" ist ein japanischer Begriff, der sich nicht nur auf den Bauchraum bezieht, sondern auch auf Eigenschaften wie Kraft, Ausdauer, Integrität und Feinfühligkeit, die das östliche Denken dort ansiedelt. „Ki" ist das japanische Äquivalent zu „Qi". Ich finde die übliche Übersetzung „Energie" zu unspezifisch, weil sie nicht die körperliche Funktion erfasst, daher verwende ich im ganzen Text den japanischen Begriff. „Shen" wird häufig mit Geist oder Seele übersetzt, aber beide Begriffe sind bereits überladen mit Assoziationen; der Begriff „reines Bewusstsein" kommt der Bedeutung nahe, ist aber zu lang, deshalb habe ich „Shen" beibehalten. „Kyo" und „Jitsu" bedeuten wörtlich „leer" und „voll", doch sie so zu übersetzen würde ein grundlegendes Missverständnis zwischen Zen-Shiatsu- und TCM-Interpretationen noch vertiefen.

Abschließend habe ich, im Gegensatz zum momentan beliebten Begriff „Leitbahn" als Bezeichnung für die bekannten Ki-Pfade, die ältere Entsprechung „Meridian" beibehalten. Obwohl ich zugestehe, dass „Leitbahn" eine stärkere Assoziation zu „Fluss" beinhaltet, die für Akupunkteure hilfreich ist, habe ich doch den Eindruck, dass dabei die Assoziation vernachlässigt wird, die bei dem Begriff „Meridian" entsteht, nämlich das Bild eines symmetrischen Netzwerks aus Ki-Linien. Dieses Bild gewinnt an Bedeutung bei der Behandlung des ganzen Körpers. Wenn wir an eine Leitbahn denken, nehmen wir nur diese eine Linie wahr; denken wir an einen Meridian, sehen wir ihn zwangsläufig als Teil einer größeren Struktur.

Einleitung

Geschichte und kultureller Hintergrund des Shiatsu

Shiatsu nimmt unter den komplementären Therapieformen einen einzigartigen Platz ein. Obwohl es möglicherweise zu den ältesten Heilverfahren auf diesem Planeten gehört und als Teil der lebendigen Volksmedizin-Tradition im Fernen Osten weiterhin gedeiht, hat es sich erst in jüngster Zeit einen Namen gemacht und zur eigenständigen Therapieform entwickelt.

Shiatsu bezeichnet in der Tat eine große Bandbreite unterschiedlicher Behandlungsarten und -situationen. Man kann sich vollständig bekleidet auf einem Futon oder nackt in einem kalifornischen Kurort mit Shiatsu behandeln lassen. Oder dabei mit zehn anderen Patienten in einer japanischen Klinik liegen oder bei einer Gesundheitsmesse im Westen auf einem Stuhl sitzen. Die Behandlung kann in Form von hartem, kräftigem Druck mit Handgriffen oder als sanfterer, schwächerer Druck mit Dehnung der Gliedmaßen erfolgen oder durch Handauflegen. Eine Shiatsu-Schule arbeitet sogar gänzlich ohne Körperkontakt. Die Diagnose kann durch Tasten des Pulses gestellt werden, über Punkte am Rücken, durch das Drücken des Bauchs oder durch einen Blick auf Gesicht und Körperhaltung.

Obwohl Shiatsu häufig als Abkömmling der Akupunktur gesehen wird, ist es wahrscheinlicher, dass es sogar dieser altehrwürdigen Therapieform voranging. Und da Berühren eine ganz instinktive Form des Heilens ist, können wir davon ausgehen, dass die Punkte und Meridiane schon lange gerieben und gedrückt wurden, bevor sie mit den Steinnadeln stimuliert wurden, die man an neolithischen Ausgrabungsstätten gefunden hat und die bis 8000 Jahre vor unserer Zeitrechnung zurückdatieren. Möglicherweise wurden die Akupunkturmeridiane und -punkte ursprünglich durch Berührung entdeckt? Einige Akupunkturlehrer behaupten, die Meridiane seien ursprünglich als Linien aufgefasst worden, auf denen sich die Empfindungen nach der Stimulation eines Punktes mit einer Nadel über den Körper ausbreiteten. Es ist aber auch möglich, dass einfacher Druck die gleichen linienförmig verlaufenden Empfindungen auslöst. Einige Shiatsu-Varianten arbeiten hauptsächlich mit den Meridianen und nicht mit den Punkten. Diese Methode geht zurück auf die Frühgeschichte der chinesischen Medizin in einem Buch, das in einem Grab aus der Zeit der Han-Dynastie (206 v. Chr. 220 n. Chr.) in Hunan gefunden wurde, sind nur Meridiane und keine Punkte erwähnt.

Zweifellos erfordert eine Stimulierung der Punkte mit Nadeln einen geringeren Energieaufwand des Behandelnden als die Untersuchung der Meridiane mit Daumen und Fingern. Aus diesem Grund entwickelte sich die Akupunktur nach und nach zur Hauptform der „Energie-Manipulation", obwohl die Beherrschung von Palpations- und Massagetechniken weiterhin eine wichtige Voraussetzung in der Ausbildung des Arztes blieb, bevor er zum Nadeln übergehen durfte. Mit der Zeit verlor jedoch die Massage im medizinischen Repertoire an Bedeutung, und heute steht sie etwa auf der gleichen Stufe wie die Physiotherapie in unserem medizinischen System, während die Akupunktur die vorherrschende Heilmethode darstellt.

Doch in der Bevölkerung hat Massage, in Form des Reibens und Drückens der Meridiane und Punkte, ihre enorme Popularität behalten. Wo immer die Theorie des Qi oder der Vitalenergie Fuß fasste, ging es auch um diese Art von Massage. So gibt es in Tibet, auf den Philippinen, in Indonesien und Thailand ähnliche Versionen. Selbst in Südindien, das mehr dem eigenen vedischen Konzept des Prana zuneigt als der chinesischen Vorstellung des Qi, ist eine Form der Druckpunkt-Massage bekannt, und es wird behauptet, alle Arten der Druckmassage kämen von dort her, genau wie die chinesischen Kampfkunst-Arten, die angeblich von dem indischen Mönch Bodhidharma in China eingeführt wurden. Obwohl wir die genaue Entwicklung nicht mehr nachvollziehen können, hat über die Gewürzstraßen sicherlich ein Austausch zwischen den Kulturen stattgefunden.

Japan mit seiner engen Beziehung zur chinesischen Kultur übernahm die chinesische Akupunktur und Massage ohne größere Abweichungen von der Tradition. Nachdem die chinesische Medizin im 6. Jahrhundert unserer Zeitrechnung nach Japan kam, waren einige Veränderungen unvermeidlich. Charakteristisch für die chinesische Kultur auf dem Höhepunkt ihrer Blütezeit ist ein unaufhaltsames Strömen der Kreativität; typisch für die japanische ist die meisterliche Detailgenauigkeit. Die Japaner – sie machten mit der chinesischen Medizin dasselbe wie mit der chinesischen Kunst – verfeinerten die Kraft des chinesischen Schaffens und verfolgten die Techniken weiter bis

zur größten Detailtreue der Form. So kam es beispielsweise zur Entwicklung einer Art Druckmassage des Abdomens namens Ampuku. Wer Ampuku anwenden wollte, benötigte eine Ausbildung von bis zu zwölf Jahren, um zu lernen, wie man ausschließlich über den Bauchraum – oder das Hara, wie er auf Japanisch heißt – diagnostiziert und behandelt. Diese Fähigkeit des Reduzierens, Analysierens und Verfeinerns ist so typisch für die japanische Herangehensweise wie die breitgefächerte Kreativität für die chinesische.

Wie bereits erwähnt, nimmt das Hara oder Abdomen einen besonderen, einzigartigen Platz in der Theorie des Shiatsu ein, nicht nur als wichtiger Bereich für die Diagnose und die Behandlung, sondern auch als kraftvolles Energiezentrum, das jeder Shiatsu-Behandler entwickeln sollte. Das Hara ist bekannt als das Meer des Ki (der japanischen Bezeichnung für Qi), und jede Aktivität, die „aus dem Hara heraus" erfolgt, ist erfüllt von einer lebendigen Kombination aus Energie, Entspannung und Konzentration. Kampfkünste, Tanz und Theater, Sumo-Ringen, Bogenschießen, Meditation, Malerei und Heilkunst, selbst Holzhacken oder Kochen, gelingen besser „aus dem Hara heraus". Um Shiatsu zu erlernen, ist es unerlässlich, ein Gefühl für das Hara zu entwickeln. Die Aufmerksamkeit und den Atem im Hara zu zentrieren ist eine hierzu hilfreiche Übung. Durch sie lernt der Shiatsu-Praktizierende seinen Wahrnehmungsbereich zu öffnen, so dass letztendlich der ganze Körper zum Instrument sowohl für das Erspüren als auch das Aussenden von Ki werden kann.

Die Konzepte von Hara und Ki sind so im japanischen Denken verwurzelt, dass sie sogar Eingang in die Sprache gefunden haben. „Gen-ki des'ka?", die japanische Entsprechung von „Wie geht es dir?", heißt wörtlich: „Wie geht es deinem Ki?" Der Ausdruck für „krank" ist *byo ki* – „schlechtes Ki". Wenn man von jemandem sagt, er/sie habe ein „gutes Hara", dann heißt das, er/sie ist integer, während ein „schlechtes Hara" Verschlagenheit und Unzuverlässigkeit andeutet.

Demzufolge gehört Shiatsu, als Wissenschaft des im Hara verwurzelten Ki, allen Japanern und nicht nur den Ärzten. Es ist also kaum verwunderlich, dass es bis in die Volksmedizin vordringen und daraus neue Energie schöpfen konnte. So haben ganz gewöhnliche Menschen, die ohne großes akademisches Wissen die traditionelle Massage anwandten, einfache, kraft- und wirkungsvolle Techniken entwickelt. Dieser unkomplizierte, nicht-theoretische Ansatz wirkte sich von Grund auf erfrischend und belebend auf das Shiatsu aus.

Zu Beginn des 20. Jahrhunderts war aus der ursprünglich von Ärzten ausgeübten Massage allmählich eine Massage des (kaiserlichen) Hofes und dann der Badehäuser geworden, häufig mit ähnlichem Beiklang, wie ihn „Sauna und Massage" bis vor kurzem im Westen hatten. Die seriöseren paramedizinisch Praktizierenden gründeten 1925 die Shiatsu Therapists' Association, um sich von den „Haarwäschern", die Entspannungsmassagen gaben, abzugrenzen, und „Shiatsu" oder „Fingerdruck" wurde der offizielle Name für Heilmassagen in Japan.

Mittlerweile hatten westliche Sitten und Gebräuche, einschließlich der westlichen Medizin, die japanische Kultur stark beeinflusst. So hatte sich Aizawa Seishisai, ein konfuzianischer Gelehrter, bereits 1825 über „die Schwäche einiger für neuartige Apparate und seltene Medikamente" geäußert, die viele seiner Landsleute dazu brächte, „die fremdländischen Gebaren zu bewundern". Nach und nach wurde das Repertoire der Shiatsu-Praktizierenden um westliche Handgrifftechniken und vor allem die westliche medizinische Terminologie erweitert. Demzufolge war bei den Punkten nur noch die Lage nach der westlichen Anatomie bekannt, und es wurde nicht mehr betont, dass die Meridiane untereinander verbunden sind.

Auch Tokujiro Namikoshi, der 1925 die Klinik für Drucktherapie gründete, war bestrebt, den Shiatsu-Techniken einen westlichen Rahmen zu geben. Da seine Schule die einzige mit einer offiziellen Lizenz zum Unterrichten von Shiatsu war und ist, wird in Japan am häufigsten die Namikoshi-Methode erlernt. Namikoshi-Therapeuten – für sie sind die Punkte eher durch ihre anatomische Lage als über das Meridiansystem charakterisiert – bevorzugen bei Behandlungen einen westlich-wissenschaftlichen Ansatz gegenüber der klassischen Theorie.

Shiatsu wurde sowohl in der neuen westlichen Form als auch auf traditionelle Art weiter praktiziert und gelehrt, bis General Mac Arthur unter der amerikanischen Besetzung nach dem Zweiten Weltkrieg im Zuge der allgemeinen Unterdrückung der traditionellen japanischen Kultur die Ausübung des Shiatsu ebenso verbot wie die Ausübung der Anma, der Entspannungsmassage, die hauptsächlich dem Vergnügen diente. Anma wurde zur Wahrung des Anstands meistens von Blinden ausgeführt – eine Tradition, die sich immer noch in vielen Ländern des Fernen Ostens beobachten lässt. Es gab auch blinde Shiatsu-Anwender, deren Lebensunterhalt durch das Verbot gefährdet war. Es heißt, sie hätten Helen Keller, die berühmte Schriftstellerin und Vorkämpferin der Blinden, die selbst von Geburt an blind und taub war, auf ihre missliche Lage aufmerksam gemacht. Sie legte Fürsprache bei der amerikanischen Regierung ein, und Anma und Shiatsu wurden wieder zugelassen.

Das nächste Kapitel der Shiatsu-Geschichte begann mit der Arbeit des verstorbenen Shizuto Masunaga, eines Professors für Psychologie an der Universität von Tokyo. Er war sehr an der traditionellen östlichen Medizin interessiert und widmete einen großen Teil seiner Forschung alten chinesischen Texten zu diesem Thema. Seine Mutter hatte bei Tamai Tempaku studiert, der eine wichtige Rolle beim Wiederaufleben des Shiatsu um 1920 spielte. Auch Masunaga erlernte Shiatsu, machte seinen Abschluss an der Namikoshi-Schule und unterrichtete dort zehn Jahre lang. Er begann seine drei Interessensgebiete Psychologie, konventionelle Ausübung und geschichtliche Erforschung der Ursprünge von Shiatsu miteinander zu verbinden und mit dem modernen westlichen Verständnis von Physiologie zu kombinieren. Sein Stil, den er selbst „Zen Shiatsu" nannte, zeichnet sich also durch eine umfassende, eigenständige Theorie aus, die sowohl westliche als auch östliche Vorstellungen von Krankheit und Heilung mit einschließt.

Masunaga entwickelte auch die traditionellen Methoden der Tastdiagnose aus dem Hara bzw. Rücken des Patienten weiter, indem er eine einzigartige Methode erfand, nach der sich das aktuelle Energiemuster erfassen und die entsprechenden Meridiane behandeln ließen, um Beeinträchtigungen innerhalb des Energiemusters auszugleichen. Er leistete auch einen Beitrag zum Meridiansystem, der Grundlage des Shiatsu.

Durch Aufzeichnung der Ki-Linien, die dem Empfangenden wie Linien von Empfindungen erschienen oder von ihm als Gebendem ertastet werden konnten, dehnte er die 12 klassischen Akupunkturmeridiane über den ganzen Körper aus, so dass fast jeder Meridian in nahezu jedem Bereich des Körpers behandelt werden kann. Zen Shiatsu ist wunderbar anpassungsfähig und auf die spezifischen Bedürfnisse der Empfangenden abstimmbar.

Seit Masunagas Tod (1981) haben viele Vertreter der unterschiedlichen Zen-Shiatsu-Schulen damit begonnen, ihre eigene Richtung oder Auslegung zu lehren. Seither wird das Feld des Shiatsu durch Erkenntnisse, Entdeckungen und Kontroversen belebt, die größtenteils im Westen gemacht und geführt werden. Durch die zunehmende Verstädterung wirkt in Japan hingegen die Wissenschaft des Ki weit weniger anziehend als die Wissenschaft der Computer. Shiatsu wird zwar noch praktiziert, wie seit jeher in den Kliniken der traditionellen Medizin und in Dörfern, und auch einige größere Industriebetriebe bieten ihren Beschäftigten kostenlose Shiatsu-Behandlungen zur Prävention von Krankheiten an, doch seine Entwicklung und sein Ausbau finden hauptsächlich im Westen statt. Dem Shiatsu fehlt die Verbindung zu einem blühenden heimischen Zentrum, wie es die chinesische Akupunktur hat, doch seine Entwicklung im Westen könnte es am Ende reicher und vielseitiger in sein Herkunftsland zurückbringen.

Quellen der Shiatsu-Theorie und Zweck des Buches

Warum sollte man sich mit der Theorie des Shiatsu beschäftigen?

Die Vielzahl an Quellen, aus denen sich die Theorie des Shiatsu speist, stellt ein Problem für fortgeschrittenere Schüler dar. Die Grundlagen der Shiatsu-Technik sind leicht zu erlernen und mit einem Minimum an theoretischem Wissen anzuwenden, um ein breites Spektrum von Beschwerden behandeln oder handhaben zu können. Dabei erweist sich die intuitive und heilende Qualität der Shiatsu-Berührung von Anfang an als sehr hilfreich für Gebende wie für Empfangende. An einem bestimmten Punkt kann es allerdings sein, dass der Schüler nicht mehr weiter weiß angesichts einer Problematik, die sich nicht wie erwartet entwickelt. In diesem Stadium ist es nützlich, die verschiedenen Modelle, aus denen sich die Shiatsu-Theorie zusammensetzt, voneinander unterscheiden zu können, um die geeignete Behandlungsmethode auszuwählen.

Nehmen wir das Beispiel einer chronischen und hartnäckigen Halsentzündung. Das Fünf-Elemente-Modell legt eine Beteiligung des Lungen-Meridians nahe, das Zen Shiatsu ergänzend die Beteiligung des Dreifachen Erwärmers und des Herz-Kreislauf-Meridians, die Traditionelle Chinesische Medizin (oder TCM) bietet eine Nieren-Yin-Leere, eine Leber-Qi-Stagnation oder ein Eindringen äußerer Wind-Hitze als Erklärungsmöglichkeit an. Ferner könnte es ein osteopathisches Element geben, wie eine Verletzung im Nacken- oder eine Verspannung im Kieferbereich. Eine psychische Ursache, wie z. B. die Unfähigkeit, seine „Gefühle auszudrücken" oder „etwas zu schlucken", ist ebenfalls denkbar.

Durch wirklich intuitives und heilendes Shiatsu mag sich ein solches Problem lösen, ohne dass es der Theorie bedarf, doch möglicherweise ist ein(e) Therapeut(in) an diesem Tag selbst nicht ganz auf der Höhe und ganz ohne Intuition. Oder sie hat, obwohl die intuitive Behandlung Erleichterung bringt, das Gefühl, es müssten Schritte unternommen werden, um einen Rückfall zu verhindern, und weiß nicht, was er / sie empfehlen könnte. Möglicherweise war auch eine intuitive Behandlung erfolgreich und er / sie möchte die Gründe in Erfahrung bringen oder mehr über die Theorie des Shiatsu erfahren.

Dieses Buch möchte Schülern drei wichtige Quellen der Shiatsu-Theorie vorstellen und ihre Bedeutung in klinischen Situationen aufzeigen. Dies sind:

- die Lehre von den Fünf Elementen
- die Traditionelle Chinesische Medizin oder TCM
- das Zen Shiatsu.

Die Lehre von den Fünf Elementen

Obwohl die Lehre von den Fünf Elementen (oder Fünf Wandlungsphasen; s. S. 110) nur ein Teilbereich der TCM-Theorie ist, wurde sie im Westen ausgekoppelt und zur Grundlage des theoretischen Shiatsu-Unterrichts gemacht. Für Anfänger ist das sinnvoll, weil sie gleichzeitig einfach und umfassend ist. So sieht es die Lehre der Fünf Elemente als gegeben an, dass das Universum aus Ki besteht und dieses Ki das Universum belebt. Das Ki kann in fünf verschiedene Phasen unterteilt werden, nämlich Feuer, Erde, Metall, Wasser und Holz. Diese Qualitäten oder „Geschmacksrichtungen" entsprechen den unterschiedlichen Qualitäten von Ki. Die Körper-Geist-Einheit des Menschen enthält alle fünf Qualitäten, und jedes Meridianpaar ist einem bestimmten Element zugehörig und kanalisiert den Ki-„Geschmack" dieses Elements. (Jedes der Elemente beherrscht ein Meridianpaar, nur das Feuer zwei Paare.) Da Ki überall vorhanden ist, bedeutet das: Die Qualitäten des menschlichen Ki sind mit ähnlichen Qualitäten vergleichbar, die sich anderswo im Universum finden, wie z. B. mit der Anpassungsfähigkeit der Pflanzen, der Kühle des Wassers, der Stabilität der Erde usw. Diese Ähnlichkeiten wurden in Listen von „Element-Entsprechungen" festgehalten, die eine Grundtheorie für die Eigenschaften der Meridiane bilden.

Für viele fernöstliche Ärzte ist die Fünf-Elemente-Lehre nichts weiter als ein historisches Relikt mit geringer praktischer Verwendbarkeit. Im Unterschied dazu wird die Fünf-Elemente-Lehre von einigen Akupunkturschulen im Westen zu Lasten aller anderen Inhalte der östlichen Medizin überbetont. Zwischen diesen beiden Extremen ließe sich die Fünf-Elemente-Lehre als nützliches Vehikel für unsere praktische Erfahrung und unser Verständnis des Ki sehen. Denn sie ist eine hilfreiche Übung für die praktische Anwendung von Shiatsu, die selbst auf dem direkten Kontakt mit dem Ki basiert, um die jeweiligen Formen, in denen sich das Ki der Elemente in der Natur ausdrückt, voneinander unterscheiden zu können. Aus diesem

Grund habe ich in den Kapiteln über die Eigenschaften der Meridiane auch eine Erläuterung der Qualitäten jedes einzelnen Elements, wie man es in der Natur vorfindet, mit aufgenommen.

TCM

Die Bezeichnung „Traditionelle Chinesische Medizin" hat eigentlich für die gesamte chinesische Medizin mit allen Theorien Gültigkeit, die sich einschließlich regionaler und historischer Varianten in diesem riesigen Land bis zum heutigen Tag angesammelt haben. Im Westen allerdings wird das Wort TCM inzwischen weitgehend für das medizinische Modell benutzt, das sich die Volksrepublik China zum Standard gesetzt hat, seitdem während der Kulturrevolution wieder traditionelle Methoden eingeführt wurden. Die TCM ist auf die Behandlung körperlicher Beschwerden ausgerichtet und betont weniger die psychischen und spirituellen Einflussfaktoren auf die Gesundheit, die in früheren Zeiten noch anerkannt waren. Doch weil ihre Erforschung in China ständig vorangeht, bleibt die TCM ein lebendiges, sich wandelndes Medizinsystem mit einem ungeheuren Behandlungspotenzial für eine Vielzahl von Erkrankungen der modernen Welt.

Die TCM baut auf folgenden Modellen auf: Yin und Yang, den Entsprechungen der fünf Elemente, den fünf Grundsubstanzen des Lebens (eine davon ist Ki) und den Voraussetzungen für ihre Entstehung, den inneren und äußeren pathogenen Faktoren wie Wind, Hitze, Feuchtigkeit usw. Die wichtigsten Diagnosemethoden sind Befragung, Zungenbetrachtung und Pulstasten. Dabei klassifiziert der Therapeut die Symptome des Patienten nach den acht Leitkriterien Yin/Yang, Fülle/Leere, Hitze/Kälte und Innen/Außen. Zusätzlich verfügt die TCM auch über ein enzyklopädisches Repertoire in Bezug auf die Funktionen der Akupunkturpunkte in der Behandlung.

Grundkenntnisse der TCM sind für Shiatsu-Therapeuten aus mehreren Gründen nützlich. Zum einen erweitern sie den Blick auf den Zustand des Empfangenden, indem sie es ermöglichen, über die einfache Diagnose der Fünf-Element-Entsprechungen und des Meridian-Zustands während der Behandlung hinaus zu gehen. So kann der/die Gebende mithilfe der TCM die Symptome des Empfangenden so weit differenzieren, dass er/sie eine ungefähre Prognose abgeben, Änderungen der Lebensweise vorschlagen und notfalls zu einer anderen Behandlungsform raten kann. Aus diesem ergänzenden Blickwinkel der TCM kann der Shiatsu-Therapeut auch die Behandlung spezifischer Akupunkturpunkte mit Druck, Moxibustion (traditionelle Form der östliche Wärmebehandlung) oder in Form der neueren japanischen Magnettherapie in sein Repertoire mit aufnehmen. Schließlich eröffnet sich für Schüler, wenn sie die Begriffe und Vorstellungen der TCM verstehen, auch die Möglichkeit, von den derzeit verfügbaren Forschungsergebnissen auf diesem Gebiet zu profitieren. Auf diese Weise und durch Beteiligung an der Diskussion mit Akupunkteuren und Kräuterheilkundigen, können Shiatsu-Therapeuten dazu beitragen, dass Shiatsu wieder zu einem der vier Hauptzweige der traditionellen östlichen Medizin wird.

Es gibt mehrere ausgezeichnete Arbeiten über TCM, die im Westen erhältlich sind. Ihre ausführliche Analyse würde den Rahmen dieses Buches sprengen. Doch ich habe mich diesem Thema aus der Sicht des Shiatsu-Therapeuten genähert und in Kapitel 5 die Grundzüge der TCM umrissen. Zusätzlich enthält jedes Kapitel über die einzelnen Meridiane eine Beschreibung der Meridian-Funktionen im Sinne der TCM.

Zen Shiatsu

Mit der Veröffentlichung von Shizuto Masunagas *Zen Shiatsu* im Westen (1977) war endlich die Idee von einer umfassenden Shiatsu-Theorie wahr geworden, die in der Tradition verwurzelt ist und dennoch moderne wissenschaftliche Erkenntnisse einschließt und die offen ist für Entwicklung und weitere Interpretationen. Obwohl sich Masunagas Vorstellungen noch nicht vollständig ineinander fügten, priesen Shiatsu-Therapeuten sie als großen Schritt nach vorn. Denn es waren sowohl die Begrenzungen durch die populäre westlich geprägte Theorie als auch die Beschränkungen durch die Akupunktur überwunden, deren Theorie nur schlecht für Shiatsu in der klinischen Praxis geeignet und für Anfänger viel zu kompliziert war.

Für Schüler besteht der Reiz der Zen-Shiatsu-Theorie darin, dass sie auf der praktischen Erfahrung mit Shiatsu beruht. Die Prinzipien der Tastdiagnose und die Ausdehnung der klassischen Verläufe der Akupunkturmeridiane über den ganzen Körper bedeuten, dass sich die Shiatsu-Behandlung auf den ganzen Körper auswirkt. Dadurch ist zum einen das Erleben kompletter Entspannung gewährleistet. Zum anderen wird

ermöglicht, dass die Schwerpunkte auf die akuten Therapiebedürfnisse des Empfangenden gelegt werden.

In Theorie und Praxis des Zen Shiatsu wird der Empfangende, wie auch in den ältesten Theorien der chinesischen Medizin, in seiner Ganzheit wahrgenommen. So behandelt der/die Gebende über die Meridiane Geist, Seele und Gefühle des Empfängers ebenso wie den physischen Körper. Die besondere Anziehungskraft für den westlichen Therapeuten liegt in der ausdrücklichen Vereinigung der Psychologie mit der Physiologie des Menschen in der Theorie des Ki. Denn dieser Ansatz befriedigt das westliche Bedürfnis nach Aufhebung der Trennung bzw. Wiederherstellung der Einheit von Körper und Geist.

Obwohl die Theorie des Zen Shiatsu ganzheitlich (holistisch) ist, verfügt sie doch über eine beachtliche wissenschaftliche Genauigkeit und intellektuelle Integrität. Wenn wir unseren Geist erweitern können, bis wir akzeptieren, dass es Ki gibt und dass alle physischen und nicht-physischen Phänomene Erscheinungsformen des Ki sind, ist der Rest der Theorie gut aufgebaut und schlüssig. Sie kann sogar viele Aspekte eines Krankheitsbilds erhellen, die für Menschen, deren Verstand am wissenschaftlich-reduktionistischen Modell geübt ist, ein ständiges Rätsel darstellen. Obwohl Masunaga starb, bevor er seine Theorie vollenden konnte, sind viele seiner besten Schüler dabei, den theoretischen Rahmen weiter auszubauen. Der Leser findet die Grundzüge der Zen-Shiatsu-Theorie in Kapitel 6 und eine ausführlichere Diskussion in den Kapiteln über die einzelnen Meridiane.

Praxis

1 Grundlagen –
wofür, wann und wie

1.1 Gut auf Shiatsu ansprechende Beschwerden

In der Praxis gibt es nur wenige Beschwerden, die nicht durch eine Shiatsu-Behandlung gebessert werden können. Wie weitreichend die Verbesserung ist, hängt vom Können der Therapeutin, vom gewählten Druck und der Behandlungstechnik ab, wie in Kapitel 14 ausführlich beschrieben. Je versierter die Gebende und je größer ihre Heilungskraft ist, desto besser sind die Ergebnisse bei jedweder Art von Beschwerden.

Trotzdem werden die meisten Therapeuten feststellen, dass manche Klienten besser auf die Behandlung ansprechen als andere, auch wenn sie über dieselben Beschwerden klagen. Die chinesische Philosophie erklärt diesen Umstand mit dem Phänomen *Yuan*. *Yuan* bezeichnet die Stärke der Anziehung zwischen zwei Personen zu einem beliebigen Zeitpunkt. *Yuan* existiert ebenso zwischen Liebenden wie zwischen Familienmitgliedern und kann stärker oder schwächer werden oder auch ganz verschwinden. Diese Anziehung verbindet Freunde miteinander und besteht auch zwischen Arzt und Patient. Je größer das *Yuan* zwischen Arzt und Patient ist, desto erfolgreicher verläuft die Behandlung. Für ihr Können berühmte Ärzte verfügen über ein breites Spektrum an *Yuan* bezogen auf eine große Zahl ihrer Patienten. Ein ähnliches Konzept ist auch in der westlichen Medizin bekannt. Mein Vater, der in den 30er Jahren Medizin studiert hatte, erzählte mir, dass man damals einem Arzt, der mehr Patienten heilen konnte als seine Kollegen, nachsagte, er habe ein „klinisches Gespür".

Auch wenn das *Yuan*-Konzept unsere Beachtung verdient, steht doch außer Frage, dass für Erfolg oder Scheitern einer Shiatsu-Behandlung das Element der Berührung am wichtigsten ist. Wie Forschungen belegen, ermöglicht Berührung als „Sprache" über den Körper die Kommunikation mit den Gefühlen. Eine Studie an der Harvard Medical School ergab, dass die Dauer des Krankenhausaufenthalts und der Schmerzmittelbedarf nach einer Operation signifikant reduziert wurden, wenn der Anästhesist die Hand des Patienten hielt, während er ihm die operativen Maßnahmen erklärte. Aus den gleichen Gründen ist Shiatsu, für sich oder in Kombination mit anderen Behandlungsverfahren angewendet, besonders wirksam bei Beschwerden, die durch emotionale Erschütterung oder Stress verursacht sind. Selbst wenn darunter letztendlich alle Leiden fallen, gelten doch folgende Beschwerden allgemein als stressbedingt:

- Schlaflosigkeit
- Angstzustände und Depressionen
- Muskelverspannung
- Kopfschmerzen
- Verdauungsstörungen
- Menstruationsbeschwerden
- Infektanfälligkeit.

Sie alle sprechen sehr gut auf die Behandlung mit Shiatsu an. Da Shiatsu-Therapeuten den Körper sowie die Emotionen als unterschiedliche Manifestationen der Ki-Bewegung betrachten, werden ihrem Verständnis zufolge während einer Behandlung Emotionen und Körper wieder in ein harmonisches Gleichgewicht gebracht. Allerdings muss die Quelle der Belastung beseitigt werden, damit die Verbesserung bestehen bleibt.

Shiatsu ist die Behandlung der Wahl bei Störungen im muskuloskelettalen System, denn mit Shiatsu lassen sich die betroffenen Gewebe direkt erreichen und folgende Beschwerden lindern:

- Rückenschmerzen
- Synovitis (Knochenhautentzündung)
- Verstauchungen und Zerrungen
- Nacken- und Schultersteife
- Gelenkschmerzen.

Mit der richtigen Technik angewandt hat Shiatsu auch lokale Wirkungen und hilft bei:

- Nebenhöhlenentzündung
- Ödemen (Wassereinlagerungen im Gewebe)
- Kreislaufschwäche.

Vom Standpunkt der östlichen Medizin ergibt sich die Wirksamkeit von Shiatsu bei diesen Beschwerden direkt aus der Wiederherstellung des Ki-Flusses in den Meridianen.

In der Praxis reicht die Shiatsu-Wirkung weit über das Wohlgefühl durch die Berührung und den Effekt der Gewebemanipulation hinaus, denn beides lässt sich auch mit anderen Massagearten oder Körpertherapien erreichen. Für Shiatsu-Therapeuten sind physischer Körper, Geist und Gefühle untrennbar mit dem Fluss des Ki verbunden. So können z. B. durch die Behandlung des Dickdarm-

Meridians in Armen und Beinen Symptome des muskuloskelettalen Systems (Schulter- oder Rückenschmerzen), der Gewebe (Nebenhöhlenentzündung, Hautprobleme) und der inneren Organe (viele Darmerkrankungen und damit verbundene Beschwerden) ebenso gelindert werden wie die bei stressbedingten Problemen (Kopfschmerzen) und emotionalen Schwierigkeiten (wie z. B. Depression und Lethargie).

1.2 Kontraindikationen für Shiatsu-Behandlungen

Es gibt kaum Beschwerden, die eine erfahrene Therapeutin nicht mit Shiatsu behandeln kann, aber bei einigen Problemen sollten Sie vorsichtig vorgehen. Bitte versuchen Sie nie eine Funktionsstörung zu behandeln, die Sie selbst in irgendeiner Form beunruhigt, und vermeiden Sie als Anfängerin die Behandlung schwerer Erkrankungen.

Üblicherweise gilt Shiatsu bei Krebserkrankungen als kontraindiziert, weil der verstärkte venöse und lymphatische Fluss die Ausbreitung der Krankheit begünstigen könnte. Da auch körperliche Übungen und Tiefenatmung den venösen und lymphatischen Fluss erhöhen und dennoch als wohltuend bewertet werden, sollten Sie selbst entscheiden, ob Sie mit Shiatsu behandeln oder nicht. So gibt es viele Fälle, in denen eine geeignete Form von Shiatsu deutlich zur Symptombesserung bei Krebspatienten beitrug. Die Entscheidung, was in einem solchen Fall angemessen ist, sollte aber unbedingt von einer erfahrenen Therapeutin getroffen werden.

Das gilt auch für die Behandlung in den ersten drei Monaten der Schwangerschaft, sonst rate ich im Interesse von Shiatsu-Gebender und -Empfangender eher dazu, darauf zu verzichten. Zwar kann eine gut implantierte Frucht durch sanfte Behandlung nicht abgehen, aber da es in den ersten drei Monaten häufiger zu Fehlgeburten kommt und diese als zutiefst erschütternd erlebt werden, kann es nach einem solchen Trauma durchaus vorkommen, dass der Shiatsu-Therapeutin die Schuld dafür gegeben wird.

! **Geben Sie in der gesamten Schwangerschaft keinen direkten Druck auf den Bauch oder bestimmte Punkte, die das Ki stark bewegen (Di 4, Mi 6, Gbl 21).**

Bei akuten fiebrigen Erkrankungen ist eine allgemeine Shiatsu-Behandlung ungeeignet, denn Fieber ist ein Zeichen dafür, dass der Körper die Infektion bekämpft; daher sollte er nicht zusätzlich belastet werden. Der umsichtige Gebrauch der richtigen Punkte kann allerdings helfen, den äußeren pathogenen Faktor zu eliminieren (Kap. 5, S. 108).

Wegen der Gefahr einer Knochenschädigung ist Shiatsu bei Osteoporose kontraindiziert, es sei denn, Sie behandeln mit ganz leichtem Druck. Die gleiche Vorsicht gilt es in der Behandlung von Klienten aufzuwenden, die sich einer Chemotherapie unterzogen haben. Traditionell kontraindiziert ist Shiatsu bei Bluthochdruck, aber nur bei sehr hartem und kräftigem Druck, der die Blutgefäße schädigen könnte. Wenn Sie ausschließlich sanfte Techniken und leichten Druck anwenden, wirkt sich eine Shiatsu-Behandlung auch bei hohem Blutdruck sehr lindernd und wohltuend aus.

Besonders schwache und entkräftete Empfänger, z. B. ältere oder hinfällige Menschen und Patienten, die unter chronischem Müdigkeitssyndrom leiden, dürfen wenn überhaupt nur ganz sanft mit Shiatsu behandelt werden. Dieses Thema wird in Kapitel 14 weiter ausgeführt.

Diesen systemischen Erkrankungen sollten Sie sich als Shiatsu-Therapeutin mit großer Umsicht nähern. Weitere Kontraindikationen beziehen sich auf lokal umgrenzte Beschwerden, bei denen im Verlauf der Behandlung nur der betroffene Bereich gemieden wird. Es handelt sich dabei um:

- Krampfadern
- Wunden
- Knochenbrüche
- Operationsnarben und Verwachsungen
- entzündete Gelenke (die Zeichen von Hitze oder Röte zeigen)
- entzündete, rote oder offene Hautstellen.

In allen oben genannten Fällen ist allgemeines Shiatsu am restlichen Körper, und besonders ober- und unterhalb der kontraindizierten Stelle oder auf der gegenüber liegenden Extremität, ausgesprochen wohltuend.

1.3 Praktische Erwägungen

Boden, Bett oder Stuhl?

Der japanischen Tradition entsprechend in Japan finden die meisten Tätigkeiten in Bodenhöhe statt wird Shiatsu auf einer Bodenmatte ausgeübt. Die Behandlung auf dem Boden erlaubt Ihnen ein Maximum an Beweglichkeit, weil Sie Druck ebenso gut mit Knien und Füßen wie mit Ellbogen und Händen ausführen können. Eine Vielzahl an Dehnungen, die hauptsächlich von Ihrer Position und dem Einsatz Ihres Körpergewichts abhängen, wird so möglich, ohne dass die Arbeitsebene ständig erhöht oder gesenkt werden muss (Abb. 1.1).

Die Behandlung auf dem Boden hilft Ihnen, direkt aus dem Hara heraus zu arbeiten, unterstützt durch die Hebelkraft Ihrer Beine und Füße. Zu Beginn der Shiatsu-Ausbil-

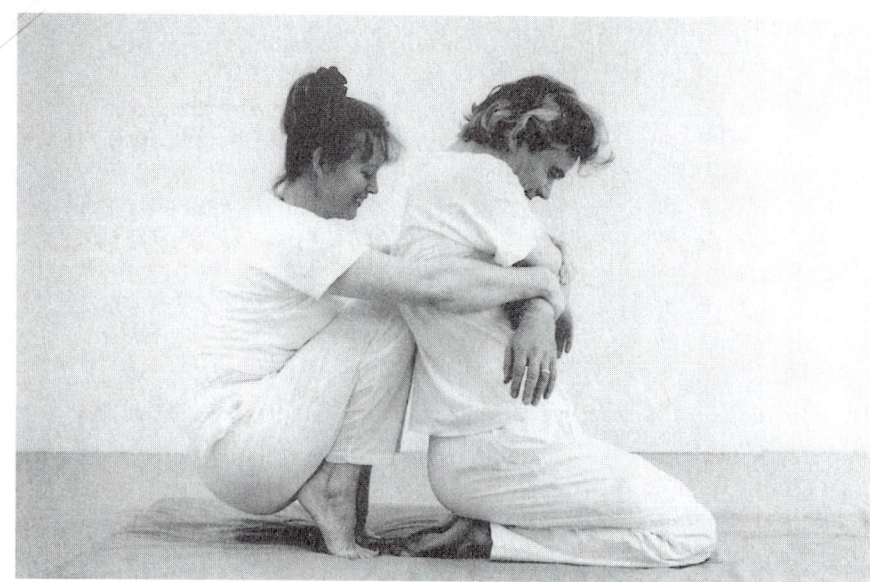

Abb. 1.1: Arbeit auf dem Boden: Lösen des mittleren Rückens mit Balance und Hebelkraft

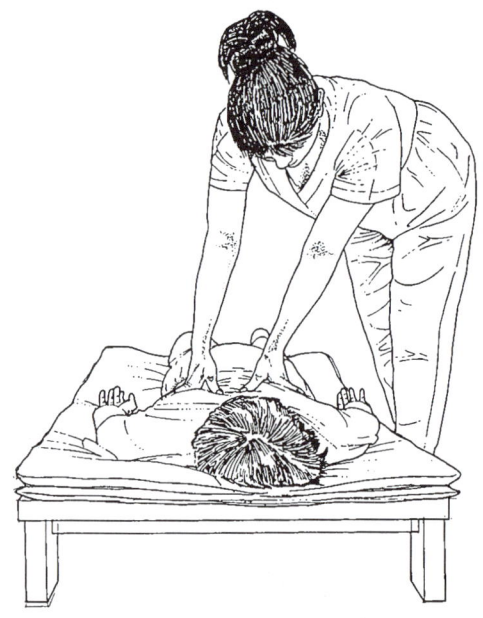

Abb. 1.2: Behandlung an einer niedrigen Liege

Deshalb lernen Sie Shiatsu zu Beginn am besten am Boden, bis Ihr Körper mit dieser Position leicht und kraftvoll umgehen kann. Da es manchen Klienten jedoch unmöglich ist, auf dem Boden zu liegen, müssen Sie eine andere Position für die Behandlung wählen. Bei älteren Klienten können Sie Techniken, die traditionell im Knien oder im Sitzen auf dem Boden ausgeführt werden, einer Anwendung im Stuhl anpassen. In Fällen, wo weder Boden noch Stuhl geeignet sind, kann eine Behandlungsliege die Lösung sein, sofern sie weit genug abgesenkt werden kann, damit Sie über Ihre ausgestreckten Arme Druck ausüben können, wenn Sie sich aus den Hüften nach vorne lehnen (Abb. 1.2).

Behandlungsliegen mit feststehender Höhe erschweren die Arbeit aus dem Hara heraus und es wird Ihnen kaum gelingen, Ihr Körpergewicht entspannt einzusetzen, es sei denn, Sie verwenden ausschließlich Ihren Ellbogen (Abb. 1.3). Die ungeeignetste Alternative ist ein normales Bett, denn zusätzlich zu den schon erwähnten Nachteilen belastet die Höhe Ihren Rücken, während der Körper

dung wird Ihrer Haltung und dem entspannten Einsatz Ihres Körpergewichts viel Beachtung geschenkt. Doch mit der Zeit wird dies für Sie so natürlich, dass Ihr Körper wie selbstverständlich in die günstigste Haltung „fließt". Sie entwickeln ein Gespür für das Hara und beginnen Ki zu übertragen.

des Empfängers bei jedem Druck tief in die Matratze gedrückt wird.

Bekleidet oder unbekleidet?

Einer der größten Vorteile des Shiatsu besteht darin, dass Sie durch die Kleidung hindurch behandeln können. Die Behandlung im bekleideten Zustand ist nicht nur durch die traditionellen fernöstlichen Umgangsformen bedingt oder auf die Shiatsu-Techniken selbst zurückzuführen, die dem Empfänger bei Dehnung der Gliedmaßen Einblicke geben können, sondern sie dient auch der Shiatsu-Praxis selbst. So kann es an heißen Tagen oder in einem warmen Raum sein, dass Sie oder Ihr Empfänger schwitzen und seine Haut zu schlüpfrig wird für Dehnungen oder Druck.

Shiatsu von schwitzenden Händen zu empfangen, fühlt sich sehr unangenehm an, und viele Therapeuten verwenden deshalb ein Tuch bei der Behandlung am Gesicht oder anderen unbedeckten Körperbereichen (Abb. 1.4).

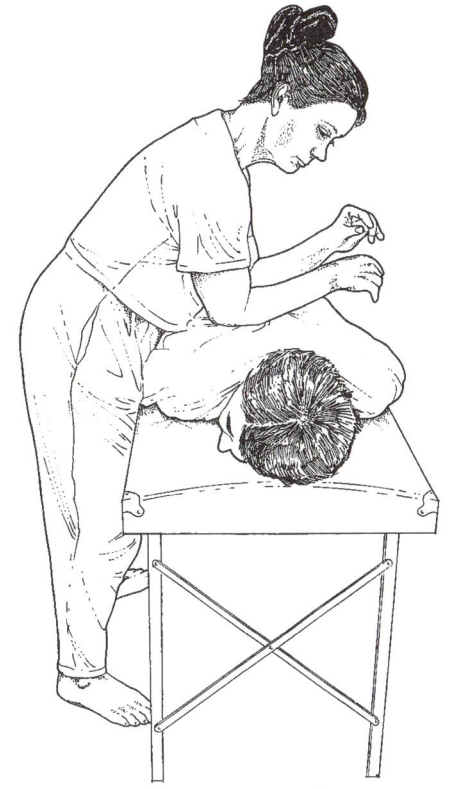

Abb. 1.3: Behandlung auf einer Massageliege

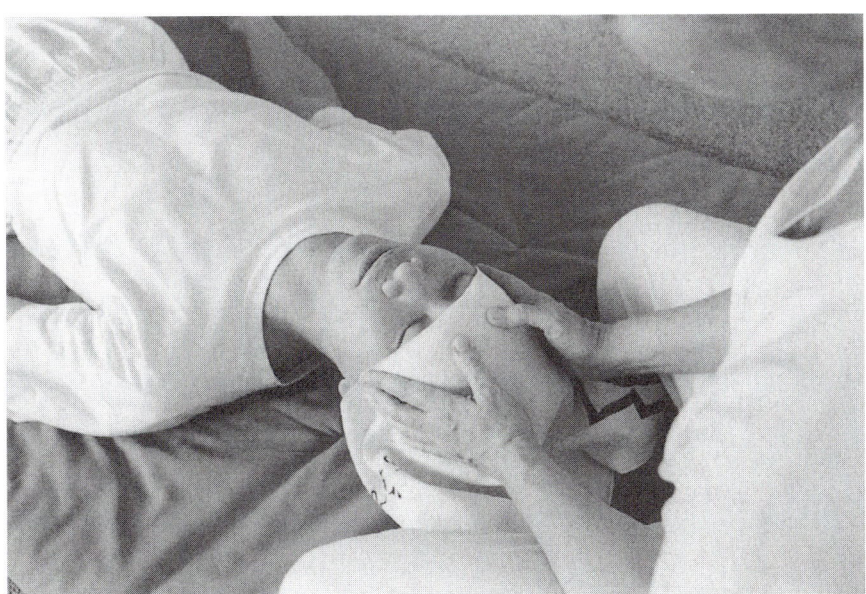

Abb. 1.4: Verwendung eines Tuchs bei der Gesichtsbehandlung

! **Bedecken Sie das Gesicht des Empfängers nicht gänzlich mit dem Tuch, um ein Gefühl des Erstickens zu vermeiden.**

Im Shiatsu wird Druck nicht auf die Hautoberfläche, sondern auf die tieferen Strukturen des Körpers und vor allem auf das Ki innerhalb des Körpers ausgerichtet. Aus diesem Grund lernen Shiatsu-Schüler, Körpergestalt und Tonus durch die Kleidung hindurch zu fühlen, anstatt Körperareale aufzudecken, „um sie leichter zu spüren", denn der Tastsinn sollte nicht durch die Beschaffenheit der Haut abgelenkt werden. Zudem kann Kleidung für die visuelle Diagnose hilfreich sein. So wird für das geübte Auge Fall oder Faltenwurf der Kleidung die Wahrnehmung des Ki-Flusses eher verstärken denn behindern.

Aus all diesen Gründen sind Empfänger des traditionellen Shiatsu vorzugsweise bekleidet. Manche Therapeuten behandeln jedoch lieber auf der nackten Haut, andere wiederum kombinieren verschiedene Massagemethoden, einschließlich der Shiatsu-Drucktechniken, mit Ölen. Wenn das Öl eingesetzt wird, wird der Empfänger aufgedeckt und bei der Shiatsu-Behandlung wieder mit Handtüchern zugedeckt. Eine kompetente Shiatsu-Therapeutin sollte genauso mühelos durch Kleidung hindurch wie auch direkt am nackten Körper arbeiten können. Arbeiten Sie deshalb auf die Art und Weise, die Ihnen selbst am besten liegt, damit Ihre Shiatsu-Behandlung nicht nur „porentief" ankommt.

2 Empfehlungen für Shiatsu-Therapeuten

Um Shiatsu als Beruf auszuüben, brauchen Sie einen trainierten und gesunden Körper. Es ist nicht die physische Kraft, die dazu notwendig ist, viel wichtiger sind Flexibilität und Entspannung, denn gutes Shiatsu entsteht keineswegs durch starken Druck der Arme und Schultern, sondern durch Hebelkraft und Einsatz des Körpergewichts. Ebenso notwendig sind Durchhaltevermögen und Energie und beides bekommen Sie, indem Sie ein starkes Hara entwickeln. *Hara* ist die japanische Bezeichnung für das Energiezentrum im unteren Abdomen. Die Entwicklung des Hara ist ein absolutes Muss für Shiatsu-Therapeuten. Denn ein starkes Hara verleiht Ihnen nicht nur körperliche Ausdauer, sondern auch die Fähigkeit, Ki wahrzunehmen und weiterzuleiten, damit Sie dynamische und wirksame Behandlungen geben können.

2.1 Die Entwicklung des Hara

Die beste Möglichkeit die energetische Kapazität eines Körperteils zu erhöhen, besteht darin, die Aufmerksamkeit auf diesen Bereich zu richten, denn Aufmerksamkeit ist eine Form von Energie. Spezielle Meditationen, oft in Kombination mit Atemübungen, können Ihnen helfen, Ihre Aufmerksamkeit auf das Hara zu fokussieren. Shiatsu-Therapeuten haben meistens ihre eigenen bevorzugten Methoden. Für alle, die selbst noch keine kennen, ist hier eine kombinierte Atem-und Meditationsübung beschrieben, die viele Shiatsu-Schüler als hilfreich empfinden.

Atem- und Meditationsübung zur Entwicklung Ihres Haras

Setzen Sie sich bequem hin mit geradem und entspanntem Rücken. Schließen Sie die Augen und richten Sie Ihre Aufmerksamkeit sanft auf Ihre Atmung. Beobachten Sie Ihren Atemrhythmus, ohne ihn bewerten oder verändern zu wollen. Egal ob er schnell oder langsam, flach oder tief, regelmäßig oder unregelmäßig ist, lassen Sie ihn so wie er ist. Fixieren Sie Ihren Atem nicht, indem sie eine innerlich strenge und bewertende Haltung einnehmen, beobachten Sie ihn nur und holen Sie Ihre Aufmerksamkeit ruhig wieder zurück, wenn sie abschweift.

Wenn Sie Ihre Atmung ruhig beobachten und sie einfach so sein lassen, wie sie ist, wird sie sich nach und nach beruhigen und vertiefen. Das kann seine Zeit brauchen, bleiben Sie ruhig und geduldig. Während Sie entspannt atmen, können Sie den Atem zunehmend nach unten in den Bauchraum strömen lassen, indem Sie Ihren Bauch bei der Einatmung leicht ausdehnen und bei der Ausatmung zusammenziehen. Wenn es Ihnen hilft, legen Sie die Hände knapp unterhalb des Nabels auf den Bauch. Während Ihr Atem sich in den Bauchraum hinab bewegt, unterstützen Sie ihn durch Visualisierung. Stellen Sie sich vor, dass der untere Teil Ihres Körpers und Ihr Becken eine Schale bilden; eine wunderschöne Schale aus Gold oder Marmor oder Porzellan, ganz wie es Ihnen gefällt. Während Sie gleichmäßig in den Bauch atmen, stellen Sie sich vor, dass Ihr Atem wie Wasser ist, das geradewegs in Ihren Körper hineinfließt und am Boden der Schale ankommt. Lassen Sie den Atem diesem Bild folgen. Schauen Sie zu, wie sich die Schale langsam füllt, und stellen Sie sich ein Licht vor, das die Schale und das hineinfließende Wasser erleuchtet. Beobachten Sie, wie die Schale mehr und mehr von Licht durchflutet wird, während sie sich mit Wasser füllt.

Jetzt lassen Sie das Bild der Schale allmählich verschwinden und konzentrieren sich auf die Kugel aus Licht in Ihrem Unterbauch. Wenn Sie einatmen, stellen Sie sich vor, dass die Lichtkugel heller und ein wenig kleiner wird. Behalten Sie dieses Bild auch während des Ausatmens im Kopf und stellen Sie sich wieder vor, wie die Lichtkugel beim Einatmen heller und kleiner wird. Jedes Mal, wenn Sie einatmen, wird die Kugel aus Licht heller, kleiner und dichter und bleibt auch beim Ausatmen so. Machen Sie weiter, bis Sie nur noch einen winzigen Punkt strahlenden weißen Lichts im Zentrum Ihres Bauchraums wahrnehmen und fahren Sie fort, diesen noch einige Atemzüge lang kleiner und heller werden zu lassen. Dann lösen Sie Ihre Aufmerksamkeit und beenden die Visualisierung. Nehmen Sie aber weiter Ihre Atmung und die Stelle in Ihrer Körpermitte wahr, wo sich der Lichtpunkt befunden hat.

Bleiben Sie noch einige Atemzüge in diesem Zustand konzentrierter Wahrnehmung und verlagern Sie dann Ihre Aufmerksamkeit wieder auf die Gegenwart. Achten Sie auf die Geräusche in Ihrer Umgebung. Wenn Sie so weit sind, öffnen Sie die Augen und schauen Sie sich um. Bleiben Sie einige Minuten lang ruhig sitzen, bevor Sie Ihren Körper dehnen und wieder aktiv werden.

Atem- und Meditationsübung für Fortgeschrittene

Sollten Sie schon mehr Erfahrung mit Meditationstechniken oder Ki-Achtsamkeitsübungen haben oder die oben beschriebene Meditation längere Zeit praktizieren, können Sie auch zu dieser Version für Fortgeschrittene übergehen. Sie ist schneller, einfacher und direkter.

Setzen Sie sich mit aufrechtem Rücken bequem hin und schließen Sie die Augen. Beobachten Sie Ihre Atmung. Bewegen Sie Ihren Atem in den Bauchraum und wenden Sie einige Minuten lang die Bauchatmung an. Visualisieren Sie einen Punkt im Zentrum Ihres Unterbauchs, zu dem der Atem hinfließt. Mit jeder Einatmung verringert sich die Größe dieser Stelle um die Hälfte. Fahren Sie mit der Halbierung fort, solange Sie können, dann entspannen Sie sich. Bleiben Sie sich dieses Punktes bewusst, auch wenn Sie ihn nicht mehr visualisieren, während Sie noch einige Minuten sanft und langsam atmen. Beziehen Sie dann allmählich wieder Ihre Umgebung in Ihre Achtsamkeit mit ein und öffnen Sie die Augen, wenn Sie so weit sind. Dehnen Sie sanft Ihren Körper und bleiben Sie noch kurze Zeit ruhig sitzen.

Zwingen Sie sich nicht zu dieser Meditation. Wenn sie Ihnen anstrengend erscheint oder Sie sich in irgendeiner Form unwohl fühlen, lassen Sie los, strecken Sie sich, bewegen Sie sich, trinken Sie einen Beruhigungstee und vergessen Sie diese Meditation für eine Weile. Das nächste Mal beginnen Sie wieder mit der ersten Übung.

Andere Möglichkeiten zur Entwicklung des Hara

Wenn Sie erst einmal auf das Energiezentrum im unteren Abdomen aufmerksam geworden sind, wird es mit jedem Mal, das Sie daran sich erinnern, stärker werden. Es wird eine Denkgewohnheit, sich auf das Hara auszurichten. Darüber hinaus gibt es noch andere Möglichkeiten, ein Gespür für das Hara zu entwickeln und damit Ihr Shiatsu zu verbessern.

Eine Möglichkeit besteht darin, so weit wie möglich in Bodennähe zu leben. Ein dicker Teppich, viele Kissen und niedrige Tische schaffen eine angenehme häusliche Umgebung, auch wenn manche Ihrer Gäste vielleicht lieber im Sessel oder auf dem Sofa sitzen. In größerer Nähe zum Boden zu leben, erdet uns und fördert gleichzeitig unsere Beweglichkeit, weil wir lernen, uns auszustrecken oder hinzukrabbeln, wenn wir etwas brauchen, statt aufzustehen. Auf diese Weise beginnt sich unser Körperschwerpunkt nach unten zu verlagern.

Es kann ebenso nutzbringend sein, die Körperhaltung bewusst zu verändern. Viele von uns haben die Angewohnheit, die Knie durchzudrücken. Aber dadurch wird die Wahrnehmung unserer Beziehung zum Boden beschnitten. Dagegen vermitteln uns bei leicht gebeugten Knien unsere natürlichen Gleichgewichtssensoren, dass der Schwerpunkt im Hara ruht. Gleichzeitig ist es wichtig, den Bauch genügend zu entspannen, um zu spüren, wie er sich mit dem Atem leicht bewegt. Entgegen unserer Kultur, die eine „Bauch rein"-Haltung propagiert, durch die die Atmung eingeschränkt und die Wahrnehmung des Unterbauchs beschnitten wird, sollten Sie Ihren Bauch sich nach vorne entspannen lassen. Auch Ihre innere Einstellung wirkt hier unterstützend. Stellen Sie sich Ihr Hara als eine Art Kraftwerk und nicht als Wackelpeter vor, und schon sind Sie einen Schritt weiter. Betrachten Sie chinesische oder japanische Gemälde und Skulpturen von Kriegern, Weisen und Heiligen und sehen Sie selbst, wie die Kraft in diesen Darstellungen vom Hara ausgeht (Abb. 2.1).

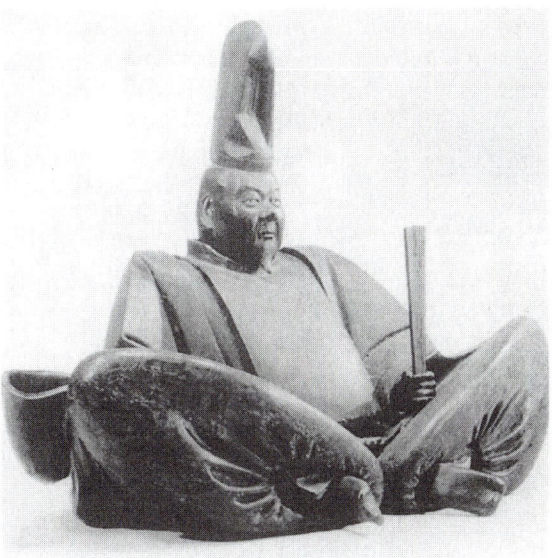

Abb. 2.1: Ein Beispiel für das Hara: der Shogun Minamoto Yoritomo (mit freundlicher Genehmigung des Nationalmuseums in Tokyo)

Das Hara zu massieren hilft ebenfalls, dort Energie zu entwickeln, und fördert darüber hinaus eine gesunde Verdauung. Eine einfache tägliche Übung besteht darin, knapp unterhalb des Nabels eine Hand auf die andere zu legen und sie 50-mal im Uhrzeigersinn über den ganzen Bereich kreisen zu lassen, nicht nur über die Kleidung oder die Haut, sondern tief genug, um die Bauchmuskeln zu spüren.

In den fernöstlichen Traditionen des Tai Chi und Qi Gong gibt es zahlreiche Übungen zur Stärkung des Hara. Die folgende Übung ist schnell, einfach und gut geeignet, die Flexibilität des Unterkörpers und ein kraftvolles Hara zu entwickeln.

Stellen Sie sich so hin, dass die Füße parallel nach vorn zeigen und schulterbreit voneinander entfernt sind. Die Knie sind leicht gebeugt, der Rücken ist gerade, die Schultern sind entspannt und der Blick ist geradeaus gerichtet. Atmen Sie langsam ein und heben Sie Ihre Hände vor Ihrem Körper an. Atmen Sie aus und bewegen Sie die Hände langsam zu Ihrem Hara, dort legen Sie die Hände direkt unterhalb des Nabels aufeinander. Stellen Sie sich vor, wie in der Mitte des Unterbauchs unter Ihren Händen ein kleiner Farbstift anfängt, im Uhrzeigersinn eine Spirale auf einer horizontalen Ebene durch Ihr Hara zu zeichnen. Lassen Sie Ihren Körper den Bewegungen des Stifts folgen. Der Stift zieht 36 immer größer werdende Kreise und Ihr Körper folgt ihm dabei, wobei Sie mit kleinen und feinen Bewegungen beginnen, die das Auge kaum wahrnehmen kann. Allmählich kreisen auch die Hüften im Uhrzeigersinn, und gegen Ende der 36 Spiraldrehungen malt der Stift so große Kreisfiguren, dass Ihr ganzer Körper die weiträumigen Bewegungen der Hüften auszugleichen versucht. Zeichnen Sie die Kreise so gleichmäßig wie möglich. Nach dem 36. Kreis pausieren Sie und beginnen dann in der Gegenrichtung zu kreisen, mit der Vorstellung, dass der Bleistift jetzt eine Spirale von 36 kleiner werdenden Kreisen zeichnet. Die großen Bewegungen werden immer kleiner und sind schließlich kaum noch wahrnehmbar. Wenn Sie den Punkt in der Mitte der Spirale erreicht haben, entspannen Sie sich, lassen Ihre Hände sanft zu den Seiten Ihres Körpers herabsinken und stehen, immer noch mit leicht gebeugten Knien, da, während Ihre Aufmerksamkeit auf den Punkt in der Mitte Ihres Hara gerichtet bleibt.

2.2 Über das Hara hinaus – Erweiterung des Ki-Feldes

Ein starkes Hara ist Voraussetzung, um Ki und Achtsamkeit* aus den höheren Bereichen unseres Wesens, die eher auf unseren

---

* Anm. d. Übers.: Der Begriff „Achtsamkeit" beruft sich auf die buddhistische Interpretation einer ganzheitlichen Wachheit und Offenheit, die nicht auf die im normalen Sprachgebrauch übliche Bedeutung beschränkt ist. Je nach Kontext wurde der englische Begriff „awareness" mit Achtsamkeit, Aufmerksamkeit und Bewusstsein übersetzt.

Willen und unser Ego bezogen sind, nach unten zu den mehr instinktiven, intuitiven niederen Reaktionszentren zu leiten. Entspannt sein und im Hara zu ruhen, ist oft ein Zustand, der die Expansion unseres Achtsamkeit in feinere Frequenzen ermöglicht. Ohne Anleitung läuft die Schülerin jedoch Gefahr, sich zu sehr auf das Hara zu konzentrieren und so ihre Behandlung auf einer langsameren Ebene der Energiefrequenzen einzustimmen und den Großteil des Flusses zwischen dem Feld des Empfängers und dem eigenen auszublenden.

Haben Sie sich mit dem Hara beschäftigt und sind Sie imstande, Ihre Achtsamkeit dort zu konzentrieren, besteht der nächste Schritt darin, die Achtsamkeit über das zentrale Energiegefäß entlang der Mittellinie des Körpers auf das ganze Selbst auszuweiten – die zugeordnete körperliche Struktur bildet Ihre Wirbelsäule. Über diesen Kontakt mit der Wirbelsäule nehmen wir mit unserem „Aufrechten Ki", wie es in den Chinesischen Texten genannt wird – der Verbindung zwischen Himmel und Erde, zwischen Yang und Yin – Kontakt auf. Die folgende Übung wird von Clifford Andrews und Pauline Sasaki als grundlegende Vorbereitung für eine Shiatsu-Behandlung gelehrt.

Ausrichtung der Wirbelsäule

Setzen Sie sich bequem im Schneidersitz oder Seiza, der japanischen Sitzhaltung für die kniende Meditation, hin. Schließen Sie die Augen und konzentrieren Sie sich mit Ihrer Aufmerksamkeit auf Sakrum und Steißbein. Stellen Sie sich vor, wie diese schwer werden und nach unten sinken; spüren Sie wie das Gewicht dieser schweren Knochen in die Erde einsinkt. Einmal verankert, wandern Sie mit Ihrer Aufmerksamkeit zu Ihrem Schädeldach und fühlen Sie, wie dieses sich gen Himmel hebt, als ob es ein unsichtbarer Faden an einem Stern befestigt. Während das Kreuzbein sinkt und der Kopf nach oben schwebt, dehnen sich die Wirbel automatisch und die Wirbelsäule richtet sich auf. Leiten Sie Ihre Aufmerksamkeit jetzt nacheinander zu jedem einzelnen Wirbel, beginnen Sie mit C1, dem obersten Wirbel direkt unter dem Schädelrand, und enden Sie am Kreuzbein. Während Sie mit Ihrer Aufmerksamkeit die Wirbelsäule entlang nach unten wandern, umgeben Sie jeden einzelnen Wirbel mit dem Gefühl des Gelöstseins und befreien ihn so weit wie möglich von jeder Art der Einengung durch benachbarte Wirbel. Lassen Sie Ihre Achtsamkeit fließen, halten Sie nicht inne, um über bestimmte Wirbel nachzudenken – die Betonung liegt auf dem freien Bewegungsfluss im Zentralgefäß.

Eine entspannte, aufrechte Wirbelsäule hilft Ihnen, Shiatsu viele Stunden lang in einer natürlichen und bequemen Haltung auszuüben. Die Ausrichtung Ihrer Achtsamkeit auf das Zentralgefäß gewährleistet, dass alle Wahrnehmungszentren und Chakren verfügbar sind und Sie sich auf die Bedürfnisse Ihres Klienten einstimmen können.

2.3 Beweglichkeit ist Übungssache

Die Shiatsu-Therapeutin muss körperlich beweglich sein, um sich mit größerer Leichtigkeit ihren Klienten nähern und eine Vielfalt an Techniken anwenden zu können. Die Vielfalt der beherrschten Techniken kann zwar kein Ersatz für Mitgefühl, Ausrichtung oder Wahrnehmungsvermögen sein; auf weite Sicht spart sie jedoch die Energie-Ressourcen der Therapeutin. Ein größeres Repertoire an Techniken, das Ihnen langfristig gesehen hilft, Energie zu sparen, setzt körperliche Beweglichkeit voraus. Denn nur der Einsatz der auf einen bestimmten Empfänger in einer

spezifischen Position abgestimmten Technik garantiert die bestmögliche Wirkung der Behandlung.

Yoga, Tai Chi und Qi Gong

Diese drei Übungsmethoden werden im Westen mit zunehmender Verbreitung unterrichtet, und es ist für jeden Shiatsu-Schüler ratsam, zusätzlich zu westlichen Übungen auch mit mindestens einem dieser Systeme Erfahrung zu sammeln, denn sie beruhen sowohl auf den Prinzipien des Energieflusses als auch auf Dehnungsübungen und der Entwicklung des physischen Körpers. Tai Chi und Qi Gong sind für Shiatsu-Therapeuten wie maßgeschneidert, da sie ihre Wurzeln im Wissen um das Ki haben. Aber auch Yoga-Dehnungübungen fördern, obwohl sie auf einem unterschiedlichen Energiekonzept, dem Prana, beruhen, den Fluss des Ki durch die Meridiane.

Die Makko-Ho-Übungen

In den 70er Jahren wurde der Shiatsu-Welt eine Serie von Übungen zugänglich gemacht, die so genannten Makko-Ho (übersetzt: Herrn Makkos Methode). Sie stellen nach wie vor die grundlegendste Übungsform dar, die in den meisten Shiatsu-Schulen unterrichtet wird, weil sie spezifische Dehnungen für jedes Meridianpaar enthalten. Grundlage der Dehnungen sind Yoga-Übungen. Sie sind leicht zu erlernen und gleichermaßen Ausdruck der psychischen Qualitäten der Meridianpaare und Mittel ihrer körperlichen Dehnung. In ihrer Abfolge bieten sie Ihnen ein einfaches, kurzes und umfassendes Übungsprogramm für das gesamte Meridiansystem. Sie können Empfängern mit Problemen in einem bestimmten Meridianpaar auch einzelne Übungen zeigen, um ihnen so eine Möglichkeit zu vermitteln, zwischen den Behandlungen etwas für ihre eigene Gesundheit zu tun. Eine ausführliche Beschreibung der Makko-Ho finden Sie in Kapitel 15.

Übungen für Hände und Füße

Um eine Shiatsu-Behandlung geben zu können, müssen Ihre Hände kräftig und Ihre Füße beweglich sein. Daher sollten Sie ihnen besondere Aufmerksamkeit schenken.

Pauline Sasaki, eine der angesehendsten Lehrerinnen und Vertreterinnen des Zen Shiatsu im Westen, unterrichtet eine einfache Übung für die Hände, bei der Sie sich in Krabbelposition niederknien und Fingerspitzen und Daumen vor sich auf den Boden stützen. Verlagern Sie Ihr Gewicht nach vorne in die Finger der linken Hand, dann hinüber zur rechten Hand, dann zurück zum rechten Knie, anschließend zum linken Knie und vollenden Sie so den Kreis. Wiederholen Sie diesen Kreis noch viermal, bevor Sie die Richtung wechseln und fünf Kreise in Gegenrichtung ausführen. Stellen Sie sich vor, dass Ihr Hara diese Kreisbewegungen ausführt, um Ihre Hara-Wahrnehmung zu entwickeln und Ihre Hände zu kräftigen.

Für meine Shiatsu-Schüler hat sich eine Abfolge von Fußübungen als hilfreich erwiesen, die mir die Heilerin Annie McCaffry gezeigt hat.

Stellen Sie sich entspannt hin, die Füße schulterbreit auseinander, die Arme an der Seite. Achten Sie darauf, dass die Knie nicht durchgestreckt sind und richten Sie Ihre Aufmerksamkeit auf Ihre Füße. Beobachten Sie, wie Sie Ihren Kontakt zum Boden wahrnehmen. Verlagern Sie jetzt das Gewicht ganz auf einen Fuß, so dass Sie den anderen Fuß vom Boden anheben können, ohne Ihr Gleichgewicht zu verändern. Verlagern Sie dann Ihr Gewicht in gleicher Weise langsam und gleichmäßig auf den anderen Fuß. Meistens gibt es einen Fuß, auf dem Sie beque-

mer stehen als auf dem anderen. Beginnen Sie die Übung nun noch einmal mit dem Fuß, auf dem Sie bequemer stehen.

1. Setzen Sie den Ballen des anderen Fußes auf dem Boden auf und beugen Sie die Zehen soweit wie möglich nach hinten gegen den Widerstand des Bodens. Wiederholen Sie diese Dehnung drei- bis viermal (Abb. 2.2).
2. Rollen Sie die Zehen desselben Fußes einwärts unter die Sohle und dehnen Sie den Fuß in dieser Position drei- bis viermal. Versuchen Sie die Spitze Ihres Fußes in einer Linie mit dem Unterschenkel zu halten, ohne ihn am Knöchel abzuknicken (Abb. 2.3).
3. Verlagern Sie Ihr Gewicht auf den anderen Fuß und wiederholen Sie Übung 1 und 2 auf der anderen Seite.
4. Stehen Sie wieder auf beiden Füßen und heben Sie beide großen Zehen an (Abb. 2.4).
5. Legen Sie Ihre großen Zehen wieder flach auf den Boden und versuchen Sie alle anderen Zehen anzuheben. Achten Sie darauf, dass Sie Ihre Füße nicht nach innen einrollen (Abb. 2.5).
6. Wiederholen Sie Übung 4 und 5 mehrmals.
7. Bringen Sie beide Füße zusammen, stellen Sie sich auf die Außenkante beider Füße, so dass sich Ihre Fußsohlen soweit wie möglich berühren (Abb. 2.6).

Stellen Sie sich wieder auf beide Füße und spüren Sie nach, wie Sie jetzt den Kontakt zum Boden wahrnehmen. Verlagern Sie Ihr Gewicht langsam von einem Fuß zum anderen. Wenn es zwischen Ihren Füßen vorher einen Unterschied gab, dann stellen Sie vielleicht fest, dass dieser Unterschied geringer geworden oder ganz verschwunden ist.

Mit diesen Übungen steigern Sie nicht nur die Beweglichkeit Ihrer Füße, so dass Sie sich während einer Shiatsu-Behandlung leichter um den Empfänger herum bewegen

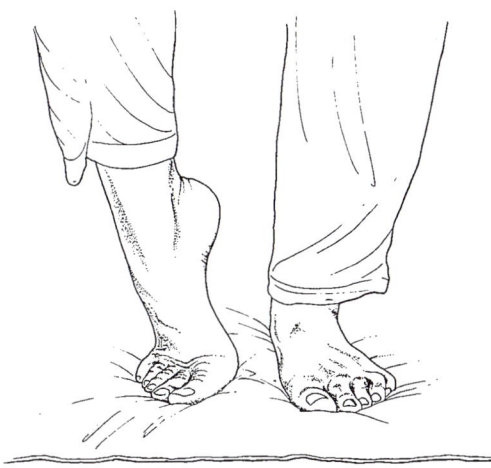

Abb. 2.2: Fußübung 1

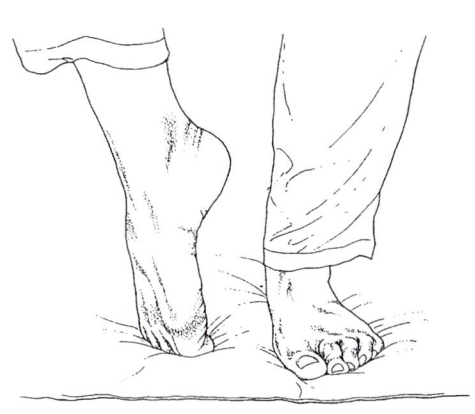

Abb. 2.3: Fußübung 2

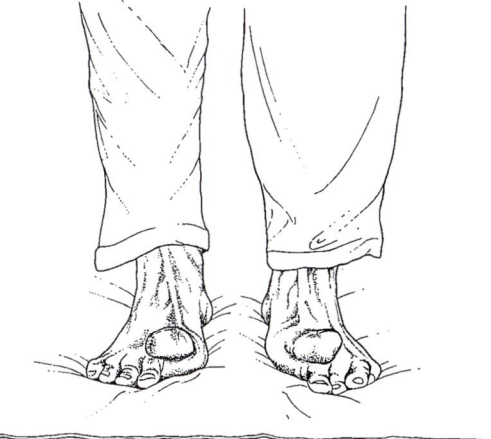

Abb. 2.4: Fußübung 4

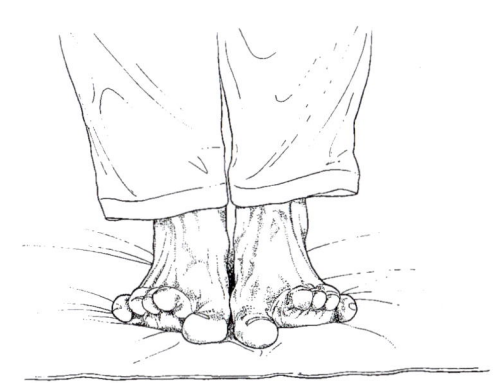

Abb. 2.5: Fußübung 5

können, sondern Sie verstärken auch die Wahrnehmung Ihrer Füße, was Sie dazu befähigt, diese als Shiatsu-„Instrument" einzusetzen und ganz allgemein Ihr „Geerdetsein" verstärkt.

2.4 Gesund bleiben

Eine Redensart unter Shiatsu-Therapeuten besagt, dass das Ki der Gebenden größer sein sollte als das des Empfängers, wenn die Behandlung wirksam sein soll. Es ist tatsäch-

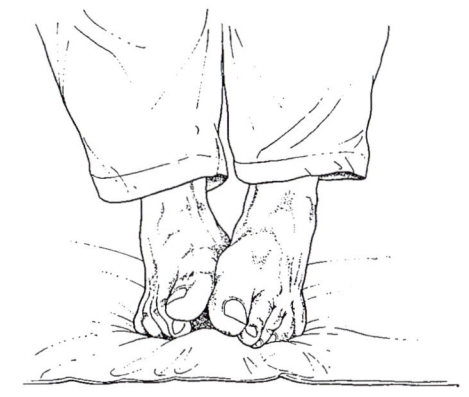

Abb. 2.6: Fußübung 7

lich so, dass sich durch das Erlernen und Praktizieren von Shiatsu Ihr eigenes Ki und auch Ihr allgemeines Wohlbefinden verbessern. Hier sind noch ein paar Richtlinien, die Sie zumindest in Erwägung ziehen sollten, wenn Sie Shiatsu als Beruf ausüben wollen.

Bewahren Sie Ihre Energie

- Mäßigung in allen Dingen wurde schon von den großen asiatischen Ärzten der Vergangenheit empfohlen. Zu viel Arbeit, einschließlich der Arbeit an sich selbst durch Meditation oder Übungen, ist genauso abträglich für die Gesundheit wie zu viele durchtanzte Nächte.
- Versuchen Sie, Ihre eigene Energie zu beobachten; überschätzen Sie sich nicht. Wenn Sie Shiatsu geben, dann achten Sie darauf, dass Sie nur die Behandlungszeit aufwenden, die notwendig ist, um einen positiven Effekt zu erzielen (Kap. 14). Setzen Sie nur ein Minimum an körperlichen Bewegungen ein und verlassen Sie sich auf den bequemen Einsatz Ihres Körpergewichts.
- Ruhen Sie sich aus, wenn Sie krank werden, auch wenn es sich nur um eine Erkältung handelt. Der TCM zufolge entwickeln sich zahlreiche Erkrankungen, wenn der Körper sich selbst nicht vollständig ausheilen darf. Beobachten Sie den Zustand Ihres eigenen Ki und richten Sie sich daran aus.

Achten Sie auf Ihre Ernährung

Wer sich mit Shiatsu beschäftigt, beginnt sich mit der Zeit an asiatischen Ernährungsprinzipien zu orientieren. Das können makrobiotische Prinzipien sein oder die weniger strenge chinesische Ernährungslehre. Einige ziehen die westliche Vollwert-Ernährung vor, z. B. als Rohköstler oder Vegetarier. Eine Kombination von Nahrungsmitteln ist eine weitere Option, die

immer beliebter wird. Innerhalb dieses unterschiedlichen Spektrums von Essgewohnheiten ergeben sich mit gesundem Menschenverstand bestimmte Richtlinien, denen alle folgen können.

- Versuchen Sie Nahrungsmittel zu sich zu nehmen, die ein Maximum ihres ursprünglichen Ki enthalten; frische Nahrungsmittel, nach Möglichkeit aus biologischem Anbau, die nur ein Minimum an chemischer, mechanischer oder radioaktiver Bearbeitung hinter sich haben. Zu bevorzugen sind lokal angebaute und in der entsprechenden Jahreszeit geerntete, also saisonale Nahrungsmittel. Meiden Sie Nahrungsmittel, die von weit her kommen oder lange gelagert wurden. Wenn Sie Fleisch oder Geflügel essen, versuchen Sie es aus Freilandhaltung oder von biologischen Erzeugern zu beziehen, um nicht zusätzlich Hormone oder Antibiotika zu sich zu nehmen, die in der Massentierhaltung verfüttert werden. Das gilt auch für Lachs und Forellen.
- Ferner ist Wert zu legen auf die Ausgewogenheit der verschiedenen Bestandteile Ihrer Ernährung. Auch wenn Sie Nahrungsmittel kombinieren, sollten Sie darauf achten, dass Ihre Ernährung im Ganzen ausgewogen ist, d. h. mehr Kohlenhydrate als Gemüse, mehr Gemüse als Protein und mehr Protein als Fett enthält.
- Essen Sie mäßig, aber regelmäßig, um Ihrem Körper die beste Verwertungsmöglichkeit für die Nahrung zu gewährleisten. Lassen Sie das Frühstück nicht ausfallen. Nehmen Sie sich Zeit für Ihre Mahlzeiten und widmen Sie sich ganz dem Essen, nicht gleichzeitig Ihrer Arbeit, Diskussionen oder Streit. Direkt nach einer Mahlzeit sollten Sie weder Shiatsu geben noch empfangen. Versuchen Sie sich nach dem Essen noch kurz auszuruhen.
- Essen Sie innerhalb der Grenzen der von Ihnen bevorzugten Ernährungslehre so

weit wie möglich nach Ihrem Appetit und nicht nach Prinzipien. Hören Sie auf Ihren Körper, was er braucht, ohne irgendwelchen Gewohnheiten oder Gelüsten nachzugeben. Letztendlich ist es bei dem Bemühen um angemessene Ernährung wichtig, dass nicht die richtige Ernährung selbst zu einer Obsession wird. So wichtig Nahrung für die Gesundheit ist, so wichtig ist auch der Genuss.

Vertrauen Sie nicht auf Stimulanzien, Alkohol oder Drogen

Das fernöstliche Konzept der Ausgewogenheit ebenso wie das westliche Prinzip der Homöostase besagen, dass der Körper für die Wirkung jeder stimulierenden oder sedierenden Substanz einen Ausgleich finden muss. In asiatischen Begriffen heißt das, dass jegliche äußere Substanz, die den Gemütszustand oder das Verhaltens verändert, die lebendige Quelle des Ki, die ein Leben lang ausreichen soll, entweder leert oder verändert. Das heißt nicht, dass der gelegentliche oder mäßige Genuss von Kaffee oder Wein, die unseren Gemütszustand verändern, katastrophale Auswirkungen hat. Ganz im Gegenteil, die alten Texte berichten uns, dass im Sinne der Mäßigung gelegentlicher Genuss durchaus strafender Selbstbeherrschung vorzuziehen ist. Es ist also vielmehr der *gewohnheitsmäßige* Missbrauch irgendeiner Substanz, mit dem wir zu Beginn häufig unbewusst versuchen, eine Störung unseres energetischen Gleichgewichts zu heilen, der dieses Ungleichgewicht letztendlich fördert und verstärkt und so unsere Gesundheit ruiniert.

Lassen Sie sich mit Shiatsu behandeln!

Sobald Sie mit den Prinzipien der asiatischen Medizin vertraut sind, können Sie Ihre Gewohnheiten oder Gelüste als Anzeichen eines Ungleichgewichts einordnen und

etwas dagegen unternehmen. Für Shiatsu-Therapeuten ist es wichtig, selbst Shiatsu-Behandlungen zu bekommen. Denn sie erhalten die Gesundheit und regenerieren verbrauchte Energien. Außerdem stellen sie eine wertvolle Lernhilfe dar, da Shiatsu zu empfangen uns ebenso viel lehrt wie Shiatsu zu geben. Am wichtigsten ist es, für den Ausgleich zwischen Geben und Nehmen für viele Therapeutinnen möglicherweise ein problematischer Bereich Sorge zu tragen.

2.5 Die innere Haltung

Viele von uns üben Shiatsu als Beruf aus, um anderen Menschen zu helfen. Doch genau genommen stellt Shiatsu eine Situation gegenseitiger Unterstützung her, und der Wunsch zu helfen ist häufig vermengt mit den eigenen Bedürfnissen nach Anerkennung und Zustimmung. Manchen Menschen fällt es leichter zu geben als zu empfangen und andere können nur aus der therapeutischen Rolle heraus problemlos Kontakt zu anderen Menschen herstellen.

Selbst die besten Therapeuten sind nicht immun gegen eine Vermischung von persönlichen Anliegen und professionellem Mitgefühl. Dies fordert häufig seinen Preis, wenn nicht in Bezug auf die Qualität des Shiatsu, so doch im Hinblick auf das Wohlbefinden der Therapeutin. Eine Shiatsu-Behandlung lässt sich am besten von einem klaren, objektiven Standpunkt aus geben, der gleichzeitig die mitfühlende Motivation beibehält. Es wäre unrealistisch, davon auszugehen, dass persönliche Motive völlig ignoriert werden könnten, aber sie sollten zumindest objektiv betrachtet und ohne Wertung angenommen werden, um sie dann loszulassen.

Erinnern Sie sich daran, dass Ihre Interaktion mit dem Empfänger weit über die reine

Shiatsu-Behandlung hinaus reicht. Sie beginnt in dem Moment, in dem Sie den ersten Termin vereinbaren, und endet nicht, bevor der Empfänger nach der letzten Sitzung gegangen ist. Häufig erwarten Empfänger, die über einen längeren Zeitraum mit Shiatsu behandelt werden, von Ihnen die Befriedigung ihres Bedürfnisses nach Abhängigkeit. Daher ist es von Anfang an wichtig, dass Sie sowohl Ihre eigenen Wünsche in der therapeutischen Beziehung erkennen als auch dem Empfänger die Grenzen dieser Beziehung klarmachen.

Für beide kann eine solche Situation besonders im Rahmen einer schon bestehenden Beziehung verwirrend werden, z. B. wenn Sie Shiatsu bei Familienmitgliedern, Freunden oder Partnern anwenden. In solchen Fällen können darunter liegende emotionale Probleme das Ergebnis der Shiatsu-Behandlung beeinflussen. Für eine langfristige Shiatsu-Behandlung ist es daher ratsam, eine Therapeutin aufzusuchen, die mit dem Empfänger keine darüber hinausgehende Beziehung hat.

Beginnt Sie die Beziehung zu dem Empfänger über das übliche Maß an Mitgefühl hinaus emotional zu beschäftigen, sollten Sie entsprechend der Berufsethik der Shiatsu-Therapeuten die Verantwortung für die Shiatsu-Behandlung einer anderen Therapeutin übertragen. Bevor Sie Shiatsu professionell anwenden, rate ich Ihnen, ein Exemplar der Berufsrichtlinien der Shiatsu-Gesellschaft Ihres Landes anzufordern. Sollte es dort keine Shiatsu-Gesellschaft geben, können Sie auch die Richtlinien der British Shiatsu Society erhalten (Adresse s. S. 409).

3 Shiatsu-Grundtechniken

Während einer Shiatsu-Behandlung ist es hilfreich, wenn Sie sich das Geschehen als Tanz zweier Menschen vorstellen und nicht als einen Prozess, bei dem ein aktiver Therapeut mit den Daumen Druck auf einen passiven Empfänger ausübt. Die Shiatsu-Therapeutin setzt ihren ganzen Körper für Balance, Unterstützung und Druck ein. Auch der Empfänger liegt nicht die ganze Zeit unbeweglich auf dem Rücken, sondern ist eine Quelle feinster Bewegungen, auf die sich die Therapeutin einstimmt, und er bietet Gegengewicht und Unterstützung für die Bewegung der Gebenden.

3.1 Die Grundbewegung: Krabbeln

In der ersten Unterrichtsstunde sind die meisten Shiatsu-Schüler überrascht, dass sie, statt den Gebrauch der Daumen auf Druckpunkten zu üben, erst einmal eine Stunde damit zubringen, über den Boden und übereinander zu krabbeln. Aber viele von ihnen geben auf diese Weise für lange Zeit das beste Shiatsu. Selbst nach jahrelanger professioneller Praxis werden Sie, wie ich selbst, am Ende eines langen ermüdenden Tages feststellen, dass die besten Resultate durch einfaches Entspannen mit der Krabbeltechnik erzielt wurden.

Beim Krabbeln wird das Körpergewicht durch gestreckte, aber entspannte Arme und Hände mit zusätzlicher Unterstützung der Beine, der Hüften und des Hara übertragen.

Wenn Sie auf dem Boden krabbeln und dabei Ihre Körperhaltung und deren Veränderung ganz bewusst wahrnehmen, erkennen Sie einige der grundlegenden Prinzipien guter Shiatsu-Technik: kontrollierter Einsatz des Körpergewichts und Entspannung. Sie können später eine modifizierte Form der Technik anwenden und nur mit den Händen (nicht mit den Knien!) über Rücken, Schultern und Hüften des Empfängers „krabbeln". Achten Sie darauf, dass Ihre Arme im rechten Winkel zu dessen Körperoberfläche bleiben, dass ihre Hände entspannt sind und Sie sich nur auf Bereiche lehnen, die Ihr Gewicht bequem tragen können.

Der kontrollierte Einsatz des Körpergewichts ergibt sich beim Krabbeln ganz organisch durch die wechselnde Verlagerung des Gewichts auf ein Bein oder einen Arm bei gleichzeitiger Unterstützung durch die anderen drei Gliedmaßen. Dies ist auch der beste Weg, den Druck beim Shiatsu zu variieren: Es geht nicht darum, den Druck durch muskuläre Anstrengung erreichen oder zurückhalten zu wollen, sondern ihn durch kontinuierliches „Krabbeln" und den Einsatz des Körpergewichts herbeizuführen. So ruht lediglich mehr Gewicht auf den unterstützenden Gliedmaßen, wenn es einer leichten Berührung bedarf.

Entspannen können wir, indem wir unseren Körper der Unterstützung des Bodens überlassen. Während wir krabbeln, verschwindet die Spannung aus unseren Schultern und Hüften unser Körpergewicht wird ganz natürlich vom Boden getragen. Dies hängt

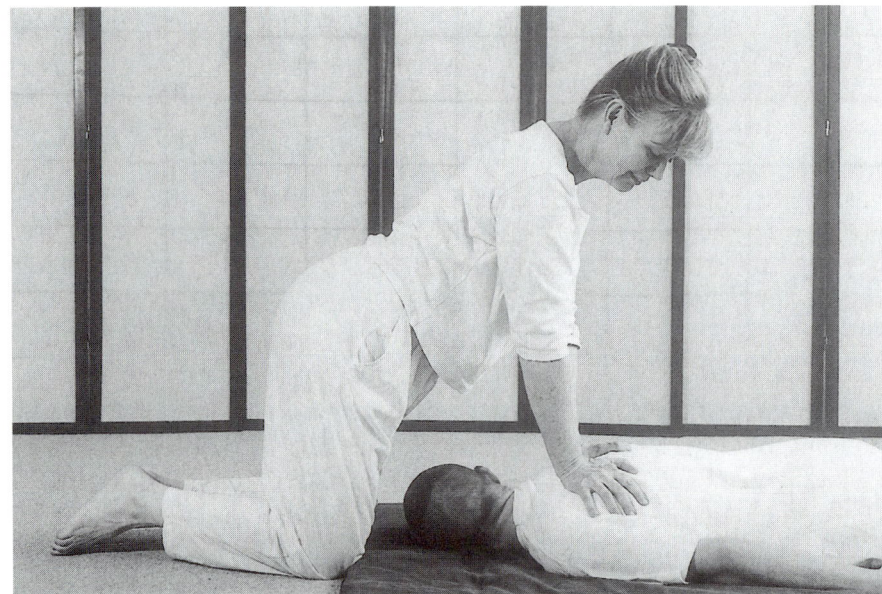

Abb. 3.1a: Der richtige Einsatz des Körpergewichts

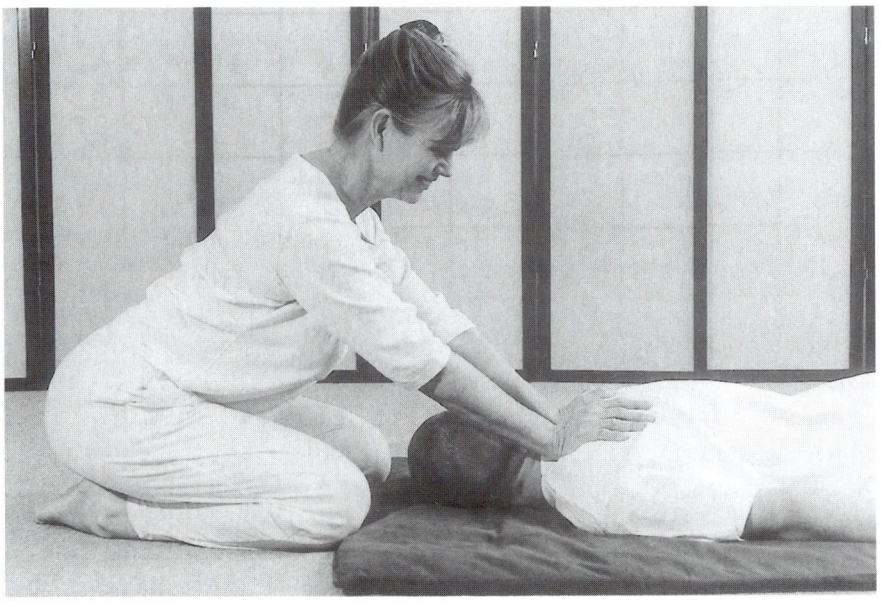

Abb. 3.1b: Der richtige Einsatz des Körpergewichts

hauptsächlich mit der vertikalen Ausrichtung unserer Arme und Oberschenkel zusammen, die einen rechten Winkel mit dem Boden bilden. Daran sollten wir denken, wenn wir das Prinzip des Krabbelns auf die Shiatsu-Behandlung übertragen. Damit wir also unser Körpergewicht im rechten Winkel zur Körperoberfläche des Empfängers einsetzen können (Abb. 3.1a und b), sollten wir mit unserem Körper den richtigen Abstand zum Empfänger halten.

Ein weiterer Aspekt der Entspannung führt uns zur Anpassung der Hände an den Untergrund, auf den wir uns stützen. Landet unsere Hand beim Krabbeln über dem Boden, auf einem Kissen, einem Bleistift oder der Kante eines dicken Teppichs, passt sie sich automatisch dieser neuen Oberfläche an. Je entspannter unsere Hände sind, desto mehr tragen sie zu unserer Unterstützung bei, und je weniger wir über unsere Hände nachdenken, desto entspannter und anpassungsfähiger sind sie.

Diese Entspannung kann größere Tiefe und Einfühlsamkeit für unser Shiatsu bringen. Wir konzentrieren uns nicht mehr – unter Beteiligung der Verbindung zwischen Hand und Gehirn und einer analytischen Leistung – auf die Oberfläche, auf der unsere Hände liegen. Wir entspannen uns, indem wir uns in die Unterstützung hineingeben, die uns der Körper des Empfängers anbietet, und beteiligen so die tieferen Sinnes- und Gleichgewichtsmechanismen unseres gesamten Körpers.

Es ist also nicht so, dass wir „an" dem Empfänger „etwas tun", sondern wir sind auf einer tieferen Ebene an dem Prozess beteiligt. Denn sobald wir in die Unterstützung des liegenden Körpers entspannen, beginnen wir automatisch wahrzunehmen, ob der Kontakt angenehm ist und wir länger verweilen können, oder ob der Körper des Empfängers in einem bestimmten Bereich angespannt und unruhig ist und uns lieber abschütteln würde. Dieser zentrale Sinneseindruck der „fühlenden" Diagnose, lässt uns also spüren, ob Körperteile des Empfängers leer und ohne Ki oder übervoll davon sind.

3.2 Vom Krabbeln zum Einsatz des Hara

Wenn die Schülerin lange genug entspannt über den Körper des Empfängers „gekrabbelt" ist und den Einsatz ihres Körpergewichts kontrollieren kann, ohne ihre eigene Gelöstheit zu verringern, wird sie Verständnis für den Einsatz des Hara entwickeln. Danach können neue Techniken und Behandlungspositionen eingesetzt werden. Die grundlegenden Richtlinien des „Krabbelns" sollten allerdings immer wieder mit folgenden Fragen überprüft werden.

Fühlen Sie sich wohl bei dem, was Sie tun?

Gutes Shiatsu muss sich auch für die Therapeutin gut anfühlen. Wenn die Gebende sich unwohl fühlt, spürt auch der Empfänger ein gewisses Unbehagen. Die Therapeutin sollte sich immer der Unterstützung des liegenden Körpers anvertrauen und ihre Kraft nicht in ungeschickten Körperhaltungen verschwenden. Setzen Sie nur Techniken ein, bei denen Sie sich wohl fühlen. Setzen Sie Druck nur in Körperbereichen ein, die Sie bequem erreichen können.

Sind Ihre Arme und Hände, Ihr Hals und Ihre Schultern entspannt?

Wenn sie das nicht sind, mühen Sie sich unnötig ab. Atmen Sie tief in den Unterbauch und konzentrieren Sie sich für eine Weile auf Ihr Hara oder gehen Sie zu einer grundlegenden Krabbeltechnik über, bis Sie sich wieder mehr entspannt haben.

Spüren Sie Ihre eigene Verbindung mit dem Boden?

Beim klassischen Shiatsu arbeitet die Therapeutin meist aus einer Krabbelposition heraus. Je weiter unten sie ist, umso mehr kann sie auf Stabilität und Hebelwirkung der Unterlage zählen. Auch wenn Sie Shiatsu abgewandelt auf einer Behandlungsliege geben, achten Sie auf den Boden und Ihre eigene wie auch die Verbindung des Empfängers zum Boden.

Ist Ihre Basis so weit wie möglich?

Nutzen Sie den Halt, den der Boden Ihnen bietet, so gut wie möglich aus. Spreizen Sie Ihre Knie beim Krabbeln etwa hüftbreit auseinander und öffnen Sie Ihre Leistengegend, so weit Sie können, um die bestmögliche Stabilität und Unterstützung zu geben und den größtmöglichen Ki-Fluss zu gewährleisten.

Ist Ihr Hara auf den Bereich gerichtet, den Sie behandeln?

Wenn das nicht der Fall ist, können Sie Ihr Körpergewicht nicht richtig einsetzen. Mit fortschreitender Wahrnehmung des Ki können Sie sich vorstellen, wie ausgehend von Ihrem Hara und dem zentralen Energiegefäß ein Lichtstrahl den Körperbereich beleuchtet, den Sie gerade bearbeiten. Das Hara und das zentrale Energiegefäß können auch das Ki leiten, so dass Sie sich dementsprechend ausrichten können, damit Ihr Hara in die Richtung zeigt, in die Sie das Ki des Empfängers bewegen möchten.

Sobald Sie den Einsatz des Hara mit dem zentralen Energiegefäß und die Kunst des Krabbelns beherrschen, fällt es Ihnen leichter, die fünf Prinzipien des Zen Shiatsu zu verstehen, die zuerst von Shizuto Masunaga formuliert wurden, obwohl sie vielen Stilrichtungen des Shiatsu eigen sind.

3.3 Die fünf Prinzipien des Zen Shiatsu

Entspannen Sie sich!

Das Grundprinzip des Zen Shiatsu beruht auf Spontaneität und Natürlichkeit. „Wenn ein Kind jemandem im Spiel über den Rücken krabbelt, setzt es ganz unbeabsichtigt einen guten Shiatsu-Druck ein. Die Ener-

gie seines Wesens ist in jeder Bewegung konzentriert. Nur wenn das Ego aufgegeben ist, wird auch der geringste Druck auf den Körper eine lebendige Kraft zur Unterstützung der Gesundheit" (Shizuto Masunaga, *Zen Shiatsu*). Dieses erste, trügerisch einfache Prinzip wird immer schwerer erreichbar je weiter wir in unserer Praxis voranschreiten und Wissen ansammeln. Es ist schwer, unser Selbst vom Ziel des Heilens oder Helfens zu trennen, es ist schwer, die Vorstellung von „Subjekt und Objekt" aufzugeben und unseren Klienten mit der Offenheit und dem Vertrauen eines Kindes zu begegnen. Aber nur so kann eine Verbindung entstehen und Ki durch die Gebende und den Empfänger fließen, wie zwei Kreisläufe, die sich zu einem einzigen verbunden haben.

Masunaga interessierte sich für Experimente, die während des ersten Weltkrieges von Sir Henry Head durchgeführt worden waren und die zwei Arten der Gefühlswahrnehmung nach einer Verletzung von Körperteilen demonstrierten. Zuerst kommt die „protopathische" Wahrnehmung, grundlegend und tief, gefolgt von der „epikritischen" Wahrnehmung, die eine feinere Unterscheidung ermöglicht. In seinem Unterricht bezog er sich auf diese zwei Arten der Wahrnehmung und verwendete sie als Analogien für die tiefe, instinktive Verbindung zwischen Therapeutin und Empfänger, die er als „Einssein" bezeichnete, und der eher oberflächlichen unterscheidenden Wahrnehmung, die uns dazu befähigt, unsere Empfindungen zu interpretieren. In der Entspannung erlauben wir uns das Einssein ohne Blockade durch Anspannung und eine Antwort auf das Ki des Empfängers, als wäre es unser eigenes.

Einsinken, nicht drücken

Dies bezieht sich auf die Qualität der Shiatsu-Berührung. Wenn wir drücken, gehen wir mit körperlicher Anstrengung gegen eine resistente Oberfläche an. Bewusstes Drücken geht von den Muskeln der Hände und Arme aus, wobei der Kontakt auf die körperliche Manipulation von Geweben beschränkt bleibt. Die Gebende ist eine „Macherin", der Empfänger blosses Objekt.

Wird Shiatsu aus dem Hara heraus in einem Zustand der Entspannung gegeben, wird die Oberfläche ebenso wie beim Krabbeln unwichtig, der Empfänger erweist sich als Quelle der Unterstützung für die Gebende, die diese Qualität mit ihrem Körper wahrnehmen kann. Auch der Empfänger kann die unterstützende Qualität seines Körpers spüren, seine eigenen starken oder schwachen Zonen und Zentren von größerer oder geringerer Ki-Ansammlung. So kommt also eine Verbindung zustande, die sowohl die Therapeutin als auch den Empfänger in deren umfassender Körperwahrnehmung einbezieht. Drücken wandelt sich zum Einsinken (Abb. 3.2). Diese Art des Einsinkens ist nicht aktiv, sondern aufnehmend, die Therapeutin taucht sozusagen in den Be-

wusstseinsraum des Empfängers ein, um Verbindung aufzunehmen und zu „lauschen".

Einsinken kann allerdings auch aktiv erfolgen. Aktives Einsinken ist dann angebracht, wenn durch Muskelverspannungen und Gewebeverhärtungen hindurch tief in einen bestimmten Punkt oder Tsubo hineingearbeitet wird. Es kann durch die innere Ausrichtung der Therapeutin noch verstärkt werden. In den Kampfkünsten werden die Schüler gelehrt, ihren Schlag nicht auf die sich ihnen präsentierende Körperoberfläche ihres Gegners zu richten, sondern durch den Körper hindurch auf einen Punkt der anderen Seite. Dieses Prinzip kann auch im Shiatsu angewendet werden, um die Kraft des Einsinkens zu verstärken. Stellen Sie sich also vor, während Sie mit Daumen, Ellbogen oder Knie Druck ausüben, dass der Druck gleichsam wie ein sich in Butter befindendes Messer bis auf die andere Seite des Empfängers hindurch geht. Wenn Sie auf diese Art und Weise einsinken, wird Ihre

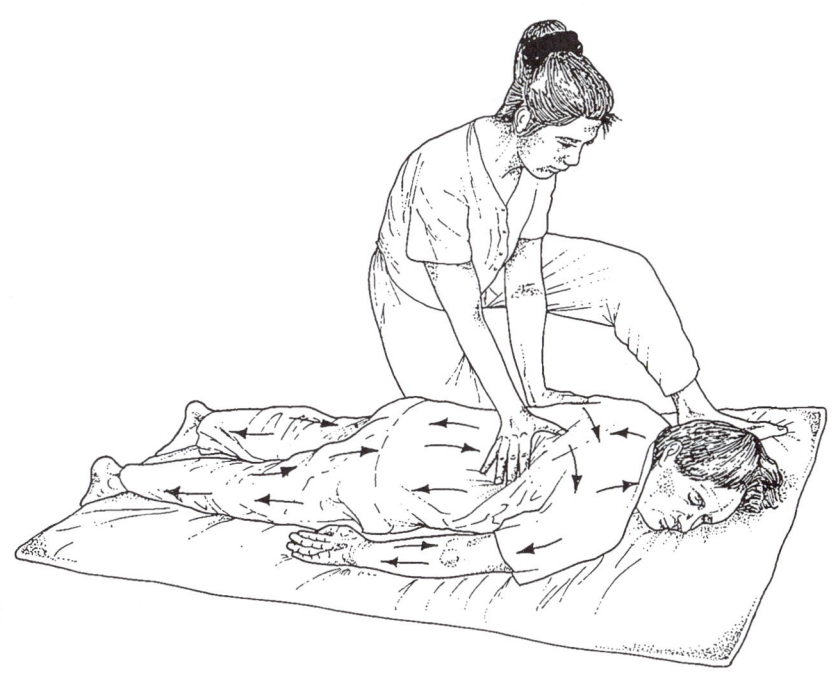

Abb. 3.2: Einsinken und nicht Drücken führt zur Wahrnehmung des ganzen Körpers

Arbeit doppelt so tief und wirksam, ohne dem Empfänger Unbehagen zu bereiten.

Konstanter, senkrechter Druck

Um Wirksamkeit zu entfalten, sollte der Druck konstant gehalten werden. Die Bewegung ist ausschließlich nach innen gerichtet, sie ist weder von einer Seite zur anderen Seite hin orientiert noch kreisend. Anfänger neigen dazu, wie in der Massage rhythmisch in den Druckpunkt hineinzuschaukeln. Ein solches Vorgehen berührt allerdings nur die oberflächlichen Gewebe, da der Druck keine Möglichkeit hat, tiefer zu dringen. Einsinken ist nur möglich, wenn man ganz ruhig in einen Punkt hineinlehnt.

Senkrechter Druck meint den Druck in Richtung Körpermitte des Empfängers, und zwar immer im rechten Winkel zur Körperoberfläche. Sie müssen also Ihre eigene Körperhaltung so verändern, dass Sie sich mit Ihrem Gewicht senkrecht in verschiedene Körperbereiche des Empfängers lehnen können.

Die Begründung für senkrechten Druck liegt in der Struktur der Punkte oder Tsubos (Abb. 3.3). In den alten taoistischen Schriften entspricht das Schriftzeichen für Tsubo einem Gefäß mit einem engen Hals (1). Wird der Punkt senkrecht durchdrungen, ist der Weg frei und öffnet sich in den größeren Energieraum des ganzen Körpers (2). Wenn dies nicht der Fall ist, stößt Ihr Druck gegen die Wände des Gefäßes, das heißt gegen die oberflächlichen Gewebestrukturen des Körpers. Ein Einsinken kann so nicht stattfinden (3).

Es gibt auch Ausnahmen zu dieser allgemeinen Regel des senkrechten Drucks. Wenn ein Meridian abweicht, werden Sie manchmal den Winkel verändern müssen, um das Ki zu erreichen. Und es gibt bestimmte Körper-

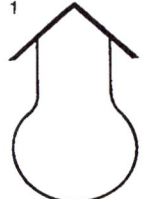
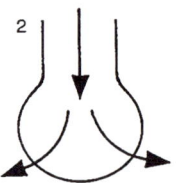
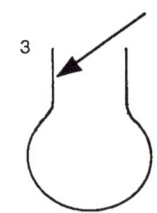

Abb. 3.3: Senkrechter Druck in einen Tsubo hinein

bereiche, wo der Meridian so verläuft, dass er nur durch Einsinken in einem bestimmten Winkel erreicht werden kann. Diese Bereiche werden detailliert in den Abschnitten über die einzelnen Meridiane in den Kapiteln 7 bis 11 dieses Buches besprochen.

Beide Hände beziehen sich aufeinander

Ein Charakteristikum, das Zen Shiatsu in erster Linie von anderen derzeit praktizierten Stilen unterscheidet, ist der Kontakt beider Hände mit dem Körper. Manchmal, wenn symmetrisch Druck auf den Rumpf ausgeübt wird, arbeiten beide Hände zusammen, aber sehr oft ruht eine Hand unterstützend auf einem Teil des Meridians, während die andere Hand diesen in einem anderen Abschnitt bearbeitet. Masunaga bezeichnete die ruhende oder Yin-Hand als „Mutterhand" und entsprechend die behandelnde oder Yang-Hand als „Kindhand".

Obwohl es so scheint, als würde sie nichts tun, ist die Mutterhand die Wichtigere der beiden; denn sie bietet dem Empfänger beruhigende Berührung und Unterstützung, soweit notwendig. Noch wichtiger ist, dass sie sowohl für den Empfänger als auch für die Therapeutin den ruhenden Gegenpol zur Bewegung der Kindhand darstellt. Wenn die Mutterhand mit ruhiger Aufmerksamkeit und Achtsamkeit ausgestattet wird, bleibt eine lebendige Verbindung zu Stabilität und meditativer Ruhe im Wesen der Gebenden bestehen, die gleichzeitig die Shiatsu-Arbeit der Kindhand nährt und leitet. Die Mutterhand muss nicht immer dieselbe Hand bleiben; bei einigen Techniken (s. S. 56) tauschen die Hände in raschem Wechsel ihre Rollen.

Die Mutterhand ist entscheidend, um unsere Wahrnehmungsfähigkeit für Ki zu steigern. Als offene, empfangsbereite Hand „lauscht" sie für die behandelnde Hand. Wenn wir uns Yin und Yang als negativen und positiven Pol vorstellen, zwischen denen eine Ladung fließen kann (dieses Konzept wird auf S. 48 näher erläutert), dann verstärken die projizierende Yang-Hand und die lauschende Yin-Hand den Ki-Fluss in dem zwischen ihnen befindlichen Körperareal (Abb. 3.4). Dieses Phänomen lässt sich zur Verbesserung von Diagnose und Behandlung einsetzen. Eine genauere Erklärung der Rolle der Mutterhand findet sich unter „Einsatz der Mutterhand – Arbeiten mit Polarität" auf S. 46.

Kontinuität der Meridiane

Diesem im Zen Shiatsu angewendeten Prinzip zufolge wird mit dem Ki im ganzen Meridian gearbeitet, so als wäre der Meridian ein Kontinuum. Während sich andere Shiatsu-Schulen auf einzelne Punkte konzentrieren folgt die Therapeutin im Zen Shiatsu ihrer Wahrnehmung von Zustand und Bewegung des Ki mit den entsprechenden Techniken. In der Meridian-Arbeit besteht daher die Vorgehensweise darin, die Mutterhand so hoch wie möglich auf den Meridian zu legen und mit der Kindhand unter stetigem, schnell laufendem Druck den Meridian hinunter zu arbeiten, um Veränderungen im Ki-Fluss zu entdecken. Das

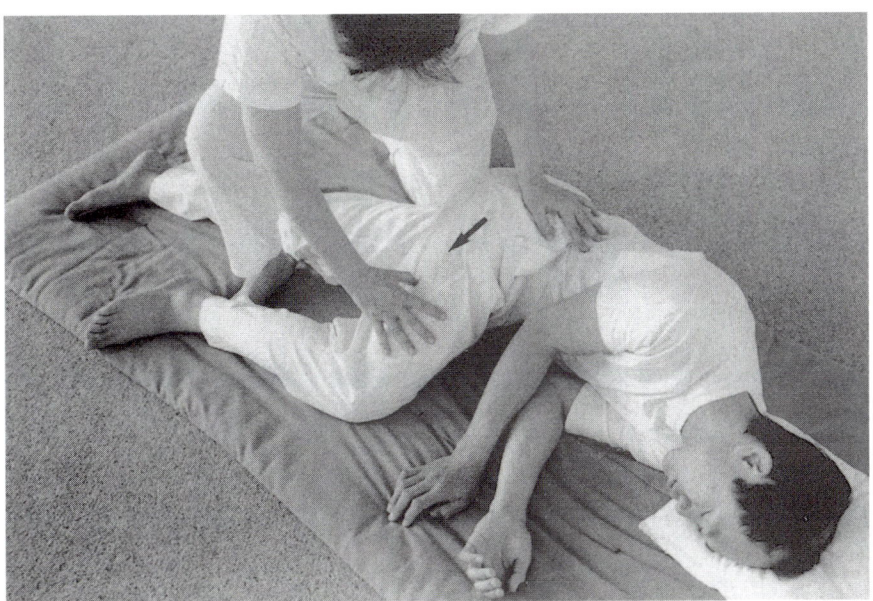

Abb. 3.4: Verbundenheit der beiden Hände

heißt, dass die Handballen- und Daumen- druckpunkte nahe genug beieinander liegen müssen, damit Therapeutin und Empfänger ein Gefühl von Kontinuität entlang dem Meridianverlauf empfinden. Der Kontakt sollte nie ganz unterbrochen werden. Hand- fläche, Daumen, Ellbogen oder Knie gleiten zwischen den Druckpunkten am Meridian entlang.

3.4 Das Handwerkszeug im Shiatsu

Sobald Ihnen die fünf Prinzipien klar gewor- den sind, können Hände, Knie, Ellbogen und anderes Shiatsu-„Handwerkszeug" mit geeigneten Techniken zum Einsatz kommen.

Die Handflächen

Mit der Handfläche zu arbeiten ist einerseits die grundlegendste Anfängertechnik und andererseits eine der wirkungsvollsten Tech-

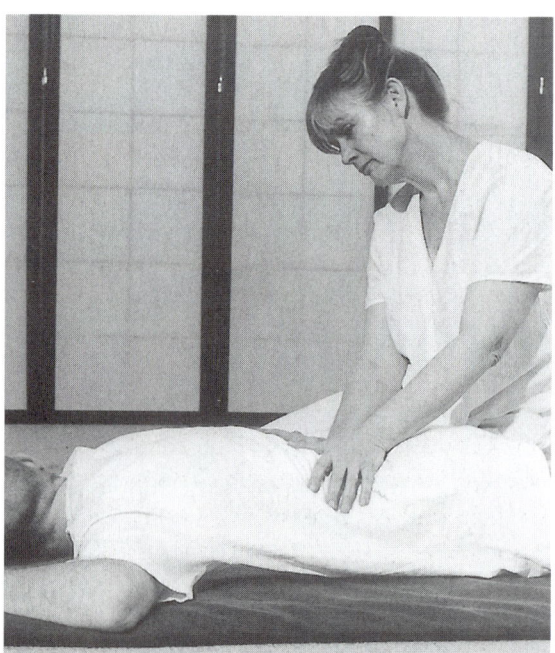

Abb. 3.5: Ki durch die Handflächen leiten

niken überhaupt. Wenn wir mit dem „Krab- bel"-Shiatsu beginnen, sind die Hände ent- spannt und passen sich dem Körperteil an, auf den wir uns stützen. Wenn wir dann dazu übergehen, die Handflächen zweck- gerichteter einzusetzen, bleiben sie ent- spannt, doch mit einiger Erfahrung kommt die Wahrnehmung der Ki-Qualität im Kör- per des Empfängers hinzu.

Bevor wir zur Daumen- oder fokussieren- den Arbeit übergehen, benutzen wir häu- fig die Handflächen dazu, den Meridian zu öffnen und vorzubereiten und die Ab- schnitte „herauszulesen", die eine weitere Behandlung benötigen. Für Körperteile und Meridiane, die keiner besonderen Aufmerk- samkeit bedürfen, aber im Rahmen einer Ganzkörperbehandlung mit einbezogen werden sollen, kann die Arbeit mit den Handflächen als eigenständige Technik ein- gesetzt werden.

Auf schwache oder leere Stellen können Sie auch ohne Druckanwendung einfach nur die Handflächen halten, um das Ki dorthin zu leiten (Abb. 3.5).

Der Daumen

Der Daumendruck ist die gebräuchlichste und charakteristischste Shiatsu-Technik und eignet sich dazu, starken und konzentrierten Druck auszuüben. Der Daumen ist ausrei- chend kräftig, um bei Bedarf tief ins Gewebe einzusinken, und feinfühlig genug für die Ki-Botschaften, die melden, ob der Druck verringert oder beendet werden muss. Bei der Druckausübung mit dem Daumen soll- ten Sie jedoch vorsichtig sein und nicht boh- ren oder pressen. Es empfiehlt sich vor allem, den Druck allmählich zu verstärken. Statt der Daumenspitze wird nur der Dau- menballen benutzt. Dabei sollte der Daumen nicht durchgebogen sein, es sei denn, Sie haben ganz elastische Daumengelenke.

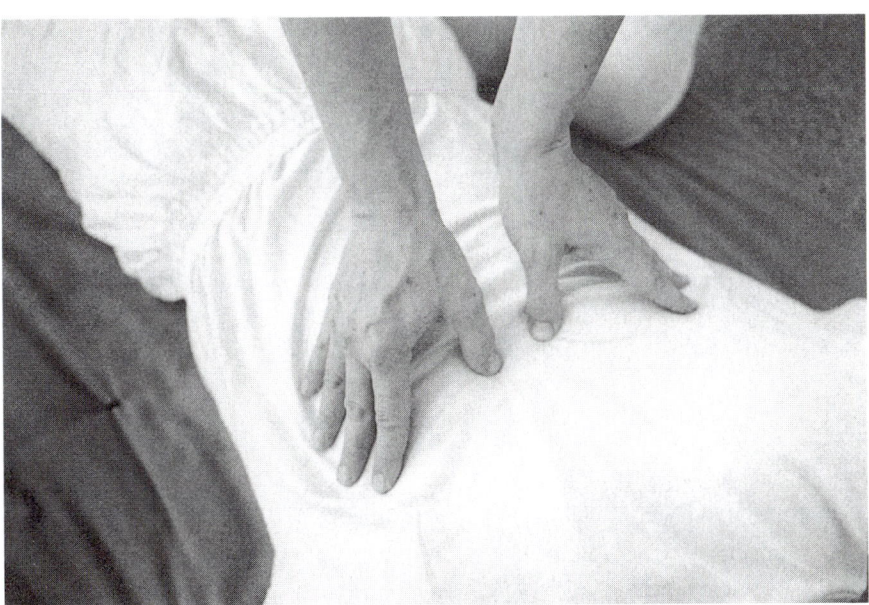

Abb. 3.6: Unterstützen der Daumen

Arbeiten Sie mit dem Daumen, so empfiehlt es sich, den Empfänger noch mit einem anderen Teil Ihrer Hand zu berühren, um so den Daumen und den behandelten Bereich zu stabilisieren und der Tendenz zu bohren entgegenzuwirken. Beispielsweise können Sie die Finger auf dem Rücken aufstützen, während Sie mit beiden Daumen die Blasen- oder Nierenmeridiane am Rücken entlangarbeiten (Abb. 3.6). Konzentrieren Sie sich aber weiter auf Ihre Daumen und halten Sie Ihre Handflächen über der Körperoberfläche des Empfängers, während Sie mit den Daumen behandeln, sonst verändert sich die Technik zu einer Behandlung mit den Handflächen.

Ein anderes Beispiel ist die Behandlung des Nackens im Sitzen. Anstatt nur mit dem Daumen zu drücken, können Sie dem Nacken Halt und Unterstützung geben, indem der Daumen auf dem gewünschten Meridian ruht (Abb. 3.7).

Um den behandelnden Daumen zu unterstützen, ist es wichtig, diesen so weit wie möglich in einer Linie mit dem Arm zu halten, um den freien Fluss von Ki zu gewährleisten. Kein Körperteil, mit dem Shiatsu gegeben wird, darf verkrampft oder gebeugt sein, denn dies würde den Fluss des Ki von Ihrem Hara her behindern.

Die Fingerspitzen

Die Fingerspitzen können zwar durch die in Kapitel 2 aufgeführten Handübungen gekräftigt werden, sie sind aber im Allgemeinen zu schwach, um starken, tiefen Druck auszuüben. Sie eignen sich jedoch ideal für empfindliche Bereiche, wo eher genauer als starker Druck von Nöten ist, wie im Gesicht.

Um das Gesicht zu behandeln, beugen Sie die Fingerspitzen leicht nach innen, damit Sie die Einbuchtungen der Gesichtsknochen erreichen können, z. B. unter den Backenknochen oder die Augenhöhlen. Anstatt mit allen Fingerspitzen gleichzeitig Druck auszuüben, können Sie sie fortlaufend, eine nach der anderen einsetzen, als ob Sie Klavier spielten (Abb. 3.8).

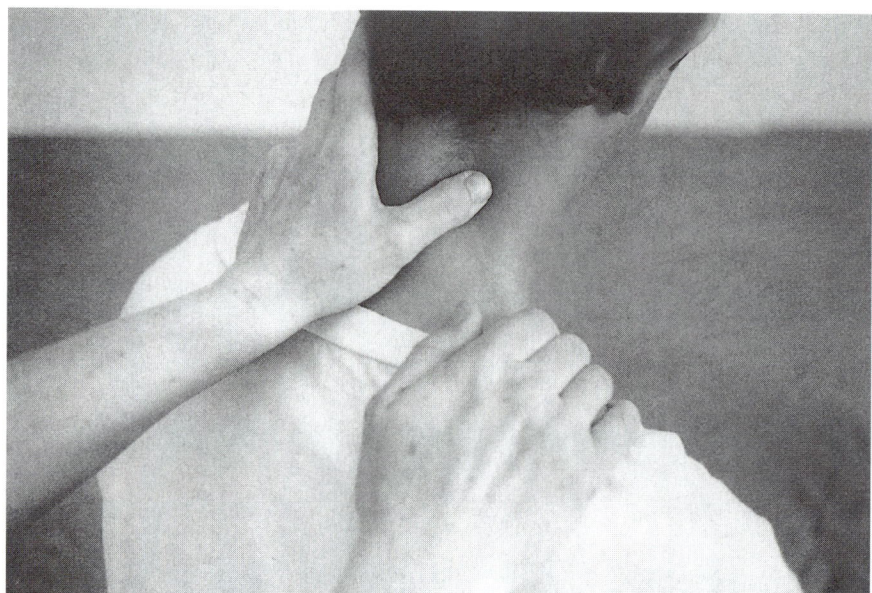

Abb. 3.7: Unterstützung für den Daumen der Therapeutin und den Nacken des Empfängers

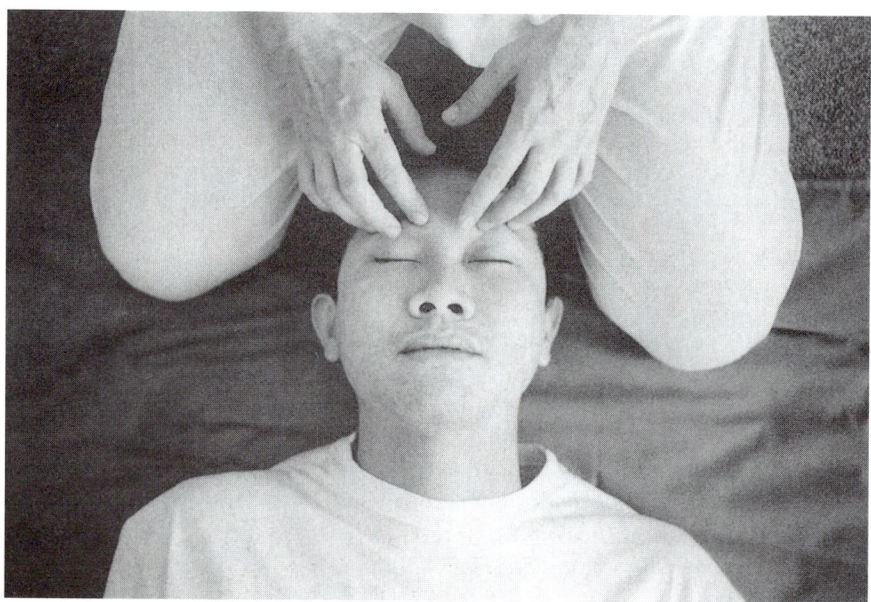

Abb. 3.8: Die Fingerspitzen im Gesicht

Die Fingerspitzen können Sie einsetzen, wenn statt kräftiger Technik tiefes Eindringen von Ki erforderlich ist. Sie sind sehr hilfreich bei der Behandlung der Rückenmeridiane in Seitenposition, wenn es dort keine größere muskuläre Spannung gibt (Abb. 3.9). Bei dieser Technik dringen die Fingerspitzen der einen Hand in die Tsubos des Meridians am oberen Rücken, während die andere Hand auf dieselbe Weise den Meridian hinunter arbeitet und sich dabei auf die Bereiche konzentriert, die tiefstes Einsinken ermöglichen. Alle Fingerspitzen arbeiten zusammen, und meistens müssen sich Mittelfinger und manchmal auch der Ringfinger krümmen, um auf derselben Höhe wie der Zeigefinger zu sein. Es ist wichtig, dass die Fingerspitzen eine Verbindungslinie mit der

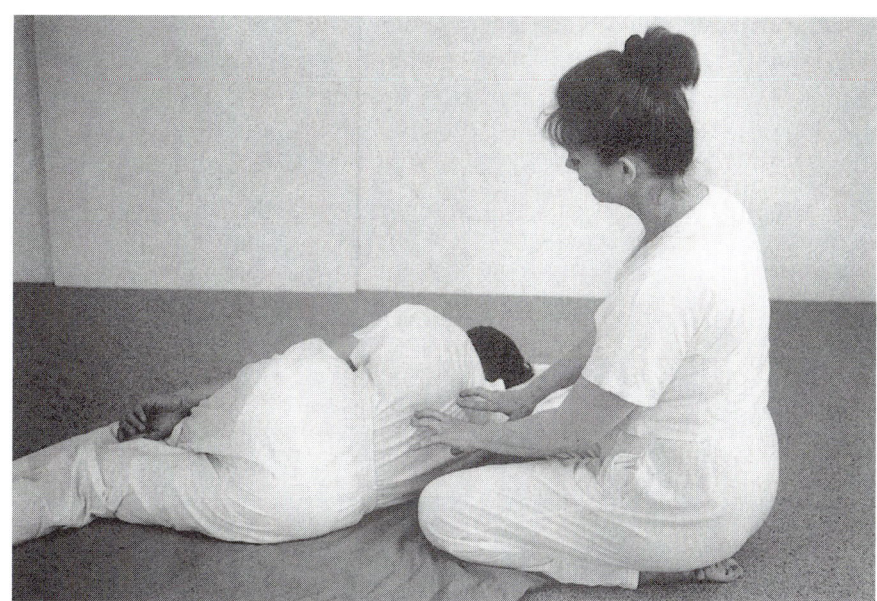

Abb. 3.9: Die Behandlung der Rückenmeridiane mit den Fingerspitzen

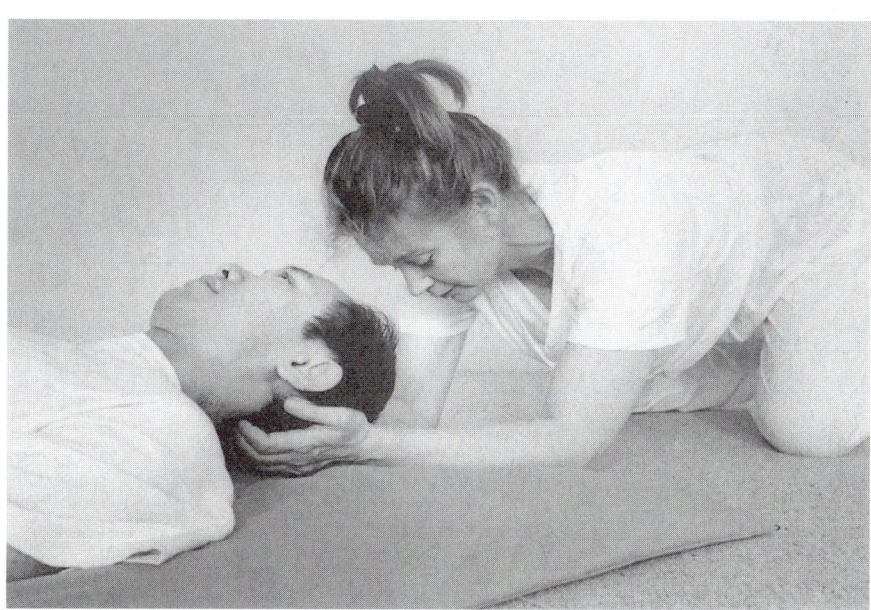

Abb. 3.10: Balancieren des Hinterhaupts

Hand und dem Arm bilden und senkrecht einsinken, um einen maximalen Ki-Fluss zu ermöglichen.

Druck mit den Fingerspitzen lässt sich z. B. am oberen Rumpf gut anwenden, wenn zwischen den Rippen behandelt wird. Ihre Finger sollten in einer sanft gekrümmten Linie mit Händen und Armen verbunden sein.

Diese Technik wird in den Kapiteln zur Behandlung der einzelnen Meridiane erläutert.

Eine einzelne Fingerspitze in ständiger Verbindung mit der Mutterhand auf der Schulter wird eingesetzt, um die Punkte zwischen den Wirbeln zu erreichen. Damit Sie sicher sein können, dass der Druck ausreicht, um vom Empfänger wahrgenommen zu werden, aber nicht so kräftig ist, dass er Wirbelbänder beschädigen könnte, muss die Tiefe des Einsinkens beobachtet werden. An einer solchen Stelle ist es wichtig, das Ki einsinken zu lassen, statt oberflächlichen Druck auszuüben. Eine Technik, die maximales Einsinken mit den Fingerspitzen erlaubt, ist das Balancieren der Schädelbasis (s. S. 65). Hier kommt es darauf an, dass Hände und Arme die Finger unterstützen. Knien Sie hinter dem Kopf des Empfängers, mit Ellbogen und Unterarmen auf dem Boden und Ihren Fingerspitzen in der Rinne unter der Schädelbasis (Abb. 3.10).

Während die Handrücken als Ausgleich auf dem Boden liegen, drücken Sie mit leicht angewinkelten Fingerspitzen nach oben, so

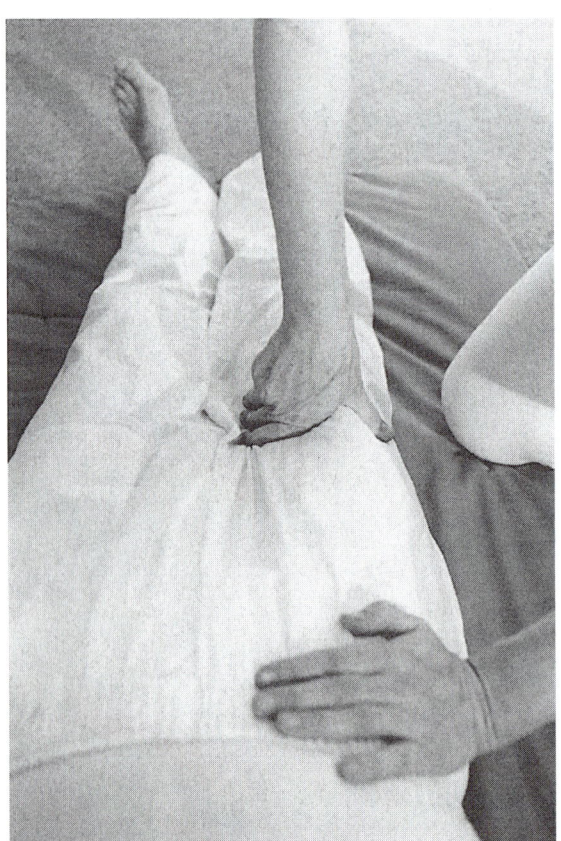

Abb. 3.11: Das Tigermaul

dass das Gewicht des Kopfes ganz auf Ihren Fingerspitzen ruht und diese tief in die Rinne einsinken können. Forschen Sie nach, wo die Penetration am tiefsten geht, indem Sie den Kopf des Empfängers zur Seite drehen und Ihre Fingerspitzen zu verschiedenen Punkten entlang der Schädelbasis wandern lassen, um dann wieder das Gewicht des Kopfes in sie hineinzulehnen. Fahren Sie damit fort, bis Sie die ganze Rinne unter der Schädelbasis behandelt haben. Wenn Sie nicht aktiv mit den Fingerspitzen eindringen (was der Fall ist, wenn der Kopf des Empfängers mit seinem Gewicht die Arbeit selbst macht), können Sie das Gewicht des Kopfes auch zum Teil einfach mit Ihren Handflächen halten.

Das Tigermaul – Dragon's Mouth

Tigermaul ist der exotische Name für eine Technik, bei der die Hand der Therapeutin einen Körperteil des Empfängers ergreift, um ihn zu stabilisieren und zu unterstützen, und die Hand dabei so positioniert, dass der Knöchel des ersten Zeigefingergelenks Druck auf einen Meridian oder Punkt ausübt (Abb. 3.11). Diese Technik ist besonders für die Arbeit an den Armen geeignet, die leicht wegrollen können, wenn sie nicht gestützt werden.

Eine Variante des Tigermauls besteht darin, gleichzeitig mit Daumen und Knöchel des zweiten Zeigefingergelenks Druck auszuüben (Abb. 3.12). Diese Technik wird vor allem eingesetzt, um in Sitzposition oder Seitenlage beide Seiten der Wirbelsäule gleichzeitig hinunter zu arbeiten.

Die Ellbogen

Der Ellbogen ist ein kräftiges Werkzeug und im Stande, tieferen und anhaltenderen Druck auszuüben als der Daumen. Setzen Sie den Ellbogen vorsichtig ein, da unan-

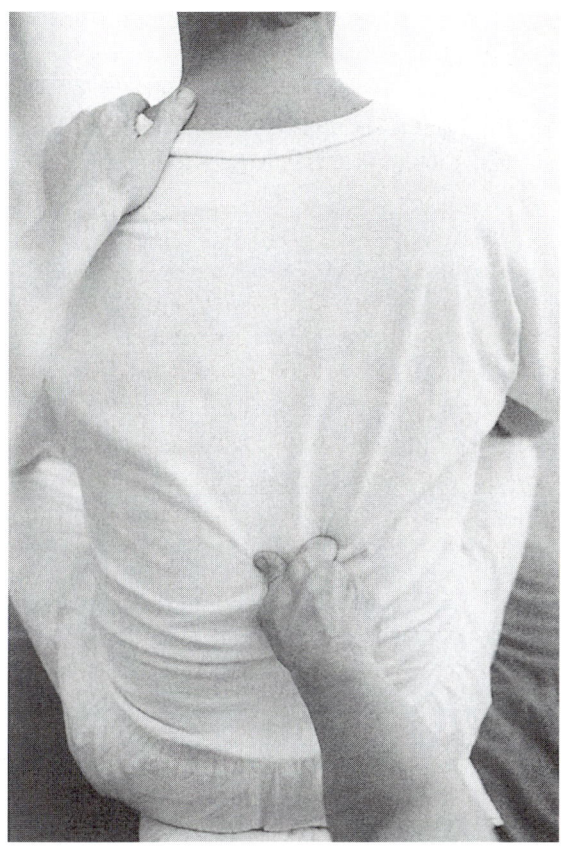

Abb. 3.12: Gleichzeitiger Einsatz von Daumen und Zeigefingerknöchel

Beim Erlernen der Ellbogentechniken setzen viele Schüler aus Angst, Schmerzen zu verursachen, nur die Unterarme ein und verlieren damit die Genauigkeit, die aus dem guten Gebrauch der Ellbogenspitze resultiert. Der Schlüssel zu einer guten Ellbogentechnik besteht in der Entspannung des Unterarms und der Hand, während die Ellbogenspitze auf einem speziellen Tsubo oder Meridian ruht. Verlagern Sie dann Ihr Körpergewicht langsam auf den Ellbogen, als würden Sie sich gemütlich auf einen Sofarücken lehnen. So wird Ihr auf dem Körper aufliegender Unterarm auf der Körperoberfläche ausreichend entspannt sein, um die Wucht der Ellbogenspitze zu mildern, die dennoch den Schwerpunkt des Drucks setzt (Abb. 3.13).

Bis Sie wahres Können in dieser Technik entwickelt haben, empfiehlt es sich, mit dem Ellbogen nur kräftige Empfänger mit festen, kompakten Muskeln zu behandeln. Diese eher verteilende Methode (s. S. 362) kann später mit mehr Feingefühl eingesetzt dazu

gemessener Gebrauch des Ellbogens dem Empfänger Schmerzen oder sogar körperlichen Schaden zufügen kann. Bei der Arbeit mit dem Ellbogen ist es ausschlaggebend, dass Sie sich die beiden Grundtechniken des Krabbelns ins Gedächtnis rufen: Entspannung und kontrollierter Einsatz des Körpergewichts. Diese Prinzipien, in die Praxis umgesetzt, erlauben es dem Ellbogen tiefen Druck auszuüben, der wohltuend und erstaunlich genau ist. Wenn Sie aus dem Hara heraus behandeln und Ihre tiefere Körperwahrnehmung einsetzen, um angenehme und unterstützende Behandlungspositionen für sich und den Empfänger zu finden, werden Sie feststellen, dass Ihre Ellbogen genauso feinfühlig und aufnahmefähig sind wie Ihre Hände.

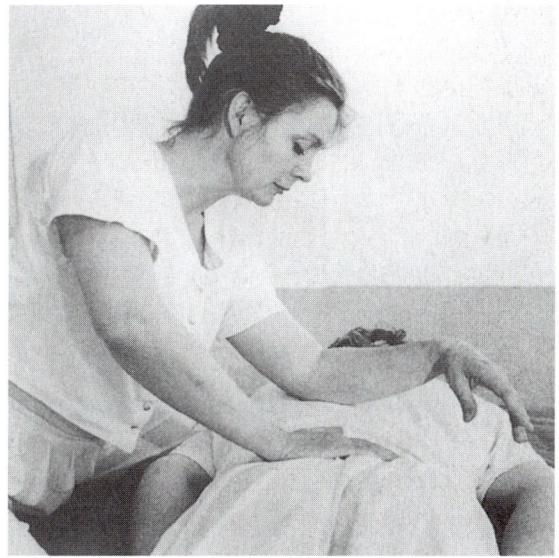

Abb. 3.13: Anwendung von konzentriertem, aber angenehmem Druck mit dem Ellbogen

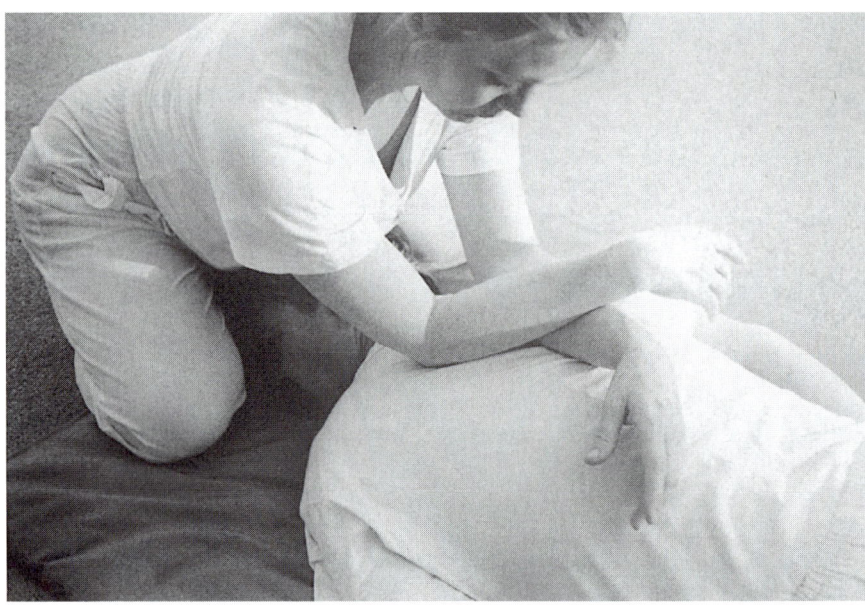

Abb. 3.14: Technik mit beiden Ellbogen

dienen, bestimmte Bereiche zu tonisieren, die sonst schwierig zu erreichen sind, z. B. die tiefen Rinnen, die manche Empfänger entlang der Wirbelsäule haben. *Der Ellbogen darf nie direkt auf einer knochigen Struktur eingesetzt werden!*

Ist der Körperbau des Empfängers kräftig genug, kann der Ellbogen auch einfach nur benutzt werden, um die Daumen zu schonen.

Beide Ellbogen gleichzeitig zu verwenden, ist z. B. möglich, um sich in den Bereich zwischen den Schulterblättern zu lehnen. Achten Sie darauf, dass Sie nicht mit zu viel Gewicht auf diesen Bereich drücken, es reicht völlig, wenn Sie Ihren Oberkörper auf Ihren Ellbogen entspannen (Abb. 3.14).

Die Knie

Wie der Ellbogen kann auch das Knie kräftigen und anhaltenden Druck ausüben, aber da es eine größere Oberfläche hat, wird es nicht für tiefes Einsinken verwendet. Damit ist sein Einsatzbereich begrenzt, und Sie

werden das Knie bevorzugen, um mit ihm eine Gliedmaße (Bein oder Arm) in einer bestimmten Position zu unterstützen oder um eine allgemeine Behandlung ohne speziellen Fokus durchzuführen. Lediglich auf den kräftigen Muskeln der Oberschenkelrückseite lässt sich das Knie mit annähernd vollem Druckpotenzial einsetzen, aber auch hier sollten Sie vorsichtig vorgehen.

Sorgen Sie beim Einsatz Ihres Knies auf der Oberschenkelrückseite für eine gute Unterstützung durch Ihre Mutterhand auf dem Kreuzbein des Empfängers. Die andere Hand hält den Fuß des Empfängers, der zum Rumpf zurückgebeugt ist, um die Oberschenkelmuskulatur zu lösen und zu öffnen. Zur Stabilisierung Ihrer Position verteilen Sie Ihr Körpergewicht gut auf das andere Bein und den Fuß, bevor Sie Ihr Knie sinken lassen, um zunehmend kontrollierten Druck auf die Rückseite des Oberschenkels auszuüben (Abb. 3.15a).

Mit dem Knie kann derselbe Bereich auch behandelt werden, wenn der Empfänger auf dem Rücken liegt. Während Ihre Mutter-

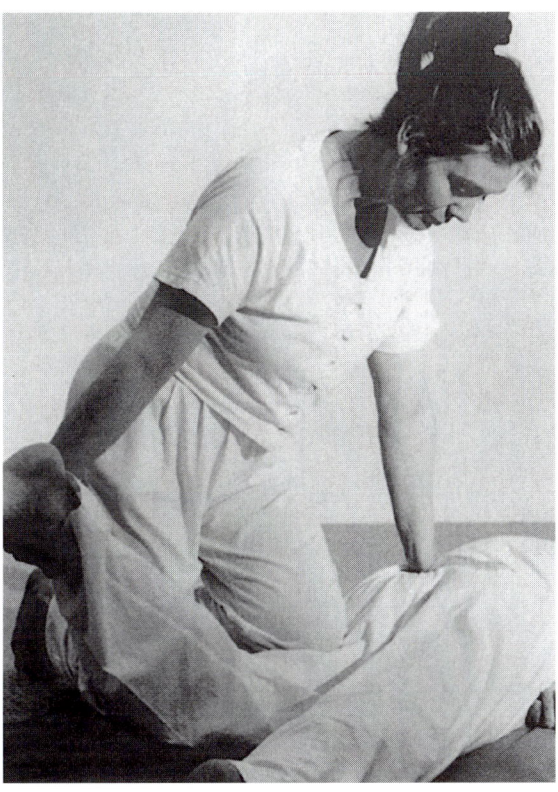

Abb. 3.15a: Druckausübung auf den Oberschenkel mit dem Knie

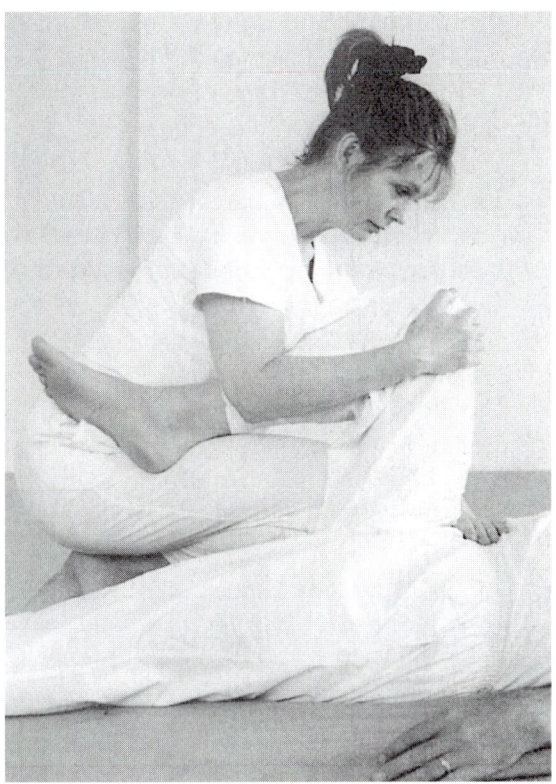

Abb. 3.15b: Knietechnik an der Oberschenkelrückseite bei Rückenlage

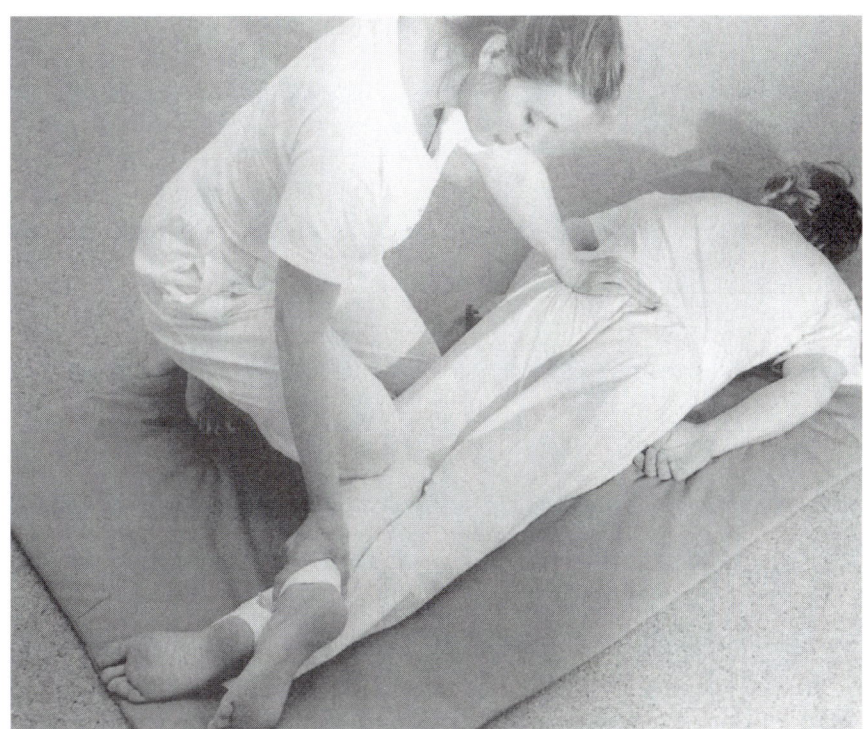

Abb. 3.15c: Allgemeine Behandlung mit dem Knie

hand auf seinem Hara ruht, beugen Sie das Bein des Empfängers zu seiner gegenüberliegenden Schulter. Nehmen Sie selbst eine Position nahe seiner angewinkelten Hüfte ein und legen Ihr Knie auf den ausgewählten Meridian der Oberschenkelrückseite. Bleiben Sie mit Ihrer Mutterhand weiterhin aufmerksam, während Sie mit Ihrer anderen Hand sein Knie umfassen und sein Bein nach hinten zu Ihrem Knie ausrichten, damit Sie mit dem Knie Druck auf den Meridian ausüben können. Dehnen Sie sein Bein wieder zu seiner Schulter hin und bewegen Sie Ihr Knie leicht am Meridian nach oben, bevor Sie das Ganze wiederholen (Abb. 3.15b). Es ist wichtig, dass Sie eine gut geerdete Position nahe am Empfänger beibehalten und dass die Hüfte des Empfängers während der Durchführung gebeugt bleibt, damit Ihr Knie fixiert ist, während es Druck ausübt.

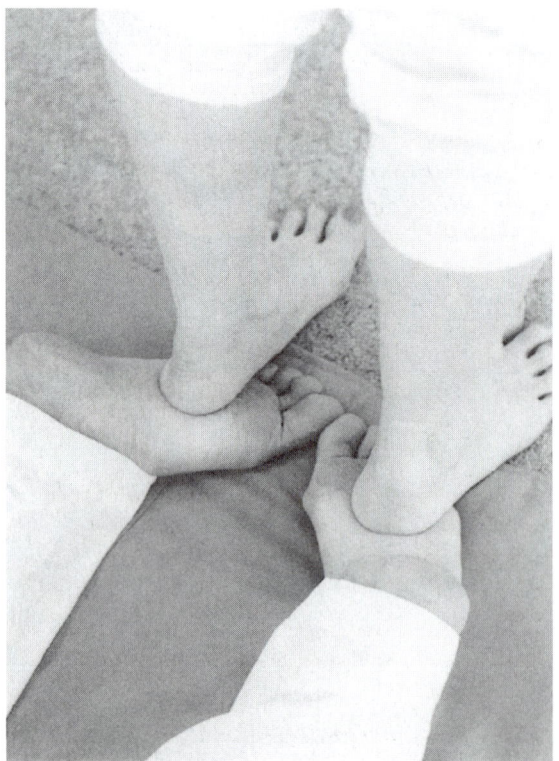

Abb. 3.16: Auf den Füßen „laufen"

Auch wenn das Knie für genaues, tiefes Einsinken nicht geeignet ist, können Sie mit einem oder beiden Knien leichten bis normalen Druck entlang erreichbarer Meridiane ausüben. Die Knietechnik eignet sich für eine allgemeine Behandlung oder auch zur Schonung der Hände. Günstige Bereiche sind die Seiten des Rumpfes und der Beine, wenn sie in der richtigen Haltung unterstützt werden. Gehen Sie in die Hocke, wenn Sie auf diese Weise mit dem Knie behandeln wollen, und bleiben Sie mit beiden Händen gut in Kontakt mit dem Körper des Empfängers (Abb. 3.15c).

Die Füße

Eine geübte Therapeutin kann zum tiefen Lösen und Entspannen des Gewebes die Füße nahezu genauso gut einsetzen wie die Hände. Zur Veranschaulichung dieser Art von Behandlung möchte ich Ihnen das Buch „*Barefoot Shiatsu*" von Shizuko Yamamoto empfehlen. Diese Techniken eignen sich allerdings nicht zu fokussierender Arbeit mit dem Ki und können sogar gefährlich sein, wenn sie von nicht sehr erfahrenen Therapeuten angewandt werden. Das Laufen über den Rücken wird zwar von Laien oft mit Shiatsu in Verbindung gebracht, gehört aber wohl eher in den Bereich von Anma und ist ebenfalls nicht ungefährlich.

Eine Fußtechnik, die sowohl ungefährlich als auch wohltuend ist, besteht darin, auf den Fußsohlen des Empfängers zu stehen, wenn dieser seine Füße flach und einwärts gedreht (wie abgebildet) ablegen kann. Ihre Fersen sollten nicht auf dem Spann des Fußes ruhen, sondern in der Kuhle genau hinter den Fußballen, direkt auf Punkt Ni 1. Wenn die Knöchel des Empfängers steif sind und zwischen Fußrücken und Boden ein Spalt bleibt, können die Füße für mehr Bequemlichkeit auf ein Kissen gelegt werden (Abb. 3.16).

3.5 Weitere Techniken

Werkzeuge und Techniken des Shiatsu sind größtenteils synonym, da die Shiatsu-Technik zumeist darin besteht, mit den unterschiedlichen Körperteilen der Therapeutin wie oben beschrieben die Meridiane entlang zu arbeiten. Doch es gibt zwei weitere Techniken, die wichtige Bestandteile des Shiatsu-Repertoires sind.

Dehnungen

Das Shiatsu kennt vielfältige Dehnungen und Manipulationen. Einige wurden von den osteopathischen Therapieformen des Westens übernommen, andere gehören traditionell zu vielen östlichen Massagetherapien. Man unterscheidet zwei Arten von Dehnungen: Die eine zielt darauf, Verspannungen am Körpergerüst des Empfängers zu lösen und auszugleichen; die andere Art ist mehr eine Körperhaltung als eine Dehnung und dient dazu, einen Meridian an die Körperoberfläche zu bringen, um ihn besser behandeln zu können.

Wie die osteopathischen Techniken ist die erste Art der Dehnung schwierig auszuführen und nahezu unmöglich zu beschreiben. Ich habe mich in diesem Buch darauf beschränkt, die einfachsten dieser hilfreichen Dehnungen im entsprechenden Abschnitt des nächsten Kapitels zu erläutern.

Dehnungen sollten sparsam und als Abschluss für einen Behandlungsabschnitt oder eine gesamte Behandlung eingesetzt werden. Führen Sie sie nicht aus, bevor der zu dehnende Bereich durch entsprechende Arbeit an den Meridianen gestärkt und ausgeglichen wurde. In einem solchen Zusammenhang können Dehnungen sehr entspannend sein, da sie die Körperstruktur des Empfängers dazu ermutigen, die energetischen Veränderungen, die durch die Shiatsu-Behandlung entstanden sind, zu integrieren.

Aber wenden Sie Dehnungen nur an, wenn der Empfänger sie genießen und annehmen kann. Jeder Widerstand wird den Nutzen der Technik aufheben. Sie können den Empfänger jedoch ermutigen, die Dehnung anzunehmen: durch Ihre eigene Entspanntheit und Sicherheit, durch wiederholte Beruhigung und gegenseitigen Austausch „Geht das so? Geht es noch ein bisschen weiter? Sagen Sie mir, ob es für Sie weit genug ist!" und indem Sie durch langsame Ausführung der Dehnung dem Empfänger die Möglichkeit geben, sich in die Dehnung hinein zu entspannen.

Die zweite Art der Dehnung dient dazu, eine Gliedmaße in eine Position zu bringen, die den betreffenden Meridian aktiviert. Ein berühmter Shiatsu-Meister, Yoshio Manaka, hat gezeigt, dass die Dehnung eines Meridians die Reaktionsbereitschaft in den zugeordneten Bo-Diagnosepunkten erhöht (s. S. 342). Man vermutet, dass die erhöhte Spannung in den Faszien die Leitungsfähigkeit bzw. den Ki-Fluss im entsprechenden Meridian fördert (s. *Hara Diagnosis: Reflections on the Sea*, S. 147). Die Dehnungen in diesem Buch wurden von Shizuto Masunaga entwickelt und werden im Einzelnen in den Kapiteln über die Meridiane besprochen.

Rotationen

Wie Dehnungen können auch Rotationen einfach als körperliche Manipulation ausgeführt werden, um die Beweglichkeit zu erhöhen. Wenn sie aber einfühlsam und mit Aufmerksamkeit an einem Gelenk angewandt werden, das von der Mutterhand unterstützt wird, ist die Wirkung eine völlig andere. Denn sie regen nicht nur den Empfänger dazu an, Spannungen in den kleinen, Gelenk umgebenden Muskeln loszulassen,

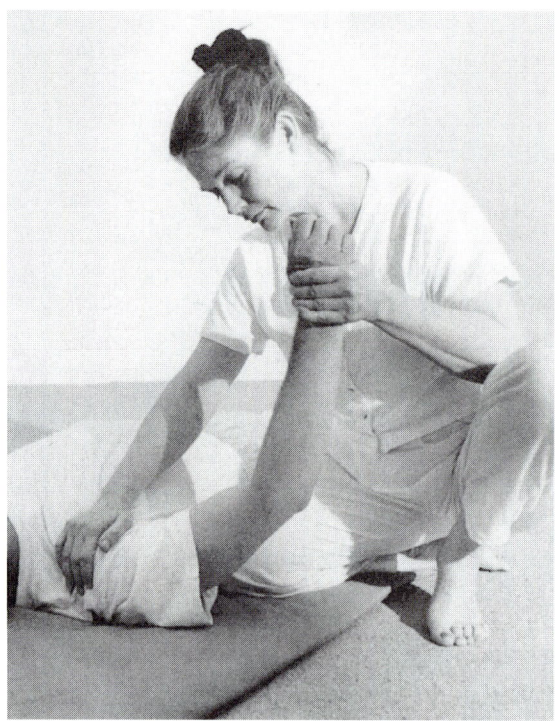

Abb. 3.17: „Hineinhören" in das Gelenk bei der Rotation

sondern ermöglichen auch der Geberin, eingeschränkte und steife Bereiche in diesem Gelenk sowie Meridian-Disharmonien, die dadurch angezeigt werden, wahrzunehmen. Wie alle Shiatsu-Techniken können auch Rotationen eine Hilfe sein, um in den Körper des Empfängers „hineinzuhören" (Abb. 3.17).

Erste Voraussetzung für Rotationen ist eine Position zu wählen, die eine leichte Drehung des jeweiligen Glieds oder Gelenks möglich macht. Die Bauchlage bietet lediglich Spielraum für Knöchelrotationen, die Seitenlage eignet sich für Schulter- und Armrotationen, die Rückenlage für Hüft-, Knöchel-, Handgelenk- und begrenzte Armrotationen, die Sitzposition für Arm-, Handgelenk- und Halsrotationen.

Als zweite Voraussetzung muss für Gelenk und Gliedmaße eine gute beidhändige Unterstützung angeboten werden. Ihre Mutter-

hand sollte sich so nahe wie möglich an dem zu bewegenden Gelenk befinden, während die behandelnde Hand die Gliedmaße bei der Rotation so unterstützt, dass der Empfänger ganz locker lassen kann. Genaue Anleitungen für die Rotation der einzelnen Gliedmaßen werden in den folgenden Kapiteln gegeben.

Es ist wichtig, dass der Empfänger sich ganz in die Rotation hinein entspannen kann, sonst werden diagnostisches Ergebnis und Wirkung der Behandlung eingeschränkt. Für viele Klienten ist es jedoch schwierig, sich in solchem Maß zu entspannen. Sie merken dann nicht, dass sie es sind, die an Stelle der Therapeutin die Rotation ausführen. Es ist Ihre Aufgabe, sie darauf aufmerksam zu machen und sie mit allen Ihnen zur Verfügung stehenden Visualisierungstechniken oder Entspannungsmethoden dazu zu ermutigen, die betreffende Gliedmaße schwer und entspannt sein zu lassen. Durch entschlossenere Unterstützung mit der Mutterhand und eine langsamere Rotationstechnik können Sie ebenfalls versuchen, denEmpfänger dazu anzuregen, in seine eigenen Spannungsmuster „hineinzuhören".

3.6 Einsatz der Mutterhand – Arbeiten mit Polarität

Der Einsatz der Mutterhand ist in der westlichen Shiatsu-Praxis inzwischen so weit verbreitet, dass viele Lernende sich nicht bewusst sind, dass diese Technik vor gar nicht so langer Zeit erst entwickelt wurde und Masunaga durch ihre Einführung das energetische Potential von Shiatsu um ein Vielfaches erhöht hat.

Die Mutterhand ist, in meinen Augen, eine überaus effektive Hilfe für die Feineinstellung unserer Achtsamkeit während der

Shiatsu-Sitzung und die Steigerung der Wirkung jeder beliebigen Technik. Meist wird das volle Potential der Mutterhand beim Einsatz nicht ausgeschöpft.

Die praktische Ebene

- Die Mutterhand soll achtsam sein. Bedenken Sie, dass die Mutterhand die Kontrolle ausübt, während die Kindhand von einer Stelle zur anderen eilt. Es ist verlockend, die Aufmerksamkeit auf die Kindhand zu richten und die Mutterhand schlaff und unbeachtet abzulegen – aber dadurch geht die Hälfte unseres Kontakts mit dem Empfänger verloren.
- Die Mutterhand soll stabil bleiben. Achten Sie darauf, den Druck konstant zu halten, ohne Ihr Gewicht hinein zu bohren und dann wieder weg zu nehmen. Sie selbst und Ihr Empfänger brauchen einen kontinuierlichen, freundlichen und achtsamen Kontakt.
- Die Mutterhand soll die Verbindung mit Ki auf der gleichen Ebene wie die Kindhand aufnehmen. Wenn Ihre Kindhand tief einsinkt, sollte Ihre Mutterhand in

der gleichen Tiefe „lauschen". Wenn Ihre Kindhand sich an der Oberfläche bewegt, nimmt auch die Mutterhand den Kontakt auf der oberflächlichen Ebene auf. Anfänger meinen oft, dass die Mutterhand keinen tiefen Kontakt zum Ki des Empfängers haben kann, wenn sie nur leicht auf dem Körper des Empfängers ruht. Eine gute Mutterhand kann sich auf jede Ebene des Empfängers einschwingen – dazu muss sie aber genauso tief wie die Kindhand ankommen. Ankommen meint nicht physischen Druck, sondern ein Einsinken und Einswerden. Probieren Sie als Übung das Folgende mit einem Freund oder einer Freundin aus.

Machen Sie sich bereit, um den Rücken Ihrer Freundin / Ihres Freundes zu behandeln. Halten Sie die Mutterhand etwas über den Körper des Freundes und lassen Sie sie langsam und bewusst auf den unteren Rücken Ihres Freundes sinken (Abb. 3.18).

Achten Sie auf Empfindungen oder Gefühle, die Ihnen entgegenkommen, während Ihre Hand nach unten sinkt. Wenn Ihre Hand

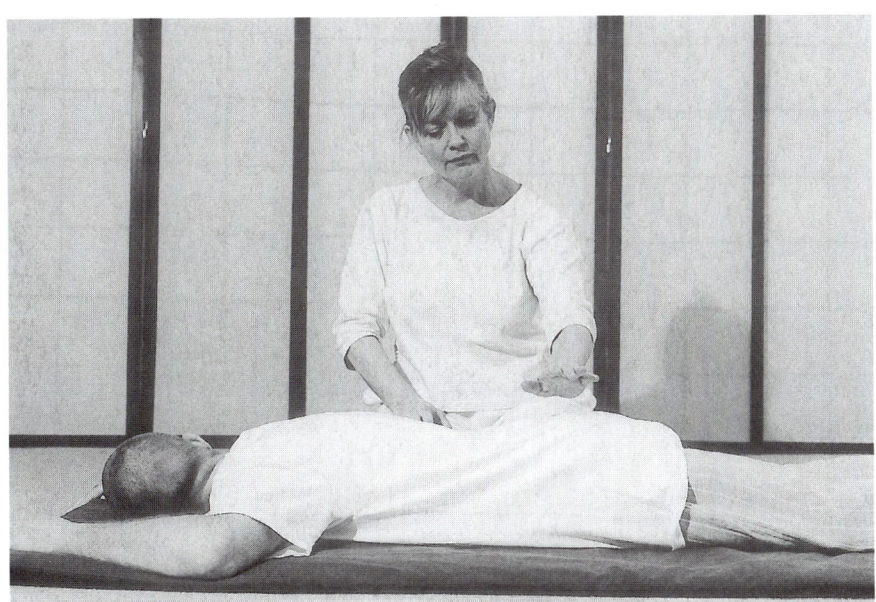

Abb. 3.18: Die Mutterhand „fließt" nach unten.

den Rücken berührt, lassen Sie sie entspannt einsinken und auch wenn Ihre Hand schon angekommen ist, sinkt Ihre Achtsamkeit weiter nach unten durch die Schichten von Kleidung, Haut, Knochen und anderen Geweben, bis Sie spüren, dass Sie tief im Inneren Raum Ihres Freundes angekommen sind. „Schalten" Sie ihre Mutterhand dann auf „Empfang". (Wenn Sie nicht wissen wie, finden Sie im Folgenden eine Übung.) Die Kindhand beginnt jetzt den Rücken Ihres Freundes zu behandeln. Fragen Sie Ihren Freund, ob er einen Unterschied zu Ihrer sonstigen Behandlungsweise spüren kann.

! **Anmerkung: Diese Übung soll Ihrer Mutterhand helfen, einen intensiveren Kontakt aufzunehmen. Die Mutterhand muss nicht bei jeder Behandlungssitzung zwangsläufig von oben nach unten „fließen" – das würde Ihren Rhythmus unterbrechen und Ihren Empfänger verwirren.**

• Die Mutterhand sinkt ein, sendet aber kein Ki aus. Sie ist die Yin-Hand und negativ geladen. Die Kindhand ist Yang und positiv geladen, ihre natürliche Auf-

gabe besteht darin, Ki auszusenden. Wenn beide Hände Ki aussenden, geht der Sinn der Mutterhand verloren. Die Mutterhand soll offen und empfangsbereit sein. Die folgende Übung zur Wahrnehmung der Polarität wird Ihnen helfen, den Unterschied zwischen Aussenden und Empfangen wahrzunehmen, wenn Sie sich nicht sicher sein sollten, wie sich beides jeweils anfühlt.

Yin-Yang-Polarität im Energiekreislauf

Durch das Einsinken in den Meridian des Empfängers und das Aufrechterhalten einer offenen Verbindung zur Mutterhand, errichten Sie einen Kreislauf, über Ihre Meridiane und die des Empfängers (Abb. 3.19).

Durch diese Vereinigung der voneinander unabhängigen Energiesysteme von Gebender und Empfänger ist es der Gebenden möglich, die Qualität und Stärke des Ki-Flusses in den Meridianen des Empfängers wahrzunehmen. Zum Teil ist dies auf den Einsatz der Mutterhand zurückzuführen, da das Wir-

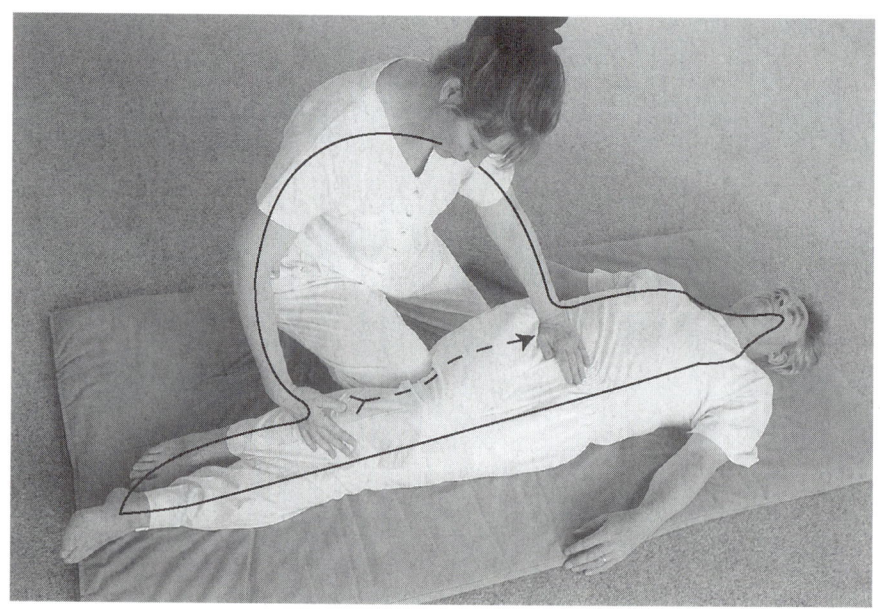

Abb. 3.19: Der Energiekreislauf wird geschlossen.

ken der Mutterhand Yin und das der Kindhand Yang ist. Stellen wir uns Yin und Yang
als elektromagnetisches System vor, trägt die
Mutterhand eine negative Ladung und die
Kindhand eine positive. Dadurch kann Strom
zwischen ihnen fließen. Wenn diese vitale
Komponente der Ki-Arbeit nicht bekannt ist,
ist es schwierig das Potential der Mutterhand
voll zu nutzen. Hier folgt nun eine Partner-
übung, mit der die Achtsamkeit auf die Polarität Ihrer Hände verstärkt wird.

Übung zur Wahrnehmung der Polarität

Stehen Sie einander gegenüber und legen Sie
die Handflächen Ihrer rechten Hände aufeinander. Entspannen Sie Schultern, Arme

und Hände und lassen Sie Ihr Gewicht sinken, um sich zu erden. Ihr Atem fließt sanft
und regelmäßig. Stimmen Sie sich ab, wer
anfängt. Partner A streckt seinen Arm ganz
aus und schiebt die Hand von Partner B
sanft zurück. Partner B gibt dem Druck nach
(Abb. 3.20).

Ist der Arm voll ausgestreckt, beginnt B den
Arm auszustrecken und A gibt nach. Führen
Sie diese Bewegung in einem gleichmäßigen
Rhythmus fort, jeder Partner gibt abwech-
selnd nach oder streckt seinen Arm aus. Fah-
ren Sie etwa 2 Minuten lang fort und achten
Sie aufmerksam auf Ihre Empfindungen und
Erfahrungen während des Nachgebens, des
Ausstreckens und im Moment des Über-
gangs.

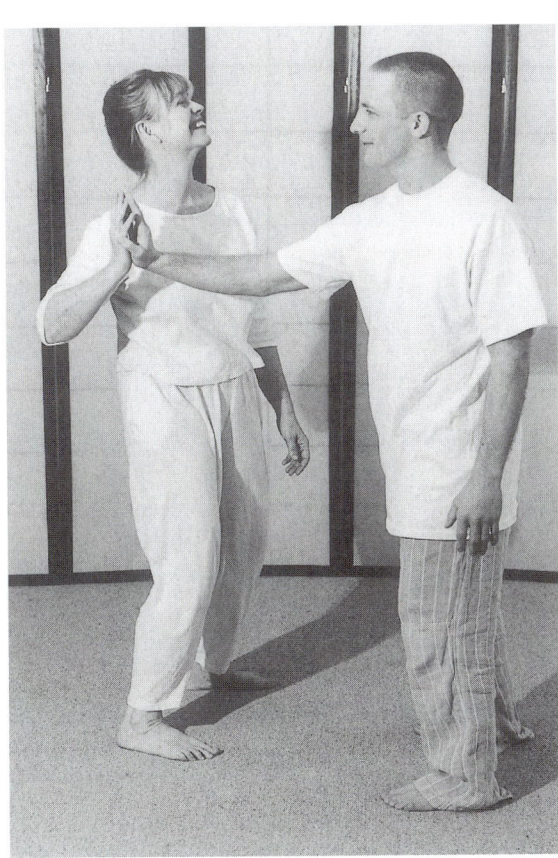

Abb. 3.20: Übung zur Wahrnehmung der Polarität (1).

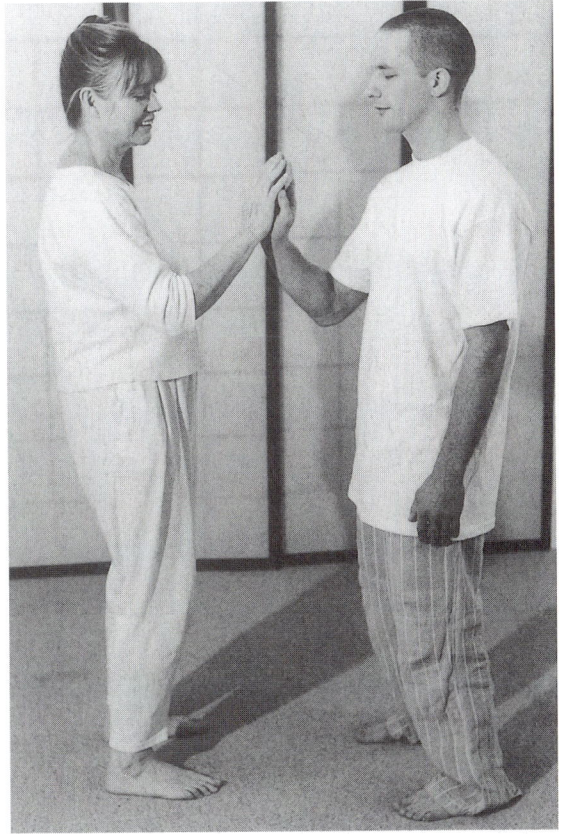

Abb. 3.21: Übung zur Wahrnehmung der Polarität (2).

Lösen Sie die Hände voneinander und schütteln Sie sie. Nehmen Sie dann die gleiche Position ein wie zuvor, indem Sie die rechten Hände aufeinander legen (Abb. 3.21). Einigen Sie sich wieder, wer anfängt, aber diesmal führen Sie die Bewegung „energetisch" aus, ohne die geringste physische Bewegung der Hände.

Das heißt: Partner A schickt Ki aus und B empfängt es; dann schickt Partner B Ki aus und A empfängt es. Versuchen Sie diese Übung auszuführen, ohne zu sprechen oder zu erklären. Manchmal glauben Sie vielleicht, nichts zu spüren, aber wenn Sie beide Ihr Ki gleichzeitig aussenden, werden Sie eine deutliche Wahrnehmung davon bekommen. Sie werden schnell einen Rhythmus finden. Achten Sie darauf, was passiert, wenn Sie Ki aussenden, Ki empfangen und zum Zeitpunkt des Übergangs. Fahren Sie noch ein paar Minuten fort, lösen Sie dann Ihre Hände voneinander und wiederholen Sie beide Teile der Übung während sich die linken Handflächen berühren.

Diese Übung ist aus mehreren Gründen hilfreich:

- Die unterschiedlichen Empfindungen der Ki-Bewegung sind unmissverständlich, die Übung stärkt Ihr Vertrauen in die Fähigkeit, Ki zu spüren.
- Die Übung zeigt Ihnen, wie Sie vorgehen, wenn Sie Ki aussenden und empfangen. Dieses Wissen können Sie jetzt auch bewusst einsetzen.
- Sie erfahren, was Ihnen mehr liegt, Ki auszusenden, zu empfangen oder beides gleichermaßen. Arbeiten Sie daran, Ihren Behandlungsstil ausgewogen zu gestalten.
- Sie nehmen wahr, mit welcher Hand Sie bevorzugt Ki aussenden und mit welcher es Ihnen leichter fällt, Ki zu empfangen. Die meisten Menschen sind energetisch

mit beiden Händen gleichermaßen geschickt, aber manche ziehen es vor mit der einen Hand auszusenden und mit der anderen zu empfangen; in den meisten Fällen wird mit der Rechten ausgesandt und mit der Linken empfangen. Diese Aufteilung kann Ihren Behandlungsstil beeinträchtigen, weil Sie sich automatisch in Behandlungspositionen begeben, die Ihrer favorisierten Polarität entsprechen, auch wenn diese unbequem oder ungeschickt für Ihren Körper als Ganzes sind. Üben Sie sich darin, Ihre bevorzugte Polarität abzuwechseln, so gewinnt Ihre Technik an Achtsamkeit und Ausgewogenheit.

Nach dieser Übung sind Sie imstande, Ihren Umgang mit dem Wechsel der Ki-Polarität bewusst einzusetzen, um die Effizienz Ihrer Mutterhand bei Ihren Shiatsu-Behandlungen zu erhöhen. Die Mutterhand empfängt, die Kindhand sendet aus. Im Fluss der Shiatsu-Behandlung achten Sie wahrscheinlich nicht bewusst auf das Empfangen oder Aussenden. Masunaga nannte dieses Phänomen „Zwei wie Eins".

Aufrechterhalten der energetischen Grenzen

Jedes Mal, wenn ich den Energiekreislauf in einem Kurs erläutere, fragt mich jemand unweigerlich danach, wie man sich als Shiatsu-Gebende schützen kann, denn die energetische Verschmelzung ist Teil des Vorgangs. Es ist eine Tatsache, dass das miteinander Einswerden ein wichtiger Teil der Diagnose und Gesundwerdung ist und wir sollten uns in diesem Kontakt nicht zurückhalten. Problematisch ist das Verhaftetsein, wenn ein Teil der Gebenden mit einem Teil des Empfängers verbunden bleibt. Wenn Sie den Eindruck haben, dass Sie sich schützen müssen oder dass die Symptome des Empfängers nach der Sitzung bei Ihnen auftreten oder dass Sie in irgendeiner Form nachträglich von Ihrer Tätigkeit mit Shiatsu beeinflusst werden, erwägen Sie die folgenden Möglichkeiten:

- Womöglich sind Sie emotional mit dem Ergebnis der Behandlung verbunden und es ist Ihr eigenes Bedürfnis, dass der Zustand des Empfängers sich bessert. Gründe dafür können eine Identifikation mit dem Leiden des Empfängers oder mit dem Empfänger selbst sein. Vielleicht ist Ihr Selbstvertrauen schwach und Sie brauchen die Identifizierung mit der Rolle des Heilers/der Heilerin. In allen diesen Fällen werden Sie in gewissem Maß „abhängig" und bleiben teilweise in dem energetischen Kreis verhaftet. Der Schlüssel zur Lösung ist Achtsamkeit. Durchtrennen Sie die Stricke, die Sie binden! Sie haben nichts mit Empathie oder dem Gesundwerdungsprozess gemein!

- Wenn Sie sich nach der Sitzung sehr müde fühlen, strengen Sie sich vielleicht, aus den oben genannten Gründen, zu sehr an, oder der Empfänger „hängt sich" bei Ihnen an und erlebt Sie als eine Art Retter. Ob Ersteres zutrifft, werden Sie durch Ihre Selbstanalyse ergründen. Ist Letzteres zutreffend (die andere Alternative), versuchen Sie es damit:
  - Lösen Sie sich mental von Ihrem Empfänger, indem Sie sich nach der Sitzung die Hände waschen.
  - Atmen Sie mehrmals kräftig aus. Manchmal hilft es auszuspucken, versuchen Sie es diskret an einem geeigneten Ort!
  - Verspritzen Sie beim Händewaschen einige Wassertropfen um sich herum und stellen Sie sich vor, dass Sie damit Ihre Aura reinigen.
  - Setzen Sie sich kurz ruhig hin, richten Sie sich innerlich aus und atmen Sie in Ihr Hara.

4 Behandlungsabläufe in den vier Positionen

Die meisten westlichen Massage-Arten werden in zwei Grundpositionen ausgeführt: in der Bauch- und Rückenlage. Im Shiatsu machen Sie noch von zwei weiteren Positionen Gebrauch, von der Seitenlage und Sitzposition. Oft ist es gar nicht notwendig, dass in einer Behandlungssitzung alle vier Positionen eingenommen werden, doch hat jede Position ihre besonderen Vorzüge, und als Shiatsu-Therapeutin sollten Sie in allen vier gleich gut arbeiten können.

Gewöhnlich beginnen Sie die Shiatsu-Techniken an einem Empfänger zu erlernen, der auf dem Bauch liegt – mit dem Gesicht nach unten. Diese Position ist am besten dazu geeignet, um mit der Krabbeltechnik und dem kontrollierten Einsatz des Körpergewichts zu experimentieren, denn der Rücken stellt für die meisten Empfänger den stärksten und geschütztesten Bereich dar. Sobald Sie die Techniken für den Rücken beherrschen, können Sie dazu übergehen, den Empfänger in der Rückenlage – mit dem Gesicht nach oben – zu behandeln. Hier werden feinere Techniken gelernt, die statt starkem Druck Genauigkeit und Feingefühl erfordern. Es folgen Seitenlage und Sitzposition, so dass Sie schließlich anfangen können, Ihre Behandlungsposition auf die Bedürfnisse des Empfängers abzustimmen.

In der Praxis können Sie jede beliebige Reihenfolge der Positionen wählen; die Wahl der Behandlungspositionen wird in Kapitel 14 näher erläutert. In diesem Kapitel werden die Grundzüge der häufigsten Behandlungsabläufe in jeder Position beschrieben und die Vor- und Nachteile der jeweiligen Position besprochen. Gezeigt werden hier nur Standardtechniken. Sie können diese Techniken übernehmen und ihren Vorlieben entsprechend durch Ihre eigenen ergänzen. Der Verlauf der Meridiane und die spezifischen Behandlungstechniken werden in den Abschnitten zu den einzelnen Meridianen in den Kapiteln 7 bis 11 beschrieben, und Sie können diese mit in die nachfolgend beschriebenen allgemeinen Behandlungsabläufe aufnehmen.

4.1 Bauchlage

Vorteile

Die meisten Empfänger sind daran gewöhnt, Körpertherapien in der Bauchlage zu erhalten, sie fühlen sich in dieser Position am wenigsten ausgeliefert und können sich am ehesten entspannen. Die Bauchlage ist die beste Position, um die Rückenmeridiane und -punkte, vor allem am Kreuzbein, tief und nachhaltig zu behandeln, und um gleichzeitig die für die Körperhaltung wichtigen Verbindungen zu den Beinrückseiten anzusprechen.

Nachteile

Guter Kontakt mit den Meridianen und Punkten des oberen Rückens ist nur möglich, wenn die Arme des Empfängers seitlich

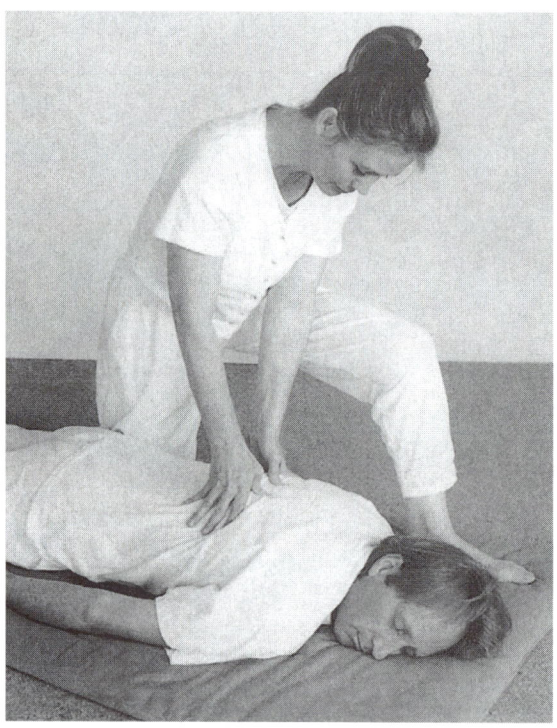

Abb. 4.1a: Beidseitiger Daumendruck entlang der Wirbelsäule

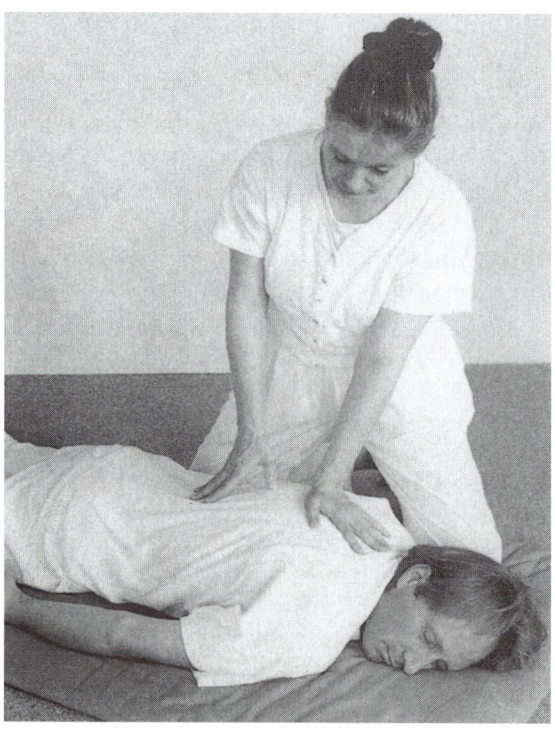

Abb. 4.1b: Daumendruck entlang der zugewandten Seite der Wirbelsäule

am Körper anliegen, doch für manche Empfänger ist das unbequem. Die Bauchlage, die immer mit einer Belastung des Halses einhergeht, ist für Empfänger mit Nackensteife ungeeignet. Da sie außerdem Schmerzen im unteren Rücken verstärken kann, sollten Sie Empfängern mit einem schwachen unteren Rücken immer ein Kissen unter den Bauch schieben. Kissen werden auch zum Unterlegen gebraucht: für den oberen Brustkorb bei Frauen mit großen oder empfindlichen Brüsten oder für die Schienbeine bei Empfängern mit steifen Knöcheln oder schmerzenden Knien. Die Bauchlage ist für Frauen ab dem dritten Monat der Schwangerschaft und für Empfänger mit Atmungsproblemen ungeeignet. In solchen Fällen bietet die Seitenlage eine gute Alternative.

Gut erreichbare Meridiane

Blasen-, Nieren-, alle Hüftmeridiane.

Behandlungsablauf

*Mit Handflächen und Daumen
auf beiden Seiten der Wirbelsäule*

Aus einer Ausfallschritt- oder knienden Position heraus können Sie die Rückenmeridiane auf beiden Seiten gleichzeitig, mit den Handflächen oder den Daumen (wie gezeigt), behandeln. Diese Technik eignet sich besonders für die Behandlung der Yu-Punkte (s. S. 341). Arbeiten Sie auf der gesamten Länge des Meridians mit Druck den ganzen Rücken hinunter (Abb. 4.1a).

Mit Handflächen und Daumen auf einer Seite der Wirbelsäule

Lassen Sie Ihre Mutterhand am Meridian oben auf der Ihnen zugewandten Seite des Rückens ruhen. Üben Sie mit Ihrer beweg-

lichen Hand auf der ganzen Länge des restlichen Meridians mit der Handfläche oder
dem Daumen Druck aus (Abb. 4.1b). Bei dieser einseitigen Technik wird erst noch das
Bein auf der gleichen (Ihnen zugewandten)
Seite behandelt und dann die Seite gewechselt, um die andere Rückenhälfte und das
andere Bein zu behandeln.

Sie knien mit dem Gesicht zum Körper des
Empfängers.

Mit Handflächen, Daumen oder Ellbogen auf Hüften und Gesäß

Bewegen Sie sich am Körper des Empfän-
gers entlang nach unten bis auf Höhe der
Hüften, das Gesicht in Richtung Hüften
gewandt. Ihre Mutterhand unterstützt den
Lendenbereich, während die bewegliche
Hand mit der Handfläche oder dem
Daumen Druck auf die Meridiane von
Hüften und Gesäß ausübt. Alternativ kön-
nen Sie auch Ihren Ellbogen einsetzen
(Abb. 4.2).

Mit Handflächen, Daumen, Ellbogen, Tigermaul oder Knie die Rückseite des Beins hinunter auf Hüften und Gesäß

Bewegen Sie sich weiter nach unten, das
Gesicht der Außenseite des Beins zuge-
wandt, und legen Sie Ihre Mutterhand auf
das Kreuzbein. Die bewegliche Kindhand
arbeitet mit der Handfläche und dem Daumen die Meridiane auf der Beinrückseite
entlang. Bei einigen Meridianen kann es
nötig sein, die Handposition am Unterschenkel zu wechseln, wie in Abb. 4.3 gezeigt.
Statt mit dem Daumendruck können Sie
auch mit dem Ellbogen oder Tigermaul
arbeiten bzw. auf dem Oberschenkel den
Kniedruck, wie auf S. 42 beschrieben, anwenden.

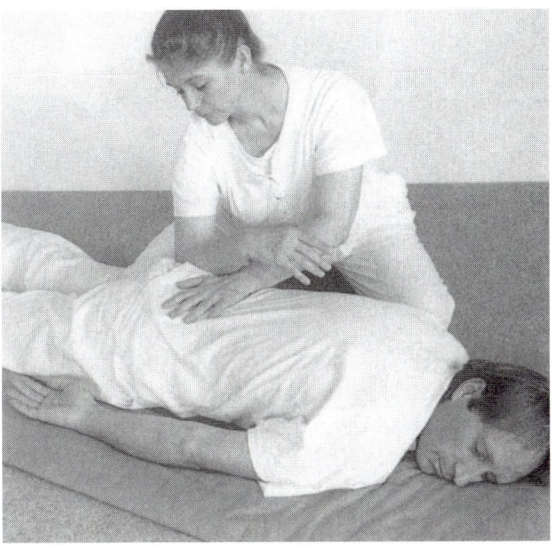

Abb. 4.2: Behandlung der Hüfte mit dem Ellbogen

Dehnung in drei Richtungen für Magen- und Milz-Meridian

Ohne Ihre Position zu verändern, verstärken
Sie leicht den Druck mit der Mutterhand,
um die Hüften des Empfängers zu fixieren,
und nehmen seinen Fuß in Ihre Kindhand.
Dehnen Sie die Zehen sanft und langsam
nach hinten zum Gesäß hin, zuerst zur
einen, dann zur anderen Gesäßhälfte, dann
zur näheren Hüfte, wie in Abb. 4.4 gezeigt.
Lockern Sie das Bein zwischen jeder Dehnung, indem Sie den Winkel öffnen, und für
eine Dehnung der Muskeln und Meridiane
auf der Vorderseite des Beins sorgen. Wenden Sie diese Technik nicht an, wenn der
Empfänger Knieprobleme hat.

Dehnungen für die Meridiane auf der Beinrückseite

Wenn der Dickdarm- oder Gallenblasen-Meridian in Bauchlage behandelt werden soll,
müssen Sie das Bein in eine der Meridiandehnungen bringen, die im vorangegangenen
Kapitel besprochen wurden, bevor Sie es mit

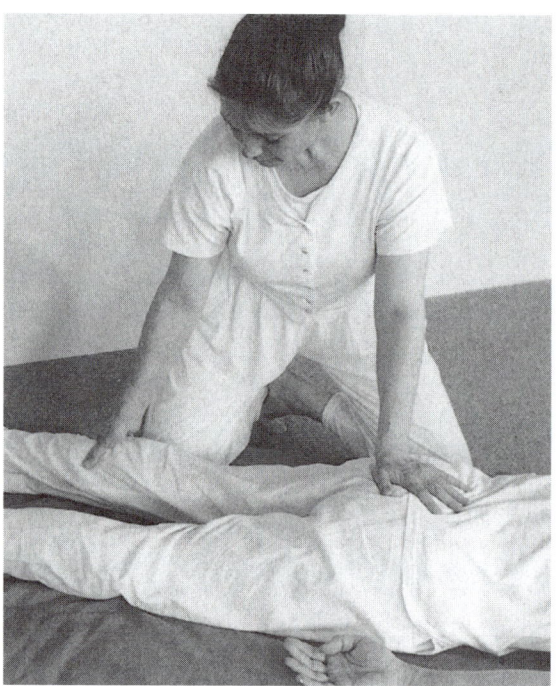

Abb. 4.3: Behandlung am Unterschenkel

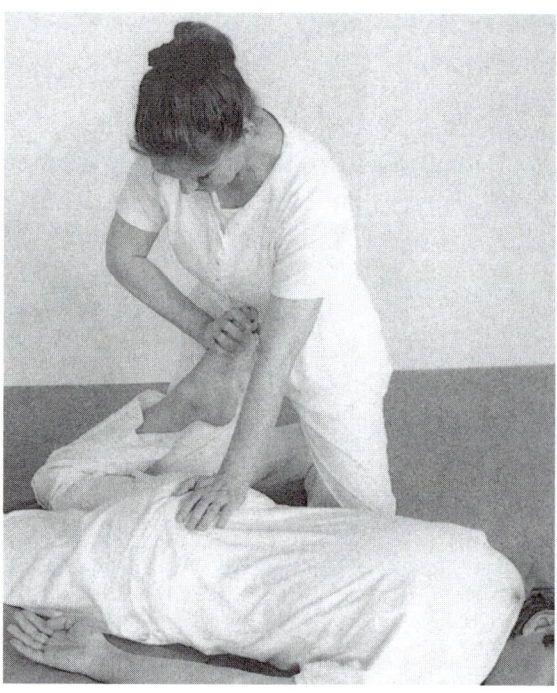

Abb. 4.4: Dehnung in drei Richtungen

Handflächen, Daumen, Ellbogen oder Knien behandeln. Hier ist die Position für den Gallenblasen-Meridian gezeigt (Abb. 4.5).

Behandlung der Füße

Im vorhergehenden Kapitel wurde eine Technik dargestellt, die Sie hier einsetzen können: das Laufen auf den Fußsohlen (s. S. 44). Eine gezieltere Fußbehandlung mit den Daumen können Sie im Sitzen oder kniend durchführen (Abb. 4.6).

Auf den Schultern

Um die Meridiane oben auf den Schultern gut zu erreichen, knien Sie hinter dem Kopf des Empfängers. Dabei lassen Sie Ihre Mutterhand auf der oberen Wirbelsäule ruhen, während Ihre Kindhand jeden einzelnen Meridian mit der Handfläche oder dem Dau-

men nach außen zum Schultergelenk hin behandelt (Abb. 4.7). Alternativ können Sie mit beiden Händen gleichzeitig über beide Schultern nach außen arbeiten und dabei mit Handflächen und Daumen abwechselnd Druck ausüben und lösen. In diesem Fall tauschen Mutter- und Kindhand ständig ihre Rollen. Aus diesem Winkel erreichen Sie auch die Meridiane zwischen den Schulterblättern mit Handflächen, Daumen oder Ellbogen.

4.2 Rückenlage

Vorteile

Die Rückenlage ist für den Empfänger entspannend und erfordert nur minimale Unterstützung durch Kissen. Sie können den Gesichtsausdruck des Empfängers beobachten und so eine Rückmeldung für die Wirkung Ihrer Behandlung bekommen. Der

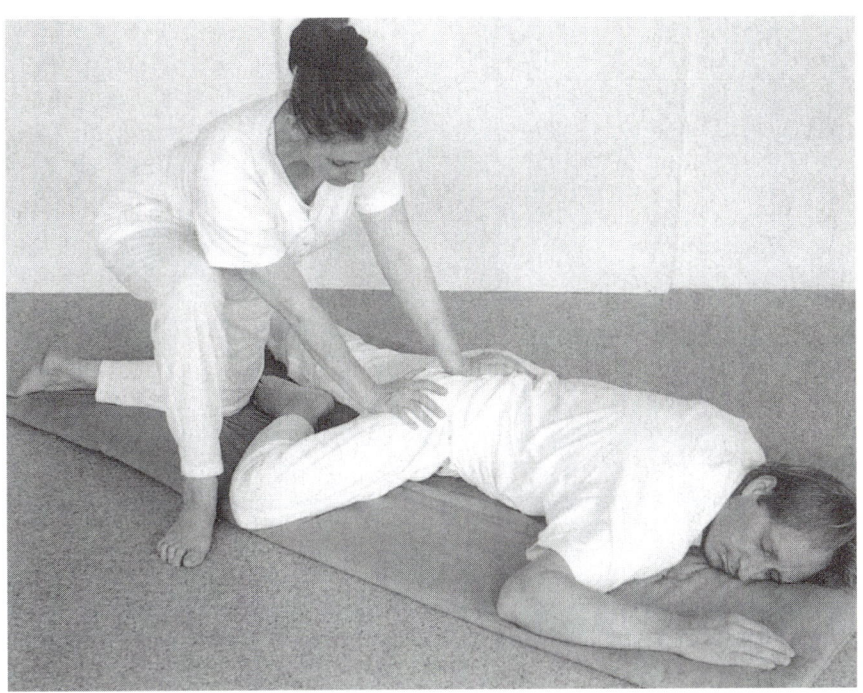

Abb. 4.5: Meridiandehnung für eine spezifische Behandlung

Hauptvorteil dieser Position liegt in ihrer großen Flexibilität. Da die Gliedmaßen rotiert und in viele Positionen bewegt werden können, können Sie nahezu jeden Meridian behandeln. Schwer zu erreichen sind nur der Rücken, die Hüften und das Gesäß. Darüber hinaus ist die Rückenlage die Position, in der Sie am einfachsten Dehnungen und Rotationen ausführen können.

Nachteile

Da in der Rückenlage Gesicht und Körpervorderseite ungeschützt sind, kann es sein, dass sich ein Empfänger emotional ausgeliefert fühlt und sich schwer damit tut zu entspannen. Zudem können mit der Zeit auch der untere Rücken und das Kreuzbein Schmerzen verursachen.

Gut erreichbare Meridiane

Magen-Meridian, Milz-Meridian, alle Meridiane auf Armen und Brustkorb.

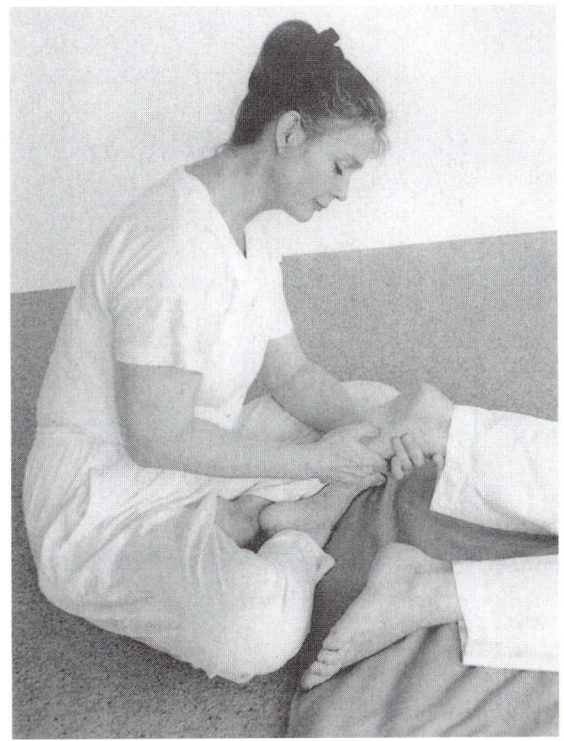

Abb. 4.6: Daumendruck an den Füßen

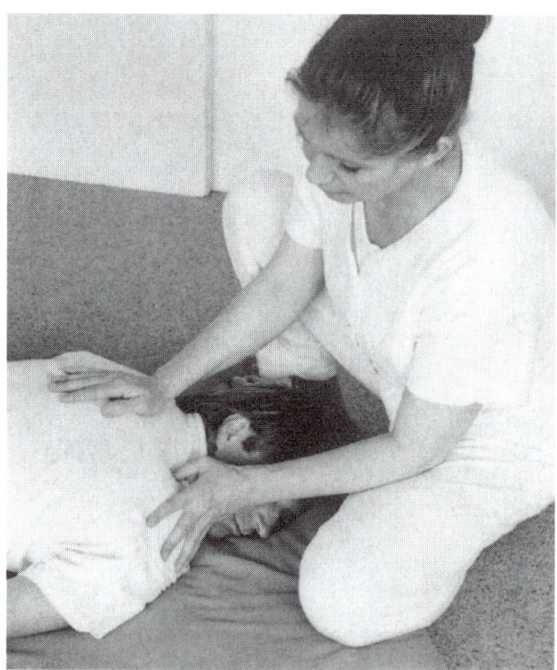

Abb. 4.7: Behandlung auf den Schultern

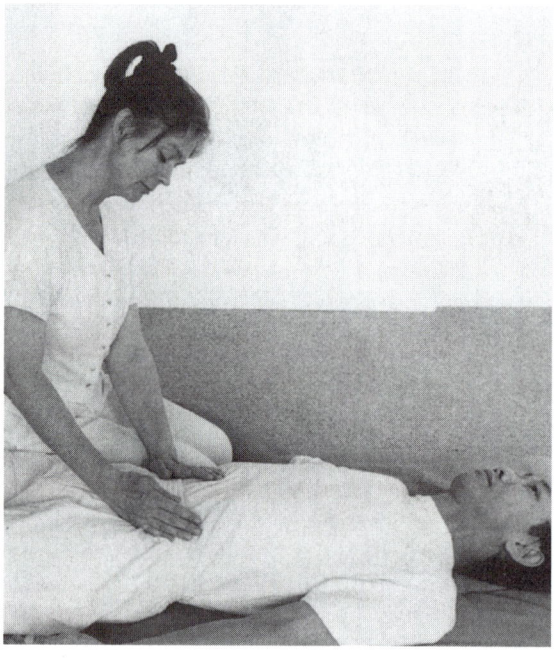

Abb. 4.8: Hara-Behandlung

Behandlungsablauf

Hara-Behandlung

Um vom Hara aus diagnostizieren zu kön-nen, beginnen erfahrene Therapeuten eine Behandlung häufig in der Rückenlage.

Der Tradition entsprechend wird die Hara-Diagnose oder -Behandlung ausgeführt, indem Sie Hüfte an Hüfte mit dem Empfän-ger knien und Ihr Gesicht dem Kopf des Empfängers zuwenden. Wenn tiefes Einsin-ken nötig wird, lehnen Sie sich mit Ihrem Körpergewicht zum Empfänger, um kontrol-lierten, allmählich zunehmenden Druck aus-zuüben (Abb. 4.8). Beide Hände bleiben zur Unterstützung und Rückmeldung die ganze Zeit über in Kontakt mit dem Hara.

Beinrotation

Die Beinrotation ist eine gute Vorbereitung für die Behandlung der Beine. Mit der Mut-terhand auf dem Hara legen Sie eine Hand unter das Knie des Ihnen am nächsten lie-genden Beines und heben es gebeugt an. Das Gesicht zum Kopf des Empfängers gewandt, verändern Sie Ihre Position so, dass die Vor-derseite Ihrer Schulter das gebeugte Knie des Empfängers unterstützt. Umfassen Sie das Knie leicht mit Ihrem Arm und bewegen Sie das Bein mit einer kreisenden Bewegung Ihres eigenen Körpers zuerst zur gegenüber-liegenden Schulter hin, dann zur Schulter auf Ihrer Seite usw. (Abb. 4.9). Ihre Aufmerk-samkeit ruht in der Mutterhand auf dem Hara, während Sie sich auf die Geschmei-digkeit der Gelenkrotation oder eventuelle Widerstände einstimmen. Achten Sie darauf, weder zu überdehnen noch zu wenig in die Dehnung zu gehen.

Die Vorderseite der Beine

Um die Meridiane auf der Vorderseite der Beine mit der Handfläche und dem Daumen zu behandeln, lassen Sie Ihre Mutterhand auf dem Hara ruhen. Wenn Sie sich dabei zu weit strecken müssen, können Sie Ihre Mutterhand auch etwas weiter unten auf den Oberschenkel legen. Sollte das Bein Unterstützung brauchen, können Sie dafür Ihr Knie oder Ihren Fuß einsetzen (Abb. 4.10). Sie müssen mit der arbeitenden Hand nicht das Kniegelenk aussparen, sondern können die Kanten der Kniescheibe mit Fingern und Daumen behandeln und gleichzeitig mit der Handfläche leichten Druck auf die Kniescheibe ausüben.

Dehnungen für die Beinmeridiane

Die meisten Beinmeridiane benötigen zur Behandlung eine spezifische Position, die den Meridian dehnt und offen legt. Diese

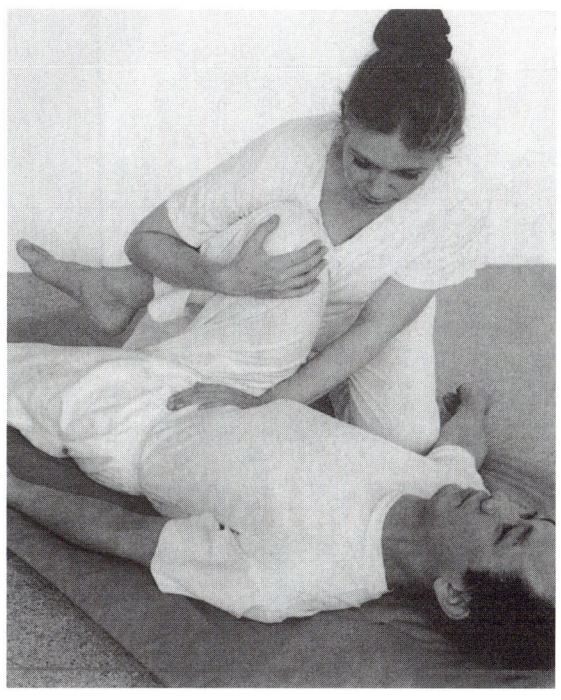

Abb. 4.9: Beinrotation

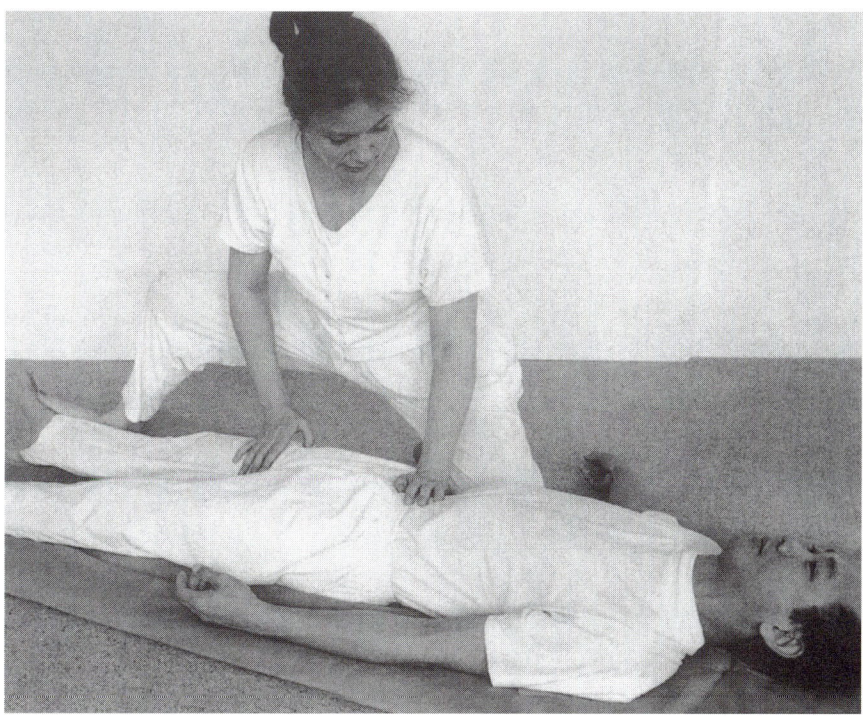

Abb. 4.10: Behandlung der Beinvorderseite

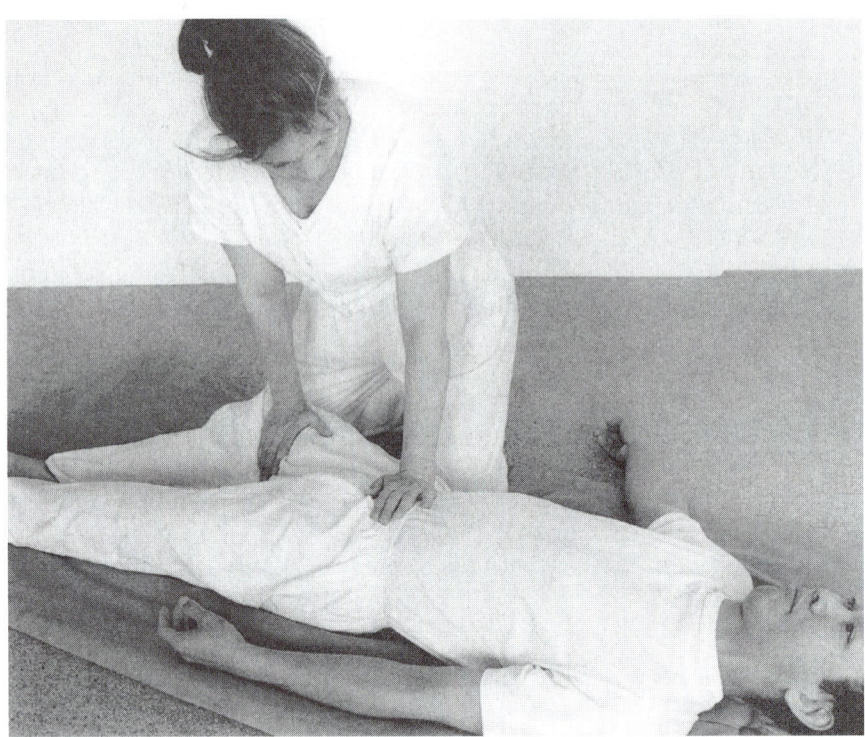

Abb. 4.11: Meridian-
dehnung für eine spezi-
fische Behandlung

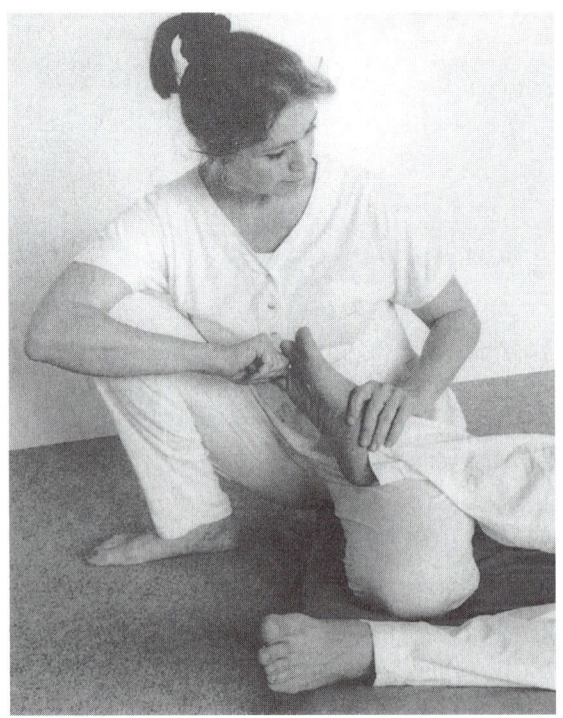

Abb. 4.12: Fußbehandlung

Dehnungen werden in den Kapiteln über die
einzelnen Meridiane beschrieben. Ihre Mutterhand bleibt auf dem Hara liegen und die
Kindhand arbeitet mit der Handfläche und
dem Daumen den entsprechenden Meridian
entlang bis zum Fuß, während sich das Bein
in der richtigen Dehnung befindet. Hier ist
die Behandlung des Milz-Meridians gezeigt
(Abb. 4.11).

Behandlung am Fuß

Für eine allgemeine oder spezifische Behandlung am Fuß balancieren Sie am besten
die Ferse des Empfängers auf Ihrem Oberschenkel. In dieser Stellung können Sie – mit
dem Oberschenkel als Drehpunkt – Knöchelrotationen ausführen, die Meridiane auf
dem Fuß behandeln und die Zehen dehnen
(Abb. 4.12).

Behandlung am Brustkorb

Begeben Sie sich wieder seitlich neben den Empfänger, um entweder kniend oder im Ausfallschritt (wie abgebildet) die einzelnen Meridiane auf der Brust zu erreichen. Hier ist gezeigt, wie der Nierenmeridian mit den Fingerspitzen behandelt wird. Der Verlauf der einzelnen Meridiane ist in den Kapiteln 7 – 11 beschrieben (Abb. 4.13).

Armrotation

Im Ausfallschritt kniend, legen Sie Ihre Mutterhand zur Stabilisierung auf das Schultergelenk des Empfängers und nehmen seine Hand so auf, dass Ihr Daumen in seiner Handfläche ruht. Wenn nötig, fordern Sie den Empfänger auf, das Ellbogengelenk zu entspannen. Führen Sie seinen Arm über seinen Kopf zum Boden und bringen ihn dann in einem großen Bogen wieder in Ihre Richtung zurück. Bewegen Sie dabei Ihren eigenen Körper so schnell, dass der Arm Platz hat, so weit zu rotieren, wie es die Beweglichkeit des Empfängers zulässt (Abb. 4.14).

Dehnungen für die Armmeridiane

Für die Behandlung aller zwölf Meridiane am Arm gibt es eigene Dehnpositionen, die in den Kapiteln 7 bis 11 detailliert besprochen werden. Hier finden Sie die Grundtechniken zur Behandlung mit diesen Dehnungen:

Horizontal- und Aufwärtsdehnungen
Herz-Kreislauf-, Leber- und Herz-Meridian.
Legen Sie den Arm in die entsprechende Dehnposition. Ihre Mutterhand stabilisiert das Schultergelenk, während die Kindhand mit der Handfläche und dem Daumen am Meridian arbeitet. Hier ist als Beispiel der Herz-Meridian gezeigt (Abb. 4.15).

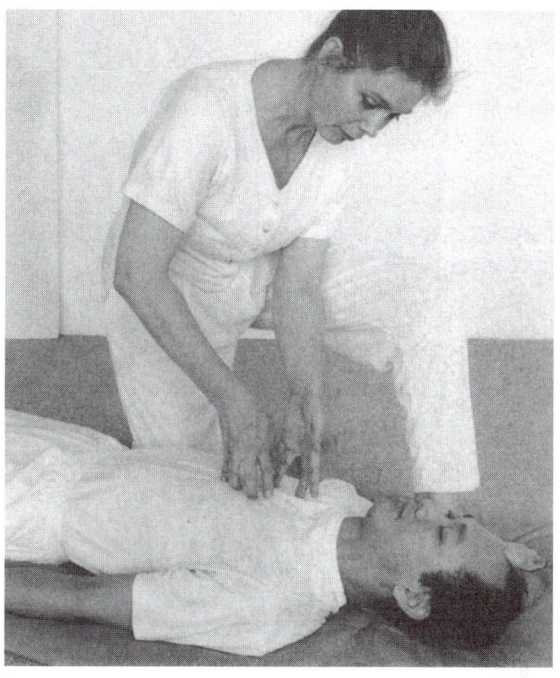

Abb. 4.13: Behandlung der Meridiane am Brustkorb

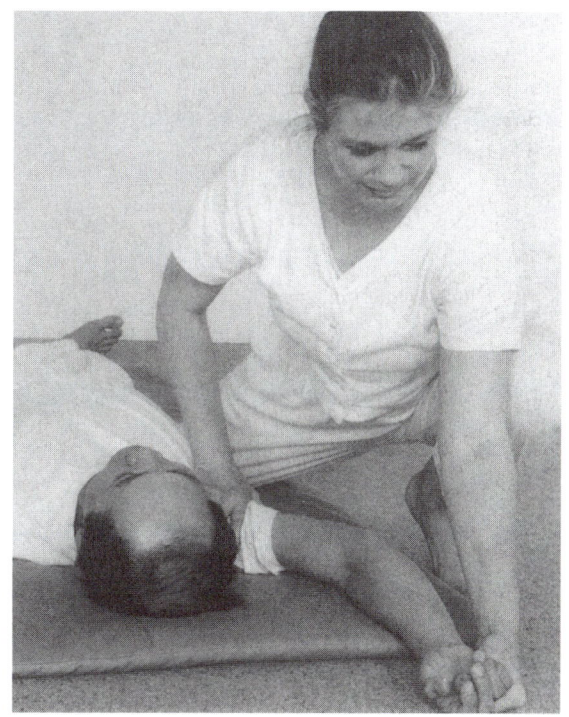

Abb. 4.14: Armrotation

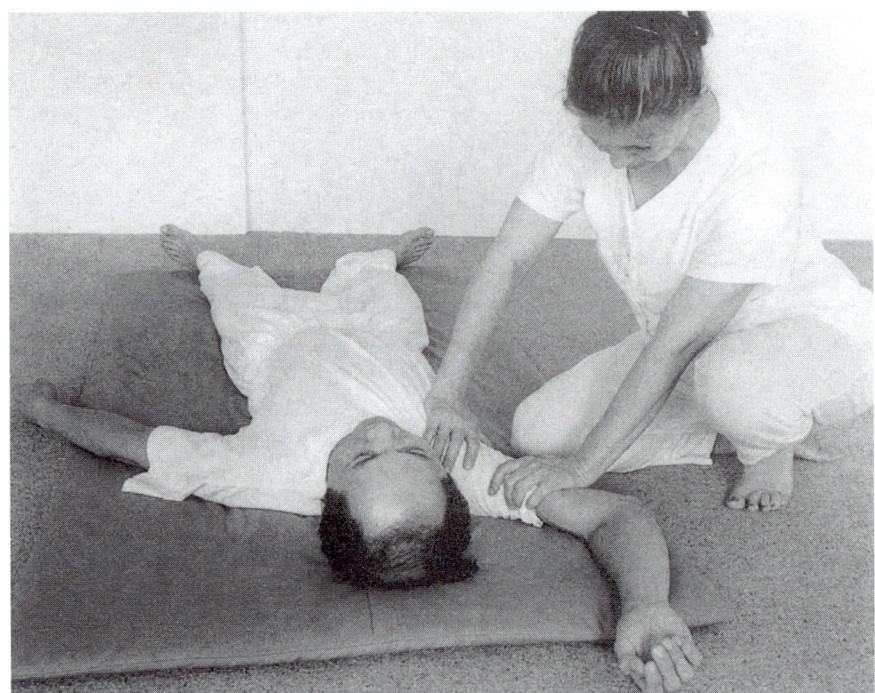

Abb. 4.15: Armrotationen: eine Aufwärtsdehnung

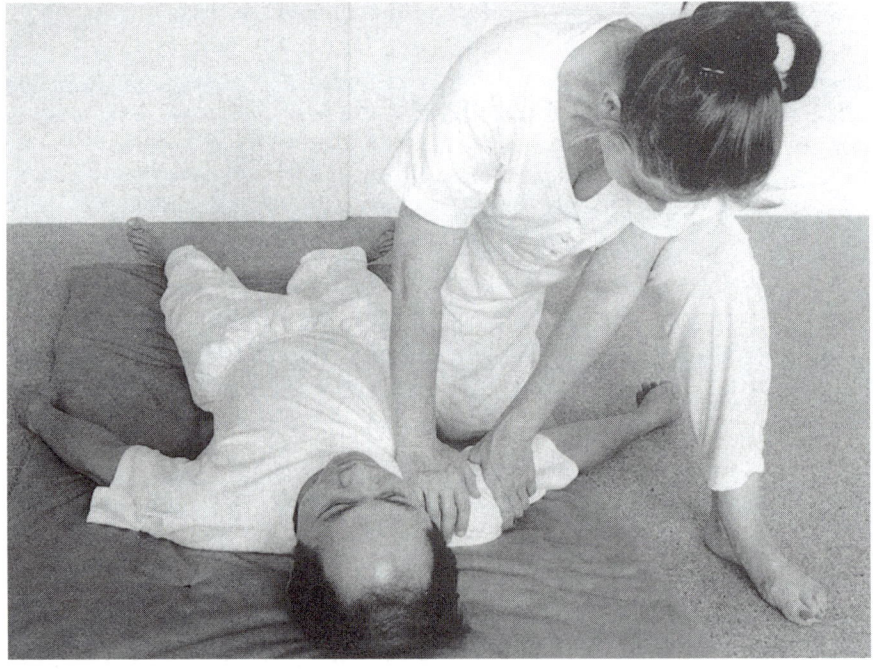

Abb. 4.16: Armrotationen: eine Abwärtsdehnung

Abwärtsdehnungen
Dickdarm-, Blasen-, Lungen- und Milz-Meridian. Der Ablauf ist der gleiche wie oben beschrieben, aber für einige Meridiane ist das Tigermaul besser geeignet als der Daumen, und Sie selbst haben im Ausfallschritt größere Stabilität, weil Sie Ihr Körpergewicht weiter nach vorne bringen können.

Hier sehen Sie die Behandlung am Dick-darm-Meridian (Abb. 4.16).

Diagonaldehnungen
Nieren-, Dünndarm-, Magen-, Gallenbla-sen-Meridian und Dreifacher Erwärmer.
Bringen Sie den Arm des Empfängers diago-nal über seinen Körper in die entsprechende Dehnung. Sie können mit der Mutterhand die Schulter unterstützen und mit der Hand-fläche, dem Daumen oder Knie am gewähl-ten Meridian arbeiten. Doch es ist effektiver, den Arm des Empfängers mit einer Hand am Ellbogen zu sichern, während Sie mit der Handfläche oder dem Daumen der anderen Hand den Meridian behandeln und die Hände zu wechseln, wenn Sie den Ellbogen erreichen. Hier ist die Behandlung am Nie-ren-Meridian gezeigt (Abb. 4.17).

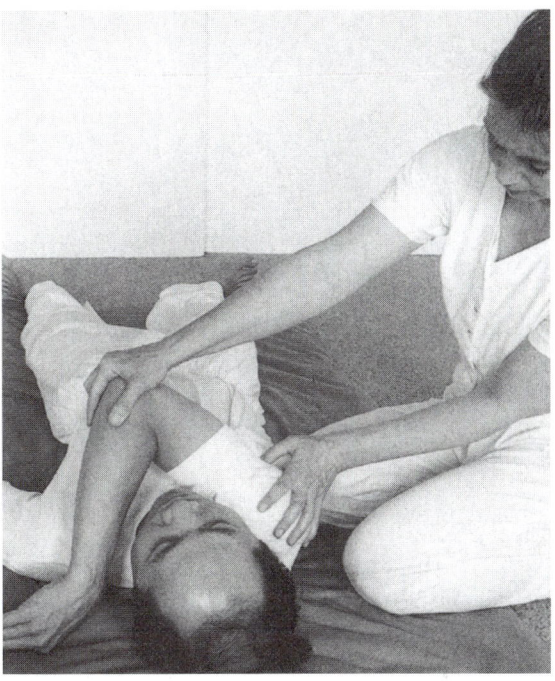

Abb. 4.17: Armrotationen: eine Diagonaldehnung

Öffnen der Schultern

Krabbeln Sie hinter den Kopf des Empfän-gers und umgreifen Sie leicht mit beiden Händen die Rundung der Schultergelenke, Ihre Handballen ruhen dabei in der natür-lichen Senke zwischen Brust und Schultern. Verlagern Sie Ihr Gewicht nach vorn und lehnen Sie sich hinein, um Schultern und Brustraum zu öffnen (Abb. 4.18).

Halsdehnungen und Behandlung der Meridiane im Nacken

Viele Therapeuten behandeln Gesicht und Nacken am liebsten im traditionellen japani-schen Stil mit einem Tuch. Aus Gründen der Übersichtlichkeit sind die Nackentechniken hier ohne das Tuch dargestellt, aber im nach-folgenden Abschnitt über das Gesicht gibt es eine Abbildung mit Tuch.

Während Sie weiter hinter dem Kopf des Empfängers knien, dehnen Sie den Hals des

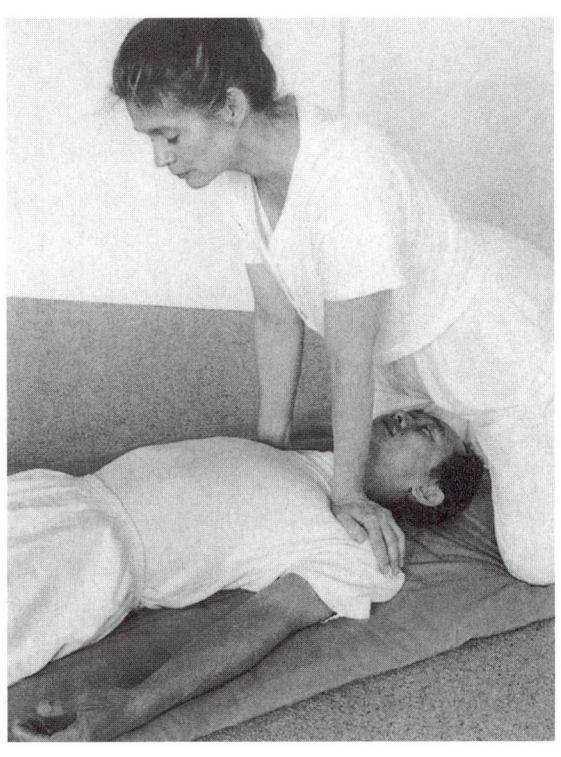

Abb. 4.18: Öffnen der Schultern

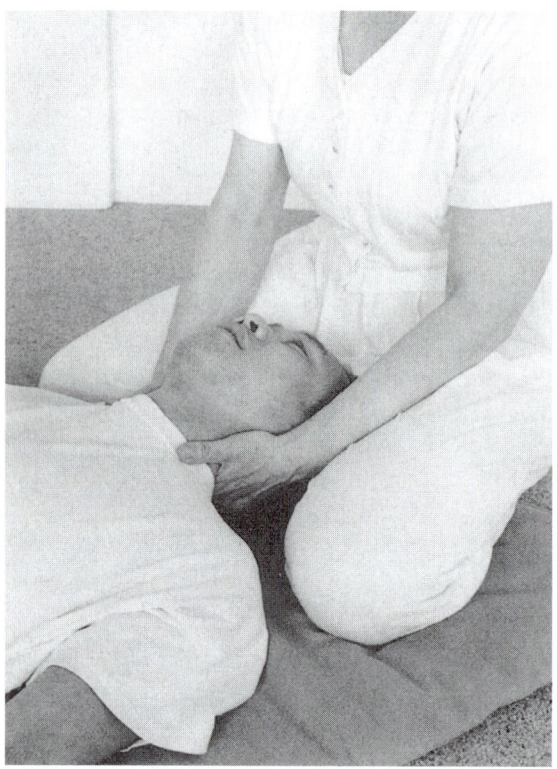

Abb. 4.19a: Kopfbehandlung mit Dehnung

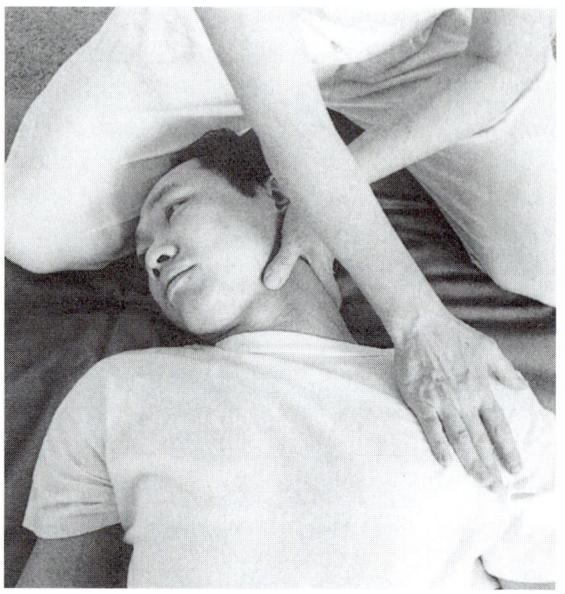

Abb. 4.19b: Diagonale Dehnung der vorderen Nackenpartie

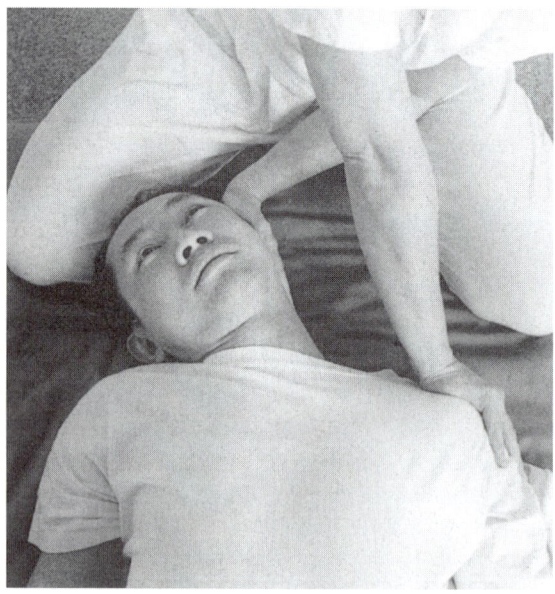

Abb. 4.19c: Halsdehnung zur Seite

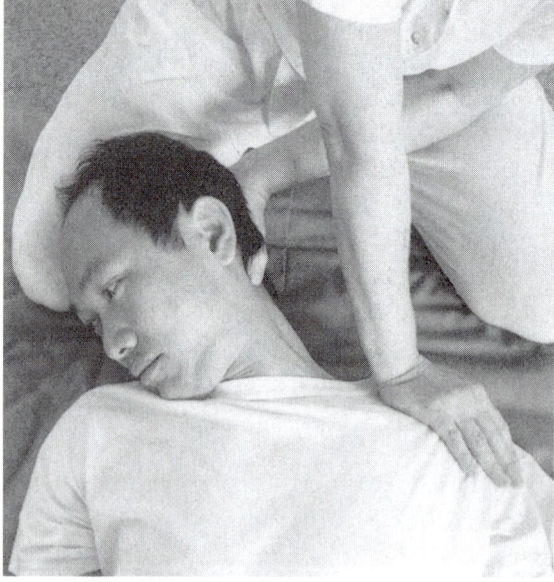

Abb. 4.19d: Diagonale Dehnung der vorderen Nackenpartie

Empfängers in vier verschiedene Richtungen.

Gerade nach hinten
Verschränken Sie Ihre Fingerspitzen unter der Schädelbasis, dabei schmiegen sich Ihre Handflächen seitlich an seinen Hals, und ziehen Sie seinen Kopf kräftig nach hinten auf Ihr Hara zu (Abb. 4.19a).

Diagonal nach vorn
Bei leichter Drehung des Kopfes zu einer Seite, dehnen Sie die freiliegende Seite des Halses *sanft* diagonal in Ihre Richtung bei gleichzeitiger kräftigerer Dehnung der gegenüberliegenden Schulter nach unten in die entgegengesetzte Richtung (Abb. 4.19b).

Seitlich
Drehen Sie den Kopf des Empfängers zurück, bis er wieder gerade nach oben schaut, und bewegen Sie ihn dann sanft seitwärts nach unten, als ob Sie sein Ohr auf die Schulter legen möchten, während Sie gleichzeitig die gegenüberliegende Schulter unterstützen (Abb. 4.19c).

Diagonal auf der Rückseite
Drehen Sie seinen Kopf so, dass die Nase zur Schulterspitze zeigt, und dehnen Sie den Kopf sanft nach unten zur Schulter hin, bei gleichzeitiger Unterstützung der gegenüberliegenden Schulter. Diese Position eignet sich auch zur Behandlung der Meridiane auf der Rückseite des Halses. Hier sehen Sie die Behandlung des Dreifachen Erwärmers mit dem Daumen, während der Hals in der Dehnung gehalten wird (Abb. 4.19d).

Behandlung mit den Fingerspitzen unter der Schädelbasis

Diese Technik ist in Kapitel 3 (s. S. 40) beschrieben. Sie eignet sich zum Ausgleich unregelmäßiger Spannungen der Halsmuskulatur. Dehnen Sie den Kopf des Empfängers abwechselnd mit den Fingern jeder Hand nach hinten auf sich zu, um festzustellen, welche Seite des Halses schwächer und unbeweglicher ist. Behandeln Sie zuerst die schwächere Seite, indem Sie mit den Fingerspitzen die Punkte des tiefsten Einsinkens suchen, und erhöhen Sie die Tiefe des Einsinkens noch, indem Sie das Gewicht des Kopfes nacheinander auf jede Fingerspitze ablegen. Dann erst wiederholen Sie diesen Ablauf auf der kräftigeren und besser tonisierten Seite.

Gesichtsbehandlung

Wenn Sie im Gesicht ein Tuch verwenden, sollte es immer nur den Teil des Gesichts bedecken, den Sie gerade behandeln. Achten Sie darauf, dass Sie niemals die Nase mit dem Tuch zudecken. Auch wenn im Gesicht nur sehr leichter Druck angewandt wird, arbeiten Sie weiterhin aus dem Hara heraus, mit Ihrer ganzen Körperwahrnehmung und in aufrechter Haltung.

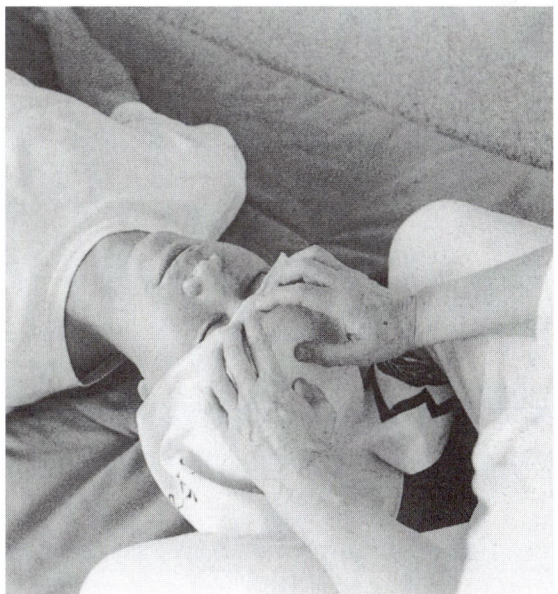

Abb. 4.20: Gesichtsbehandlung

Der Ablauf der Gesichtsbehandlung wird flüssiger, wenn Sie bei der Behandlung allgemein den Umrissen der Gesichtsknochen folgen und dabei die Punkte und Meridiane im Gesicht einbeziehen.

Arbeiten Sie zuerst mit beiden Daumen über die Stirn nach außen. Rollen Sie die Fingerspitzen leicht ein, um unter den oberen Teil der Augenhöhle zu gelangen (Abb. 4.20). So können Sie auch auf den Wangen und unter den Wangenknochen behandeln. Drücken Sie mit beiden Daumen leicht entlang den Rändern des Kieferknochens. Massieren Sie sanft die Ohren.

Wenn nötig, drehen oder kippen Sie den Kopf, um die Meridiane zu erreichen. Die Beschreibung der Meridiane finden Sie in den Kapiteln 7 bis 11.

4.3 Seitenlage

Vorteile

Für den Empfänger ist die Seitenlage am bequemsten, vor allem wenn er Probleme im Nacken oder im unteren Rücken hat. Ihnen bietet sie viel Raum zur Behandlung des Schultergelenks, denn in der Seitenlage kann der Arm in ganzer Länge in alle Positionen rotiert werden. Die Seitenlage ermöglicht Ihnen auch eine tiefe Behandlung des seitlichen Hüftgelenks.

Nachteile

Wenn der Empfänger dazu neigt, seinen Oberkörper in der Seitenlage nach vorne sinken zu lassen, kann das Ihren Zugang zu seiner Schulter erschweren und es wird für Sie sehr anstrengend, den Empfänger zu unterstützen. Diese Position bringt es mit sich, dass Sie in Bewegung bleiben und ständig Ihre Behandlungsposition verändern

müssen. Sollten Sie noch wenig Erfahrung haben, lenkt das leicht ab. Bei der Seitenlage ist es auch schwieriger, entsprechend dem Bedürfnis einiger Empfänger, tief in die Rückenmeridiane einzusinken. Sie bietet Ihnen außerdem kaum Möglichkeiten, die Vorder- oder Rückseite der Beine zu erreichen.

Gut erreichbare Meridiane

Gallenblasen-, Leber-Meridian, Dreifacher Erwärmer, Dickdarm- und Dünndarm-Meridian.

Behandlungsablauf

Behandlung am Kopf

Knien Sie im Ausfallschritt hinter dem Empfänger und arbeiten Sie mit der Handfläche und dem Daumen die Meridiane an der Seite des Kopfes entlang, während Ihre Mutterhand den Kopf an der Stirn unterstützt. Verwenden Sie ein Tuch, wenn Sie die Seitenpartien des Gesichts und den Kiefer mit dem Daumen behandeln. Achten Sie auch darauf, dass der Kopf des Empfängers bequem auf einem Kissen liegt (Abb. 4.21).

Behandlung am Hals

Im Ausfallschritt oder kniend arbeiten Sie mit dem Daumen unterhalb der Schädelbasis und an den Meridianen auf der Seite des Halses. Ihre Mutterhand umfasst die Schulter des Empfängers und zieht diese leicht nach unten, um die Halsmeridiane sanft zu dehnen. Als zusätzliche Unterstützung umfassen Sie den Hals leicht mit der behandelnden Hand, während Sie mit dem Daumen arbeiten (Abb. 4.22).

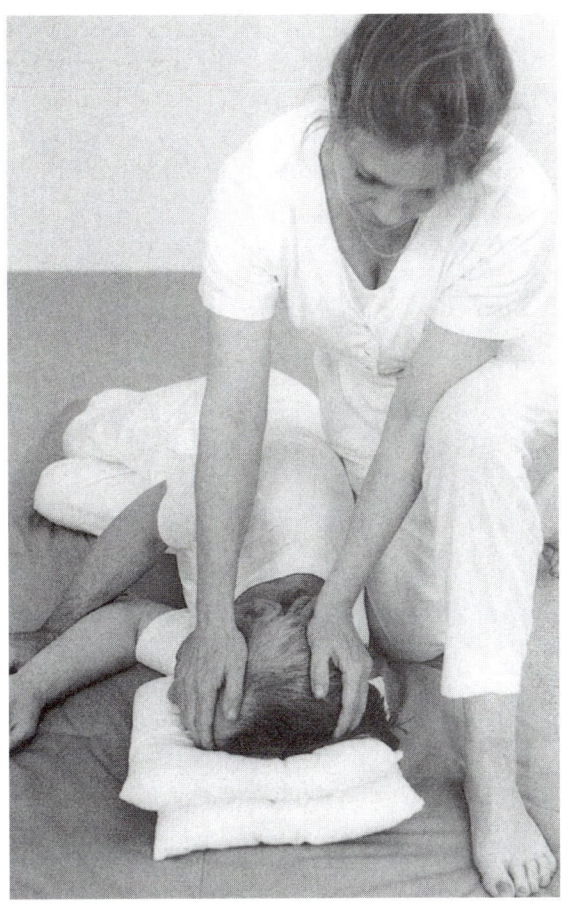

Abb. 4.21: Behandlung an der Seite des Kopfes

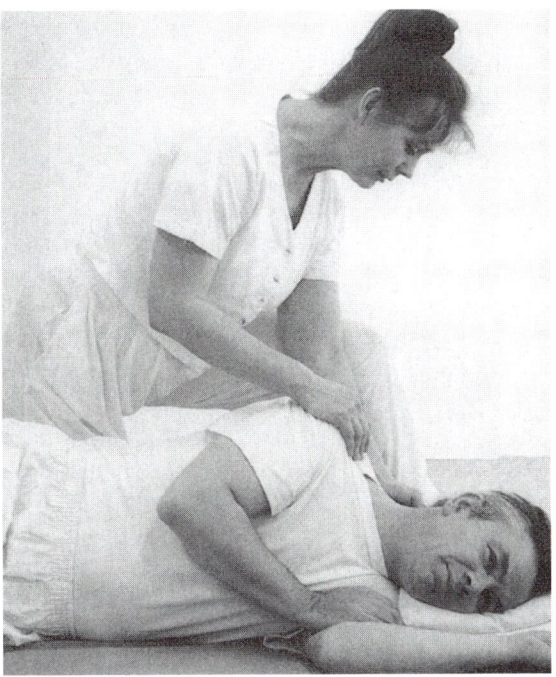

Abb. 4.22: Behandlung am Hals mit der Schulterdehnung nach unten

Behandlung auf der Schulter

Setzen Sie sich oberhalb des Kopfes des Empfängers. Stabilisieren Sie mit Ihrer Mutterhand das Schultergelenk und schieben Sie es leicht nach unten, während Sie mit dem Daumen vom Halsansatz nach außen die Meridiane auf der Schulter behandeln (Abb. 4.23).

Schulter- und Armrotation

Krabbeln Sie hinter den Empfänger und knien sich so hin, dass ein Bein Rückenkontakt hat und als Rückenstütze dient. Ihre Mutterhand sichert die Schulter, dabei liegt

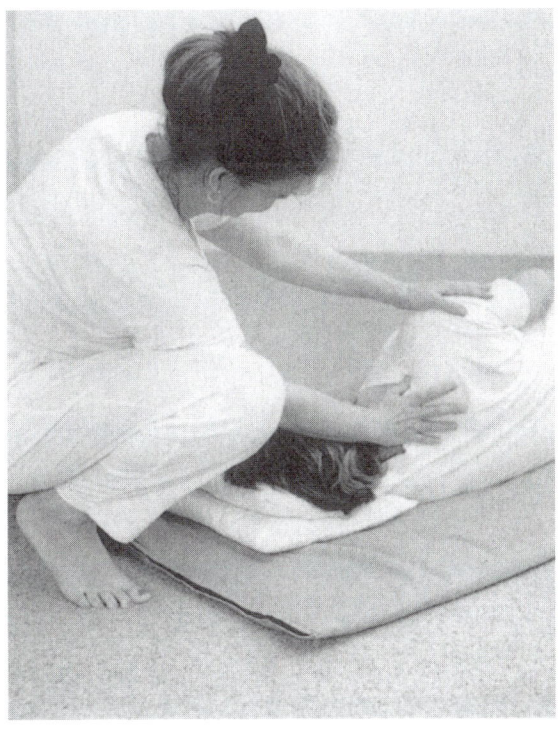

Abb. 4.23: Daumenbehandlung auf der Schulter aus einer Position oberhalb des Kopfes

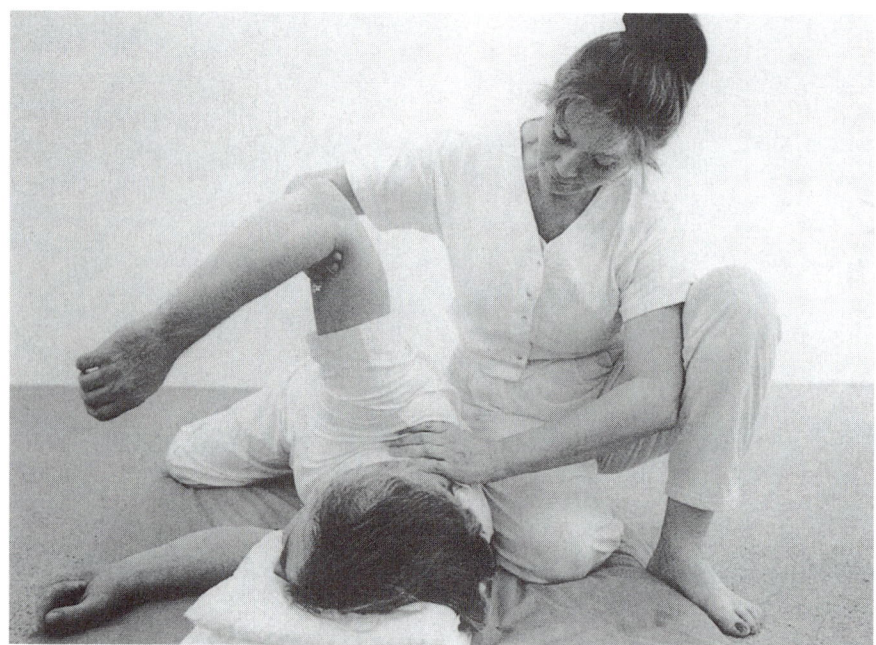

Abb. 4.24: Rotation
von Schulter und Arm

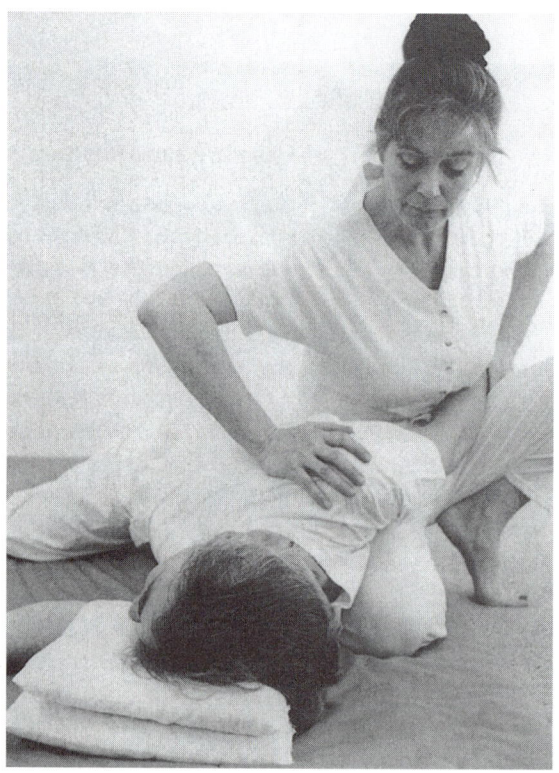

Abb. 4.25: Dehnung von Lungen- und Dickdarm-
Meridian

der Daumen unter dem Schulterblatt, gleichzeitig unterstützt Ihre andere Hand den Arm
des Empfängers mit einem lockeren Griff
unter dem Ellbogen und führt ihn in einem
weiten, langsamen Kreis nach vorne, nach
oben, zurück und nach unten (Abb. 4.24).
Legen Sie den Arm dann in eine der folgenden Meridiandehnungen.

Dehnung von Lungen und Dickdarm-Meridian

Weiterhin in engem Kontakt mit dem Rücken
des Empfängers, führen Sie seinen Arm nach
unten und hinten und legen ihn über Ihre
Oberschenkel. Halten Sie das Handgelenk
und verlagern Sie Ihr Körpergewicht zur
Dehnung des Arms nach hinten. Gleichzeitig
lehnen Sie sich mit Ihrer Mutterhand in die
Vorderseite der Schulter, um die Brust zu öffnen (Abb. 4.25). In dieser Dehnposition des
Armes können Sie die Meridiane mit der
Handfläche, dem Daumen oder dem Ellbogen erreichen.

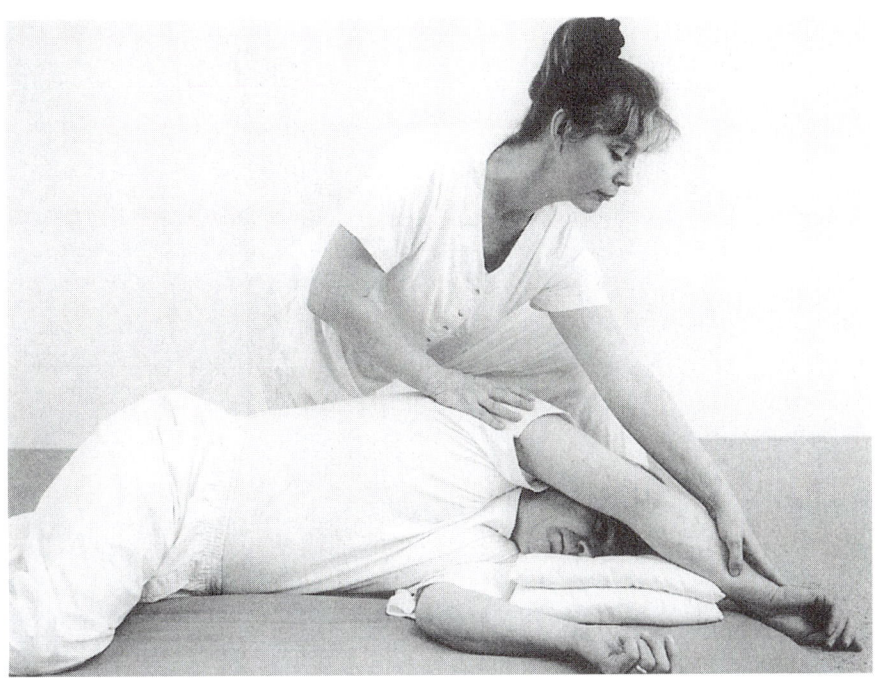

Abb. 4.26: Dehnung von Herz- und Dünndarm-Meridian

Dehnung von Herz- und Dünndarm-Meridian

Legen Sie den Arm des Empfängers über sein Ohr und kommen Sie in den Ausfallschritt. Lehnen Sie sich mit der Mutterhand in die geöffnete Schulter, um sie zu stabilisieren, und behandeln Sie gleichzeitig die erreichbaren Armmeridiane mit dem Daumen (Abb. 4.26).

Behandlung unter dem Schulterblatt

Knien Sie sich direkt hinter den Rücken des Empfängers. Stellen Sie Ihr äußeres Bein auf und umfassen Sie das Schultergelenk von vorne mit Ihrer Mutterhand. Benutzen Sie Ihre Mutterhand, um die Schulter in den Druck der behandelnden Hand zu führen. Ihre Kindhand wandert mit den Fingerspitzen oder dem Daumen unter dem Schulterblattrand entlang und wird dabei von dem Knie des aufgestellten Beines gestützt (Abb. 4.27). Sie können noch größere Unter-

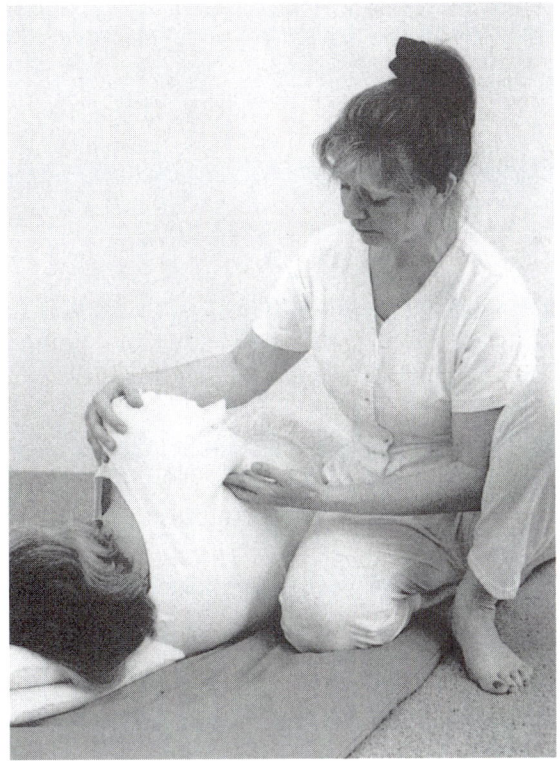

Abb. 4.27: Behandlung unter dem Schulterblatt

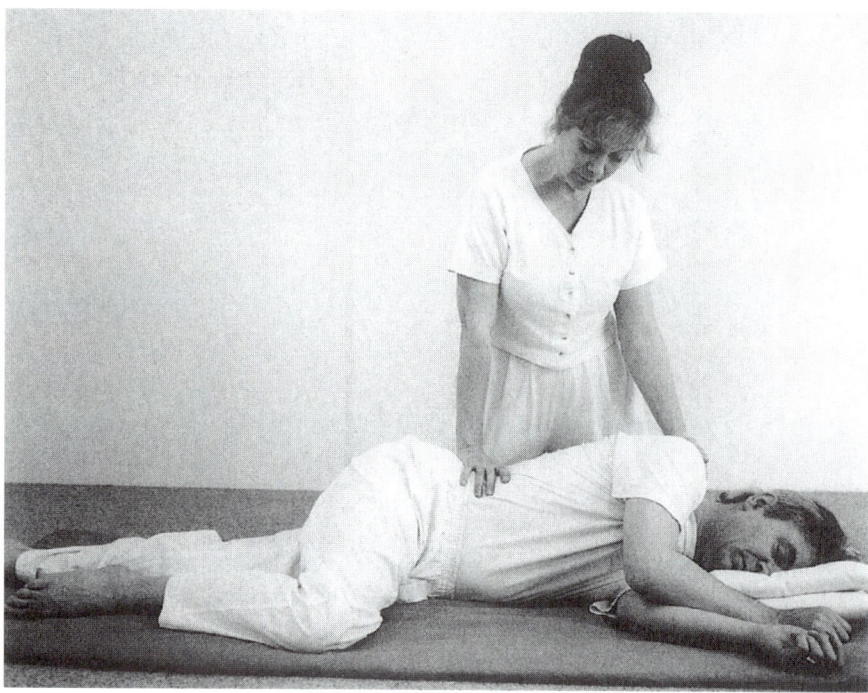

Abb. 4.28: Behandlung des seitlichen Rumpfes

stützung geben, wenn Sie den Arm der Mutterhand unter den Arm des Empfängers gleiten lassen, um das Schultergelenk zu halten.

Behandlung der Körperseite

Drehen Sie sich so, dass Ihr Gesicht zum Rumpf des Empfängers gerichtet ist, und unterstützen Sie seine Schulter mit Ihrer Mutterhand. So erreichen Sie mit der Handfläche, dem Daumen oder Ellbogen alle Meridiane dieser Körperseite bis hinunter zur Hüfte (Abb. 4.28). Sie können in der gleichen Weise auch die Oberseite des Armes behandeln, wenn Sie ihn auf den Rumpf legen.

Wirbelsäule und Rücken

Aus der oben beschriebenen Behandlungsposition heraus können Sie sich seitlich hinknien und an den erreichbaren Rückenmeridianen entlang arbeiten, entweder mit der Fingerspitzentechnik, die in Kapitel 3 beschrieben wird (s. S. 39), oder mit dem Daumen, während Sie gleichzeitig mit der Mutterhand die Schulter unterstützen. Hier ist es wichtig, einzusinken statt zu drücken, damit Sie den Körper des Empfängers nicht nach vorne stoßen. Noch mehr Unterstützung lässt sich durch die Behandlungsposition geben, die oben (im Abschnitt zur Behandlung am Schulterblatt) beschrieben ist, und indem Sie mit dem Daumen und dem Knöchel des Zeigefingers auf beiden Seiten der Wirbelsäule nach unten arbeiten (s. S. 39; Abb. 4.29). Mit all diesen Techniken können Sie bis zum Kreuzbein fortfahren.

Hüften

Knien Sie hinter dem Rumpf des Empfängers und legen Sie Ihre Mutterhand auf seine Taille, während Sie die Meridiane auf der Seite der Hüfte mit der Handfläche, dem Daumen oder Ellbogen behandeln (Abb. 4.30).

Beine

Legen Sie Ihre Mutterhand auf die Hüfte und behandeln Sie die Meridiane am Ober- und Unterschenkel mit der Handfläche und dem Daumen. Am Unterschenkel können Sie auch Ihr Knie einsetzen (Abb. 4.31).

4.4 Die Sitzposition

Vorteile

Diese Position bietet Ihnen viel Raum zur Arbeit an Hals und Schultern, denn Arme, Schultern und Kopf können unterstützt, rotiert und gedehnt werden. Der Empfänger kann im Sitzen das natürliche Potenzial zur Aufrichtung und Bewegung in seinem Ober-

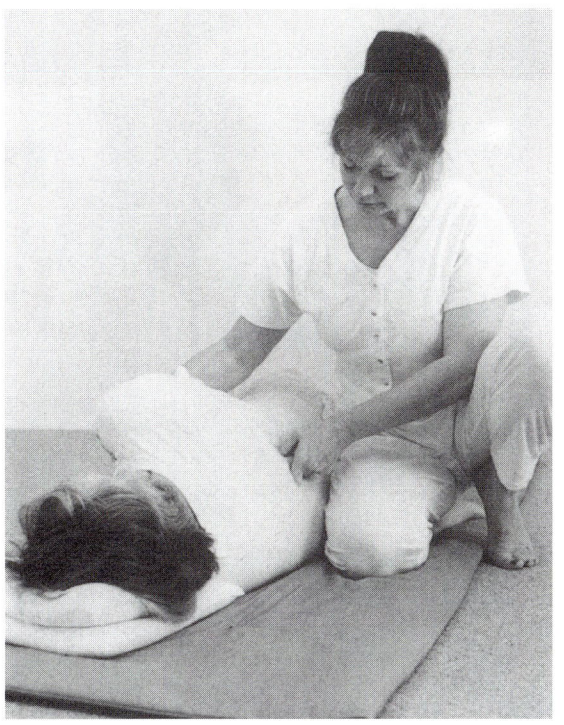

Abb. 4.29: Behandlung mit Daumen und Zeigefingerknöchel die Seiten der Wirbelsäule hinunter

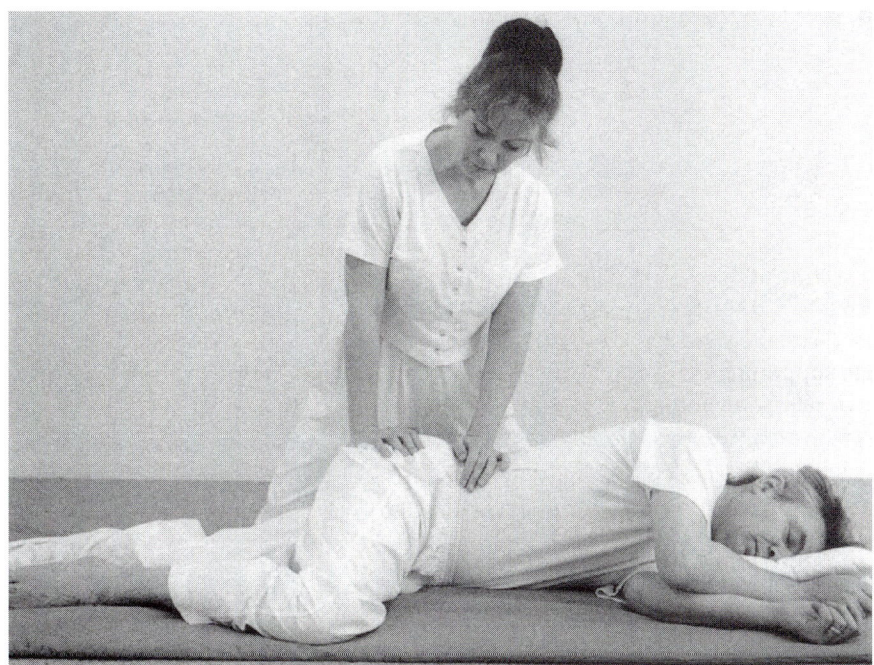

Abb. 4.30: Behandlung im Hüftbereich

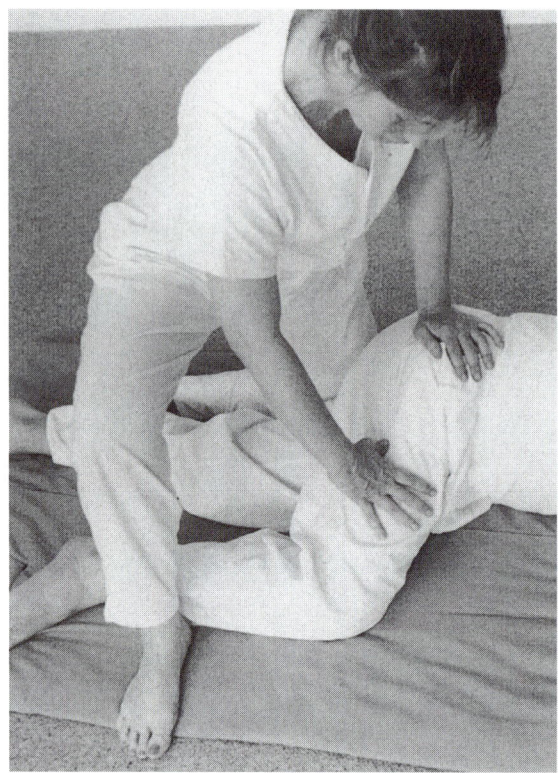

Abb. 4.31: Behandlung der Beine mit dem Daumen

körper wahrnehmen und bleibt wach und aktiv. Sie selbst benötigen für diese Art der Shiatsu-Behandlung keinen großen Behandlungsraum und können die Techniken zur Anwendung auf dem Stuhl anpassen.

Nachteile

Im westlichen Kulturkreis sind nur wenige Menschen imstande, wie die Japaner längere Zeit bequem zu knien, und somit die eigentlich beste Position für Shiatsu im Sitzen einzunehmen. Bei der Position mit gekreuzten Beinen sacken die Empfänger leicht zusammen und sollten deshalb auf einem Kissen oder einem niedrigen Stuhl sitzen. Auch von Ihnen verlangt diese Position einiges. Sie müssen ständig darauf achten, den Empfänger zu unterstützen, ohne dabei Ihre eigene Entspannung und Hara-Wahrnehmung zu

vernachlässigen (auch wenn dies eine wunderbare Übung für Sie selbst darstellt!). Und es ist schwieriger, den unteren Bereich des Rumpfes gut zu erreichen.

Gut erreichbare Meridiane

Alle Hals-, Schulter- und Armmeridiane und die Meridiane des oberen Rückens.

Behandlungsablauf

Mit der Handfläche den Rücken hinunter

Knien Sie eine Armlänge weit weg vom Empfänger und legen Sie die Mutterhand auf seine Schulter. (Anm.: Wenn Sie den richtigen Abstand beibehalten und den Arm ausgestreckt lassen, können Sie den Empfänger in dieser Haltung hervorragend unterstützen.) Mit Ihrer anderen Hand behandeln Sie die Rückenmeridiane mit der Handfläche und dem Daumen (Abb. 4.32). Entlang der Wirbelsäule können Sie auch die Technik mit Daumen und Knöchel des Zeigefingers einsetzen (s. S. 41).

Mit den Ellbogen auf den Schultern

Knien Sie mit Kontakt zum Rücken des Empfängers als Unterstützung und lassen Sie Ihre Ellbogen auf seinen Schultern ruhen (Abb. 4.33).

Armrotation

Halten Sie den Ellbogen des Empfängers, während Ihre Mutterhand auf seiner Schulter liegt und der Daumen gegen den Rand des Schulterblatts drückt, und rotieren Sie den Arm nach vorne und oben, nach hinten und unten (Abb. 4.34).

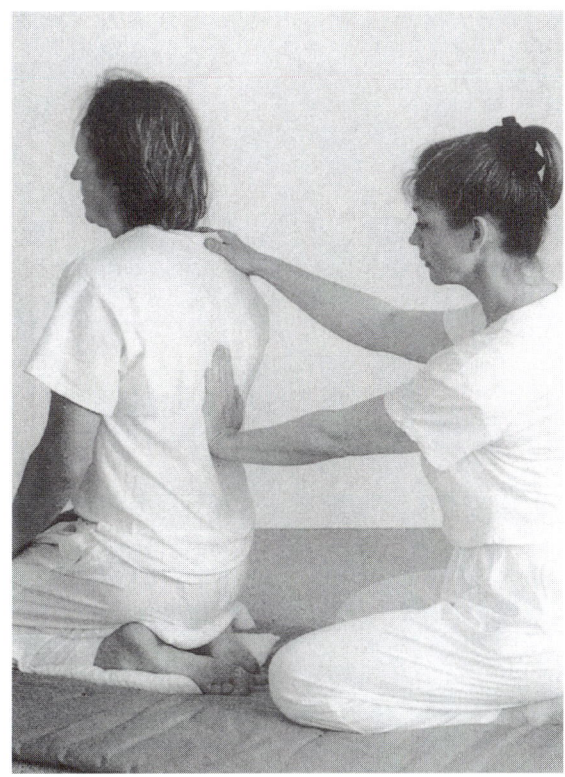

Abb. 4.32: Behandlung mit der Handfläche den Rücken hinunter

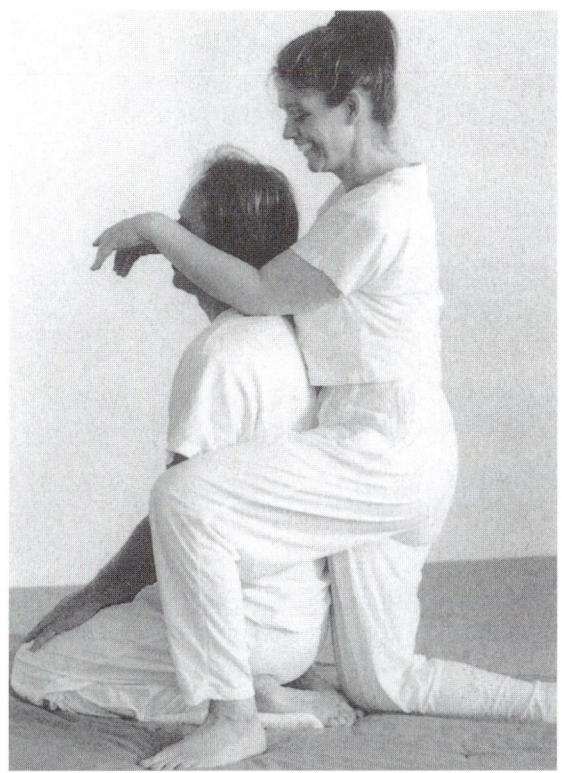

Abb. 4.33: Auf die Schultern gelehnt

Lösen der Schulterblätter

Umfassen und unterstützen Sie das Schulter-gelenk am Oberarm mit der Mutterhand und bewegen Sie das Gelenk nach hinten, gegen den Druck des Daumens der anderen Hand, der um und unter den Rand des Schulterblatts drückt (Abb. 4.35). Diese Tech-nik wird erleichtert, wenn Sie den Arm des Empfängers nach hinten auf Ihrem Knie ab-legen.

Arme

Die Sitzposition ermöglicht zwei Techniken zur Behandlung der Armmeridiane. Die erste eignet sich nur für manche Yang-Meridiane, die zweite hingegen für alle Meridiane.

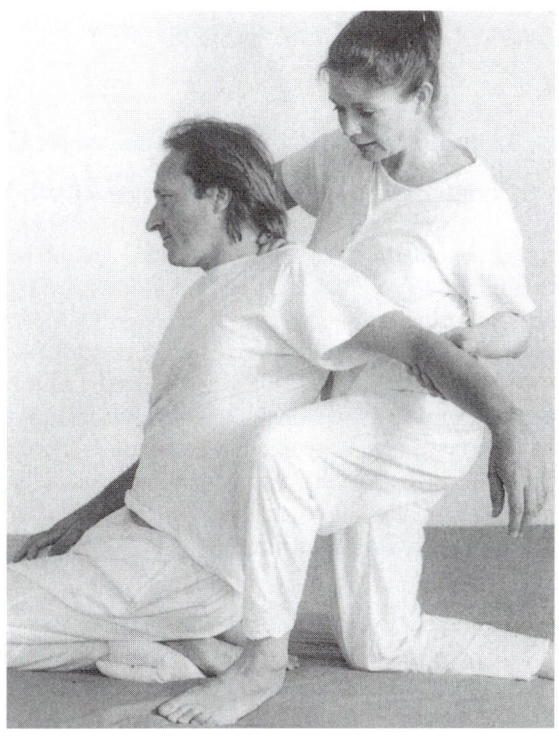

Abb. 4.34: Armrotation

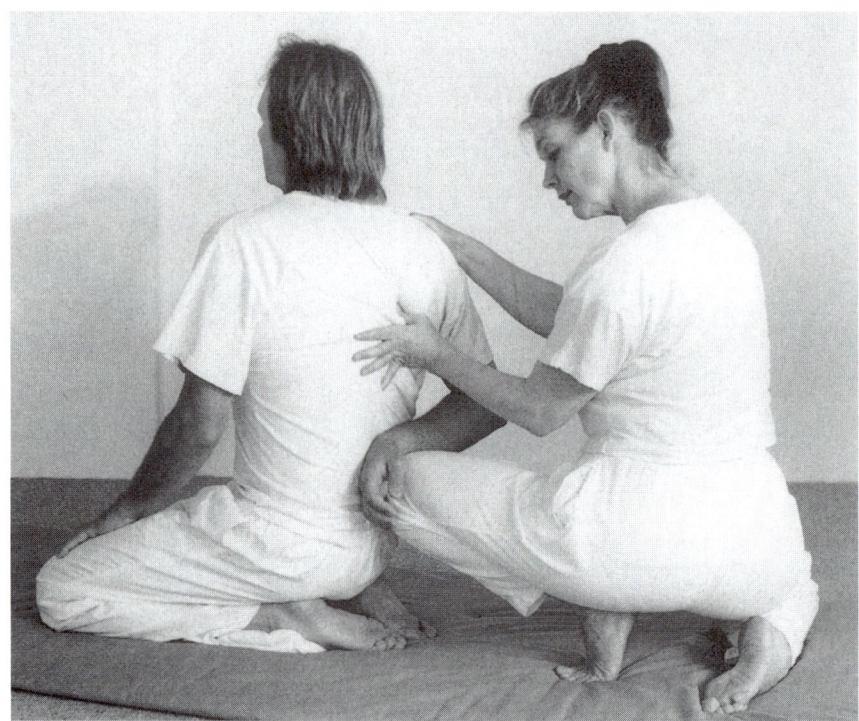

Abb. 4.35: Lösen der Schulterblätter

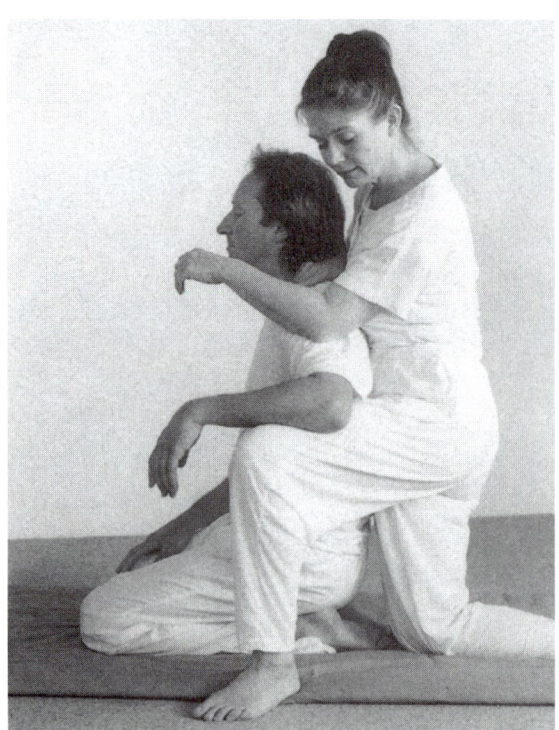

Abb. 4.36a: Behandlung der Meridiane auf dem Arm mit dem Ellbogen

Ellbogentechnik
Knien Sie so nahe am Empfänger, dass Sie seinen Körper mit Ihrem eigenen unterstützen. Legen Sie seinen Arm über Ihr aufgestelltes Knie und winkeln Sie seinen Ellbogen zur vollständigen Unterstützung an (Abb. 4.36a).

Fingerspitzentechnik
Sie knien hinter dem Empfänger und, um ihn in einer aufrechten Haltung zu stabilisieren, dehnen Sie seinen Arm nach hinten. Zur Aufrechterhaltung der Position halten Sie seine Hand und fassen Sie mit Ihrer anderen Hand den Arm so nahe wie möglich an der Schulter. Mit den Fingerspitzen oder dem Daumen der arbeitenden Hand können Sie jetzt in jeden gewünschten Armmeridian einsinken. Mit der Kindhand umgreifen Sie den Arm weiter bis nach unten und behandeln so den Meridian auf ganzer Länge (Abb. 4.36b).

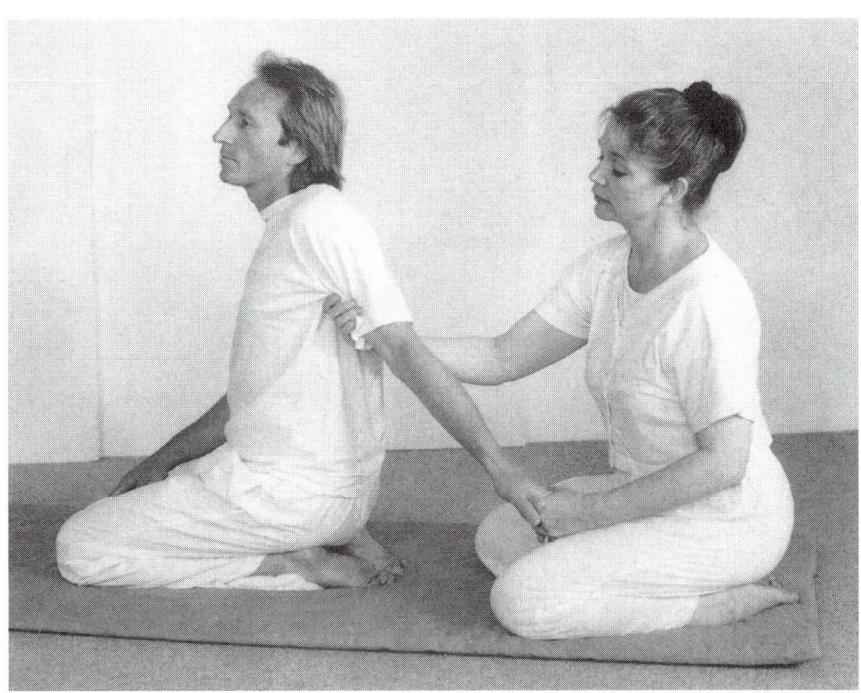

Abb. 4.36b: Behandlung der Armmeridiane mit Daumen oder Fingerspitzen

Behandlung von Hand und Handgelenk

Diese Technik wird aus der gleichen Position wie die oben beschriebene Fingerspitzentechnik ausgeführt. Während Sie mit Fingern und Daumen das Handgelenk gut stabilisieren, halten Sie die Hand des Empfängers so, als wollten Sie sie schütteln, und rotieren das Handgelenk (Abb. 4.37). Ohne das Handgelenk loszulassen, dehnen Sie nacheinander jeden einzelnen Finger.

Behandlung der Halsmeridiane mit dem Daumen

Knien Sie mit einer Armlänge Abstand hinter dem Empfänger und legen Sie Ihre Mutterhand zur Unterstützung auf seine Schulter. Mit der anderen Hand halten Sie seinen Nacken so, dass der Daumen auf dem ausgewählten Meridian gegenüber Ihrer Handfläche liegt. Behandeln Sie diesen Meridian auf beiden Seiten bis hinunter zu den Schultern (Abb. 4.38).

Halsrotation

Knien Sie dicht am Empfänger, unterstützen Sie seinen Körper mit Ihrem eigenen und mit Ihrem quer hinter seinem Rücken aufgestellten Oberschenkel. Ihre Mutterhand ruht auf seiner Stirn, Ihre andere Hand hält die Furche unter seiner Schädelbasis so, dass der Daumen möglichst in einen der Punkte dort einsinkt. Heben Sie seinen Kopf zur Dehnung des Halses leicht nach oben an und benutzen Sie Ihre Mutterhand, um seinen Kopf langsam im Kreis zu bewegen. Vermeiden Sie jeden Kraftaufwand und warten Sie an steifen Stellen, bis sich die natürliche Beweglichkeit des Halses wieder einstellt. Arbeiten Sie langsam und mit großem Feingefühl. Wiederholen Sie dies auf der anderen Seite in spiegelbildlicher Position (Abb. 4.39).

Dehnung des ganzen Körpers

Sie stehen hinter dem Empfänger, unterstützen seinen Rücken mit der Seite Ihres einen

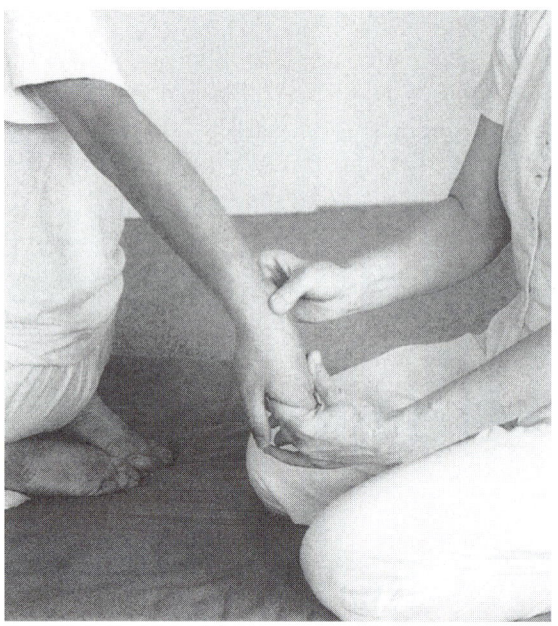

Abb. 4.37: Behandlung der Hand und des Handgelenks

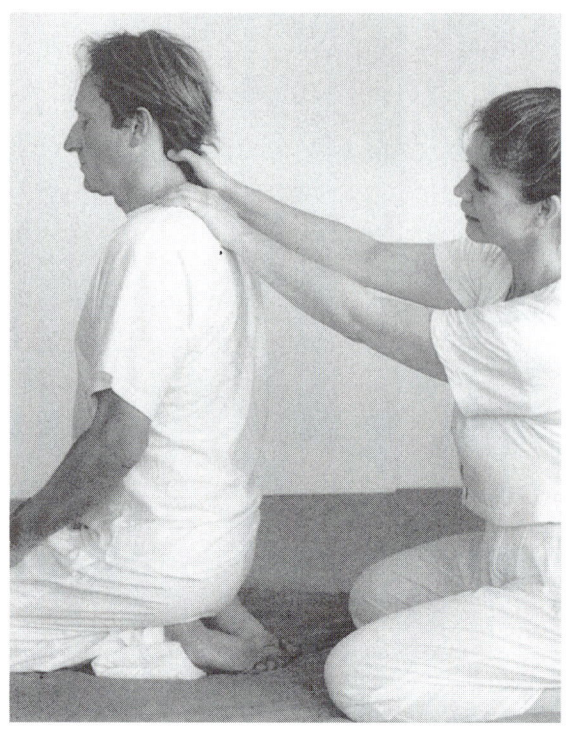

Abb. 4.38: Behandlung der Halsmeridiane mit dem Daumen

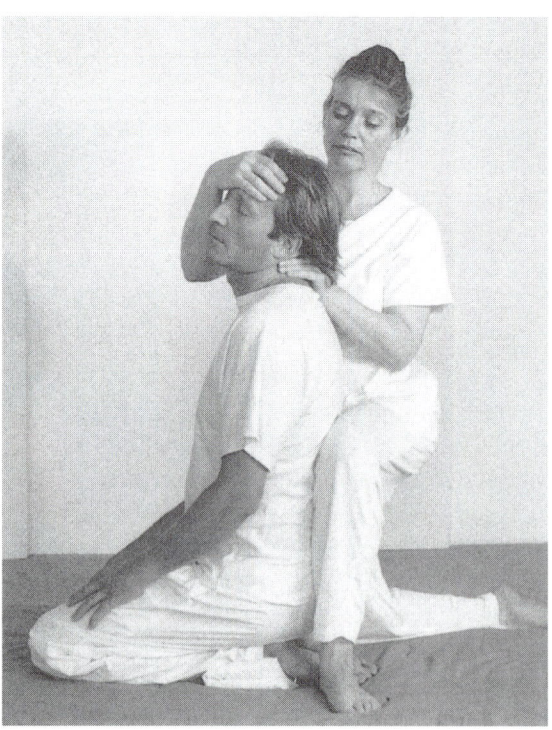

Abb. 4.39: Halsrotation

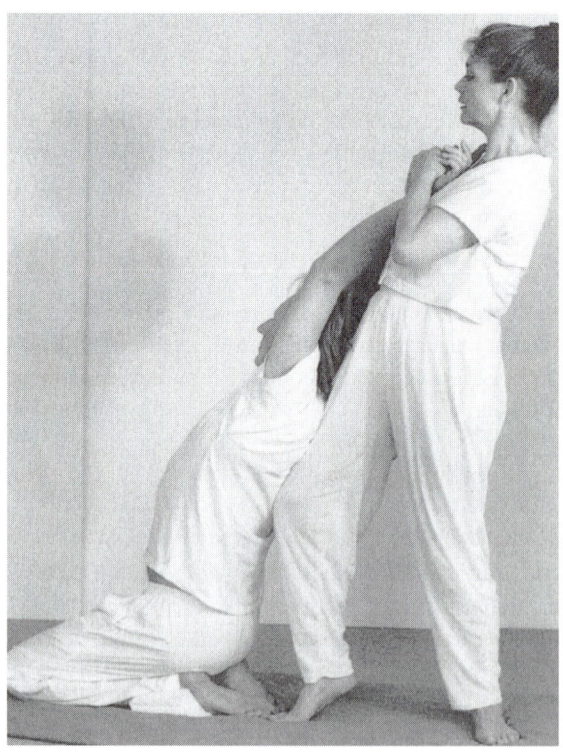

Abb. 4.40: Dehnung des ganzen Körpers

Beines und stellen Ihr anderes Bein zur eigenen Stabilisierung nach hinten. Nehmen Sie die Hände oder Handgelenke des Empfängers hoch und halten Sie seine Handrücken gegen Ihren oberen Brustkorb. Indem Sie Ihren Oberkörper nach oben und hinten strecken, dehnen Sie den Empfänger in die gleiche Richtung (Abb. 4.40).

Theorie

5 Traditionelle Chinesische Medizin für Shiatsu-Therapeuten

5.1 Was ist TCM?

Wie bereits in der Einleitung erwähnt, wird heute mit dem Akronym TCM allgemein das Modell der Traditionellen Chinesischen Medizin bezeichnet, das vom Vorsitzenden Mao während der Kulturrevolution wiedereingeführt wurde und seitdem in der gesamten Volksrepublik China praktiziert und unterrichtet wird. Dieses Modell dient als Grundlage für die Behandlung von Krankheiten mit Akupunktur, Kräutermedizin, Moxibustion, Ernährung und medizinischer Massage. Letztere schließt auch Shiatsu mit ein.

Die Begegnung mit der TCM kann beim Shiatsu-Lernenden zu Verwirrung führen, da seine ersten Erfahrungen – wie im Zen Shiatsu – auf einem Meridianmodell des menschlichen Körpers beruhen. Allerdings basiert es nicht wie ein rein auf Shiatsu ausgerichtetes Modell auf der Bewegung des Ki innerhalb des Meridian-Netzwerks. Stattdessen wird in der TCM das Ki als eine der vitalen Substanzen aufgefasst, die den menschlichen Organismus formen und beleben. Prozesse, in denen diese Substanzen produziert, erhalten und verteilt werden, stehen im Vordergrund dieses Modells. Darüber hinaus werden hier Disharmonien klassifiziert, die diese Prozesse als Folge des Versagens einer inneren Organfunktion, sei es auf Grund innerer Ursachen oder durch äußere pathogene Faktoren (die z.B. aus klimatischen Einflüssen oder der Ernährung resultieren), stören können. In gewissem Sinn betrachtet der TCM-Therapeut den Körper als eine Fabrik zur Herstellung und Verteilung von lebensnotwendigen Substanzen, eine Fabrik, die durch starke Emotionen überhitzt oder deren Produktion wegen Feuchtigkeit in der Maschinerie blockiert ist. Dieser Aspekt wird in Anhang Drei ausführlicher behandelt.

Da man in China umfangreiche praktische Forschungen zur Wirksamkeit der traditionellen Medizin betreibt und seitdem westliche Therapeuten in großer Zahl zur Fortbildung nach China kommen, nehmen die Konzepte der TCM zunehmend die Färbung der modernen chinesischen Kultur an. TCM wird als pragmatisches System unterrichtet und beschäftigt sich hauptsächlich mit den körperlichen Symptomen akuter Erkrankungen. Aus diesem Grund haben viele Shiatsu-Therapeuten im Westen, deren Klienten häufig Hilfe bei emotionalem oder psychischem Stress suchen, den Eindruck, dass TCM für ihre Arbeit nur wenig Bedeutung hat. Allerdings erstreckt sich die Geschichte der chinesischen Medizin über Tausende von Jahren und zahlreiche Zeitabschnitte, deren Wertvorstellungen und Philosophien vollkommen anders waren als die des modernen China. So zählen die alten Schriften nach wie vor zu den Medizinklassikern. Die Wurzeln der TCM sind eng mit den Ursprüngen des Daoismus verknüpft, und dieser Bezug kann sehr wertvoll für zeitgenössische westliche Shiatsu-Therapeuten sein, wenn sie sich mit vielen psychologischen Problemen auseinander zu setzen haben, die in früheren Zeiten mit Unterstützung einer spirituellen Tradition vermieden oder behoben worden wären.

Es wird interessant sein zu beobachten, ob in der sich wandelnden Gesellschaft des modernen China eine größere Betonung auf die psychologischen Stärken der TCM gelegt werden wird und ob die Erfahrung der westlichen Therapeuten der Erweiterung des alten Modells dienen soll.

5.2 Unterschiede in der praktischen Anwendung zwischen TCM und Shiatsu

Wer in einem Behandlungsstil ausgebildet ist, der auf Zen Shiatsu oder den Fünf Wandlungsphasen basiert, muss bestimmte grundlegende Unterschiede des TCM-Ansatzes begreifen.

Die **Diagnose** wird bei den meisten Stilrichtungen des Shiatsu über Berührung, meist in Form der Hara-Palpation, und das Betrachten, Befragen und Hören erstellt. Zur Diagnose in der TCM gehört traditionellerweise das Ertasten des Pulses und die Betrachtung der Zunge. Die Pulstastung ist ein ebenso subtiles und verfeinertes diagnostisches Werkzeug wie die Palpation des Hara, wird aber in diesem Buch nicht besprochen. Die Details der Zungendiagnose werden an anderer Stelle erklärt (s. S. 328–330). Auch wenn die Versuchung groß ist, eine Diag-

nose auf der Grundlage der Symptom-Muster zu stellen, *lässt sich eine TCM-Diagnose ohne die Bestätigung durch das Zungenbild nicht festlegen.*

Die **Meridiane**, in der Literatur überwiegend als „Leitbahnen" bezeichnet, werden im Allgemeinen nicht zur Behandlung herangezogen, es sei denn in der Leitbahn befindet sich eine lokale Obstruktion, d. h. irgendeine unangenehme oder schmerzhafte Empfindung. In diesem Fall werden Massage, Moxibustion, Schabe- oder Schröpftechniken lokal an der Leitbahn angewandt. *In den meisten Fällen werden in der TCM-Behandlung Punkte eingesetzt.* Wer keine Qualifikation zum Gebrauch der Nadeln hat, behandelt die Punkte mit Druck, Moxa oder Magneten.

Die zur Behandlung ausgewählten **Punkte** befinden sich nicht notwendigerweise auf dem Meridian, der zu dem Organ gehört, das die Symptome aufweist, oder auf dem Meridian, der sich bei der Hara-Diagnose gezeigt hat. Diarrhö wird beispielsweise häufig über Punkte des Magen- und Milz-Meridians behandelt; manchmal besitzt ein Punkt eine spezielle Funktion, die Meridian-unabhängig ist, z. B. Dünndarm 1 (Dü 1), der bei ungenügendem Milchfluss bei stillenden Müttern eingesetzt wird. Die Punkte des Konzeptions- und Lenkergefäßes werden häufig zur Behandlung von Organbeschwerden verwendet.

5.3 Praktische Anwendung der TCM

Obwohl angehende Shiatsu-Therapeuten die Theorie der TCM nicht lernen müssen, um wirksame Shiatsu-Behandlungen geben zu können, kann sie in vielerlei Hinsicht eine Bereicherung für ihre Praxis bedeuten.

Prognose

Ein elementarer Nutzen, den die Kenntnis der TCM mit sich bringt, ist die Fähigkeit, eine Prognose zu stellen. Eine erfahrene Shiatsu-Therapeutin kann eine Prognose über den Zustand des Empfängers allein anhand der Informationen abgeben, die das Ki des Empfängers ihren Fingern vermittelt. Weniger erfahrene oder begabte Therapeuten benötigen Unterstützung durch ein Theoriesystem, um den Schweregrad und die wahrscheinliche Dauer der zu behandelnden Beschwerden einzuschätzen.

Punkte, Moxa und Magneten

Die TCM-Differenzierung hilft Ihnen bei der Entscheidung, welche Punkte für den Empfänger besonders hilfreich sind. Sie können sie dann entweder selbst mit Fingerdruck, Moxibustion oder Magneten (s. S. 369) behandeln oder auch dem Empfänger Vorschläge zur Selbstbehandlung geben.

Überweisung

Sollte die Prognose ergeben, dass die Beschwerden des Empfängers ein Behandlungsverfahren, wie z. B. Kräutermedizin, erforderlich machen, für das Sie als Therapeutin nicht qualifiziert sind, so besteht die Möglichkeit, den Empfänger an eine andere Therapeutin zu überweisen.

Empfehlungen

Die TCM erlaubt es Ihnen, die Ursachen der Beschwerden zu erkennen und darauf aufbauend dem Empfänger Empfehlungen für eine Veränderung seines Lebensstils zu geben, um so die Ursachen zu beseitigen und dadurch die Beschwerden zu verbessern.

Zahlreiche Shiatsu-Therapeuten lassen sich durch zahlreiche Symptomlisten, die den „Syndromen" zugeordnet sind und in allen TCM-Büchern aufgeführt werden, vom Studium der TCM abschrecken. Diese Listen erscheinen komplex, trocken und irrelevant in Bezug auf Shiatsu. Das Verständnis der Grundprinzipien der TCM und einige Kenntnisse der Zungendiagnose machen das Auswendiglernen der Details der unterschiedlichen Syndrome überflüssig. Sie haben dadurch auch die Möglichkeit, eigene Zusammenhänge herzustellen. Es folgt eine Erläuterung der grundlegenden Prinzipien.

5.4 Das Grundkonzept der TCM – Yin und Yang

In der daoistischen Kosmologie sind Yin und Yang zwei archetypische Prinzipien, die aus Bewegung und Ruhe der Großen Leere entstehen.

Die große Leere ist das Allumfassende. Die Bewegung des Allumfassenden erzeugt Yang. In der größten Bewegung kommt es zur Ruhe. Das zur Ruhe kommen erzeugt Yin und in der größten Ruhe beginnt wiederum die Bewegung. Bewegung und Ruhe wechseln sich ab, das eine ist die Wurzel des anderen.
Chou Tun-Yi, zitiert in: Two Chinese Philosophers von A. C. Graham, Lund Humphries, S. 32.

Yin und Yang bewegen sich kontinuierlich, verschmelzen miteinander, verwandeln sich eines in das andere und erzeugen durch ihre Interaktion Ki und die Welt der Phänomene. Das raffinierte und doch schlichte Konzept von Yin und Yang bildet die Grundlage des fernöstlichen Denkens, weil es das Paradoxon verkörpert, wobei alles, was einen Namen trägt, den Keim seines Gegenteils enthält. Das Verständnis der Natur von Yin und Yang führt zu dem Verständnis der Natur des Wandels, und dieses gewährt uns wiederum Zugang zum Wirken des Ki in dieser

Welt. Wenn Shiatsu-Lernende sich mit Yin und Yang beschäftigen, werden sie möglicherweise mit einer Liste von Gegensätzen wie Tag und Nacht, männlich und weiblich etc. konfrontiert, die ihnen wenig dabei hilft, die Bedeutung von Yin und Yang für die Shiatsu-Praxis zu verstehen. Zunächst muss klar werden, dass sich diese beiden Prinzipien nicht auf statische oder gegensätzliche Zustände beziehen, sondern eher auf das Kontinuum ihrer Beziehung zueinander. So haben die Muskeln im Vergleich zur Haut eher Yin-Charakter, aber Yang-Qualität in Bezug auf die Knochen. Zum besseren Verständnis können die Tabellen 5.1 und 5.2 beitragen.

Bestenfalls besitzen alle Lebewesen ein Gleichgewicht von Yin und Yang. Menschen werden gewöhnlich mit einem vollständigen und ausgewogenen Anteil an beidem geboren. Unsere Reserven der lebensspendenden Yin / Yang-Prinzipien sind in den Nieren als Nieren-Yin und Nieren-Yang gespeichert (s. S. 136). Jedes Organ besitzt Yin-Funktionen, z. B. die Fähigkeit, in einer optimalen Einflusssphäre kühlend, entspannend oder befeuchtend zu wirken, und auch Yang-Funktionen, z. B. die Fähigkeit, umzuwandeln, zu erwärmen, zu bewegen oder zu beschützen. Diese Yin- und Yang-Fähigkeiten der Organe werden durch Nieren-Yin und Nieren-Yang unterstützt. Überschüssiges Yin

und Yang können nur durch äußere Einflüsse, wie z. B. Kälte, Hitze etc. in den Körper eindringen (s. S. 97, 98). Jede andere Disharmonie von Yin und Yang beruht auf einem Mangel des einen Prinzips, der zu einem scheinbaren Überschuss seines Gegenparts führt (s. S. 106, 107). Nach Tradition der TCM sprechen wir also von Yin-Leere und Yang-Leere, aber niemals von Yin-Fülle oder Yang-Fülle. Wir spezifizieren nach Fülle-Kälte, Fülle-Hitze etc.

5.5 Die Grundsubstanzen

In der Terminologie der TCM sind die Grundsubstanzen für alle Aspekte der menschlichen Gestalt und Funktion verantwortlich. Essenz, Blut und Körperflüssigkeiten üben die Yin-Funktionen des Nährens, Befeuchtens und Anfüllens unserer Substanz aus. Das Ki und das Bewusstsein (Shen) sind die nicht-materiellen Yang-Faktoren, die diese Substanz beleben und bewegen; das Ki hat vor allem die Aufgabe, unseren Metabolismus zu regulieren.

Ki

Shiatsu-Schüler verstehen Ki zunächst als Bewegung von Energie im Netzwerk der Meridiane. Auch wenn dies tatsächlich ein

Yin	Yang
Unterkörper (z. B. das Hara)	Oberkörper (z. B. der Kopf)
Vorderseite (z. B. die Kehle)	Rücken (z. B. der Nacken)
Innen (z. B. die Knochen)	Außen (z. B. die Haut)
Substanz (z. B. das Blut)	Energie (z. B. das Kinn)

Tab. 5.1: Beziehung von Yin und Yang in Körperteilen und Körpersubstanzen

Yin	Yang
kühlend	wärmend
entspannend	anregend
zentrierend	ausdehnend
verankernd	transportierend
nährend	verbrauchend
befeuchtend	trocknend
speichernd	schützend

Tab. 5.2: Beziehung von Yin und Yang bei Körper- und Stoffwechselfunktionen

Aspekt von Ki ist, stellt das Wort „Energie" nur eine westliche Annäherung an einen östlichen Begriff dar. Er hat die Bedeutung eines physisch tastbaren Etwas, einer Art feinen Fluidums, das sich zu Substanz verdichten kann. Das chinesische Schriftzeichen für Ki beinhaltet sowohl den Wortstamm von „Dampf" als auch von „Reis". In seiner feineren Erscheinungsform bewegt sich das Ki genau wie Dampf nahezu unsichtbar. In seinen dichteren Aspekten fließt es langsamer oder nimmt Gestalt an, z. B. die von Reis. Ki ist das Produkt des Zusammenspiels von Yin und Yang und die Grundlage für die Welt der Phänomene.

Im menschlichen Körper ist Ki das Prinzip, das uns bewegt, wärmt und vor äußeren Einflüssen schützt. Da es auf der körperlichen Ebene Vermittler von Bewegung und Umwandlung ist, befähigt ungehindert fließendes Ki uns auf der psychischen Ebene gleichermaßen zur Veränderung unserer Stimmungslage, zum Wechsel zwischen verschiedenen Emotionen, zwischen Arbeit und Vergnügen, Aktivität und Ruhe.

Erzeugung von Ki

Uns stehen drei Ki-Quellen (Abb. 5.1) zur Verfügung: unser genetisches Erbe, unsere Nahrung und die Luft, die wir atmen. Jedes Ki wird in einem anderen Körperbereich gespeichert oder verarbeitet, entsprechend den „drei Brennern" des Dreifachen Erwärmers.

1. Der Untere Brenner beherbergt unser Quell-Ki, manchmal auch Ursprungs-Ki oder Erb-Ki genannt. Ein Teil davon ist seit der Empfängnis vorhanden. Dieses von unseren Eltern ererbte Ki können wir auch als Energie unserer Gene betrachten, den Yang-Aspekt der Essenz. Es bleibt in uns und regt die Aktivität all unserer kör-

pereigenen Systeme und Organe an. Wir verbrauchen es also allmählich während unseres Lebens. Der andere Teil besteht aus reinstem Ki, das durch die Prozesse von Atmung und Verdauung erzeugt wird und zum Unteren Brenner hinunter fließt, um die Quelle aufzufüllen. Das Ursprungs-Ki ist rein und konzentriert wie Raketentreibstoff; selbst wenig davon reicht für einen langen Weg. Über innere Verbindungen, die vom Dreifachen Erwärmer, dem „Boten des Ursprünglichen Ki", beherrscht werden, wirkt es als Katalysator für alle körperlichen Prozesse und Meridiane. Jeder Meridian hat einen Quellpunkt, über den er vom Ursprungs-Ki genährt wird. Das Ursprungs-Ki bildet die Grundlage des Nieren-Yang, das die gesamte Yang-Energie im Körper antreibt.

2. Der Mittlere Brenner ist der Bereich, in dem wir Nahrung verarbeiten, um an das Nahrungs-Ki, das andere Merkmale aufweist als das menschliche Ki, zu gelangen und es in eigenes Ki umzuwandeln. Diese Umwandlung bewerkstelligen Magen und Milz mit Hilfe des Ursprungs-Ki, indem sie Nahrung in Nahrungs-Ki (Gu Qi oder „Getreide-Qi" im Chinesischen) aufspalten und dieses dann hinauf in den Brustkorb senden, wo es sich mit der dritten Art von Ki verbindet.

3. Im oberen Brenner wird das Ki der Luft aufgenommen. Das Ki der Luft ist bereits in einem reinen Zustand und braucht daher keine Verarbeitung, um in den Oberen Brenner aufgenommen zu werden und sich im Brustkorb mit dem Nahrungs-Ki zu verbinden. Auch in diesem Prozess dient das Ursprungs-Ki als Katalysator. Auf diese Weise vereinigen sich alle drei Arten des Ki zum so genannten Wahren Ki eines Individuums, dem Ki, das letztendlich in den Meridianen fließt. Als Nebenprodukt dieser Umwandlung entsteht das Abwehr-Ki: Es ist hoch aktiv, „kraftvoll und kühn" und wird von den

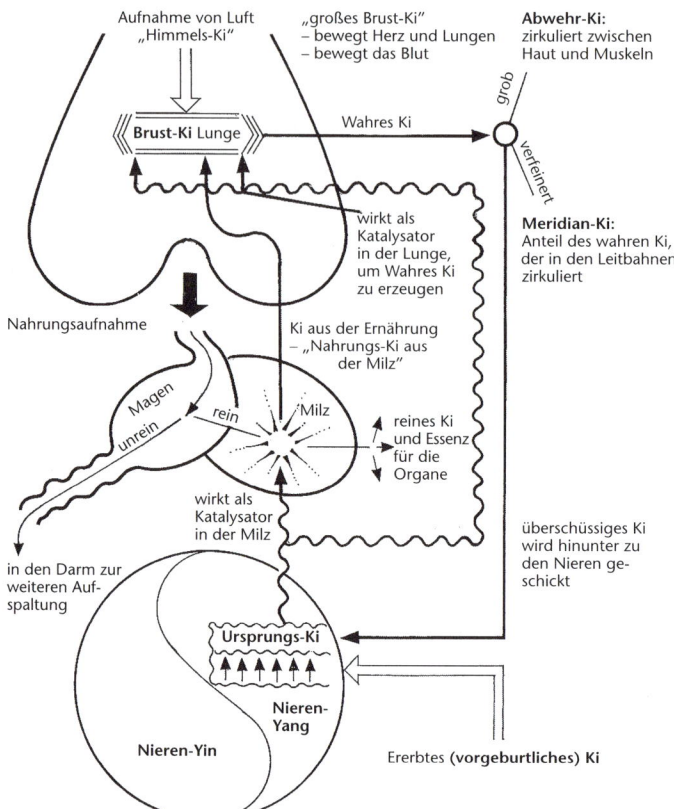

Abb. 5.1: Erzeugung von Ki (mit freundlicher Genehmigung von Paul Lundberg)

Lungen ausgesandt, um die Körperoberfläche zu verteidigen und vor Einflüssen von außen zu schützen.

Jeder dieser drei Umwandlungsbereiche oder Brenner des Dreifachen Erwärmers steuert seinen eigenen Anteil zum Ursprungs-Ki bei, um die oben beschriebenen Prozesse zu fördern und gemeinsam mit dem Organ-Ki des jeweiligen Bereichs Energie für die Umwandlung zur Verfügung zu stellen. So trägt das Feuer des Unteren Brenners zum Nieren-Yang bei, das Feuer des Mittleren Brenners ist mit dem Milz-Yang verbunden und das Feuer des Oberen Brenners vereinigt sich mit dem Ki von Herz und Lungen, um zur Umwandlungskraft des Zong Ki, des „Großen Brust-Ki", beizutragen.

Ich danke meinem Kollegen Paul Lundberg, dem Mitbegründer des Shiatsu College in London und Autor von *The Book of Shiatsu*, für die Genehmigung, sein Schaubild abzudrucken, das diese Prozesse in direkter und einfacher Form darstellt (Abb. 5.1).

Disharmonien des Ki

Im Zustand der Gesundheit fließt das Ki ungehindert und ist lediglich als Gefühl des Wohlbefindens wahrnehmbar. Bei einem Ungleichgewicht können vier Veränderungen des Ki eintreten: Es kann zu einem Mangel bzw. einer Leere kommen, zum Fließen in falscher Richtung, zu einem relativen Überschuss und zu einer Blockierung.

Ki-Leere

Eine Ki-Leere kann entweder in einem bestimmten Organ oder im ganzen Körper auftreten. Die systemische Ki-Leere entsteht meist durch eine Störung im Prozess der Ki-Erzeugung in Milz oder Lunge. Die Symptome der Ki-Leere sind also identisch mit den Symptomen bei einer Milz- oder Lungen-Leere[1] (s. Kap. 8 und 9):

* Müdigkeit
* Blässe
* Atemnot
* weicher Stuhlgang
* schwache Stimme
* Schweißausbrüche am Tag bei geringer oder ohne körperliche Anstrengung.

Shiatsu kann bei einer Ki-Leere unterstützend wirken, vor allem wenn einige der nachfolgend genannten Tsubos berücksichtigt werden. Solange keine Hitzezeichen vorhanden sind, kann auch Moxa hilfreich sein. Ernährungsratschläge und Atemübungen ergänzen die Therapie.

Punkt bei Ki-Leere
Di 4, Di 10; Ma 36; Bl 17, Bl 43; KG 6, KG 17; Gb 30

Sinkendes oder rebellierendes Ki

Es kommt vor, dass Ki in die falsche Richtung fließt. Die natürliche Flussrichtung des Milz-Ki ist nach oben, die des Magen oder Lungen-Ki nach unten. Wenn das Milz-Ki nicht nach oben fließen kann, spricht man von „sinkendem" Ki (s. S. 265), dabei kommt es zu Symptomen, wie z. B. Prolaps. Kann das Magen- oder Lungen-Ki nicht nach unten fließen, spricht man von „rebellischem"

Ki. Bei rebellischem Magen-Ki sind Schluckauf, Erbrechen oder Sodbrennen die Folge; bei rebellischem Lungen-Ki treten Völlegefühl in der Brust, Husten, Schnupfen oder Asthma auf.

Punkt bei
* sinkendem Ki – LG 20 (vor allem mit Moxa)
* rebellierendem Ki des Magen: HK 6; KG 13; Ma 21; Bl 17, Bl 19, Bl 21. Lungen: Lu 1, Lu 2, Lu 5, Lu 7; Bl 13

Ki in relativem Übermaß

Bei einem relativen Übermaß an Ki besitzen manche Organe, Körperteile oder Meridiane mehr Ki als andere. Es handelt sich hierbei nicht um einen krankhaften Zustand, sondern um einen normalen Anteil an der Bewegung und dem Fließen des Ki im Verlauf menschlicher Aktivität. Sollte der Ki-Fluss aber zum Stillstand kommen und sich ein relatives Übermaß an Ki in einem bestimmten Organ oder Körperteil festsetzen, herrscht eine Disharmonie, aus der Krankheit entsteht. Die Behandlung dieses Zustands, die Umverteilung des Ki aus Bereichen mit Überschuss (Sedierung) in Bereiche mit Ki-Leere (Tonisierung), kann auch mit Shiatsu erfolgen. Eine genaue Erläuterung finden Sie in Kapitel 14.

Ki-Stagnation

Das Ki kann auch blockiert werden oder stagnieren. Dabei handelt es sich entweder um ein lokales Problem auf Grund einer körperlichen Verletzung oder des Eindringens von Kälte, Wind oder Feuchtigkeit in einen Körperteil bzw. Meridian. Auch ein generalisierter Zustand kann vorliegen, der innere Prozesse betrifft und häufig durch unterdrückte Gefühle entsteht (s. S. 174). Zu den Symptomen einer Ki-Stagnation gehören:

* Völlegefühl, Unwohlsein oder Schmerzen (die kommen und gehen)

---

[1] Jedes Syndrom der TCM, auch eine Ki-Leere, manifestiert sich mit einer Vielzahl von Symptomen. Die Symptome müssen nicht unbedingt alle gleichzeitig auftreten, aber um die Diagnose zu bestätigen, sollten wenigstens drei davon vorhanden sein und durch den Zungenbefund bestätigt werden.

- Schwellungen, die kommen und gehen (z. B. geschwollene Brüste)
- Globusgefühl in der Kehle
- Reizbarkeit
- leicht bläuliche Zunge.

Üblicherweise eignet sich Shiatsu gut bei Ki-Stagnation, da es das Ki bewegt und neu verteilt. Solange keine Hitzezeichen vorhanden sind, ist bei Ki-Stagnation auch die lokale Anwendung von Moxa erfolgreich. Auch die folgenden Punkte werden helfen.

Punkte bei Ki-Stagnation
Le 3; Gb 34; Di 4; Mi 6; Bl 18

Shiatsu eignet sich üblicherweise gut zur Behandlung von Ki-Disharmonien, vor allem der Ki-Stagnation und des Ki in relativem Übermaß, auch wenn tief verwurzelte Muster der Ki-Verteilung häufig durch die Persönlichkeit und den Lebensstil des Empfängers bedingt sind und es eine gewisse Zeit dauern mag, bis sie sich verändern.

Essenz

Die zweite der Grundsubstanzen, Jing, wird häufig als „Essenz" übersetzt. Die Essenz entspricht dem Yin-Aspekt bzw. der materiellen Form des Ursprungs-Ki, das wir von unseren Eltern erben. Genauso wie das dem Yang-Aspekt entsprechende Ursprungs-Ki unser Leben lang die motivierende Kraft hinter allen unseren körperlichen Prozessen und Handlungen darstellt, bildet die dem Yin-Aspekt zugeordnete Essenz die materielle Grundlage unseres Körpers, den Samen unserer physischen Form. Das eine kann nicht ohne das andere existieren. Immer wenn wir den Arm heben, einen Schritt gehen, atmen oder eine Mahlzeit verdauen, zehren wir an unserem Ursprungs-Ki. Und wenn wir an unserem Ursprungs-Ki zehren, brauchen einige Körperzellen ihren Vorrat an Essenz auf.

Auf philosophischer Ebene steht Essenz für die historische Kontinuität des Lebens in Form von aufeinander folgenden Generationen, wohingegen das Ursprungs-Ki die Kraft darstellt, die jedes Individuum antreibt und motiviert. Es ist unser Anteil an der Lebenskraft, über die wir verfügen können, wie wir es wollen. Zwischen der Notwendigkeit der Aufrechterhaltung unserer Spezies (Essenz) und des individuellen einzigartigen Potential, das eigene Schicksal und das seiner Art zu formen (Ursprungs-Ki) herrscht ein empfindliches Gleichgewicht. Auf der praktischen Ebene bestimmen Qualität und Quantität unserer Essenz lebenslang unsere eigene körperliche Konstitution wie auch die Qualität der Konstitution, die wir an unsere Kinder weitergeben. Eine weiterführende Diskussion zu diesem Thema finden Sie im Kapitel über die Nieren (s. S. 136).

Ebenso wie das Ursprungs-Ki tritt auch die Essenz in zwei Formen auf. Die erste, die vorgeburtliche Essenz, kann weder ergänzt noch wieder aufgefüllt werden und nimmt mit zunehmendem Alter allmählich ab. Da die Funktion der vorgeburtlichen Essenz letztendlich darin besteht, unseren Nachkommen die physische Form bereit zu stellen, wird sie bei Männern größtenteils durch Geschlechtsverkehr aufgebraucht, bei Frauen durch Geburten. Die nachgeburtliche Essenz, die zweite Form, wird durch die Prozesse der Atmung und Verdauung erzeugt und kann durch eine gesunde Ernährung und Atemübungen wieder aufgefüllt und durch einen gemäßigten Lebensstil erhalten werden.

Die vorgeburtliche Essenz wird „zwischen den Nieren" gespeichert, einem Bereich, der für einige Fachleute dem Hara[2] entspricht. Die nachgeburtliche Essenz wird in Magen

---

[2] „Im Dantian (Unterbauch) befindet sich Jing Qi, dieses Jing Qi verteilt sich (in den ganzen Körper)." aus dem Huang Ting Wai Jing: zitiert in: *Hara Diagnosis: Reflections on the Sea*, S. 81.

und Milz erzeugt und von dort zu allen Organen und Körperteilen transportiert. Was übrig bleibt, speichern die Nieren. Daher ordnet man die nachgeburtliche Essenz eher den Nieren als der Milz zu. Beide Formen der Essenz bilden die Grundlage des Nieren-Yin, der fundamentalen Yin-Reserve, deren Aufgabe es ist, das Yin des gesamten Körpers zu unterstützen.

Disharmonien der Essenz

Bei der Essenz kann es zu keinem Zustand des Überschuss kommen, sondern nur zu einem des Zustand der Leere. Obwohl Shiatsu wenig dazu beitragen kann, die vorgeburtliche Essenz zu vermehren, kann es doch die Aktivität der Organsysteme steigern, in denen die nachgeburtliche Essenz erzeugt wird. Qi-Gong-Übungen und Chinesische Kräutermedizin wirken unterstützend.

Zu den Symptomen einer Essenz-Leere zählen:

* Wachstumsverzögerung
* Impotenz oder Unfruchtbarkeit
* Konstitutionsschwäche
* Knochenbrüchigkeit
* Gedächtnisschwäche
* vorzeitig ergrautes oder verdünntes Haar
* rote Zunge ohne Belag.

Punkte zur Tonisierung der Essenz
Bl 23, Bl 43; Gb 39; LG 4; Ni 3

Blut

Die Bezeichnung „Blut", die dritte Grundsubstanz, steht für mehr als die tatsächlich analysierbare Substanz, die durch unsere Adern fließt. Für die Chinesen ist Blut die Yin-Ergänzung zum Ki. Wo das Ki hinfließt, dorthin fließt auch Blut, und gleichermaßen

folgt Ki dem Blut. Während das Ki Yang-Funktionen wie bewegen, wärmen und transportieren ausübt, besteht die Rolle des Blutes darin, zu befeuchten, zu nähren und zu entspannen. Ohne Blut würden alle Körpergewebe, so unterschiedliche Strukturen wie Augen, Haut, Nägel, Gehirn und Sehnen, ihre Feuchtigkeit, Elastizität und Versorgung und damit einen Teil ihrer Funktion verlieren.

Blut wirkt auch im emotionalen Bereich. Es nährt und befriedigt auf der psychischen ebenso wie auf der physischen Ebene. Ted Kaptchuk formuliert das so: „Ki steht für die Spannung des Wandels von einem Zustand in den anderen. Blut steht für die Vollendung und Anerkennung dieses Wandels, es ruht im Wandel, der Wandel wird zur Materie ... Blut ist mehr als eine gynäkologische Angelegenheit. Es hat damit zu tun, wie wohlwollend wir zu uns selber sein können, wie viel Raum wir uns zugestehen, um uns wohl zu fühlen."[3]

Vor allem im Herz wirkt das Blut stabilisierend und es bietet so dem Shen, manchmal auch „Bewusstsein" oder „Geist" genannt, einen Ruheplatz, das – wird es nicht beherbergt – aufgewühlt sein und Symptome wie Angst und Schlaflosigkeit mit verursachen würde.

Blut entsteht aus Nahrungs-Ki, das von Magen und Milz nach oben in den Brustkorb geschickt wird. In der TCM ist letztendlich das Herz verantwortlich für die Erzeugung von Blut. Das gelingt allerdings nur, wenn die Milz genügend Nahrungs-Ki zur Verfügung stellt. Einer Blut-Leere liegt meist eine Milz-Schwäche zugrunde. Auch übermäßiger Blutverlust, z. B. durch Menstruation oder Geburt, kann zu einer Blut-Leere führen und ebenfalls durch eine schwache

---

[3] Vortrag in Oxford, England, November 1991.

Milz bedingt sein, die das Blut nicht in den Gefäßen halten kann (s. S. 265).

Ein weiteres Organ mit wichtiger Funktion für Quantität und Qualität des Blutes ist die Leber. Sie speichert das Blut, während wir ruhen, und gibt es frei, wenn wir es für Aktivitäten brauchen (s. S. 173). Da ungenügende Speicherung und Verteilung dazu führen, dass Blut im Bedarfsfall nicht verfügbar ist, stellt die Leber einen Schlüsselfaktor bei der Entstehung einer Blut-Leere dar. Das gesunde Funktionieren der Leber hängt von unserem emotionalen Gleichgewicht ab, daher kann eine Blut-Leere auch emotional bedingt sein.

Disharmonien des Blutes

Blut-Leere

Das Syndrom der Blut-Leere kann durch Blutverlust bedingt sein oder auf der Unfähigkeit der Milz beruhen, das Blut in den Gefäßen zu halten oder ausreichend Nahrungs-Ki herzustellen, um Blut zu erzeugen. Es ist auch möglich, dass die Leber nicht bereitwillig Blut aus ihrem Speicher zur Verfügung stellt.

Zu den Symptomen bei einer Blut-Leere gehören:

- glanzloses, blasses Gesicht
- trockene Haut und Haare
- brüchige Nägel
- schwache Sehnen
- Sehschwäche oder tanzende Punkte vor den Augen
- Einschlafstörungen
- Depression oder Angst
- Schwindel
- Taubheitsgefühl
- schwache Menstruationsblutung
- blasse, dünne Zunge oder blässliche oder orangefarbene Zungenränder.

Ebenso wie bei einer Ki-Leere zeigen sich bei einer Blut-Leere keine stark pathologischen Symptome, doch sie kann zu vielerlei Syndromen führen, die sich dann pathologisch manifestieren. Shiatsu ist auf Grund seines beruhigenden und entspannenden Effekts hilfreich bei Blut-Leere, aber in schweren oder chronischen Fällen sind gewöhnlich auch Ernährungsempfehlungen oder eine Kräuterbehandlung erforderlich.

Bei einer Blut-Leere hilft eine Moxa-Behandlung an folgenden Punkten, bei einer Behandlung, die als die Vier Blumen bekannt ist (solange keine Hitzezeichen vorhanden sind):

Punkte
Die Vier Blumen – Bl 17, 18, 20, 23

Weitere Punkte bei Blut-Leere
Mi 6, Mi 10; Ma 36; Bl 17; KG 4, Gb 30, Le 8

Hitze im Blut

Wenn die Leber zu Yang-betont und zu heiß wird, wozu sie bei entsprechenden inneren emotionalen Ursachen oder äußeren Faktoren wie Ernährung oder Alkoholkonsum neigt, oder bei ungenügender Kühlung durch das Leber-Yin, dann wird das in ihr gespeicherte Blut ebenfalls heiß. Blut-Hitze kann sich zeigen in roten, juckenden Hautausschlägen oder in der Tendenz des Blutes, sich „wild zu bewegen" zum Ausdruck kommen, so dass plötzliche, heftige oder starke Blutungen die Folge sein können.

Zu den Symptomen der Blut-Hitze gehören:

- Hitzegefühl
- juckende, rote Haut
- starke Blutungen (z. B. heftiges Nasenbluten, starke Menstruation)
- roter Zungenkörper.

Punkte bei Blut-Hitze
Mi 6, Mi 10; Di 11; Bl 40; Ni 6; Le 2, Le 14

! **Auf keinen Fall Moxa anwenden!**

Blut-Stagnation
Eine Blut-Stagnation ist entweder Folge einer Blut-Leere, bei dem der Fluss zu schwach und dadurch verlangsamt ist, oder einer Ki-Stagnation (s. o.), da Ki das Blut bewegt. Ki-Stagnation aufgrund emotionaler Belastung führt oft zu einer Blut-Stagnation. Schwerer emotionaler Stress kann sogar gleichzeitig zu Ki- und Blut-Stagnation führen. Auch körperliche Verletzungen oder das Eindringen von Hitze oder Kälte sind mögliche Ursachen. Wenn sich eine Blut-Stagnation auf innere Organe, wie z. B. das Herz, auswirkt, handelt es sich um eine ziemlich ernst zu nehmende Erkrankung. Viele Klienten, die mit solchen Symptomen vorstellig werden, nehmen bereits Medikamente dagegen ein, und ergänzend zur Shiatsu-Therapie ist auch eine Behandlung mit Kräutern empfehlenswert.

Zu den Symptomen der Blut-Stagnation gehören:

- starke, ununterbrochene, bohrende oder stechende Schmerzen
- Verhärtung oder Schwellung, die nicht zurückgeht
- dunkle Blutung mit Klumpen
- violette Zunge oder violette Färbung im Areal der Stagnation (s. Zungenkarte S. 329).

Punkte bei Blut-Stagnation
Mi 1, Mi 10, HK 6 (bei Stagnation im Brustkorb); Ma 30 (bei Stagnation im Unterbauch)

Moxa sollte über diesen Punkten nicht angewendet werden, denn obwohl Moxa theoretisch Stagnation auflösen kann, kann bei der Blut-Stagnation eine Hitze-Komponente beteiligt sein.

Shen

Shen ist die am höchsten verfeinerte und reinste der Grundsubstanzen. Shen lässt sich nur aus Verbindlichkeit überhaupt als Substanz bezeichnen, denn meistens wird es mit „Geist" oder „Bewusstsein" übersetzt. Allerdings ist Shen über die Essenz und das Ki mit dem physischen Körper verbunden und kann sich ohne sie nicht manifestieren. Shen befähigt uns dazu, im Augenblick gegenwärtig zu sein, aufmerksam und im Stande, angemessen auf unsere Umgebung zu reagieren. Shen soll seinen Sitz im Herzen haben.

Disharmonien des Shen

Auch wenn Shen an sich keine Substanz, sondern Anwesenheit von Bewusstsein ist, hängt sein Zustand doch von den anderen Grundsubstanzen ab, im Besonderen von den Grundsubstanzen mit Yin-Charakter, also Essenz und Blut. Vor allem Essenz ist notwendig, damit Shen sich in einem Körper einfinden kann, in gewisser Weise wird Shen durch die Essenz eingeladen, im Körper präsent zu sein. In der chinesischen Alltagssprache wird das Wort Shen niemals ohne das Wort Essenz gebraucht, die Chinesen sprechen von *„Jingshen"*.

Shen-Leere
Essenz unterstützt und nährt Shen, eine Leere an Essenz kann zu einer Leere von Shen führen. Die Anzeichen gleichen dem Essenz-Leere mit zusätzlichen Symptomen wie:

- Niedergeschlagenheit
- abgestumpftes, gleichgültiges Verhalten.

Unruhiges Shen

Auch das Blut, besonders das Blut des Herzens, hat als weitere Grundsubstanz Bedeutung für den Zustand des Shen. Shen wohnt im Herzen, und das Herz-Blut bietet ihm eine ruhige, nährende Umgebung. Weil es dem Yin zugeordnet ist, beruhigt und beherbergt das Blut Shen, und bei einer Blut-Leere wird Shen ruhelos. Dies führt zu:

* Angst
* Schlaflosigkeit.

Gestörtes Shen

Wenn Hitze oder Schleim (s. S. 97, 99) das Blut im Herzen erhitzen oder blockieren, wird auch Shen beeinflusst. Es verliert seinen Ruheplatz und wird zerstreut oder verwirrt. Dies äußert sich durch:

* manisch-depressives Verhalten
* geistige Verwirrung
* Delir.

Shiatsu eignet sich auf Grund seiner beruhigenden und ausgleichenden Wirkung hervorragend zur Kurzzeitbehandlung bei Unausgewogenheit des Shen. Um eine längerfristige Wirkung zu erzielen, ist es wichtig, auch die Ursachen anzugehen, die Shen schwach, ruhelos oder zerstreut werden ließen.

> **Punkte zur Beruhigung des Shen**
> He 3, He 7, He 8; HK 6, 7; KG 15

Körperflüssigkeiten

Die Körperflüssigkeiten – auch sie gehören zu den Grundsubstanzen – umfassen alle flüssigen Substanzen des Körpers, von der viskösen Gelenkschmiere über das Mark bis zu den wässrigeren Flüssigkeiten wie Schweiß und Lymphe. Blut, die wichtigste Körperflüssigkeit, bildet eine eigene Kategorie. Alle Körperflüssigkeiten einschließlich Blut werden vom grundlegenden Yin des Körpers, dem Nieren-Yin unterstützt. In einem komplexen Vorgang unter Einbeziehung vieler Organe werden sie aus dem, was wir trinken, und dem Flüssigkeitsgehalt unserer Nahrung gewonnen.

Dieser Vorgang beginnt damit, dass die Milz mit Unterstützung des Ursprungs-Ki der Nieren Flüssigkeit aus unserer Nahrung gewinnt, die in reine und unreine aufgeteilt wird. Die reine Flüssigkeit wird nach oben geschickt, um die Lunge zu befeuchten, von der sie danach abwärts zu den Nieren geleitet und im ganzen Körper bis in Haut und Muskeln verteilt wird. Nachdem die Nieren weiter verdampfte Flüssigkeit zur Befeuchtung der Lunge ausgesandt haben, leiten sie den Rest hinunter zur Blase. In der Blase wird dieser Rest weiter aufgetrennt und verfeinert, so dass reine Flüssigkeit im Körper verteilt und unreine als Urin ausgeschieden werden kann. Der unreine Teil der Flüssigkeit, die aus Nahrung und Getränken von der Milz gewonnen wurde, fließt zur weiteren Verfeinerung in den Dünndarm. Die dort gewonnene reine Flüssigkeit wird zur Blase geschickt und von ihr wiederum im ganzen Körper verteilt. Die unreinen Anteile aber gehen zum Dickdarm, der einen Teil der Flüssigkeit wieder aufnimmt und den Rest mit dem Stuhl ausscheidet. Umwandlung und Verteilung der Körperflüssigkeiten werden, wie die Umwandlung und Verteilung des Ki, von den drei Brennern des Dreifachen Erwärmers vermittelt.

Disharmonien der Körperflüssigkeiten

Shiatsu-Therapeuten müssen den oben beschriebenen Vorgang nicht unbedingt in allen Einzelheiten kennen. Als Hauptpunkte sollten Sie sich aber merken, dass Lunge,

Milz und Nieren die wichtigsten Organe für die Umwandlung und Verteilung der Flüssigkeiten sind und dass keines dieser Organe ohne die Hilfe des Dreifachen Erwärmers Flüssigkeiten umwandeln und verteilen kann.

Ansammlung von Körperflüssigkeiten
Sind die Lunge oder der Obere Brenner in ihren Funktionen blockiert, kommt es zu einer Flüssigkeitsansammlung im oberen Teil des Körpers. Bei Unausgewogenheit von Milz oder Mittlerem Brenner entsteht eine Flüssigkeitsansammlung im mittleren Teil des Körpers, und eine Funktionsstörung der Nieren oder des Unteren Brenners führt zu Flüssigkeitseinlagerungen im unteren Teil des Körpers.

> **Punkte bei Ansammlung von Körperflüssigkeiten**
> Bl 22; Lu 1; Mi 6, Mi 9; KG 6, KG 9

> **!** Solange es keine Anzeichen von Hitze gibt, ist auch eine Moxa-Behandlung indiziert.

Schleim
Wenn die Körperflüssigkeiten von einem dieser Organe (besonders der Milz) nicht umgewandelt, transportiert oder ausgeschieden werden, sondern sich über längere Zeit ansammeln können, verdichten sie sich zu Schleim (s. S. 99).

> **Punkte bei Schleim**
> Ma 40; KG 9, KG 17

Moxa kann angewendet werden, wenn nichts auf eine Hitze-Beteiligung hinweist.

Ein Mangel an Blut oder des befeuchtenden Yin-Prinzips führt zu einem Mangel an Körperflüssigkeiten und weist die gleichen Symptome wie Trockenheit auf (s. S. 100).

> **Punkte bei Mangel an Körperflüssigkeiten**
> Mi 6; Ni 3, Ni 6; KG 4

> **!** Moxa ist kontraindiziert!

5.6 Krankheitsursachen – pathogene Faktoren

Die Ursachen einer Krankheit können laut TCM von innen oder von außen kommen. So wie die TCM Körper und Geist, Materie und Energie als nicht voneinander getrennt ansieht, so betrachtet sie auch die innere Umgebung des Körpers als eine Entsprechung zur äußeren. In vielen Texten wird der Körper mit einem Land gleichgesetzt, das einen Herrscher und Regierungsbeamte besitzt: dieses Land hat sein eigenes Klima und eigene Jahreszeiten, die natürlichen Voraussetzungen für die Grundsubstanzen. Nach diesem Verständnis wird der Körper während der Yang-Phase der Tagesaktivitäten vom Ki erwärmt und bewegt und während der Yin-Phase der Nachtruhe vom Blut genährt und entspannt. Das Klima dieses Landes kann durch die Veränderungen der Grundsubstanzen, aber auch von den Bedingungen der Umgebung beeinflusst werden.

Für den westlich geprägten Verstand ist es relativ einfach nachzuvollziehen, wie innere emotionale Zustände Krankheit in Form von Hitze, Kälte oder Stagnation auslösen können. Solche Vorstellungen sind auch in unserer Sprache seit alters her erhalten geblieben. So sagen wir z. B. „vor Schreck erstarrt sein" oder „vor Wut glühen". Dies sind dieselben Verbindungen zwischen Temperatur und Emotion, wie sie die TCM herstellt. Wir kennen auch Metaphern, die Energiebewegungen beschreiben: „Einen Knoten im Magen haben" bezeichnet die Auswirkung von

Kummer auf den Ki-Fluss, und Sätze wie „Ich könnte aus der Haut fahren" oder „Ich war außer mir" beschreiben anschaulich die Auswirkung eines Schocks, der das Shen für einen Moment aus der Bahn wirft. Es lässt sich aber vermutlich viel schwerer vorstellen, dass äußere klimatische Einflüsse tatsächlich in den Körper eindringen, um dort als Wind, Kälte, Hitze oder Feuchtigkeit zu wohnen. Doch genau so betrachtet die TCM den Einfluss der Umgebung auf den Körper. Für uns mag die Vorstellung ungewohnt sein, dass eine Gastroenteritis durch Feuchtigkeit-Hitze verursacht wird, aber es fällt uns vielleicht leichter, wenn wir uns vorstellen, dass das Bakterium, das diese Krankheit verursacht, die Wirkungen von Hitze und Feuchtigkeit simuliert.

Es gibt drei Kategorien für Krankheitsursachen (s. Tab. 5.3). Ein Mensch kann ihnen widerstehen, wenn die Stärke seiner individuellen Vererbung und Konstitution die Stärke der Krankheitsursachen ausgleicht. Für jemanden mit kräftiger Konstitution wird es daher kein Problem darstellen, wenn er/sie z. B. kurze Zeit der Kälte ausgesetzt ist oder Sorgen durchmacht, während bei einer gebrechlichen und schwachen Person daraus größerer Schaden entstehen kann.

Innere Ursachen	Äußere Ursachen	Andere Ursachen
Furcht	Wind	Ernährung
Zorn	Kälte	Überanstrengung
Trauer	Hitze	Übermaß an Sexualität
Freude	Feuchtigkeit	Trauma
Grübeln	Trockenheit	Vergiftung
Sorgen	Sommerhitze	Parasiten
Schock		Behandlungsfehler

Tab. 5.3: Krankheitsursachen

Tore der Wandlung

Während bestimmter Übergangszeiten im Leben eines Menschen besteht zum einen eine besondere Anfälligkeit für Krankheiten oder pathogene Faktoren, zum anderen kann auch gerade dann eine deutliche Besserung der Gesundheit eintreten. Zu diesen Zeiten kann die gesamte Konstitution entweder gestärkt oder geschwächt werden und es erscheint einleuchtend, dass man während dieser Phasen verstärkt Vorsorge dafür treffen sollte, sich vor äußeren schädlichen Einflüssen zu schützen und eine ausgewogene und gesundheitsfördernde Lebensweise beizubehalten. „Tore der Wandlung" sind:

- Geburt und Periode unmittelbar danach (für das Baby)
- Pubertät
- Beginn einer erfüllten sexuellen Aktivität („Heirat" in den alten Texten)
- Schwangerschaft, Wehen und Nachgeburtsperiode (für die Mutter)
- Menopause.

In diesen Phasen unseres Lebens, die natürlich an Perioden erhöhter hormoneller Aktivität oder sozialer Veränderungen geknüpft sind, kann sich die Gesundheit bessern, wenn darauf geachtet wird, emotionale Spannungen, Überlastung oder extreme Klimaeinflüsse zu vermeiden. Eine besonders geläufige Wirkung der „Tore der Wandlung" lässt sich bei Frauen beobachten: Sie können im Anschluss an eine Schwangerschaft Beschwerden entwickeln, aber nach einer weiteren Schwangerschaft ihre volle Gesundheit wiedererlangen (oder umgekehrt).

Innere Krankheitsursachen – Emotionen

Die inneren Ursachen für Krankheit sind mental oder emotional. Fünf Emotionen, nämlich Freude, Zorn, Trauer, Furcht und

Grübeln, können jeweils einem spezifischen Element und einer Organfunktion zugeordnet werden. Diese Emotionen rufen Krankheiten hervor, indem sie das Ki des ihnen zugeordneten Organs erschöpfen oder behindern und so das Organ in seiner körperlichen Funktion schwächen. Die emotionalen Verbindungen zu den einzelnen Organen werden in den Kapiteln 7 bis 11 erläutert.

Zwei innere Ursachen, Schock und Sorgen, sind keinem bestimmten Organ oder Meridian zugeordnet. Schock steht für die TCM jedoch in enger Beziehung zum Herzen, weil er das Shen stört. Außerdem kann er auch die Nieren erschöpfen, die in hohem Maße Ursprungs-Ki freisetzen müssen, um nach einem schweren Schock das normale Gleichgewicht wieder herzustellen. Bei Sorgen scheint sich das Ki im Ganzen zu „verknoten". Da die Lunge das Ki in alle Körperbereiche hinein verteilt, hat dies wiederum Rückwirkungen auf die Lunge, und da Sorge eine Art „übermäßiges Grübeln" darstellt, ist auch die Milz beeinträchtigt.

Alle Emotionen können, in Abhängigkeit von der jeweiligen Organ-Emotion-Verbindung, eine besondere Wirkung auf die Körperfunktionen haben. Jede Emotion hat auf lange Sicht auch eine allgemeine, unspezifische Wirkung. Sie erzeugt Hitze, denn statt ungehindert zu fließen, verdichtet sich das Ki und zieht sich nach innen.

Äußere Krankheitsursachen und innere Klimate

Wenn wir gesund sind, ist unser „inneres Klima" auf das äußere Klima abgestimmt und das Ki unseres Körper befindet sich in Harmonie mit dem Ki unserer Umgebung. Unser Abwehr-Ki schützt uns, indem es ein Schutzschild bildet, damit äußere Einflüsse nicht eindringen, sondern nur eine gesunde

Reaktion auslösen können. (So fühlen wir uns z. B. bei kaltem Wetter gewappnet und energiegeladen, bei heißem Wetter eher entspannt und aufgeschlossen.)

Gerät unser inneres Klima jedoch aus dem Gleichgewicht oder ist unser Abwehr-Ki geschwächt, werden wir anfällig für äußere Einflüsse. Wind, Kälte, Feuchtigkeit oder Hitze dringen in unseren Körper ein, setzen sich fest und verursachen Krankheitssymptome, die Ähnlichkeit mit den Wirkungen äußerer Klimaeinflüsse haben.

Bei jemandem, der z. B. in einer feuchten Umgebung lebt, kann Feuchtigkeit in den Körper eindringen und Steifheit und Schwellungen der Gelenke verursachen. Die gleichen Symptome können auch durch den Zustand einer Milz-Leere ausgelöst werden, bei dem sich innere Flüssigkeiten ansammeln und innere Feuchtigkeit erzeugen, weil sie nicht umgewandelt oder weitergeleitet werden. Ist auf Grund einer Milz-Leere bereits innere Feuchtigkeit vorhanden, kann äußere Feuchtigkeit noch leichter eindringen. In gleicher Weise kann eingedrungene äußere Feuchtigkeit die Funktion der Milz stören und sie davon abhalten, Flüssigkeiten umzuwandeln, so dass noch mehr Feuchtigkeit erzeugt wird. Wie man es auch betrachtet: Die Steifheit der Gelenke kann chronisch werden, wenn nichts gegen die Feuchtigkeit getan wird, die immer wieder von neuem entsteht.

Zusammengefasst heißt das: Äußere Klimaeinflüsse können in den Körper eindringen und zu inneren Klimaten werden. Innere Klimate können auch in Folge einer Organleere entstehen. Wenn bereits ein bestimmtes inneres Klima existiert, kann sich das entsprechende äußere Klima noch leichter im Inneren einstellen. Und hat sich das äußere Klima dann im Körper etabliert, erzeugt es ein Ungleichgewicht der zugeordneten Organfunktionen und verstärkt die Ausbildung des inneren Klimas.

Wind

Wind ist die nicht nur die stärkste, sondern auch die häufigste eindringende äußere Krankheitsursache. Aus diesem Grund ist es so wichtig, den Körper vor Wind zu schützen. Wind kann in vielen Formen auftreten, z. B. durch Klimaanlagen, als Luftströmung eines Ventilators, beim Fahren mit Motorrad oder im offenen Auto, auch als Zugluft im Haus. Menschen mit schwachem Abwehr-Ki oder mit einer Anfälligkeit für äußere Einflüsse sollten solche Situationen meiden oder sich warm einpacken, wenn sie ihnen ausgesetzt sind.

Wind verursacht Symptome, die dem Wind in der Natur gleichen:

* sie brechen plötzlich aus und sind heftig
* sie betreffen hauptsächlich den oberen Teil des Körpers
* sie verursachen Zittern und Zugluftempfindlichkeit.

Die häufigste Manifestation von Wind ist eine Erkältung, die als oberstes Organ die Lunge und den oberen Körperbereich angreift, oft aber auch auf den Beginn einer anderen Erkrankung hinweist. Es gibt ein Sprichwort in der TCM, das besagt: „Jede Krankheit beginnt mit den Zeichen einer Erkältung." Wind kann andere äußere Einflüsse wie Hitze oder Kälte mit sich in den Körper hineintragen, daher sind Wind-Hitze oder Wind-Kälte viel verbreiteter als Wind allein (Tabelle 5.4).

Äußerer Wind kann leicht die Augen reizen und Symptome wie akute oder chronische Konjunktivitis (zuschwellende und tränende Augen) auslösen. Eine andere häufige Mani-

Wind-Kälte	Wind-Hitze
Kopfschmerzen	Kopfschmerzen
Zittern und Scheu vor Luftzügen	Zittern und Scheu vor Luftzügen
Niesen	Niesen
Husten	Husten
Muskelschmerzen	Halsschmerzen
„laufende" Nase, Sekret: klar oder weiß	verstopfte Nase, Sekret: gelb
kein Fieber oder Schwitzen	Fieber und Schwitzen

Tab. 5.4: Symptome von Wind-Kälte und Wind-Hitze

festation von äußerem Wind sind Heuschnupfen oder Tics, Zuckungen oder vorübergehende Steifheit der Gesichts- und Nackenmuskeln.

Wind, der auf einer Disharmonie der Organe beruht, weist andere Symptome auf als die oben beschriebenen des äußeren Windes. (Hier handelt es sich um den einzigen Fall, bei dem sich die Symptome des eindringenden äußeren Klimas von denen des entsprechenden inneren Klimas unterscheiden.) Innerer Wind wird meist mit einigen Leber-Syndromen in Verbindung gebracht, am häufigsten mit einer Blut-Leere, aufsteigendem Leber-Yang oder extremer Hitze. Zu den Symptomen gehören:

* Tics (nervöse Zuckungen)
* Tremor
* Krämpfe (im Fall extremer Hitze)
* zitternde oder anders abweichende Zunge (wenn sie aus dem Mund gestreckt wird)
* Schlaganfall (von den Chinesen „Wind-Schlaganfall" genannt).

Innerer Wind wird ausführlicher im Kapitel 8 (über die Leber) besprochen.

Punkte bei
- äußerem Wind – Gb 20; Bl 12; Ma 36; LG 14; Le 4; Lu 7
- innerem Wind – Le 3; LG 20; Bl 18

Hitze

Typische Auswirkungen von Hitze auf Substanzen in der äußeren Umgebung sind:

- Flüssigkeitskonzentrierung (Eindickung)
- Intensivierung von Farbe und Geruch
- beschleunigte Bewegungen
- brennendes, prickelndes oder juckendes Gefühl
- Durst und Schweißausbruch.

Solche Symptome treten auch beim Eindringen von Hitze in den Körper auf. Einen schnellen Überblick und Vergleich zu den Auswirkungen von Kälte bieten Ihnen Tabelle 5.5.

Äußere Ursachen für Hitze sind: Aufenthalt in heißem Klima, Zentralheizung und Arbeit in heißer Umgebung, z. B. in der Nähe von Dampfkesseln oder Küchen. Hitze im Körper kann sich auch nach Aufnahme heißer Nahrungsmittel und Getränke, wie z. B. (scharfer) Gewürze, Kaffee und Alkohol oder aus emotionalen Gründen entwickeln. Hitze-Symptome können auch auf einer Schwäche des kühlenden Yin-Prinzips (auch: Leere-Hitze oder Yin-Leere) beruhen; zu diesem Thema finden Sie im Abschnitt über die Acht Leitkriterien weitere Erläuterungen.

Normalerweise wird Hitze begleitet von roter Gesichtsfarbe und roter Zunge. Weil Hitze Shen beeinträchtigt und emotionale Probleme ein bedeutender Auslöser für Hitze sind, gehören Schlaflosigkeit und emotionale Störungen zu den am häufigsten anzutreffenden Symptomen. Wahrscheinlich begleiten auch Unruhe und Erregung die physischen Symptome der Hitze.

Wirkmechanismus	Auswirkung auf den Körper
Konzentration (Eindickung) von Flüssigkeiten	trockener Stuhl (Verstopfung) spärlicher Urin Durst
Farbintensivierung	Gesichts- und Lippenröte rote Zunge gelber Zungenbelag dunkler Urin gelbliches Sekret bzw. Ausfluss
Geruchsverstärkung	stinkende Stühle und Körperabsonderungen starker Schweißgeruch
Bewegungsbeschleunigung	heftiger Durchfall Unruhe / Erregtheit
typische Hitzeempfindungen	Jucken brennender Schmerz Hitzescheu Symptome bessern sich durch Kälte (z. B. kalte Umschläge)

Tab. 5.5: Hitze-Zeichen

Punkte bei Hitze
Di 11; 3E 6; Le 2; Bl 40, Ni 6; HK 3

Diese Punkte sind allgemeine Punkte zur Kühlung des ganzen Körpers und des Organs, auf dessen Meridian sie liegen.

Spezielle Hitze-Punkte anderer Organe
Ma 44, Magen; He 3, Herz; Lu 10, Lunge;
Gb 43, Gallenblase

! Moxa ist kontraindiziert!

Sommer-Hitze

Bei Sommer-Hitze handelt es sich um eine besonders starke Form äußerer klimatischer Hitze, die Symptome wie Hitzschlag und Fieber erzeugt. Es werden dieselben Punkte wie für Hitze eingesetzt.

! Moxa ist kontraindiziert!

Kälte

Typische Auswirkungen von Kälte in der äußeren Umgebung sind:

* Konservierung von Flüssigkeiten
* verringerte Intensität von Farbe und Geruch
* verlangsamte Bewegungen
* stechende oder krampfartige Schmerzen
* kaum Durst oder Schwitzen.

Solche Symptome treten auch beim Eindringen von Kälte in den Körper auf (Tab. 5.6). Äußere Ursachen für Kälte sind Aufenthalt in einem kalten Klima oder Arbeit in kalter Umgebung. Kälte kann sich auch im Körperinneren nach Aufnahme kalter (z. B. Eis) oder energetisch kühler Nahrungsmittel (wie Joghurt oder Salat) entwickeln. Sie kann aber auch Ausdruck einer konstitutionellen Schwäche des wärmenden Yang-Prinzips sein, in den meisten Fällen des Nieren- und Milz-Yangs. Weitere Erklärungen finden Sie im Abschnitt über die Acht Leitkriterien.

Wirkmechanismus	Auswirkung auf den Körper
Bewahrung von Flüssigkeiten	weiche Stühle reichlich Urin (Polyurie) kein Durst
geringere Farbintensität	Gesichts- und Lippenblässe blasse Zunge weißlicher Zungenbelag klarer Urin weißliches oder klares Sekret bzw. Ausfluss
verringerte Geruchsintensität	schwach riechende Stühle oder Körperabsonderungen kein bzw. geruchloser Schweiß
Bewegungsverlangsamung	schwacher Stuhldrang Langsamkeit und Stagnation
typische Kälteempfindungen	Krämpfe scharfer oder stechender Schmerz Kältescheu Symptome bessern sich durch Hitze (z. B. Wärmflasche)

Tab. 5.6: Kälte-Zeichen

Kälte zeigt sich meist in Form von blasser Gesichtsfarbe und blasser Zunge. Das häufigste Symptom ist Schmerz. Schmerzen auf Grund von übermäßiger Kälte gehören zu den schlimmsten Schmerzen überhaupt. Kälte kann sich aber auch als Lethargie und Trägheit in der Funktion der Organe oder des ganzen Menschen manifestieren, Ki und Blut fließen langsam, was manchmal zu Stagnation führt. In diesem Fall ist die Zunge bläulich-violett.

Punkte bei Kälte
LG 4; Ma 36

Diese Punkte aktivieren das wärmende Prinzip im ganzen Körper:

! **Die wirksamste Methode zur Erwärmung ist die Anwendung von Moxa, entweder lokal oder an den oben aufgeführten Punkten. Moxa kann an allen Punkten angewandt werden, die Tradition verbietet es nur an den Punkten des Lungen-Meridians. Häufig wird es über den Yu-Punkten verwendet (s. S. 341) und an Konzeptions- und Lenkergefäß (s. Anhang 2, S. 396).**

Feuchtigkeit

Feuchtigkeit verbindet sich wie Wind gerne mit Hitze und Kälte. In der äußeren Umgebung verursacht Feuchtigkeit Klebrigkeit, langsames Hervorquellen von Flüssigkeit, Schwellung, Blockierung und Eintrübung. Sie befällt hauptsächlich Strukturen in Bodennähe, steigt nur langsam auf und ist schwer loszuwerden.

Im Körperinneren verhält sich Feuchtigkeit genauso. Sie verursacht klebrigen, trüben Ausfluss, nässende Hauterkrankungen, Schwellungen (z. B. steife und geschwollene Gelenke bei Arthritis), Blockaden, wie z. B. Schwierigkeiten beim Wasserlassen (wenn Feuchtigkeit die Blase blockiert) oder Übelkeit

(wenn Feuchtigkeit Magen und Milz blockiert). Sie ist verantwortlich für ein Schweregefühl in den Extremitäten und ein Völlegefühl im Brustkorb oder Kopf (obwohl sie tendenziell eher den unteren Teil des Körpers befällt). Feuchtigkeit manifestiert sich häufig mit einem dicken, klebrigen Zungenbelag, der je nachdem, ob es sich um feuchte Kälte oder feuchte Hitze handelt, weiß oder gelb ist.

In den Körper eindringen kann Feuchtigkeit von außen bei feuchtem Klima oder feuchten Lebensbedingungen, wenn nasse Kleidung nicht schnell genug gewechselt wird oder auf Grund von Arbeiten in Garten oder Wäscherei. Auch stark gesüßte Nahrung, zu reichhaltige Ernährung, Milchprodukte oder Alkohol begünstigen die Entwicklung von Feuchtigkeit. Ebenso kann eine Milz-Leere innere Feuchtigkeit verursachen, denn wenn die Milz Flüssigkeiten nicht mehr umwandelt oder transportiert, häufen sich diese an.

Punkte bei Feuchtigkeit
Bl 20, Bl 22; Mi 6, Mi 9; Ma 36, Ma 40; KG 6, KG 9, KG 12

! **Moxa kann unterstützend eingesetzt werden, solange keine Hitzezeichen vorliegen.**

Schleim

Wenn Feuchtigkeit eine Zeit lang besteht, kann sie sich zu Schleim verdichten. Schleim tritt entweder stofflich in Form von Sekreten, viskösen Klumpen und Schwellungen auf. Oder er manifestiert sich immateriell, indem er den Ki-Fluss in den Meridianen blockiert und so zu Taubheitsgefühl und Lähmungen führt. Es ist auch möglich, dass er das Bewusstsein umwölkt und so Symptome einer psychischen Erkrankung hervorruft. Da sich Schleim aus Feuchtigkeit herleitet, beruht er häufig auf einer Schwäche von Magen und Milz, auch wenn Schleim in stofflicher Form sich am häufigsten in den Lungen befindet.

Auch hierzu gibt es in der TCM ein Sprichwort: „Die Milz ist Erzeuger des Schleims, die Lunge Speicher des Schleims." Das bedeutet, dass bei Schleim in der Lunge auch die Ursache (in der Milz) bekämpft werden muss. Schleim unterscheidet sich von Feuchtigkeit durch die Schwere der Symptome und durch einen schmierigeren, klebrigeren Zungenbelag.

Punkte bei Schleim
Ma 40; KG 9, KG 17

! **In Fällen von Schleim sollte man mit Moxaeinsatz vorsichtig umgehen, da Schleim oft in Kombination mit Hitze auftritt, die dadurch noch aktiver und aggressiver wird.**

Trockenheit

Dieser Zustand zeigt sich als Trockenheit der Haut, des Mundes, der Kehle und der Augen, mit trockenem Husten und eingetrockneten Stühlen. Er entsteht durch eine trockene Umgebung, z. B. in Wüstenklima, oder durch übermäßiges Heizen mit der Zentralheizung und durch Klimaanlagen. Innerlich kann Trockenheit die Folge von einer Blut- oder Yin-Leere sein (s. S. 107).

Punkte bei Trockenheit
Mi 6; Ni 3, Ni 6; KG 4

! **Moxa ist kontraindiziert!**

Andere pathogene Faktoren

Überarbeitung/Überlastung

Körperliche Überlastung schließt übermäßige sportliche Aktivitäten mit ein und kann generalisierte oder lokale Auswirkungen haben. Im Allgemeinen schwächt sie Milz und Nieren und verursacht Rückenschmerzen

---

Beispiele

Um zu zeigen, wie sinnvoll es ist, die inneren Klimate genauer zu differenzieren, betrachten wir modellhaft drei Frauen mit Zystitis.

Frau A hat Fieber. Ihr Urin ist dunkel, spärlich mit Blutbeimengung und riecht stark. Es kommt zu häufigem Harndrang mit Brennen. Ihr Gesicht ist gerötet und ihre Zunge rot mit gelbem Belag. Die Symptome verschlimmern sich, wenn sie Kaffee oder Alkohol trinkt. Die Diagnose lautet: Hitze in der Blase. Die Shiatsu-Behandlung umfasst Druck auf die Punkte Bl 40 und Ni 6. Es wird ihr empfohlen, erhitzende Nahrungsmittel und Getränke (s. Abb. 5.2, S. 102) zu vermeiden, viel Wasser zu trinken und sich von einem Heilkräuterspezialisten kühlende Kräuter zusammenstellen zu lassen.

Frau B sieht blass aus. Sie zittert und ist in unzählige Kleidungsstücke gehüllt. Ihre Schmerzen beschreibt sie als scharf und stechend, eine Wärmflasche auf dem Bauch ist wohltuend. Sie verspürt häufigen Harndrang mit normalen Mengen, der Urin ist klar und geruchlos. Sie liebt heiße Getränke. Ihre Zunge ist blass mit weißem Belag. Die Diagnose lautet: Kälte in der Blase. Sie erhält zusätzlich zur Shiatsu- eine Moxa-Behandlung von Unterleib und Rücken sowie die Empfehlung, Moxa auch selber zu Hause anzuwenden.

Frau C hat schon längere Zeit eine chronische Zystitis, die immer wieder aufzuflammen scheint, wenn sie mit ihrem Freund campen geht, was ihr großen Spass macht. Ihr Urin ist trüb und sie hat ein schweres, ziehendes Gefühl im Unterleib. Obwohl sie häufig einen Harndrang verspürt, fließt der Harn nur schwach, mit Schwierigkeiten und Hindernissen. Meist hat sie auch vaginalen Ausfluss. Ihre Zunge zeigt an der Wurzel einen dicken, weißen Belag. Die Diagnose lautet: Feuchtigkeit in der Blase. Sie bekommt den Rat, auf Süßigkeiten und Milchprodukte zu verzichten, und eine Moxa-Behandlung von Ma 36 und Mi 9.

und andere Symptome, die dem Nieren-Funktionskreis zuzuordnen sind. Lokale Abnutzungserscheinungen tauchen an typischen Körperstellen auf; bei einem Läufer können Knie oder Schienbeine schmerzen, bei einem Schriftsteller Hand- oder Fingergelenke. Häufig ist der lokal am meisten betroffene Meridian schon aus anderen Gründen aus dem Gleichgewicht geraten.

Geistige Überarbeitung belastet eher Magen oder Milz als die Nieren, wenn nur der Intellekt betroffen ist. Allerdings gibt es in unserem Berufsleben häufig noch andere emotionale Faktoren, z. B. Entscheidungsschwäche oder Versagensangst, die auf unterschiedlichste Ursachen und andere Meridian-Störungen zurückzuführen sind.

Übermäßige sexuelle Aktivität

Im westlichen Kulturkreis ist die Lehrmeinung, dass es übertriebene sexuelle Aktivität gibt und sie darüber hinaus auch noch krank machen kann, sehr umstritten. Nach Auffassung der TCM bedeutet übermäßige sexuelle Aktivität, die mit oder ohne Partner zum Höhepunkt führt, immer den Verlust von Essenz und folglich des Yin-Prinzips. Da die Essenz für unsere generelle gesundheitliche Konstitution verantwortlich ist und sowieso mit fortschreitendem Alter abnimmt, sollte die sexuelle Aktivität unserem Alter und Gesundheitszustand entsprechen.

Ernährung

Obwohl man sich in westlichen Kulturen der Gefahren einer Ernährung mit übermäßig bearbeiteten Nahrungsmitteln oder „Junk-Food" bewusst ist, beruhen gesundheitliche Probleme noch mehr auf einer schlechten Ernährungsweise, selbst wenn der Betreffende sich bewusst ernährt und davon überzeugt ist, gesund zu essen. Ein häufiges Problem ist der übermäßige Verzehr kalter oder roher Nahrungsmittel, wie Salate und Obst, durch die sich die wärmenden und transformierenden Kräfte des Milz-Yang erschöpfen.

Entsprechend ihren wärmenden oder kühlenden Eigenschaften führen Nahrungsmittel und Getränke, im Übermaß genossen, zu innerer Hitze oder Kälte. Ölige oder fette Speisen, Milchprodukte, Zucker und Alkohol können Feuchtigkeit erzeugen. Besonders Magen und Milz sind anfällig für Disharmonien durch unausgewogene Ernährung.

In der TCM ist Ernährung ein weitläufiges und komplexes Thema. Jeder Chinese erhält von Kindesbeinen an einen Grundstock an Informationen über Nahrungsmittel, die bei den unterschiedlichsten Gesundheitsproblemen hilfreich sein können. Dem Leser sei zur ausführlicheren Information die Lektüre eines der auf Ernährung spezialisierten Bücher (z. B. „Das Yin und Yang der Ernährung" von Honora Lee Wolfe und Bob Flaws) empfohlen. Weil Hitze und Kälte zu den einfacheren Prinzipien der chinesischen Diätetik gehören, ergänze ich diesen Abschnitt um eine Zusammenstellung der heißen und kalten Energien von Nahrungsmitteln (Abb. 5.2, mit freundlicher Genehmigung von Christina McCausland, die sie gezeichnet hat).

Neben den heißen und kalten Energien der Nahrungsmittel sind noch andere, feinere Energien bekannt, so genannte „Geschmacksqualitäten", wie die Chinesen sie beschreiben. Diese Geschmacksqualitäten sind nicht immer identisch mit den Geschmacksempfindungen, die wir beim Essen wahrnehmen; sie entsprechen eher einer Kombination aus Aroma und Nachgeschmack eines Nahrungsmittels. Sie werden auf die energetische Wirkung der Nahrung und die Fünf Wandlungsphasen bezogen. Die einzelnen

Geschmacksqualitäten werden kurz in dem entsprechenden Kapitel zu den Wandlungsphasen in Abschnitt Drei besprochen.

So wichtig wie die Qualität der Nahrung sind auch die Umstände, unter denen sie verzehrt wird. Man sollte zu geregelten Zeiten und in Ruhe essen. Unregelmäßige Mahlzeiten oder Essen „auf dem Sprung", während der Arbeit und bei Familienstreitigkeiten schädigen Milz und Magen, vor allem das Magen-Yin, dessen Leere zahlreiche Verdauungsprobleme verursachen kann. Deshalb sollte immer nach den Ernährungsgewohnheiten gefragt werden, wenn ein Klient über Verdauungsprobleme klagt.

Da sich dieses Kapitel speziell mit der TCM beschäftigt, wird hier die Betrachtungsweise der TCM dargestellt. Für allgemeinere Empfehlungen zur Ernährung siehe Kapitel 2, S. 26.

Trauma

Ein körperliches Trauma bedeutet eine Verletzung von Gewebe durch äußere Einwirkung, z. B. durch Stürze, Schläge, Wunden, Verätzungen, Verbrennungen oder chirurgische Eingriffe. Durch ein Trauma kommt es zu einer lokalen Stagnation von Ki und Blut, die akute oder chronische Beschwerden nach sich ziehen kann. Mit Shiatsu-Behandlungen lassen sich die Traumafolgen wirkungsvoll verringern. Wenn es sich um eine frische Verletzung handelt, sollten Sie ober- und unterhalb der verletzten Stelle die Meridiane behandeln, die sich aus der Hara-Diagnose ergeben haben, und zusätzlich auch andere lokale Meridiane, die in irgendeiner Weise unausgeglichen erscheinen. Der Einsatz der distalen Punkte am Ende der betroffenen Meridiane kann große Wirkung haben. Die Anwendung von Behandlungstechniken ohne direkte körperliche Berührung („Off-

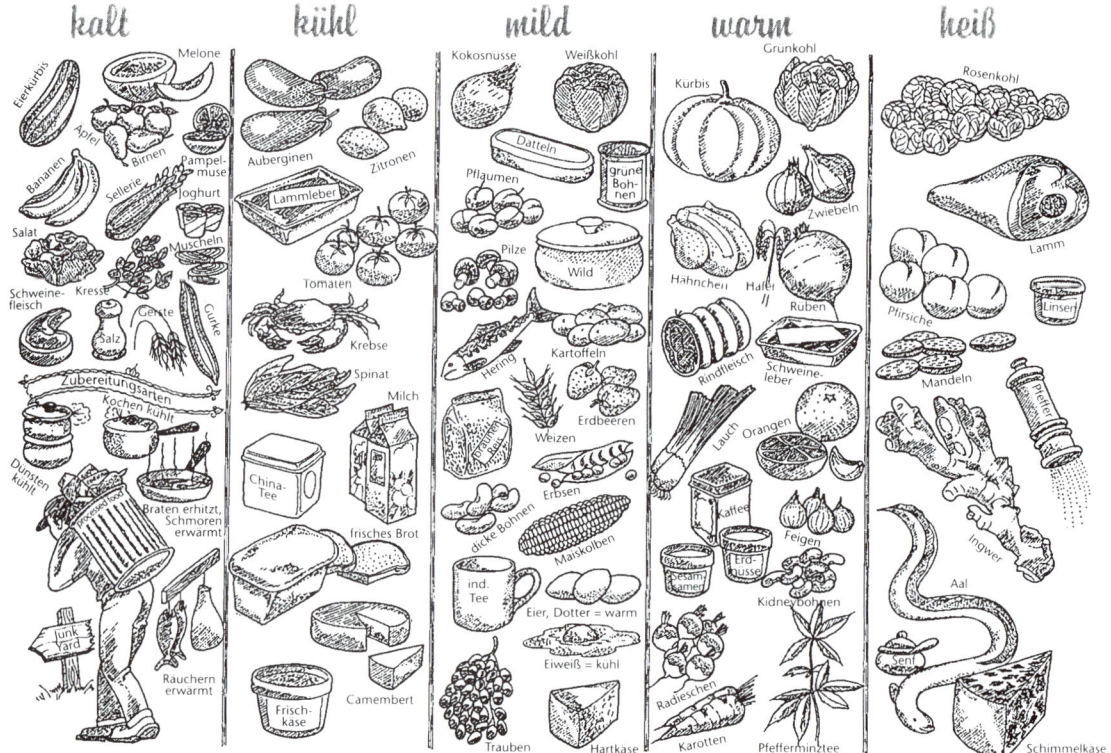

Abb. 5.2: Heiße und kalte Energien von Nahrungsmitteln

the-body-Work") über dem betroffenen Areal kann ebenfalls beruhigend wirken und helfen.

Bei Verletzung einer Extremität kann die Shiatsu-Behandlung auf Höhe dieser Stelle an der gegenüber liegenden Extremität erfolgen. Liegt das Trauma schon länger zurück und hat eine Narbe hinterlassen, werden dieselben Behandlungsprinzipien unter Auslassung des Narbengewebes eingehalten. Achten Sie aber besonders darauf, die betroffenen Meridiane an Punkten ober- und unterhalb der Narbe zu halten, um den Ki-Fluss durch dieses Gewebe zu fördern.

Vergiftung

In unserer modernen Welt muss die Kategorie der Vergiftungen immer häufiger in Anspruch genommen werden. Vergiftungen können plötzlich und heftig auftreten, z.B. wenn jemand eine schädliche Menge einer giftigen Substanz zu sich nimmt, oder schleichend und heimtückisch verlaufen. Erkrankungen durch Umweltgifte wie Luftverschmutzung, chemische Substanzen oder radioaktive Strahlung stellen eine moderne Form der Vergiftung dar und die Liste wird immer länger.

Sobald die Ursache der Vergiftung beseitigt ist, kann eine Behandlung mit Shiatsu wirkungsvoll dazu beitragen, die Restsymptome zu verringern und das emotionale Wohlbefinden des Betroffenen zu verbessern.

Parasiten

Würmer und Läuse sind Beispiele für sichtbare, krank machende Parasiten. Sie lassen sich durch eine Shiatsu-Behandlung kaum beeinflussen und müssen erst mit anderen

Mitteln beseitigt werden, bevor Sie mit der Behandlung fortfahren können.

Die Erreger von Fußpilz (Tinea) oder Hefepilze wie Candida (Soor) könnte man als „unsichtbare" Parasiten bezeichnen. Weil ihr Auftreten aber untrennbar mit den Symptomen verbunden ist, die durch das feuchte Milieu, in dem auch die Pilze gedeihen, hervorgerufen werden, betrachtet man diese Erkrankungen gewöhnlich als Erscheinungsformen von Feuchtigkeit. Hier können Shiatsu-Behandlungen in Kombination mit Ernährungsumstellung, Heilkräutern oder anderen Therapieformen von großem Nutzen sein. Punkte mit Wirkung auf Feuchtigkeit sind nützlich; Moxa kann ebenfalls von Nutzen sein.

Behandlungsfehler

Eine Fehldiagnose im Shiatsu hat gewöhnlich keine bleibenden negativen Auswirkungen, wenn Sie die Vorsichtsmaßregeln in Kapitel 1 befolgen, denn das Ki hat von Natur aus die Tendenz, sich auszugleichen. Als Behandlungsfehler könnte man es bezeichnen, wenn die Shiatsu-Behandlung zu kräftig für die Konstitution des Empfängers ist oder die Manipulationstechnik so heftig, dass sie Schaden verursachen könnte.

Die in TCM-Texten erwähnten „Behandlungsfehler" beziehen sich hauptsächlich auf die Kräutermedizin mit ihrer langsamen, aber nachhaltigen Wirkung. Manchmal lässt sich aufdecken, dass eine falsche Selbstbehandlung der Auslöser von Beschwerden ist, denn viele Patienten nehmen starke Kräuterrezepturen, z.B. mit Ginseng, ohne ihre Wirkung genau zu kennen. Abgesehen von diesen Fällen, kann eine „falsche Behandlung" nach Auffassung der TCM auch eine westlich-medizinische Behandlung, wie z.B. eine Überdosierung von Antibiotika oder Schmerzmitteln, darstellen. Davon abgesehen mag es für Sie als Shiatsu-Therapeutin schwierig sein, eine falsche Kräuterbehandlung zu erkennen, doch Sie können sich in jedem Fall über die Nebenwirkungen der meist verordneten westlichen Medikamente informieren. Zwar werden sich diese Nebenwirkungen ohne Reduktion der Medikation nicht deutlich durch Shiatsu bessern, doch Sie können mit Shiatsu einer Verschlimmerung vorbeugen.

5.7 Die Acht Leitkriterien

Die Acht Leitkriterien bieten die Möglichkeit, bei einer Vielzahl von Symptomen erkennbare Muster zu unterscheiden.

Untersuchen Sie die Symptome Ihres Klienten und ordnen Sie sie den Kategorien in Tabelle 5.7 zu.

Ziel dieser Klassifizierung ist die Festlegung von:

- Ausmaß und Schweregrad der Beschwerden
- Behandlungsansatz und Druckpunkten
- Indikation oder Kontraindikation von Moxa
- Empfehlungen mit Hinblick auf die Lebensweise.

Yin und Yang

Die Unterscheidung der Symptome nach Yin und Yang ist Voraussetzung für ihre weitere Einteilung nach den restlichen sechs Leitkriterien. Aber Yin und Yang sind aus Sicht der TCM nicht nur Substantive, sondern auch Adjektive: Wir werden mit einem Vorrat an Yin und Yang geboren und das relative Gleichgewicht zwischen diesen beiden Polen bestimmen unseren Gesundheitszu-

Yin	Yang
Kälte	Hitze
Leere	Fülle
Innen	Außen

Tab. 5.7: Die Acht Leitkriterien

stand. Sie sollten darauf achten, ob die Symptome eine Schwäche der Yin-Funktionen (Befeuchten, Nähren und Speichern) oder eine Schwäche der Yang-Funktionen (Bewegen, Umwandeln und Beschützen) anzeigen.

Kälte und Hitze

Die Differenzierung der Symptome nach Hitze und Kälte wurde schon oben im Abschnitt über pathogene Faktoren erläutert. Weil es sein kann, dass ein Klient gleichzeitig Symptome von Hitze und von Kälte aufweist, dürfen Sie Ihre Diagnose nicht nur auf ein oder zwei Symptome oder Anzeichen für eine der beiden Kategorien stützen, sondern auf das eindeutige Überwiegen mehrerer Hitze- oder Kälte-Symptome. Als Nächstes müssen Sie entscheiden, ob ein Leere- oder Fülle-Zustand von Hitze bzw. Kälte vorliegt und ob sie von innerhalb oder außerhalb des Körpers stammt (s. u.).

Diese Differenzierung nach Hitze oder Kälte dient bei der Shiatsu-Behandlung dem Zweck, entsprechende Änderungen des Lebensstils (z. B. Ernährung, Beruf, Freizeit, Lebensumstände) anzuregen und über Indikation oder Kontraindikation einer Moxabehandlung zu entscheiden.

Leere und Fülle

Die in der TCM übliche Klassifizierung Leere und Fülle geht weit hinaus über so vage Beschreibungen wie: „Er ist ein exzessiver Mensch" oder „Sie ist wirklich schwächlich", auch wenn Ihnen solche Beschreibungen bei der Entscheidung helfen, ob der Empfänger eher eine kräftige oder eine sanfte Behandlung bekommen sollte. Denn ein Empfänger mit einer Fülle-Konstitution (robust und kräftig) braucht eine stärkere Behandlung als ein Leere-Typ. Aber es ist viel wichtiger herauszufinden, *welcher Aspekt im Empfänger schwach oder exzessiv ist.*

Im Leere-Zustand auftreten kann:

- jede Grundsubstanz (Ki, Blut, Essenz, Shen, Körperflüssigkeiten), generalisiert wie auch nur in einem bestimmten Organ, z. B. Lungen-Ki, Leber-Blut, Nieren-Essenz
- das Yin-Prinzip
- das Yang-Prinzip.

Im Fülle-Zustand zeigt sich:

- jeder äußere pathogene Faktor (Hitze, Kälte, Wind, Feuchtigkeit)
- Schleim, eine blockierende Energie, die aus Feuchtigkeit entsteht, in den Körper eindringen und umherwandern kann
- Feuer, wobei nicht die Wandlungsphase Feuer gemeint ist, sondern die natürliche Überaktivität eines Organs, das außer Kontrolle und unter den Einfluss von Hitze geraten ist, mit extremen, nach oben schießenden Hitzesymptomen
- Ki, Blut oder Körperflüssigkeiten, und zwar in relativem Übermaß auf Grund einer Stagnation in einem bestimmten Körperbereich.

Anmerkung: Für Anwender von Zen Shiatsu kann es zu erheblichen Schwierigkeiten durch die Verwechslung von Leere und Fülle mit Kyo und Jitsu kommen. Hier besteht keine Übereinstimmung. Der Unterschied wird ausführlich in Kapitel 6 über Zen Shiatsu erläutert.

Körperliche Beschwerden liegen niemals vollständig als Fülle- oder Leere-Zustand

vor. So fördert der Mangel eines der vier lebenserzeugenden Prinzipien oder der Grundsubstanzen das Eindringen äußerer pathogener Faktoren. Demselben Muster entsprechend muss also einem Fülle-Zustand ein Leere-Zustand vorausgegangen sein, der die jetzt überschüssige Energie anzog und sich ansammeln ließ. So begünstigt eine Milz-Ki-Leere das Entstehen eines Fülle-Zustands in Form von Feuchtigkeit. Und der Fülle-Zustand von Leber-Feuer (Exzess) setzt eine Leere des kühlenden Yin-Prinzips voraus.

Hinter einem Fülle-Zustand verbirgt sich also häufig ein darunter liegender Leere-Zustand. Das ist auf die dem pathogenen Prozess innewohnende eigene Energie zurückzuführen. Wird die Fülle im Verlauf des Heilungsprozesses aufgelöst, so zeigt sich bei dem Patienten möglicherweise ein größerer Leere-Zustand als zuvor. Nach den therapeutischen Prinzipien der TCM ist es jedoch wichtig, zuerst die Fülle zu beseitigen, bevor das sich im Leere-Zustand befindliche Organ tonisiert wird, denn sonst würde der im Überschuss vorhandene pathogene Faktor tonisiert werden. (s. Fallbeispiel).

Diese Informationen sind nicht entscheidend für die Gestaltung des Behandlungsablaufs. Für Zen-Shiatsu-Therapeuten sind sie nur wichtig, um unterstützend zur Behandlung weitere Empfehlungen geben und zusätzliche Punkte auswählen zu können. So sollte beispielsweise ein Patient mit beträchtlicher überschüssiger Hitze, Feuchtigkeit oder Schleim etc. keine großen Mengen tonisierender Kräuter wie Ginseng zu sich nehmen. Die Organe können nicht gut auf die Stimulation reagieren, wenn sie noch unter dem Einfluss des Überschuss-Faktors stehen.

Auch bei der Auswahl der zusätzlich zu empfehlenden Punkte zur Selbstbehandlung muss das Ableiten der Fülle genauso beachtet werden wie die Tonisierung der Leere. Wenn z. B. Hitze im Magen Gastritissymptome auslöst, sollten zunächst Punkte ausgewählt werden, die Hitze ableiten, und erst dann Punkte zur Tonisierung des Magen-Ki.

Alle oben erwähnten Fülle- und Leere-Zustände sind bis auf die Leere-Zustände des Yin- und Yang-Prinzips an anderer Stelle beschrieben.

! **Anmerkung: Viele Shiatsu-Schüler sind der Meinung, dass „Yang-Leere" eine „Leere mit Yang-Charakter" bedeutet, wobei damit in Wirklichkeit das Gegenteil, einen Mangel an Yang-Eigenschaften des Körpers beschrieben wird. In diesem Fall ist „Yang" ein Substantiv und kein Adjektiv.**

Yang-Leere

Wenn das Yang-Prinzip des Bewegens, Erwärmens, Transportierens und Beschützens geschwächt ist, kommt es zu folgenden Symptomen der Yang-Leere:

- Kältegefühl
- kalte Extremitäten
- Erschöpfung
- Antriebsarmut oder Depression

Fallgeschichte

Ein Klient litt unter ausgeprägter Feuchtigkeit in Form von Schleim in der Lunge und musste jedes Mal niesen und husten, wenn sein Lungen-Meridian tonisierend behandelt wurde. Das Niesen beruhigte sich sobald Punkte wie Lu 5 zur Ausleitung des Schleims miteinbezogen wurden. Er sprach gut auf die Behandlung des Haras (Ampuku, S. 1) und der Milz-Punkte an, die die Bildung von Schleim verhindern helfen.

- Gesichtsblässe
- reichlich farbloser Urin
- weicher Stuhlgang
- häufige Erkältungen oder Infektionen
- Gewichtszunahme (nicht immer ein Indikator)
- blasse, feuchte, geschwollene Zunge, unter Umständen mit Zahnabdrücken.

Viele dieser Symptome gleichen den Symptomen der Kälte, weil die wärmende Yang-Funktion schwach ist. Tatsächlich begünstigt eine Yang-Leere eher das Eindringen von Kälte als von Hitze, d. h. eine Yang-Leere geht häufig mit einer Fülle-Kälte einher.

Eine Yang-Leere hat ihre Wurzeln meist in einer Leere des Nieren- oder Milz-Yang oder auch in beidem. So schädigt Überarbeitung das Nieren-Yang, obwohl eine Nieren-Yang-Leere auch konstitutionell bedingt sein kann. Und das Milz-Yang wird durch Ernährungsfaktoren beeinträchtigt, vor allem durch den Verzehr kalter, roher Nahrungsmittel. Beide Zustände können konstitutionell bedingt sein. Mit der Zeit führt eine Nieren-Yang-Leere zu einer Milz-Yang-Leere und umgekehrt, weil die Nieren das Ursprungs-Ki speichern und die Milz es wieder auffüllt. Bei einer Yang-Leere ist Shiatsu eine wirksame Therapieform, wenn die Behandlung sanft erfolgt und den Empfänger nicht erschöpft.

Punkte bei Yang-Leere
LG 3, 4, 14, 20; Ma 36; KG 6

! **Moxa (an den oben genannten Punkten oder Yu-Punkten) ist eine wirksame Therapie bei einer Yang-Leere. Bitte achten Sie darauf, dass keine ausgeprägten Anzeichen für Hitze vorliegen, da Hitze, z. B. im Herz, mit einer generalisierten Yang-Leere einhergehen kann.**

Yin-Leere

Wenn das Yin-Prinzip des Nährens, Kühlens, Befeuchtens und Entspannens geschwächt ist, finden Sie folgende Symptome einer Yin-Leere:

- Angst- und Erregungszustände
- Mundtrockenheit, vor allem nachts
- Ein- und Durchschlafstörungen
- Anorexie (nicht immer)
- Nachtschweiß
- heiße Füße, Hände, Brust („Fünf-Innenflächen-Hitze")
- Erhitztsein bzw. subfebrile Temperaturen am Nachmittag oder Abend
- spärlicher dunkler Urin
- Wangenröte
- rote Zunge ohne Belag (wie geschält) oder abgeschälte Stellen auf der Zunge.

Diese allgemeinen Symptome treten normalerweise mit weiteren organspezifischen Symptomen auf.

Bei einer Yin-Leere, die in der TCM auch als Leere-Hitze bezeichnet wird, zeigen sich Symptome, die auf Hitze hinweisen und gleichzeitig die Qualität von Leere besitzen. So fühlt sich beispielsweise ein Klient mit Hitze-Fülle immer am ganzen Körper heiß, während ein Klient mit Yin-Leere (oder Leere-Hitze) lediglich über heiße Füße oder ein Hitzegefühl am Nachmittag klagt. Derjenige mit Hitze-Fülle hat ein ganz rotes Gesicht, derjenige mit einer Yin-Leere lediglich rote Wangen. Es handelt sich hierbei nicht um einen Fall von zuviel Hitze, sondern um ungenügende Kühlung.

Da die Nieren das gesamte Yin im Körper (s. S. 138) unterstützen, verliert bei geschwächtem Nieren-Yin das Yin der anderen Organe seine Basis und wird verletzlich. Zur Erschöpfung des Yin kommt es meist durch konstitutionelle Faktoren, einen unvernünf-tigen Lebenswandel, der die Essenz aufbraucht, oder durch emotionalen Stress, der Hitze erzeugt. Das Magen-Yin wird besonders leicht durch unregelmäßige Essgewohnheiten geschädigt. Auch chronische Krankheiten führen zu einer Erschöpfung des Yin.

Weil eine allgemeine Yin-Leere die wesentlichsten Aspekte der Körpersubstanz betrifft, stellt sie in den meisten Fällen eine sehr tiefgreifende und kaum vollständig auszugleichende Disharmonie dar, auch wenn sich durch Sorgfalt in Gesundheitsbelangen und im Lebensstil vermeiden lässt, dass es zu pathologischen Erscheinungen kommt. Da eine Yin-Leere meist mit einer tiefen emotionalen Empfindlichkeit und Problemen, sich zu entspannen, einhergeht, ist es entscheidend in der Behandlung dieses Zustands, Entspannung, Ruhe und emotionale Ausgeglichenheit zu finden. Shiatsu verhilft ganz sicher zur Entspannung, aber für das Wiederauffüllen der Körpersubstanz ist eine ergänzende Kräuterbehandlung notwendig. Empfehlenswert ist auch die Einnahme von Royal Jelly, die allerdings nicht länger als einige Monate erfolgen sollte.

> **Punkte bei Yin-Leere**
> Ni 3, Ni 6; KG 4, KG 15; Bl 23; Mi 6

! Moxa ist kontraindiziert!

Innen und außen

Die beiden Begriffe „Innen" und „Außen" beziehen sich in erster Linie auf die Lokalisierung von Symptomen im Körper und nicht auf die Krankheitsursache selbst, obwohl die Syndrome, die unter „Außen" klassifiziert werden, fast immer eine äußere Ursache haben. Der Außenbereich des Körpers besteht aus Haut, Muskeln und Meridianen, der Innenbereich umfasst die inneren Organe, alle weiteren inneren Strukturen und die Grundsubstanzen (Abb. 5.3).

Ein Außen-Syndrom kann lediglich ein kurzes (Übergangs-)Stadium während des Eindringens eines äußeren pathogenen Faktors in den Körper sein. Dringt der äußere pathogene Faktor danach in das Körperinnere vor, wo er die inneren Organe angreift und dadurch Veränderungen der Körperprozesse hervorruft, entwickelt sich ein Innen-Syndrom mit Symptomen wie Husten, Diarrhö etc. Somit kann ein Innen-Syndrom eine innere oder äußere Ursache gehabt haben. Selbst wenn sich ein Innen-Syndrom an der Oberfläche in Form von Hautausschlägen oder Muskelschmerzen zeigt, bleibt es ein Innen-Syndrom, solange es Auswirkungen auf die inneren Organe hat.

Der Großteil der Syndrome, die eine Shiatsu-Therapeutin behandeln kann, sind Innen-

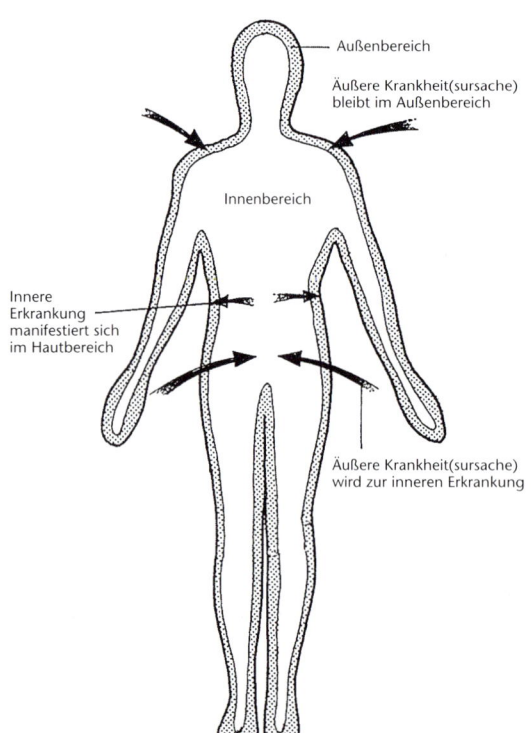

Abb. 5.3: Außen- und Innen-Syndrome

Syndrome. Dennoch ist es aus den nachfolgend skizzierten Gründen wichtig, Außen-Syndrome erkennen zu können.

Fallgeschichte

Eine Teilnehmerin eines Shiatsu-Kurses klagte über einen steifen, schmerzhaften Nacken, der aufgetreten war, nachdem sie auf dem Weg zum Kurs am Tag zuvor im Zug in einem kalten Luftzug gesessen hatte. Das betroffene Areal wurde mittels Schröpfen behandelt und ihre Symptome, die von pathogenem Wind in den Muskeln herrührten, besserten sich deutlich.

Es gibt zwei Arten von Außen-Syndromen:

- Eindringen eines äußeren pathogenen Faktors wie Wind, Kälte oder Feuchtigkeit in Muskeln und Meridiane, mit Symptomen wie Schmerzen, Schwellungen, Steife oder Taubheit, aber ohne weitere Begleitsymptome. Dieses Syndrom spricht gut auf eine lokale Shiatsu-Behandlung und den Einsatz von Moxa (wenn keine Hitze-Zeichen vorliegen) sowie auf eine Schröpf- und Schabetherapie (s. u.) an.
- Anfangsstadium einer akuten Erkrankung, in dem das Abwehr-Ki des Körpers sie noch in Schach hält, während der weitere Verlauf noch nicht entschieden ist. Die Symptome sind:
  - Zittern oder Schüttelfrost (Haut)
  - Schmerzen am Körper (Muskeln und Meridiane)
  - steifer Hals oder Kopfschmerzen (Muskeln und Meridiane).

Es ist möglich, dass die „Außen"-Phase einer Krankheit, bevor sie in das Innere vordringt, nur wenige Stunden dauert. Durch angemessene Behandlung in diesem Stadium kann es zur völligen Beseitigung des äußeren pathogenen Faktors und damit zur Gesundung kommen, noch bevor sich eine Erkrankung entwickelt. Ein derartiges

Außen-Syndrom, das den gesamten Körper betrifft, spricht allerdings nicht gut auf die übliche Shiatsu-Behandlung an, da der Außenbereich einschließlich der Meridiane durch den pathogenen Faktor blockiert wird und das Abwehr-Ki ihn an der Oberfläche bekämpft, so dass es schwierig ist, die normalen Ki-Reaktionen wahrzunehmen. Für die Behandlung stehen Ihnen jedoch Alternativen zur Verfügung.

Schröpfen

Bei diesem Verfahren wird mit einem Glasgefäß auf der Haut ein Vakuum erzeugt, wodurch das Gewebe in das Glas hineingezogen wird. Durch die erhöhte lokale Zirkulation wird – in den Begriffen der TCM – der pathogene Faktor ausgeleitet. Auf traditionelle Weise wird zur Erzeugung des Vakuums die Luft im Schröpfglas erhitzt, bevor es auf die Haut aufgesetzt wird – ein Verfahren, für das Sie einige Übung brauchen. Inzwischen sind aber auch Vakuumsauggläser erhältlich, die ebenso gute Resultate erzielen und wesentlich einfacher in der Handhabung sind. Diese Methode der Volksmedizin wird zur Ausleitung des äußeren pathogenen Faktors meist direkt über bestimmten Tsubos angewendet. Der beste Punkt ist Bl 12; auch Gb 20 oder LG 14 haben diese Wirkung, sind aber technisch schwieriger mit Schröpfen zu behandeln. Schröpfen ist auch über steifen oder schmerzhaften Arealen möglich, bei deren Entstehung Wind oder Feuchtigkeit eine Rolle spielen, wie dies im letzten Fallbericht (s. d.) der Fall war.

Schwitzen lassen

Auch hierbei handelt es sich um eine Methode der Volksmedizin zur Ausleitung von pathogenen Faktoren durch die Poren.

Dieses Verfahren ist nur für Empfänger geeignet, deren Ki oder Körperflüssigkeiten nicht übermäßig geschwächt sind, denn beide Grundsubstanzen gehen dabei zum Teil verloren. Die verbreitetste Methode, jemanden zum Schwitzen zu bringen, besteht darin, heiße (oder erwärmende) Getränke, wie z. B. Kräutertee (im Westen sind Pfefferminze, Holunderblüte oder Schafgarbe beliebt) oder heißen Grog zu trinken, um sich dann warm eingewickelt hinzulegen.

Schabetechnik

Diese Technik ist in China unter der Bezeichnung Gua Sha weit verbreitet. Die Haut über dem betroffenen Gebiet wird eingeölt und dann mit einer Münze oder der Kante eines Löffels nach unten geschabt, z. B. die obere Rückenpartie und Nacken bei einer Erkältung, die Hüften bei Ischiasneuralgie. Während sich die Stagnation löst, entstehen als Zeichen dafür, dass das Pathogen frei wird, rote Spuren auf der Haut, die nach ein paar Tagen verschwinden.

Punkte zur Befreiung der Oberfläche

Die Punkte Bl 12, LG 14, Lu 7, Di 4, Gb 20 und ergänzend Punkte gegen Wind, Kälte, Hitze oder Feuchtigkeit können eingesetzt werden, wenn Anzeichen dafür sichtbar sind. Behandeln Sie diese Punkte nur mit Druck oder Moxa, wenn Sie ganz sicher sein können, dass sich keine Hitze-Zeichen entwickeln.

Zur Behandlung der Innen-Syndrome eignen sich die normalen Shiatsu-Methoden, d. h. Sie behandeln entweder nur über die Meridiane wie im Zen-Shiatsu oder Sie ergänzen die entsprechenden Punkte zur Tonisierung bei Leere oder zum Zerstreuen bei Fülle.

Zum Abschluss des Kapitels über TCM fassen wir noch einmal zusammen:

- Die TCM ist, anders als Shiatsu, nicht meridian-orientiert, sondern benutzt unterschiedliche Behandlungsmethoden. Von diesen ist der Gebrauch von Akupressurpunkten Shiatsu-Therapeuten am einfachsten zugänglich.
- In der TCM sind generalisierte Beschwerden, wie Blut-Leere oder Feuchtigkeit bekannt, die sich keinem bestimmten Meridian zuordnen lassen, auch wenn sie zu bestimmten Organen oder Meridianen eine engere Verbindung haben können als zu anderen.
- Die TCM basiert auf anderen diagnostischen Verfahren als die hauptsächlich palpierenden Methoden des Shiatsu, z. B. der Pulsdiagnose (in diesem Buch nicht dargestellt) oder der Zungenbeurteilung. Auch die „Anamnesefragen" sind ganz speziell auf die Differenzierung der TCM-Syndrome zugeschnitten.

Im Sinne der oben genannten Punkte ist es wichtig, dass Sie die TCM parallel zur Shiatsu-Behandlung einsetzen und beide Verfahren nicht miteinander vermischen. In anderen Worten: Bei einem Klienten, der über Husten mit reichlich Auswurf klagt, einem Zeichen für Feuchtigkeit und Schleim in den Lungen, wäre es nicht angemessen, auf Grund dieser Symptome allein den Lungen-Meridian mit Shiatsu zu behandeln; dies könnte die Beschwerden sogar noch verschlimmern. Es ist besser, auf der Grundlage der aktuellen Hara-Diagnose, die den Lungen-Meridian einschließt oder auch nicht, die Punkte KG 17 oder Lu 5 während der Shiatsu-Behandlung zu drücken, um Schleim aufzulösen.

Auch wenn Sie keine Akupressurpunkte in Ihre Behandlungen mit aufnehmen, können Ihnen Grundkenntnisse der TCM bei Empfehlungen für Ihre Klienten hilfreich sein.

> **Fallgeschichte**
>
> Eine Shiatsu-Schülerin im dritten Ausbildungsjahr behandelte eine Patientin mit Colon irritabile. Die Symptome waren weiche Stühle, Blähungen und Völlegefühl nach dem Essen und ein dumpfer Schmerz im Abdomen. Die Shiatsu-Schülerin diagnostizierte eine Milz-Yang-Leere mit daraus resultierender Leere-Kälte im Innern, behandelte aber die Patientin nach der Hara-Diagnose mit den Techniken des Zen Shiatsu. Die meisten Symptome sprachen sehr gut darauf an, nur die Blähungen verschwanden erst, als die Patientin dem Ratschlag der Shiatsu-Schülerin folgte und ausschließlich warme, gekochte Nahrung zu sich nahm, die das Milz-Yang stärkte.

5.8 Die Fünf-Elemente-Lehre

Die Lehre von den Fünf Elementen wird hier als Teil des gesamten Theoriegebäudes der TCM mit aufgenommen, obwohl die einzelnen Elemente in den Kapiteln 7 bis 11 ausführlich erläutert werden. Die Fünf-Elemente-Lehre bezieht sich auf die Unterscheidung zwischen den Schwingungsqualitäten des Ki, die im Universum in Erscheinung treten. Diese werden als Elemente oder manchmal auch als Wandlungsphasen bezeichnet. Die wörtliche Übersetzung des chinesischen Begriffs lautet „die Fünf Gehweisen" und verweist auf die Verbindung mit der charakteristischen *Bewegung* der unterschiedlichen Ki-Qualitäten. Daher übt das Konzept einen ganz besonderen Reiz auf Shiatsu-Therapeuten aus und bildet die Grundlage für die Shiatsu-Theorie, wie sie im Westen zumeist gelehrt wird (s. a. Einleitung).

Die Fünf Elemente sind Feuer, Erde, Metall, Wasser und Holz. Im Wesentlichen beschäftigt sich die Fünf-Elemente-Lehre mit den Beziehungen der Elemente untereinander (dem erzeugenden und dem kontrollierenden Zyklus) und der Verbindung zwischen den Elementen und dem Kosmos, wie sie sich in den Elementen-Zuordnungen ausdrückt. Ein bekanntes Modell für die Beziehungen zwischen den Elementen ist in Abb. 5.4 dargestellt.

Die äußeren Pfeile stellen den Erzeuger-Zyklus dar, in dem jedes Element das nachfolgende fördert und nährt. Dieser Kreislauf lässt sich durch Analogien ganz leicht merken:

- Feuer erzeugt Erde – denken Sie an Asche
- Erde erzeugt Metall – denken Sie an Goldminen
- Metall erzeugt Wasser – denken Sie an die Kondensation (Wassertropfen am Topfdeckel beim Kochen)
- Wasser erzeugt Holz – denken Sie an die Bewässerung Ihres Gartens
- Holz erzeugt Feuer – denken Sie an Holzstücke im Kamin.

Für die klinische Praxis bedeutsam ist, dass auch die Unausgewogenheit eines Elements an das nächste Element im Kreislauf weitergegeben wird. Dieses Phänomen ist als das „Mutter-Kind-Gesetz" bekannt und bezieht sich auf das TCM-Sprichwort: „Wenn das Kind weint, behandle die Mutter." Wenn ein Element geschwächt ist und sich im „Kind"-Element Symptome entwickeln, weil die „Mutter" es nicht mehr versorgen kann, dann liegt die Wurzel des Problems bei der Mutter, die dann ebenso wie das „Kind" behandelt werden sollte. Ein Beispiel: Wenn sich die Milz in einem Leere-Zustand befindet, fördert dies die Entstehung von Schleim, der sich in den Lungen, dem „Kind" der Milz, niederlässt. In diesem Fall müssen sowohl die Milz, die „Mutter", als auch die Lungen behandelt werden. Dieses „Mutter-Kind-Gesetz" kann in der Praxis sehr häufig beobachtet werden.

Den Kontroll-Zyklus stellen die sich überkreuzenden Pfeile innerhalb des Elementenkreises dar. Sie verkörpern gegengerichtete Kräfte, die den Erzeuger-Zyklus im Zaum halten. Auch diesen Zyklus können Sie sich leicht über Analogien merken:

- Feuer kontrolliert Metall – macht es weich und formbar
- Metall kontrolliert Holz – zerhackt es
- Holz kontrolliert Erde – Wurzeln halten sie zusammen
- Erde kontrolliert Wasser – Ufer grenzen den Fluss ein
- Wasser kontrolliert Feuer – löscht es aus.

Auch wenn er manchmal irreführend als Zerstörungs-Zyklus übersetzt wird, hält der Kontroll-Zyklus doch Harmonie und Gleichgewicht aufrecht und versagt erst, wenn ein Element geschwächt ist und sein Gegenstück nicht mehr kontrollieren kann. Dadurch ist das entgegengesetzte Element scheinbar im Übermaß vorhanden, oder umgekehrt. Ein Beispiel: Wenn die Nieren-Energie schwach ist, kann sie das Feuer nicht mehr kontrollieren, und es entstehen Kreislaufprobleme, wie z. B. Bluthochdruck.

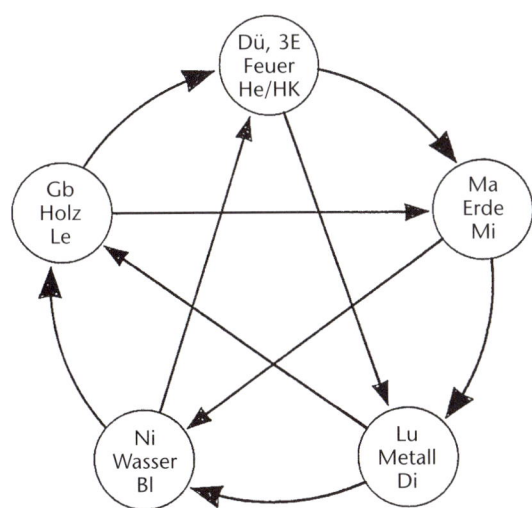

Abb. 5.4: Die Fünf Elemente

Die Element-Zuordnungen sind Ausdruck der Ki-Manifestationen der Elemente im physischen Universum. Sie werden in den Kapiteln 7 bis 11 ausführlich vorgestellt und sind in Tabelle 5.8 aufgelistet.

Die Theorie der Fünf Wandlungsphasen wird in den meisten westlichen Shiatsu-Schulen wegen ihrer verführerischen Kombination des Kosmischen und Formalen (verschiedene formale Aspekte der Theorie wurden während bestimmter Zeitabschnitte der chinesischen Geschichte aus politischen oder philosophischen Gründen zusammengeworfen) als grundlegendes Modell der Fernöstlichen Energetik unterrichtet. In meinen Augen ist das ein Fehler.

Die Behandlungsmethoden nach den Fünf Wandlungsphasen gehören zu einem verfeinerten und spezialisierten Zweig der japanischen Akupunktur, dabei werden lediglich Punkte eingesetzt und die Diagnosestellung beruht auf der Pulsdiagnose. In der westlichen Ausbildung wird die Theorie der Fünf Wandlungsphasen zusammen mit den Diagnose- und Behandlungsverfahren des Zen-Shiatsu vermittelt, denen selbstverständlich ein anderes theoretisches Modell zugrunde liegt. Solange beide Modelle nicht mit dem nötigen Verständnis vermittelt werden, verwirren sie den Schüler und bleiben klinisch wirkungslos. Die Theorie der Fünf Wandlungsphasen ist ein hoch entwickelter und subtiler Weg zur Klassifikation von Schwingungsfrequenzen im Universellen Feld und sollte meiner Ansicht nach zum Ende der Shiatsu-Ausbildung eingeführt werden und nicht am Anfang. Zen-Shiatsu verfügt über eine eigene, wunderbar schlichte Theorie,

Element	Wasser	Holz	Feuer	Erde	Metall
Farbe	blau/schwarz	grün	rot	gelb	weiß
Ausdruck	stöhnen	schreien	lachen	singen	weinen
Geruch	faulig	ranzig	verbrannt	süßlich	verrottet
Emotion	Angst	Zorn	Freude	Mitgefühl/ Nachdenklichkeit	Trauer
Fähigkeit	speichern	gebären	gedeihen	reifen	zurückgehen
Spiritueller Ausdruck	Wille	Geistseele	Shen	Intellekt	Körperseele
Sinnesorgan	Ohren	Augen	Zunge	Mund	Nase
Gewebe	Knochen	Sehnen	Blutgefäße	Fleisch/ Muskeln	Haut
Jahreszeit	Winter	Frühling	Sommer	das Ende jeder Jahreszeit	Herbst
Tageszeit	15:00–19:00	23:00–3:00	11:00–15:00 19:00–23:00	7:00–11:00	3:00–7:00
Geschmack	salzig	sauer	bitter	süß	scharf
Klima	Kälte	Wind	Hitze	Feuchtigkeit	Trockenheit
Meridiane	Nieren, Blase	Leber, Gallenblase	Herz, Dünndarm, Herz-Kreislauf, Dreifacher Erwärmer	Magen, Milz	Lungen, Dickdarm

Tab. 5.8: Die Zuordnungen der Elemente

die wie zugeschnitten ist für die Praxis des Zen-Shiatsu, und im folgenden Kapitel vorgestellt wird.

Wenn Sie Zen Shiatsu praktizieren (mit anderen Worten, wenn Sie eine Kyo und Jitsu Hara-Diagnose erstellen und eine Mutterhand einsetzen), dann nutzen Sie die Zen-Shiatsu-Theorie als Interpretation Ihrer Diagnose und Richtlinie für die Behandlung. Erwägungen, die der TCM oder den Fünf Wandlungsphasen folgen, stellen keine Ausschmückungen und Hilfen für Ihre praktische Arbeit dar, sind aber nicht Werkzeuge der ersten Wahl.

5.9 Das Sechs-Schichten-Modell

Das Sechs-Schichten-Modell ist eine Methode, alle 12 Meridiane paarweise zu gruppieren. Dies hat vor allem Bedeutung für die Behandlung mit chinesischen Kräutern, denn die 6 Schichten beschreiben sechs verschiedene Stufen von Erkrankungen. Die Bedeutung für Shiatsu-Therapeuten ergibt sich hauptsächlich aus dem Meridianbezug und ist eigentlich rein akademisch. Für die Lektüre von TCM-Texten ist es jedoch hilfreich, die Terminologie des Sechs-Schichten-Modells zu verstehen, und auch die Beziehung der Zen-Shiatsu-Meridiane zu den klassischen Leitbahnen ist einleuchtender, wenn die 6 Schichten berücksichtigt werden; deshalb soll an dieser Stelle eine kurze Erklärung folgen.

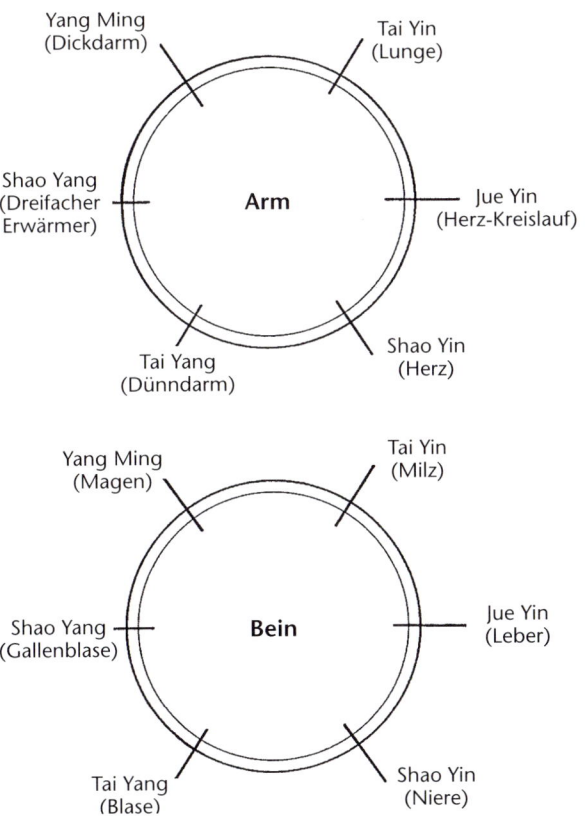

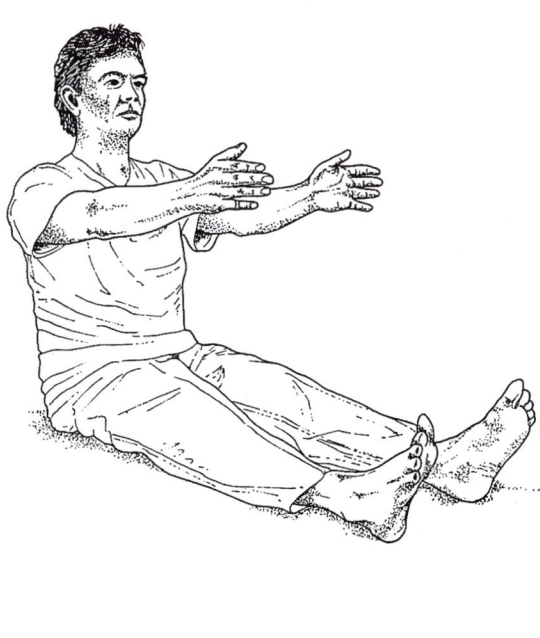

Abb. 5.5: Meridian-Paare im 6-Schichten-Modell

Früher trugen die Meridiane nicht die Namen von Organen, z. B. Dickdarm-Meridian; dies ist eine westliche „Erfindung". Sie wurden stattdessen nach dem Sechs-Schichten-Modell benannt, in dem nach gewissen Yin-und-Yang-Klassifizierungen ein Meridian der oberen Körperhälfte mit einem Meridian der unteren Körperhälfte zu einem Paar verbunden ist.

Die Paare im 6-Schichten-Modell bestehen aus:

- Tai Yang (Großes Yang) – Blase, Dünndarm
- Yang Ming (Strahlendes oder Sonnenlicht-Yang) – Magen, Dickdarm
- Shao Yang (Kleines Yang) – Gallenblase, Dreifacher Erwärmer
- Tai Yin (Großes Yin) – Milz, Lunge
- Shao Yin (Kleines Yin) – Nieren, Herz
- Jue Yin (Absolutes Yin) – Leber, Herz-Kreislauf.

Jeder Meridian eines Paares befindet sich an den Gliedmaßen jeweils an der gleichen Position, und am deutlichsten zeigen sich diese Übereinstimmungen bei einer Körperhaltung, in der man wie ein Teddybär dazusitzt und Arme und Beine gerade nach vorn streckt (Abb. 5.5). Dementsprechend befindet sich der Dickdarm-Meridian oder Yang Ming am Arm an derselben Position, die der Magen-Meridian oder Yang Ming am Fuß einnimmt. Der ganzheitliche Ansatz der chinesischen Medizin wird dadurch bestätigt, dass sich die Meridiane auf eine energetische Zone des Körpers beziehen, die unter anderem auch ein inneres Organ mit einschließt, aber nicht umgekehrt.

Die Organe jeder Schicht sind miteinander verbunden und beeinflussen einander, und bis zu einem gewissen Grad können die Meridiane einander in der Behandlung vertreten. Für Schüler der Zen-Shiatsu-Theorie sind diese Meridian-Paare besonders aufschlussreich, weil sich die Masunaga-Erweiterungen häufig in der Nähe der Meridian-Partner des Sechs-Schichten-Modells befinden.

Theorie des Zen Shiatsu

Das System des Zen Shiatsu wurde von Shizuto Masunaga in den 70er Jahren begründet. Es handelt sich dabei um das erste Shiatsu-Modell mit einer eigenen Theorie, die völlig in die praktische Ausübung von Shiatsu integriert ist. Masunaga hat dafür folgende Quellen herangezogen:

- die alten taoistischen Wurzeln der TCM-Theorie
- den traditionellen Gebrauch von Shiatsu in der Volksmedizin
- Das moderne Wissen über Physiologie
- das psychologische Modell des Westens
- den philosophischen Ansatz des Zen-Buddhismus
- seine eigenen klinischen Erfahrungen aus über tausend Shiatsu-Behandlungen.

Zen Shiatsu bildet ein in sich geschlossenes System, in dem – auf der Grundlage der Meridiane und der Bewegung des Ki innerhalb dieses Netzwerks – Diagnose, Theorie und Behandlung untrennbar miteinander verbunden sind. Zen Shiatsu beschäftigt sich auf eine ebenso lebendige wie unmittelbare Art und Weise mit der direkten Erfahrung von Ki. Bevor wir den theoretischen Inhalt betrachten, nutzen wir die Gelegenheit, noch einmal einen Blick auf die fünf Grundprinzipien des Zen Shiatsu zu werfen, um zu verstehen, wie die *Ausübung* von Zen Shiatsu diese direkte Ki-Wahrnehmung ermöglicht.

6.1 Die fünf Grundprinzipien – eine Erinnerung

1. Entspannen Sie sich!

Entspannung ist eine wichtige Vorraussetzung für die Wahrnehmung von Ki. Die tyrannische Vorherrschaft des analytischen Verstandes muss aufgegeben werden, damit die Intuition in Aktion treten kann. Das heißt aber nicht, dass wir uns in Träumen verlieren, wenn wir Shiatsu geben. Wir sind präsent im Hier und Jetzt, entspannt, ohne inneren Druck und ohne Vorurteile. Wir nehmen unsere Wahrnehmungen auf und akzeptieren sie, ohne bei ihnen zu verweilen oder sie mental zu bewerten und vor allem ohne sie zu verwerfen oder zu leugnen.

Wie lässt sich dieser Zustand entspannter und achtsamer Präsenz erreichen? Dafür gibt es so viele Techniken wie es Selbsterfahrungsmethoden gibt, aber am wichtigsten ist unsere innere Haltung: offen und aufnahmebereit, und doch ausgerichtet und achtsam. Es gibt eine Geschichte von Buddha in der sich ein Schüler (der gleichzeitig auch ein Musiker ist) mit genau dieser Frage über den erforderlichen geistigen Zustand für die Meditationspraxis an ihn wendet. Es wird überliefert, dass Buddha sich in seiner Antwort der Saiten des Instruments als Metapher bediente „nicht zu gespannt und nicht zu locker".

Rein auf der physischen Ebene behindern angespannte Muskeln den freien Fluss des

Ki, wir sollten eine angenehme Haltung einnehmen und körperlich entspannt sein.

2. Einsinken, nicht drücken

Vermeiden Sie es, auf das oberflächliche Gewebe des Empfängers zu drücken, sondern sinken Sie mit Hilfe Ihrer eigenen Entspannung in die Ki-Dimension des Empfängers hinein. Dieses Einsinken ist sowohl aufnahmefähig als auch aktiv, indem es Ihnen erlaubt, an der Erfahrung des Empfängers teilzuhaben.

3. Konstanter, senkrechter Druck

Konstantes Einsinken macht es uns einfacher, unser Körpergewicht statt unsere Muskelkraft einzusetzen. Dies erlaubt uns, zu entspannen. Senkrechte Druckrichtung heißt, dass wir bis ins „Innerste" des Empfängers gehen, so dass wir die Möglichkeit haben, zu allen seinen Ki-Ebenen vorzudringen.

4. Beide Hände aufeinander bezogen

Setzen Sie die haltende Yin-Mutterhand zur Unterstützung der aktiven Yang-Kindhand ein, wobei Ihre Aufmerksamkeit gleichermaßen auf beide gerichtet ist, um eine Verbindung zwischen den aktiven und den aufnahmebereiten Seiten des Bewusstseins des Empfängers herzustellen, so dass Sie sich in einem kontinuierlichen Prozess des „Lauschens" und des auf Ihren Eindrücken beruhenden Handelns befinden. Dies vergrößert auch den Ki-Fluss in den Meridianen, indem es das Ladungspotenzial zwischen dem negativen Pol (Yin-Hand) und dem positiven Pol (Yang-Hand) erhöht.

5. Kontinuität der Meridiane

Das Ki des Empfängers wird den gesamten Meridianverlauf entlang begleitet und nicht nur an bestimmten Punkten berührt. Dies erlaubt eine stützende Verbindung mit dem Empfänger, da der Meridian so einzigartig verfolgt und stimuliert wird, wo es gebraucht wird, mehr als wenn er in einer routinierteren Rahmenarbeit kontaktiert wird.

Verlauf des Zen Meridians

Unmittelbare Ki-Erfahrung veranlasste Masunaga dazu, die Verläufe der klassischen Akupunkturmeridiane im Körper zu erweitern. Manche Puristen mögen an der Authentizität derartig erweiterter Meridiane zweifeln, die auf die subjektive Erfahrung eines einzelnen Mannes zurückgehen. Aber die Tatsache, dass viele erweiterte Meridiane Verläufen folgen, die in der klassischen Akupunkturtradition erkannt wurden, wie z. B. den tiefen Verläufen der traditionellen Meridiane, Nebenzweigen oder den Verbindungen innerhalb des Sechs-Schichten-Modells, spricht für das erweiterte System.

In Masunagas Version scheinen die klassischen Meridiane an wenigen Stellen von ihren anerkannten Verläufen abzuweichen. Das ist zum einen zurückzuführen auf die Zuschreibung auf den Masunaga-Tafeln, die nicht immer jede Biegung und Drehung des Meridians zwischen den Punkten wahrheitsgetreu wiedergeben. Zum anderen ist aber auch die TCM-Version ungenau, weil auf modernen Akupunkturtafeln nur die Punkte genau lokalisiert sind und nicht die Verläufe der Energiebahnen dazwischen. Die in Japan vorgenommene, traditionelle, Lokalisierung der Punkte und Meridiane erfolgte eher empirisch und beruhte zum großen Teil auf den Wahrnehmungen von Therapeutin und Empfänger bei der Berührung des Punktes.

Meridian	Qualität	Tageszeit	Anfang	Ende
Lunge	Yin	3–5 Uhr	Brust	Hand
Dickdarm	Yang	5–7 Uhr	Hand	Kopf
Magen	Yang	7–9 Uhr	Kopf	Fuß
Milz	Yin	9–11 Uhr	Fuß	Brust
Herz	Yin	11–13 Uhr	Brust	Hand
Dünndarm	Yang	13–15 Uhr	Hand	Kopf
Blase	Yang	15–17 Uhr	Kopf	Fuß
Niere	Yin	17–19 Uhr	Fuß	Brust
Herz-Kreislauf	Yin	19–21 Uhr	Brust	Hand
Dreifacher Erwärmer	Yang	21–23 Uhr	Hand	Kopf
Gallenblase	Yang	23–1 Uhr	Kopf	Fuß
Leber	Yin	1–3 Uhr	Fuß	Brust

Tab. 6.1: Die Organ-Uhr

So wurde auch im alten China und Japan vorgegangen, in den Zeiten, als die Palpation noch ein wesentlicher Bestandteil der Akupunkturanwendung war. Das Ling Shu schreibt dazu: „... frage oberhalb und unterhalb des Punktes nach, weil die Meridiane nicht bei jedem Menschen gleich sind."[1] Wenn die Unterschiede zwischen den Meridianen im Zen Shiatsu und in der Akupunktur umstritten sind, wird dies in den Kapiteln 7 bis 11 über den jeweiligen Meridianverlauf erwähnt.

Zen Shiatsu basiert auf Meridianen, während sich die TCM-Theorie um Yin und Yang, die Lebenssubstanzen und die Funktionen der Organe bei ihrer Entstehung und Verteilung dreht. Masunagas Theoriegerüst erwuchs aus seinem Interesse an den Meridianverläufen und ihrer Bedeutung für die spezifischen Wirkungen der Meridiane auf Körper, Geist und Emotionen. Wenn das Meridiansystem unsere Energiestruktur zutreffend wiedergibt und keine rein willkürliche, intellektuelle Spielerei ist, dann muss es – so Masunagas Argument – eine Beziehung zwischen der energetischen Funktion der Meridiane und ihrem Verlauf auf dem Körper geben. Um diese Arbeitshypothese zu belegen, nahm er die zeitliche Abfolge der Meridiane, die im Westen als Organ-Uhr bekannt ist, als Ausgangspunkt (Tab. 6.1). Folgt man dieser Sequenz, lässt sich das gesamte Meridian-Netzwerk kontinuierlich über den ganzen Körper nachzeichnen. So befindet sich der Endpunkt des einen Meridians, z. B. auf der Brust, in der Nähe des Anfangspunkts des auf ihn folgenden Meridians, also auch auf der Brust.

Es besteht eine elegante Symmetrie zwischen der Aufteilung der Meridiane am Körper und dem Wechsel zwischen Yin- und Yang-Meridianen. Auch die dem jeweiligen Meridian entsprechende Tageszeit hat klinische Relevanz, die in Kapitel 3 bei den Zuordnungen zu den Wandlungsphasen näher erläutert wird. Masunaga konzentrierte sich aber eher auf die sequentielle Abfolge der Meridiane beginnend mit dem Lungen-Meridian zum Leber-Meridian als Grundlage seiner Meridiantheorie. Masunaga bezog diese Sequenz nicht auf einen Tagesablauf, sondern auf die Lebensspanne oder auf die in ihr enthaltenen Aktivitäts-

[1] Ling Shu 10.145, zitiert in: *Hara Diagnosis: Reflections on the Sea*, S. 24.

zyklen – von der Einleitung bis zur Vollendung. Um seine Theorie möglichst einfach zu erklären, nahm er den Lebenszyklus eines der einfachsten, uns bekannten Lebewesen als Modell: den Einzeller. Deshalb wird der Kern seiner Theorie auch häufig unter dem Titel „Lebenszyklus der Amöbe" gelehrt. Dieser Zyklus ist so simpel, dass er sich leicht als nette Fabel zur Illustration der Meridian-Funktionen abtun lässt. Bei genauerer Untersuchung beschäftigt sich die Zen-Shiatsu-Theorie aber mit einer der schwierigsten Fragen, die uns bei der Erforschung der Energetik des menschlichen Körpers begegnet: „Was sind Meridiane und warum befinden sie sich, wo sie sind?" Die Theorie des Zen Shiatsu liefert die Antwort: „Meridiane sind ein Ausdruck unserer Energie und ihr Verlauf ist Ausdruck ihrer Funktion."

6.2 Lebenszyklus der Amöbe

„Also … die Ursuppe. Nun gut … dann wollen wir Sie mal schockieren. Wie wäre es, wenn wir alles aus der Sicht der Suppe betrachten? Wenn wir eines dieser vorbeitreibenden, schwebenden, federgleichen Schalentiere erzählen lassen? Einen Ammoniten mit einem Gespür für Bestimmung. Einem Sprecher der pulsierenden Meere des Jura, der berichtet, wie es wirklich war."
Penelope Lively[2]

Stufe 1 – Grenzen ziehen und Austausch beginnen

Wenn wir uns die Anfänge des Lebens auf dieser Erde so vorstellen, wie es noch immer im herkömmlichen Sinn gelehrt wird, müssen wir uns ein Bild von der so genannten Ursuppe machen. In diesem reichhaltigen

Gebräu aus Aminosäuren und lebenserhaltenden Nährstoffen erschien das Leben, wie man uns erzählt, vielleicht durch den elektrischen Impuls von einem Blitz. Die einfachste Lebensform entwickelte sich, eine Zelle bestehend aus mehr oder weniger Ursuppe und lediglich von Haut umgeben. Sie stellt die erste Stufe der Existenz dar, die Begründung einer individuellen Identität, die vom Rest des Universums getrennt ist und doch mit ihm zusammenlebt. Masunaga nennt diese energetische Handlung „eine Grenze ziehen". Wir könnten sie auch als Entstehung einer Identitätsstruktur bezeichnen. Die Grenze ist das, was die Amöbe vom Universum trennt. Und dennoch muss sie durchlässig bleiben, um den Austausch von Ki mit dem Universum zu ermöglichen. Denn sobald sie zur abgeschlossenen Einheit wird, stirbt die Amöbe (Abb. 6.1).

Nach Auffassung der TCM sind es die Lungen, die im menschlichen Organismus zuständig sind für die Haut, die unsere durchlässige Grenze bildet. Der Lungen- und Dickdarm-Meridian verlaufen entlang unserer anatomischen Grenze, sie bilden also die „Außenseite" unserer Gestalt, wenn wir aufrecht stehen und die Handflächen nach vorn zeigen. Der Lungen- und Dickdarm-Meridian verkörpern die Funktionen des Aufnehmens und Abgebens durch diese Grenze hindurch. Beide Funktionen sind gleichermaßen notwendig für das Wiederauffüllen unsere Ki-Vorräte. Wir können nicht aufnehmen, wenn wir nicht loslassen.

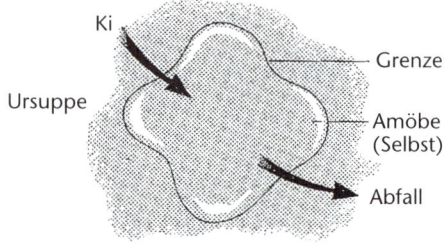

Abb. 6.1: Die Außenseite

---

[2] Penelope Lively, „Moon Tiger". München 2001, S.

Die Schlüsselbegriffe dieser Stufe im Zyklus lauten „Aufnahme und Elimination von Ki".

Stufe 2 – Bedürfnisse befriedigen

Auf der ersten Stufe ihres Kreislaufs nimmt die Amöbe keine besonderen Bedürfnisse wahr. Die Grundfunktionen – die Etablierung des Selbst als Einheit und der Austausch von Ki mit der Umwelt – dieser Stufe sind so existenziell für das Überleben, dass es keine Frage des Verlangens ist, sie auszuführen. Würden diese Grundfunktionen beendet werden, würden wir als separate Einheit schlichtweg nicht mehr existieren. Sobald auf der zweiten Stufe eine individuelle Identität entstanden ist, treten zwangsläufig Bedürfnisse auf. Das grundlegendste Bedürfnis jedes Lebewesens ist Ernährung. Im Falle der Amöbe wollen wir uns vorstellen, wie sie vor sich in der Ursuppe ein besonders appetitliches Nahrungsmolekül erspäht. Sie wird sich daraufhin nach vorne stülpen (in biologischen Begriffen: ein Pseudopodium ausstrecken), um das begehrte Objekt zu erreichen, es dann umfließen und damit anfangen, es in eine verdauliche Form zu zerlegen (Abb. 6.2).

Die beiden Teile dieser Phase im Kreislauf entsprechen den Aktivitäten des Magen- und Milz-Meridians. Die Yang- oder aktive Energie des Magen umfasst den Appetit-Faktor, die Wahrnehmung des Bedürfnisses also und auch die Vorwärtsbewegung, um es zu stillen. Der Milz-Meridian erfüllt die Yin-Funktionen des In-sich-Aufnehmens und Umschließens eines begehrten Objekts, ebenso das Zerlegen in eine verwendbare Form. Dieses Objekt kann alles sein, was uns für unser Wohlergehen oder unser Überleben notwendig erscheint. In anderen Worten: alles, wonach wir hungern. Es kann Information sein, Liebe, Anerkennung, Besitz oder Status, nach dem wir uns verzehren, wie auch Nahrung. Während der

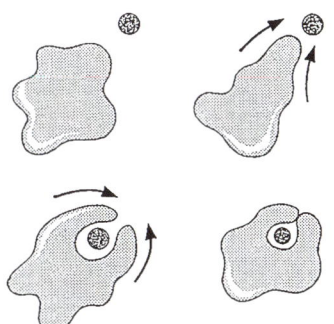

Abb. 6.2: Die Vorderseite

Magen hungert und verfolgt, steht die Milz für die Inbesitznahme, Umarmung und break-down. Die Aktivität in dieser energetischen Phase spielt sich gänzlich auf der Vorderseite des Körpers ab. So veranlasst uns die Wahrnehmung des begehrten Objekts außerhalb von uns selbst zur Bewegung nach vorne, bis wir es fassen und in uns aufnehmen können. Und all dies wird vom Magen- und Milz-Meridian ausgeführt, die sich auf der Vorderseite unseres Körpers befinden. Die Schlüsselbegriffe dieser Stufe im Zyklus lauten „Nahrungsbeschaffung und Verdauung".

Stufe 3 – Nährstoffe assimilieren und integrieren

Gegen Ende der zweiten Stufe ist das begehrte Objekt aufgenommen und in verwendbare Teile zerlegt worden, aber es ist noch nicht assimiliert. Stufe 3 stellt die Einverleibung des begehrten Objekts in unsere eigene Identität dar: ein Vorgang, durch den ein Käsebrötchen zu Joe Jedermann oder, in diesem Fall, zu Joe Amöbe wird (Abb. 6.3).

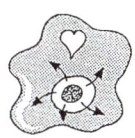 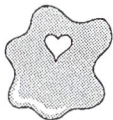

Abb. 6.3: Das Innere

Die beiden Meridiane bzw. die ihnen zugeordneten Organe, die diesen Vorgang repräsentieren, sind Dünndarm und Herz. Der
Dünndarm absorbiert die Nährstoffe; er
nimmt sie auf, um den Kern unseres individuellen Selbst, unser Bewusstsein, das
in der östlichen Tradition im Herz sitzt,
zu nähren. So ist jedes Lebewesen, sei es
Amöbe, Gürteltier oder Mensch, imstande,
aus seiner Umgebung aufzunehmen, was es
braucht, um sein Dasein, Bewusstsein und
seine Funktion in der Welt aufrechtzuerhal-
ten. Entsprechend den Bedürfnissen jeder
Lebensform, wird das aufgenommen, was
angemessen ist: Nahrung, Sinneseindrücke,
Informationen, Glaubenssysteme und Emotionen. Was nicht in seine Bestandteile zerlegt und bearbeitet wurde, kann nicht assimiliert werden. Deshalb ist es die Aufgabe
von Magen und Milz zunächst alles aufzunehmen und zu verarbeiten.

in dieser Phase ist die Bewegung der Energie
nach innen gerichtet und die beteiligten Meridiane befinden sich auf den Innenseiten der
Gliedmaßen. Das Schlüsselwort dieser Stufe
ist „Assimilation in den zentralen Kern". Der
Kreislauf der Energie ist nun an seinem zentralen Punkt, dem Herzen, dem Zentrum der
Identität, angekommen. Seit dem Moment
der Abgrenzung der Amöbe von ihrer Umgebung, ist die Bewegung der Energie in dieser
ersten Zyklushälfte dahin gerichtet, diesem
Zentrum Nahrung zuzuführen.

Stufe 4 – Flucht vor Gefahr

Der Zyklus der Amöbe hat jetzt das Stadium
erreicht, wo sie sich selbst erhalten und auf
Reize aus der Umgebung reagieren kann. Der
bedrängendste äußerliche Reiz ist die Gefahr,
und der Gefahr zu begegnen, ist die nächste
Entwicklungsphase. Stellen Sie sich vor, dass
eine Amöbe – einen entwicklungsgeschicht-
lichen Zeitabschnitt später – in der Ursuppe
von einem Räuber bedroht wird (Abb. 6.4).

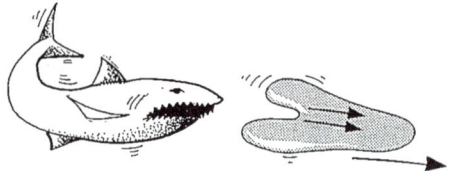

Abb. 6.4: Der Rücken

Der Drang zur Flucht wird im Rücken wahrgenommen. Hier begegnet uns eine Bewegung, die von einer gegebenen Reizquelle
weg führt, während auf Stufe 2 das Verlangen oder der Appetit auf das sich vor der
Amöbe Befindende eine Vorwärtsbewegung
auslöst. Der Blasen- und Nieren-Meridian
verkörpern den Drang zur Flucht und sie
verlaufen über den Rücken. Die starke
Bewegungskraft vom Rücken her lieferte
Masunaga das Schlüsselwort für die Aktivität in dieser Phase: „Antrieb bzw. Impuls".

Im Verständnis der TCM liefern die Nieren
durch das Nieren-Yang und das Ursprungs-
Ki den Antrieb für alle unsere Handlungen,
Funktionen und metabolischen Vorgänge.
Versagt dieser Impuls oder wird er zu langsam, verlangsamen sich auch alle Körperfunktionen. Stagnation oder der Aufstau von
Rückständen können die Folge sein. Die
Nieren liefern also einen Impuls zur Reinigung durch die Aufrechterhaltung von Fluss
und Bewegung. In der westlichen Physiologie stellt die Reinigung des Blutes die
Hauptaufgabe der Nieren dar, während
Kampf oder Flucht zum Aufgabenbereich
der Nebennieren gehören, die sich oberhalb
der Nieren befinden. Die Schlüsselbegriffe
für Stufe 4 „Reinigung und Impulse" passen
daher in beide Systeme.

Stufe 5 – Zirkulation und Schutz

Ein plötzlicher Angriff ist nicht die einzige
Gefahr, die der Amöbe droht. In ihrem täg-
lichen Überlebenskampf muss sie sich an

ihre Umgebung, an Temperaturschwankungen, Verschmutzung und andere äußere Einflüsse anpassen. Auch wir müssen uns gegen diese Faktoren ebenso abschirmen wie gegen unwillkommenes Eindringen in unsere emotionale Sphäre. Auf Stufe 4 taucht ein Impuls auf, der uns vom Rücken her rettet. Stufe 5 steht für den konstanten Schutz aller Ebenen unserer Existenz.

Das Zusammenleben in einer Gruppe bietet eine Art Schutz, verlangt aber auch Anpassung. Jedes Wesen in der Gruppe hat seine eigene Identität und individuelle Funktion, ist aber auch gezwungen, sein Bewusstsein nach außen zu öffnen, um mit den anderen Kontakt aufzunehmen und zur Identität der Gruppe beizutragen. Wir benötigen deshalb soziale und emotionale Qualitäten, um den Einfluss unserer Kernpersönlichkeit erweitern oder auch zurücknehmen zu können, wenn größerer Schutz nötig ist.

Obwohl sie gegenwärtig in der TCM keine größere energetische Identität zugesprochen bekommen, verkörpern der Dreifache Erwärmer und der Herz-Kreislauf-Meridian in der Zen-Shiatsu-Theorie genau diese Qualitäten. Der Dreifache Erwärmer schützt die Oberfläche vor schädlichen Einflüssen aus der Umgebung, unter anderem vor denen anderer Persönlichkeiten. Der Herz-Kreislauf-Meridian bildet sozusagen ein „Innenfutter" zum Schutz unseres emotionalen Zentrums (Abb. 6.5).

Diese beiden Bereiche unseres energetischen Wesens werden in dem chinesischen Klassiker Nan Jing erwähnt und drücken sich körperlich in der Anordnung der Meridiane aus. Wenn wir eine geschlossene, schützende Haltung einnehmen, mit angezogenen Knien, gesenktem Kopf und über den Knien gekreuzten Armen, wird der erweiterte Meridian des Dreifachen Erwärmers, der unsere gesamte Körperoberfläche schützt, in seiner ganzen

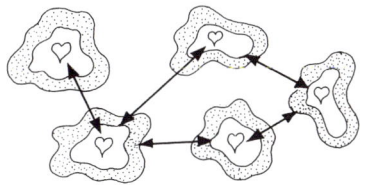

Abb. 6.5: Oberfläche und „Innenfutter"

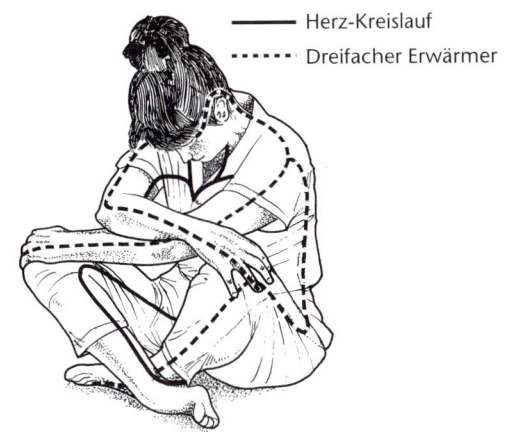

Herz-Kreislauf
Dreifacher Erwärmer

Abb. 6.6: Schützende Körperhaltung

Länge sichtbar. Der Herz-Kreislauf-Meridian dagegen bleibt für einen Betrachter unsichtbar. Nur wir selbst können ihn wahrnehmen, weil er das „Futter" dieser umschlossenen Kapsel bildet, die durch unsere schützende Körperhaltung entsteht (Abb. 6.6).

Die TCM sieht die Hauptfunktion des Dreifachen Erwärmers in der Verteilung des Ursprungs-Ki und der Zirkulation von Flüssigkeiten. Die Aufgabe des Herz-Kreislauf-Meridians besteht für sie in der Unterstützung und dem Schutz des Herzens. Das physiologische System, das diesen Funktionen am ehesten entspricht, ist der Blutkreislauf. Masunagas Schlüsselwort für dieses Stadium im Zyklus lautet „Zirkulation und Schutz".[3]

---

[3] „Der Meister des Herzens (Herz-Kreislauf-Meridian) und der Dreifache Erwärmer bilden Oberfläche und Innenschicht … Der Meister des Herzens kontrolliert die Innenschicht. Der Dreifache Erwärmer bestimmt über die Oberfläche." (Nan Jing 25) *Hara Diagnosis. Reflections on the Sea*, S. 121.

Stufe 6 – Entscheidung

Die letzte Stufe ist gleichzeitig die Vorbereitung für einen neuen Zyklus. Die Amöbe hat bislang gelernt, durch ihre Körpergrenzen hindurch mit dem Universum Ki auszutauschen. Sie hat gelernt, nach vorne zu streben, um Nahrung zu finden; Nahrung aufzunehmen und zu integrieren. Und sie hat gelernt, sich selbst vor Gefahr zu retten, sich der sich ändernden Umwelt anzupassen und in einer Gemeinschaft zu leben. Die metabolischen Funktionen, die parallel zu diesen Entwicklungen entstanden sind, sichern einen Vorrat an Nährstoffen und Energie, doch die Frage ist nun, wie diese Vorräte am besten genutzt werden können.

Stufe 6 umfasst diese Frage und ihre Beantwortung. Die beteiligten Meridiane sind der Leber- und Gallenblasen-Meridian, die seitlich am Körper verlaufen und es uns ermöglichen, uns von einer Seite zur anderen zu wenden, um die Möglichkeiten verschiedener Handlungsalternativen abzuwägen. Es ist leichter, sich den menschlichen Körper in dieser Situation vorzustellen, als die hypothetische Amöbe in so einer Zwickmühle, wo sie sich fragt, in welche Richtung sie sich drehen soll (Abb. 6.7).

Durch die metabolischen Aktivitäten der Amöbe in diesem Zyklus konnte ein Vorrat an Nährstoffen für diesen Moment angesammelt werden. Nach Masunaga ist die Leber für die Speicherung zuständig und die Gallenblase für die Verteilung. In dieser Hinsicht stimmt seine Theorie mit der TCM überein, die die Speicherung des Blutes und

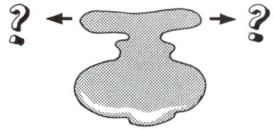

Abb. 6.7: Die Seiten

die Gewährleistung des ungehinderten Ki-Flusses zu den Aufgaben der Leber zählt. Seine Theorie bestätigt auch die physiologische Tatsache, dass die Leber Glykogen für die Energiegewinnung, Eisen und Vitamine speichert und die Gallenblase Gallenflüssigkeit verteilt. In allen drei Systemen wird also zwischen der kombinierten Aktivität von Leber und Gallenblase und der Speicherung und Verteilung ein Zusammenhang hergestellt. Die Zen-Shiatsu-Theorie sieht die wichtigste energetische Funktion dieser beiden Meridiane darin, zu entscheiden, wann Nährstoffe gespeichert und wann sie freigesetzt und im ganzen Körper verteilt werden.

In der medizinischen Tradition des Ostens wird die Leber mit Planung und die Gallenblase mit dem Treffen von Entscheidungen in Verbindung gebracht. Wenn wir als Analogie die militärischen Begriffe verwenden, die traditionell mit diesen „resoluten Organen" verknüpft sind, können wir die Leber mit einem General vergleichen, der mit einer langfristigen Strategie vor Augen seine Reserven bereitstellt, und die Gallenblase mit einem Offizier im Feld, der von einem Augenblick zum anderen entscheidet, wie er diese Reserven in der momentanen Situation einsetzt.

Der Lebensbereich, in dem diese Pläne und Entscheidungen wirksam werden, ist das Handeln, jegliche Art von Handlung. Es liegt in der Natur der Leber- und Gallenblasen-Energie, über Handlungen zu entscheiden, d. h. im Idealfall dem Lebensplan eines Lebewesens zu jedem beliebigen Zeitpunkt Ausdruck zu verleihen. Wenn wir das Bild der Amöbe auf die menschliche Ebene übertragen, würde sie vielleicht eine benachbarte Amöbengemeinschaft angreifen, einen Roman schreiben, einen anderen Teil der Ursuppe erforschen und kolonisieren oder zu Hause bleiben und Konflikte mit ihren Nächsten und Liebsten austragen. Das

Schlüsselwort für diese Stufe im Zyklus bezieht sich auf den Moment, bevor die Entscheidung zu handeln gefallen ist, wenn alle Optionen noch offen sind, und es lautet: „Unentschiedenheit".

Der Lebenszyklus der Amöbe beschreibt die wichtigsten energetischen Bewegungen, die in allen Lebewesen ablaufen. Diese Energiebewegungen bilden die Grundlage für das Leben; sie finden in einer einzelnen Zelle, einem höher entwickelten Organismus oder einer Gruppe statt. Das Verständnis dieser einfachen Klassifikation der Energiebewegungen, die sich in allen Lebewesen aufzeigen lassen, ermöglicht das Verständnis der Funktion jedes Meridian-Paars. Masunagas Errungenschaft besteht darin, der klassischen Chinesischen Theorie in modernem Gewand neuen Ausdruck verliehen zu haben, so dass die universelle Wahrheit des Meridian-Systems zum Vorschein kommt.

Die Meridiane befinden sich nicht deshalb da, wo sie verlaufen, weil die alten Texte dies so beschreiben, sie verlaufen dort aufgrund ihrer energetischen Funktion. Seine Version der Meridian-Theorie schüttelt Jahrtausende alte Hüllen und Staub ab und vermittelt uns ein frisches, dynamisches Modell der Funktionsweise von Energie in lebenden Wesen, Energie, die über die Meridiane erreichbar wird.

So beziehen sich die ersten drei Phasen auf die unterschiedliche Art, Energie zu empfangen: sei es aus der Atmung oder dem natürlichen Ki-Austausch mit dem Universum, sei es durch Nahrungsaufnahme und Befriedigung unserer Bedürfnisse oder sei es durch Absorption der Nährstoffe und die Integration physischer, mentaler und emotionaler „Nahrung" in den Kern unserer Persönlichkeit. Die letzten drei Phasen beschreiben verschiedene Wege der Energieverteilung. Dazu gehören: der automatische Reflex oder die

Adrenalinausschüttung im Hinblick auf das Überleben, das konstante, warme Pulsieren des Blutkreislaufs, der die unterschiedlichen Ebenen unserer Existenz umhüllt und schützt oder die kontrollierte Ausschüttung und Verteilung der Reserven, was dann relevant wird, wenn wir uns für eine bestimmte Handlung entscheiden.

Die individuelle Funktion jedes Meridians im Zen-Shiatsu-System wird in den Kapiteln 7 bis 11 ausführlicher beschrieben.

6.3 Die Theorie von Kyo und Jitsu

Die Interpretation der Meridian-Funktionen, wie in dem Lebenszyklus oben skizziert, wird durch die Zen-Shiatsu-Diagnose in die Praxis umgesetzt. Während die TCM-Diagnose die für den momentanen körperlichen und emotionalen Zustand des Patienten relevanten Faktoren der Krankengeschichte mit einbezieht, konzentriert sich die Zen-Shiatsu-Diagnose und -Behandlung auf den akuten Zustand. Dabei wird dieser Zustand, wie er sich bei der Hara- oder Rückendiagnose wahrnehmen lässt, auch in seiner Bedeutung für die Energieverteilung innerhalb des Meridian-Netzwerks bei der Diagnosestellung mitberücksichtigt. Die ausführliche Beschreibung der Diagnose finden Sie in Kapitel 12.

Obwohl die Palpation je nach Zustand der einzelnen Meridiane ein komplexes Bild der unterschiedlichen Ki-Qualitäten und -Ebenen aufzeigt, sind doch nur zwei Faktoren ausschlaggebend für die Diagnose:

* der Meridian mit der größten Konzentration an Energie, der als Meridian mit dem größten Jitsu oder als aktivster Meridian bezeichnet wird

• der Meridian mit der geringsten Konzentration an Energie, der als Meridian mit dem ausgeprägtesten Kyo oder als am wenigsten aktiver Meridian bezeichnet wird.

Kyo und Jitsu finden sich nicht nur im Hara, sondern sie werden jederzeit im ganzen Körper zum Ausdruck gebracht. So kann jeder einzelne Körperteil überwiegend Kyo oder Jitsu zeigen, wie auch für jeden Meridian eine bestimmte Kyo- oder Jitsu-Qualität angegeben werden kann. Ebenso stellen sich die verschiedenen Bereiche im Meridianverlauf als eher Kyo oder eher Jitsu dar.

Die Begriffe Kyo und Jitsu bedeuten übersetzt in etwa so viel wie „leer" oder „voll". Masunagas Prinzip von Kyo und Jitsu orientiert sich allerdings eher an Yin und Yang als an den Kategorien der Leere und der Fülle nach den Acht Leitkriterien der TCM. Wie Yin und Yang sind auch Kyo und Jitsu untrennbare und voneinander abhängige Zu-

 stände. Masunaga verdeutlicht das Modell von Kyo und Jitsu ebenfalls anhand seines Beispiels mit der einfachsten Lebensform, des Einzellers (Abb. 6.8).

Stufe 1 – die Amöbe in einem Gleichgewichtszustand

Die Amöbe befindet sich in einem Zustand innerer Ausgewogenheit, einem kurzen Moment der Ruhe. Dann entwickelt sich ganz natürlich mit der physiologischen Bewegung der Lebensenergie ein Bedürfnis.

Stufe 2 – die Amöbe wird hungrig

Es entsteht ein Gefühl der Leere oder ein Bedürfnis, das wir als Kyo bezeichnen wollen. Dieses Bedürfnis ist verborgen, wie eine Nachricht, die mit unsichtbarer Tinte niedergeschrieben wurde und erst lesbar wird, wenn etwas anderes darauf einwirkt. So wie die unsichtbare Tinte erst durch Hitzeeinwirkung sichtbar wird, weiß die Amöbe nicht, dass es sich bei ihrer Leere um Hunger handelt, bis der Anblick von etwas Essbarem sie reizt. Unsere eigenen menschlichen, „verborgenen" Bedürfnisse können nicht nur durch die direkte Wahrnehmung eines begehrten Objekts aktiviert werden, sondern auch durch eine Empfindung oder Erfahrung, die eine unbewusste Erinnerung an ein langfristiges Bedürfnis wachruft und uns anregt, den Versuch zu unternehmen, dieses Bedürfnis zu befriedigen, ohne genau zu wissen warum.

Stufe 3 – die Amöbe sieht etwas Essbares

Sobald etwas Essbares auftaucht, beginnt die Amöbe sich darauf zu zubewegen, indem sie sich ausstülpt (mit einem Pseudopodium oder „falschem Fuß"). Diese Ausstülpung ist

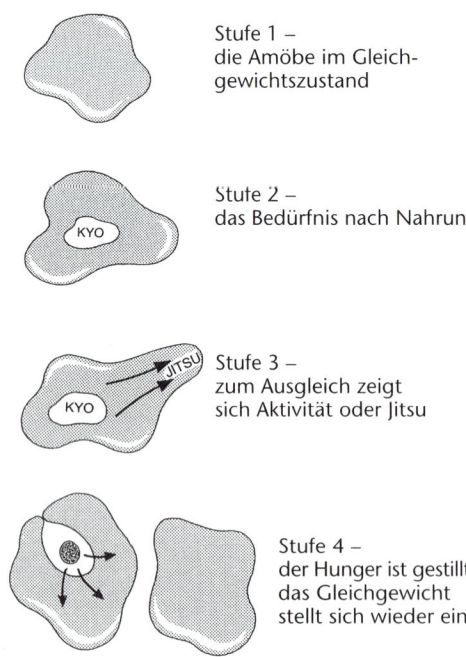

Stufe 1 –
die Amöbe im Gleichgewichtszustand

Stufe 2 –
das Bedürfnis nach Nahrung

Stufe 3 –
zum Ausgleich zeigt sich Aktivität oder Jitsu

Stufe 4 –
der Hunger ist gestillt, das Gleichgewicht stellt sich wieder ein

Abb. 6.8: Das Modell von Kyo und Jitsu

die sichtbare Manifestation ihrer Leere und ihres Verlangens, diese zu füllen. Wir bezeichnen dies als Jitsu: eine wahrnehmbare Handlung oder Bewegung, ein Symptom oder eine Beeinträchtigung als Bote eines verborgenen Kyo.

Stufe 4 – die Amöbe nimmt die Nahrung auf

Der natürliche Zweck einer Jitsu-Handlung besteht in der Befriedigung eines Kyo-Bedürfnisses. Dann kehrt ein vorübergehender Zustand der Ausgewogenheit zurück, bevor das nächste Bedürfnis auftritt.

Wie Kyo und Jitsu unsere Gesundheit beeinflussen

Dieser kurze Ausschnitt aus dem Tagesablauf einer Amöbe gewinnt an Bedeutung, wenn man ihn zur Bewegung des Ki im Verlauf des Lebens in Beziehung setzt, zum Wechsel zwischen Ursache und Wirkung, Bewegung und Ruhe, Bedürfnis und Reaktion. Wie bei den Amöben drücken sich Kyo und Jitsu im Menschen durch Gesundheit und Krankheit aus. Sind wir gesund, dienen Jitsu-Aktivitäten zur Befriedigung unserer Kyo-Bedürfnisse. Das gehört zum Lebensprozess. Erst wenn wir uns nicht angemessen für die Befriedigung unserer Bedürfnisse einsetzen, gelingt es uns nicht mehr, diese Ausgewogenheit herzustellen. Vielleicht brauchen wir etwas Einfaches wie Körperübungen oder Schlaf oder etwas Komplexes wie eine neue Richtung im Leben. Können wir unser Bedürfnis wegen äußerer oder innerer Hindernisse nicht zufriedenstellen, wird unser Jitsu zu einem Verhalten neigen, das uns von unserer Kraft des Kyo abbringt. So kann ein Zustand entstehen, der uns unangemessen Energie verausgaben lässt, und sich möglicherweise in spezifischen Verhaltensweisen und körperlichen Symptomen äußert.

Die verschiedenen Bedürfnisse, die wir zu unterschiedlichen Zeiten entwickeln, werden entsprechend den Stufen im Lebenszyklus der Amöbe, von den Meridianen verkörpert. So stehen der Lungen- und Dickdarm-Meridian für das Bedürfnis nach starker Selbstwahrnehmung, mit der gleichzeitigen Möglichkeit des Ki-Austauschs mit dem Universum. Der Magen- und Milz-Meridian repräsentieren das Bedürfnis, unseren wahren Hunger zu erkennen und zu stillen. Der Herz- und Dünndarm-Meridian müssen die Botschaften aus der äußeren und inneren Umgebung assimilieren und in unser emotionales Zentrum integrieren. Der Nieren- und Blasen-Meridian kommen ins Spiel, wenn wir den Antrieb zu überleben entwickeln oder wenn wir uns entspannen sollten. Der Herz-Kreislauf-Meridian und der Dreifache Erwärmer unterstützen uns in der Hinwendung auf andere Menschen und schützen uns bei Bedarf vor Umwelt- oder emotionalen Einflüssen. Der Leber- und Gallenblasen-Meridian verkörpern unser Bedürfnis, den eigenen Lebensweg zu wählen und unserer kreativen Individualität Ausdruck zu verleihen.

Jedes Individuum verspürt diese Grundbedürfnisse zu unterschiedlichen Zeitpunkten. Vorübergehende Veränderungen im Leben eines Menschen beeinflussen seine Kyo- und Jitsu-Muster nur kurzfristig, aber Bedingungen in seiner frühen kulturellen oder sozialen Umgebung können ein bestimmtes Bedürfnis längere Zeit frustrieren und zu gewohnheitsmäßigen Kyo- und Jitsu-Mustern führen. Diese gewohnheitsmäßigen Muster verursachen Unausgewogenheiten im freien Fluss des Ki und münden möglicherweise in mehr oder weniger ausgeprägten Beschwerden.

Kyo und Jitsu in Diagnose und Behandlung

Sowohl Kyo- als auch Jitsu-Zuständen können Symptome verursachen. Allerdings haben Jitsu Symptome auf Grund der größeren Energiebeteiligung häufig eine dringliche Yang-Qualität. Diese drängenden Jitsu-Symptome stehen bei vielen traditionellen Shiatsu-Stilrichtungen im Vordergrund der Behandlung, die sich meist ziemlich kräftiger Methoden bedient. Dieses Vorgehen entspricht dem Versuch – um im Bild der Amöbe und dem oben beschriebenen Ablauf zu bleiben – bei der Amöbe auf Stufe 3, die eine deutlich sichtbare Verformung eines Pseudopodiums aufweist, durch Zurückdrücken des Pseudopodiums den ausgewogenen Zustand der Stufe 1 wiederherzustellen (a). Doch bringt diese Behandlung die Amöbe nur auf Stufe 2 zurück. Das Kyo (b) bleibt weiterhin im Innern verborgen, und nach ganz kurzer Zeit wird die Amöbe als Reaktion auf das unerkannte Kyo wieder zum selben Jitsu neigen (c). Das Gleiche geschieht auch bei Menschen, wenn sich die Shiatsu-Behandlung lediglich auf die Jitsu-Symptome konzentriert und das Kyo ignoriert (Abb. 6.9).

Der Ansatz des Zen Shiatsu betont hingegen, dass zunächst das Kyo gesättigt werden muss, bevor das Jitsu sich zerstreut. Das soll

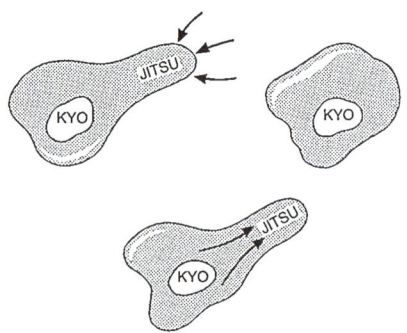

Abb. 6.9: Der Kreislauf beginnt von Neuem, wenn nur das Jitsu behandelt wird

nicht heißen, dass das Jitsu nicht behandelt werden muss, aber der Fokus der Behandlung liegt auf dem Kyo. Das Ki muss zum Kyo hingebracht und vom Jitsu weg verteilt werden, damit sich ein Zustand der Ausgewogenheit überhaupt wieder herstellen kann. Das Ziel der Zen-Shiatsu-Diagnose ist es also, den Meridian mit dem ausgeprägtesten Kyo und dem ausgeprägtesten Jitsu zum Zeitpunkt der Behandlung zu bestimmen, damit das Ki angemessen gestärkt und verteilt werden kann. Bitte lesen Sie in Kapitel 12 über das diagnostische Vorgehen, in Kapitel 13 über die Interpretation der Diagnose und in Kapitel 14 über tonisierende und zerstreuende Techniken nach.

Kyo und Jitsu im Vergleich mit Fülle und Leere

Die Annahme, dass Kyo- und Jitsu-Meridiane ein Organ im Leere- oder Fülle-Zustand im Sinne der TCM repräsentieren, ist naheliegend und verlockend. Die klinische Praxis zeigt aber immer wieder, dass dies nicht der Fall ist.

In der TCM wird der Begriff „Fülle-Zustand" verwendet, wenn es sich um ein Übermaß eines pathogenen Faktors oder einer der Grundsubstanzen in einem bestimmten Körperbereich oder Organ handelt, z. B. Blut-Stagnation im Brustkorb oder Feuchtigkeit-Hitze im Dickdarm. Dieser Zustand führt immer zu körperlichen Symptomen. Im Zen Shiatsu bezieht sich Jitsu auf eine Ki-Konzentration in einem der Meridiane mit Auswirkungen auf eine der energetischen Funktionen entsprechend dem Lebenszyklus der Amöbe. Dabei erzeugt Jitsu nicht notwendigerweise körperliche Symptome. Es ist der aktive Übermittler des Kyo.

Der Leere-Zustand der TCM verweist auf eine Schwäche einer der Grundsubstanzen, von Yin oder Yang oder einer Organfunktion. Dieser Zustand kann auch ohne Fülle vorhanden sein und körperliche Symptome und Befunde hervorrufen. Im Zen Shiatsu bezieht sich Kyo auf einen Meridian (und daher auf eine energetische Funktion dieser Person) mit momentaner Ki-Schwäche, die meistens durch Vernachlässigung und geringe Beachtung entstanden ist. Definitionsgemäß kann Kyo nicht ohne Bezug zu Jitsu existieren und muss nicht unbedingt mit körperlichen Symptomen und Befunden einhergehen.

Stellen Sie sich einen Klienten mit einer beginnenden Erkältung vor. Nach Auffassung des Zen Shiatsu ist dabei der Dreifache Erwärmer betroffen, der die Körperoberfläche schützt. In der Diagnose kann sich der Dreifache Erwärmer im Kyo oder Jitsu zeigen. Haben Sie ein Jitsu des Dreifachen Erwärmers diagnostiziert, ist der Körper damit beschäftigt, die Erkältung zu bekämpfen; Sie haben also die Diagnose während einer Phase der Auseinandersetzung gestellt. Das heißt aber nicht notwendigerweise, dass der Klient über ein starkes Abwehr- oder Immunsystem verfügt – es bedeutet nur, dass sich das Immunsystem momentan in einer reaktiven Phase befindet und schwer arbeitet. Haben Sie ein Kyo des Dreifachen Erwärmers diagnostiziert, wissen Sie, dass die Schutzfunktion im Moment zu wenig aktiv ist und der Körper der Erkältung keinen Widerstand entgegensetzen kann.

Das aufgeführte Beispiel verdeutlicht, wie die Körperenergie auf der physischen Ebene reagiert, ohne Einbeziehung des Bewusstseins des Betroffenen. In Verbindung mit Langzeit-Symptomen und chronischen Beschwerden lässt sich in psychischen Veranlagungen häufig ein Spiegelbild der körperlichen Manifestationen in den Kyo- und Jitsu-Meridianen des Empfängers erkennen. Im Kasten finden Sie eine typische, wenn auch hypothetische Fallgeschichte, in der sich ein TCM-Leere-Syndrom als Jitsu-Diagnose darstellt.

Fallgeschichte

Frau X. kommt in Ihre Praxis mit typischen Symptomen eine Milz-Leere gemäß der TCM. Sie hat weiche Stühle, fühlt sich erschöpft, besonders nach dem Essen, hat eine schlechte Verdauung und Blähungen; sie mag Süßigkeiten und hat leichtes Übergewicht. Sie muss häufig reichlichen und klaren Urin lassen. Sie ist ein mütterlicher Typ, Sozialarbeiterin und leidet unter Stress, weil sie sich sehr um das Wohlergehen der Menschen sorgt, um die sie sich beruflich kümmert. Obwohl sie nach der TCM an einer Milz-Leere leidet, zeigt die Hara-Diagnose des Zen Shiatsu ein großes Jitsu des Milz- und ein ausgeprägtes Kyo des Blasen-Meridians.

In diesem Fall besteht offensichtlich kein Übermaß an körperlicher Aktivität der Milz. Das diagnostische Bild von Kyo/Jitsu zeigt vielmehr, wie viel Energie die Klientin in ihre Lebensgewohnheiten investiert. Sie identifiziert sich sehr stark mit der Milz-Energie, indem sie andere umsorgt. Vielleicht kümmert sie sich aus ihrem eigenen Bedürfnis nach Liebe heraus um andere und beschäftigt sich immerzu mit den Problemen anderer Leute (fast wie ein unablässiger Verdauungsprozess). Deshalb präsentiert sich die Milz in der Diagnose im Jitsu. Der vernachlässigte (weil verborgene) Bereich ihres Lebens, das Blasen-Kyo, steht für Impuls bzw. Antrieb. Die Empfängerin investiert Energie in die Meridiane der Vorderseite, aus ihrem Bedürfnis heraus, auf andere zuzugehen. Dabei vernachlässigt sie ihre Rückseite, ihren Überlebensinstinkt und kümmert sich nicht um ihr Ursprungs-Ki, das ihr Antrieb und Energie bringen könnte. Infolgedessen fühlt sie sich angespannt und erschöpft.

6.4 Interpretation der Zen-Shiatsu-Diagnose

Kyo und Jitsu sind Begleitphänomene der Ki-Bewegung. Da es für alle Lebensprozesse notwendig ist, dass Ki in Bewegung bleibt, bedeutet die Diagnose von Kyo- oder Jitsu-Meridianen nicht zwangsläufig Erkrankung. Eine Kyo/Jitsu-Diagnose kann in einer kurzfristigen Laune begründet sein, in einer Reaktion auf eine ganz bestimmte Situation, die einen Monat oder länger dauert, in einem Persönlichkeitsmerkmal, das seit der Kindheit ohne größere körperliche Symptome besteht, oder in irgendeinem Stadium einer körperlichen Erkrankung.

Eine Zen-Shiatsu-Diagnose basiert immer auf den Bewegungen von Energie, wie im Lebenszyklus der Amöbe skizziert, und körperliche Symptome können normalerweise auf diese Grundbewegungen zurückgeführt werden. Ein Beispiel: Ein Magen-Jitsu mit Verdauungsstörungen wegen zu hastigem Essen hat seine Ursache in einer Überaktivität des Appetit-Faktors, den der Magen-Meridian in Stufe 2 des Lebenszyklus verkörpert. Vielleicht war der Empfänger früher am Tag besonders hungrig und hat seine letzte Mahlzeit heruntergeschlungen. Vielleicht hat er aber auch schon immer schnell gegessen, als eine Art „Ersatzhandlung" für kürzer oder länger unerfüllt gebliebene emotionale oder körperliche Bedürfnisse. Die Bewegung der Energie kann durch emotionale und physische Umstände kurz- und langfristig entstehen.

Es kommt häufig vor, dass eine Diagnose nach Zen-Shiatsu-Richtlinien für die Interpretation körperlicher Symptome keine Bedeutung hat. An diesem Punkt sollten Sie die Diagnose als ein aktuelles Überlagerungsmuster auf emotionaler Ebene interpretieren, als ein Überlagerungsmuster, das die ursprünglichen Langzeit-Verhaltensmuster, die eigentlichen Auslöser der körperlichen Symptome, verdeckt. Ein Beispiel dafür finden Sie in Kapitel 13.

In der Zen-Shiatsu-Diagnose sind sowohl Kyo- als auch Jitsu-Meridiane wichtig, denn beide drücken sich in dem Energiemuster des Empfängers als psychische oder physische Merkmale oder Symptome aus. Die Diagnose bezieht sich daher immer auf zwei Meridiane, was ein zusammengesetztes energetisches Bild ergibt, mit einem betonten und einem vernachlässigten Meridian. In der oben erwähnten Fallgeschichte beruhen alle körperlichen Symptome von Frau X. nach der TCM auf einer einzigen Ursache, der Milz-Leere. Dazu gehören Müdigkeit (die Milz produziert kein Ki aus der Nahrung), Angespanntheit (zu viel Nachdenken) und der reichliche Harnfluss (die Milz wandelt Flüssigkeiten nicht um). Nach der Zen-Shiatsu-Diagnose gehören diese Symptome zum Blasen-Kyo, der anderen „verborgenen" Hälfte der Diagnose. Weil Symptome und Befunde, die in der TCM auf eine Ursache zurückzuführen sind, in der Zen-Shiatsu-Diagnose aber immer als Ergebnis der Interaktion zweier Meridiane betrachtet werden, unterscheiden sich TCM- und Zen-Shiatsu-Diagnose so häufig. Es kann auch vorkommen, dass die Meridian-Funktionen in den beiden Systemen unterschiedlich interpretiert werden. Diese Unterschiede sind in den Kapiteln 7 bis 11 dargestellt.

Zusammenführen von TCM und Zen Shiatsu

Das Wasser-Element – Nieren und Blase

„Auf der ganzen Welt gibt es nichts Weicheres und Schwächeres als das Wasser. Und doch in der Art, wie es dem Harten zusetzt, kommt nichts ihm gleich."
(Tao Te Ching[1])

Entsprechungen: Leben, Tiefe, Fluss, Kraft, Reinigung

Wasser scheint das widersprüchlichste der Elemente zu sein. Jedes Adjektiv, mit dem wir es beschreiben, ließe sich auch ins Gegenteil umkehren: tief, flach; sanft, gewaltig; klar, trüb; still, bewegt. Aber vielleicht sind diese Qualitäten gar nicht widersprüchlich, sondern allumfassend. Vielleicht verkörpert das Wasser diese Gegensätze ohne Widersprüche. Und möglicherweise ist genau aus diesem Grund das Element Wasser die Basis von Yin und Yang im menschlichen Körper und Geist.

Wir wissen, dass Wasser die essentielle Grundlage unserer physischen Substanz bildet und dass wir ohne es nur sehr kurze Zeit überleben können. Ohne Wasser würden nicht nur wir, sondern auch alle anderen Lebensformen um uns herum aufhören zu existieren. Leben ist abhängig vom Wasser und Wasser ist die Quelle des Lebens. Das moderne westliche Verständnis von den Anfängen des Lebens auf diesem Planeten im

Ozean der Ursuppe bekräftigt dies genauso wie das östliche Konzept, nach dem Leben durch das „sich zwischen den Nieren bewegende Ki" erzeugt wird.

Obwohl nicht jedes Wasser tief ist, sinkt es doch immer nach unten auf den tiefsten Grund. Dementsprechend verwaltet das Wasser-Element im menschlichen Körper die tiefsten Strukturen und Gewebeschichten, die Knochen und das Knochenmark einschließlich des Rückenmarks. In zeitlichen Begriffen gefasst reicht Wasser weit zurück in die tiefste Vergangenheit eines Individuums, bis zur Entstehung des Lebens aus der Leere im Moment der Empfängnis. Dieser Augenblick mag uns wie ein Anfang erscheinen, doch nach chinesischer Auffassung ist er Teil eines Kontinuums. So wie das Wasser eines Flusses kontinuierlich fließt und sich jeder Tropfen an den nächsten schmiegt, in einer scheinbaren Einheit, immer verschieden und doch immer gleich, so können wir die Nieren-Essenz jedes einzelnen Menschen als Teil des größeren Stroms der Vorfahren betrachten, der von Generation zu Generation weitergegeben wird, ineinander fließend, auseinander strebend, unterschiedliche Gestalt annehmend, doch immer mit dem gleichen Erbe des Lebens.

Bewegung und Fließen verleihen dem Wasser auch die Fähigkeit zu reinigen. Es durchspült Schlamm und schwemmt Schmutz weg. In gleicher Weise reinigt das Wasser-Element, indem es Energie zur Verfügung

---

[1] Tao Te Ching: das Buch vom Sinn und Leben. Laotse. Übersetzt und mit einem Kommentar von Richard Wilhelm, Köln: Diederichs, 1982.

stellt, um Stagnation in Körper und Geist zu verhindern. Fließendes, nicht stagnierendes Ki ist reines Ki, und sein Fließen und Bewegen wahrzunehmen bedeutet, einen Reinigungsprozess zu erleben.

Der kontinuierliche Fluss des Wassers steht auch für Kraft. Selbst der kleinste Tropfen kann mit der Zeit einen Stein aushöhlen, und die Stärke solch steter Bewegung ist unberechenbar groß, wenn sie in einem größeren Raum wie dem Ozean in Schwung kommt. Es ist das Wasser-Element, das dem menschlichen Körper Kraft und Energie verleiht und dem menschlichen Geist den Willen weiterzumachen.

Das geistige Potenzial des Wasser-Elements: der Wille

Als Quelle des Lebens verleiht uns das Wasser-Element auch den Willen zum Überleben. In den Texten steht geschrieben: „Die Nieren sind wie Beamte, die energetische Arbeit verrichten, und zeichnen sich durch Begabung und Klugheit aus."[2] Diese Klugheit wird in lebensbedrohlichen Situationen aktiv und verleiht die kühle strategische Fähigkeit, angemessene Schritte zur Sicherung des Überlebens zu unternehmen. Darüber hinaus speichern die Nieren vitale Reserven von Ki und Essenz, auf die wir in Situationen, die Durchhaltevermögen erfordern, zurückgreifen können. So geben sie uns die Kraft, dem Wasser gleich, immer und immer weiter zu machen.

Ist das Wasser-Element aus dem Gleichgewicht geraten, empfinden wir jede Veränderung als bedrohlich für unser Überleben und erheben selbst ganz gewöhnliche Vorhaben zu zwingenden Notwendigkeiten. Unsere Willenskraft übernimmt dann die Führung.

Wir wissen nicht mehr, wann wir aufhören müssen und verhalten uns wie jemand, der trotz Erschöpfung immer weiterarbeitet, und dessen Antwort auf Stress darin besteht, sich noch härter anzutreiben, oft durch Mobilisierung seiner vitalen Reserven und unter Zuhilfenahme von Stimulanzien wie z. B. Kaffee. Ein Ungleichgewicht des Wasser-Elements kann sich auch als Mangel an Willenskraft äußern. Geringe Motivation und Untätigkeit werden dann begleitet von einem Gefühl der Erschöpfung, so dass die einfachsten Aufgaben als unüberwindbares Hindernis erscheinen. Schätzt man den Willen eines anderen höher ein als den eigenen, kann der Mangel an Willenskraft auch mit Schuldgefühlen, Ängstlichkeit und Selbstabwertung einhergehen.

Der Wille zu überleben, zu handeln und etwas zu vollbringen ist die Yang-Manifestation des Willens im Wasser-Element. Nach Ted Kaptchuk[3] verfügt auch der Yin-Aspekt des Wasser-Elements über einen Willen. Da Yang aktive und Yin empfangende Qualität hat, besteht der „Yin-Wille" in der Fähigkeit, mit dem natürlichen Lauf der Ereignisse zu fließen, unserem Schicksal zu folgen. Auch hierbei sind Fähigkeiten und Klugheit der Nieren gefragt, allerdings auf andere Art. Denn wir müssen von einem distanzierten Standpunkt aus betrachten, wohin unser Lebensweg uns führt. Mit dem Yin-Willen und dem Mut des Wasser-Elements können wir dann in Harmonie mit den Ereignissen voranschreiten, ohne gegen den Strom zu schwimmen. Die Balance zwischen dem handelnden Yang-Willen und dem zulassenden Yin-Willen ist die Gabe eines gesunden Wasser-Elements und gewährleistet den bestmöglichen Gebrauch des von unseren Vorfahren ererbten Ki und der Essenz.

---

[2] The Yellow Emperor's Classic (Der gelbe Kaiser), S. 133.

[3] Vortrag in Oxford, GB, November 1991

Energie-Bewegung des Wasser-Elements: abwärts

Wasser sucht sich unablässig die unterste Ebene und sein natürlicher Fluss ist abwärts gerichtet, zunächst in die Erde hinein, um es ihr zu ermöglichen, Leben zu spenden, und zuletzt in das Meer, das große Reservoir, aus dem es wieder aufsteigt, um erneut als Regen zu fallen und sein Hinabfließen fortzusetzen. Dieser Prozess spiegelt sich auch im menschlichen Körper wider: Flüssigkeiten, die wir zu uns nehmen, kühlen und befeuchten uns, während sie nach unten fließen, bis sie nicht weiter verwertbar sind und ausgeschieden werden. Bei Formen der Disharmonie sammeln sich Körperflüssigkeiten in den untersten Bereichen des Körpers und verursachen Ödeme.

Die Abwärtsbewegung des Wasser-Elements ist eng verknüpft mit der Speicherfähigkeit. Im Winter, der Jahreszeit des Wasser-Elements, zieht sich das Ki der Natur tief in die Erde zurück, um zu ruhen und sich zu regenerieren, bevor es zum nach außen gerichteten Ausbruch des Frühlings kommt. Der Ort des Wasser-Elements und seiner Meridiane befindet sich im Unterkörper, im Hara, wo unsere Essenz und das Ursprungs-Ki gespeichert sind. Dort erhalten und bewahren wir auch das Ki des Himmels, das als Atem von den Lungen aufgenommen und im Hara von den Nieren empfangen und gespeichert wird. Die Ausrichtung des Wasser-Elements nach unten verwurzelt und festigt uns, sie ermöglicht es uns, tief einzuatmen und uns vom Ursprung her wiederaufzufüllen.

Emotion: Angst

Angst gehört zu unserem Überlebensinstinkt. Starke Angst bewirkt die Freisetzung von Ursprungs-Ki aus den Nieren, was wir als Adrenalinstoß bezeichnen würden, die „Kampf oder Flucht"-Reaktion: Abfallprodukte des Körpers werden ausgeschieden, Verdauungsprozesse unterbrochen, und wir sind bereit zu handeln. Das ist in einer lebensbedrohlichen Situation eine normale Reaktion. Bei einem Ungleichgewicht im Wasser-Element tritt diese Art von Angst aber möglicherweise schon beim Anblick einer Spinne, eines Zahnarztstuhls oder eines Briefes vom Finanzamt auf. Phobien und andere neurotische oder obsessive Ängste sind häufige Begleiterscheinungen bei einem Ungleichgewicht im Wasser-Element.

Ängste manifestieren sich in mehreren Elementen. Im Erd-Element handelt es sich um die Angst vor Unsicherheit, im Feuer-Element um die Angst vor Kontrollverlust und beim Holz-Element um eine ängstliche Entschlusslosigkeit. Alle diese Ängste zeigen sich deutlicher als jene Angst, die dem Wasser-Element zugeordnet wird. Denn das ist die Angst, die in den Wurzeln unserer Existenz begründet liegt und die meist zu bedrohlich ist, um bewusst wahrgenommen werden zu können. Sie äußert sich also nicht direkt als Angst, sondern vielmehr in dem Bedürfnis, Situationen zu kontrollieren, bevor sie uns beherrschen. Sie kann sich hinter der Aggression des Holz-Elements oder der Fürsorge des Erd-Elements verbergen oder mit beiden vermischt sein, denn nach dem Zyklus der Fünf Elemente entsteht aus dem Element Wasser das Element Holz und das Element Wasser selbst wird von dem Element Erde kontrolliert (s. S. 111). Die Angst des Wasser-Elements gepaart mit dem Überlebenswillen verleiht den Situationen jedoch eine ganz eigene Intensität, eine Intensität, die den stählernen Unterton von Entschlossenheit trägt. Hier handelt es sich nicht um die Weigerung loszulassen, wie bei einem Ungleichgewicht des Metall-Elements, sondern um die Weigerung aufzugeben.

Farbe: Blau/Schwarz

In den Klassikern werden dem Wasser-Element sowohl die Farbe Blau als auch Schwarz oder auch eine Kombination der beiden Farben zugeordnet. Gerät das Wasser-Element aus dem Gleichgewicht, überlagert ein bläulicher oder schwärzlicher Ton die natürliche Gesichtsfarbe. Wie bei allen Farbnuancen lässt sich auch diese an einem einzelnen, isoliert betrachteten Gesicht nur schwer erkennen, insbesondere bei einem dunklen Teint. Beim Vergleich mehrerer Gesichter nebeneinander ist es leichter, die feinen Unterschiede wahrzunehmen. Die dunklen (blau-schwarzen) Ringe unter den Augen als klassisches Zeichen von Müdigkeit (ein Symptom des Wasser-Elements), sind in hellen Gesichtern allerdings unschwer auszumachen.

Klang: Stöhnen

Der bei einem ausgeprägten Ungleichgewicht im Wasser-Element vorhandene Klang gehört wohl zu den auffälligsten Stimmlagen. Es ist eine stöhnende Stimme, deren charakteristisches Kratzen und Stocken unsere Aufmerksamkeit erregt. Mitunter drückt sich diese Disharmonie auch in einer monotonen Stimme aus, die dahin plätschert wie das Wasser selbst. Wenn ein Empfänger besonders müde ist, wird seine Stimme manchmal vorübergehend heiser. Dieses für das Wasser-Element typische Zeichen verschwindet nach einer Ruhephase wieder.

Geruch: faulig

Der faulige Geruch, der auf ein Ungleichgewicht im Wasser-Element hinweist, ähnelt dem schwachen, aber unverwechselbaren Geruch von abgestandenem Urin. Nimmt man ihn am Unterkörper des Empfängers wahr, kann es sich ganz einfach um Uringeruch handeln, doch mitunter kann man ihn auch um Brustkorb, Kopf oder Schultern herum riechen.

Sinnesorgan: die Ohren

Der Hörsinn hat einen direkten Bezug zu der Emotion Angst. So lassen uns laute und plötzliche Geräusche voller Angst hochschrecken und bringen Babies zum Weinen. Sind wir nachts allein zu Hause, ist das, was wir hören, wesentlich furchteinflößender als das, was wir sehen. Bei abgeschaltetem Ton verliert ein Horrorfilm im Fernsehen seine Wirkung. Der Hörsinn berührt uns auf eine ganz besonders intensive Weise, als gehe er direkt an unsere Substanz. Er nimmt mit zunehmendem Alter ab, wie auch unsere Nieren-Essenz – ein Grund dafür, dass Taubheit im Alter mit den Nieren in Zusammenhang steht.

Durch Infektionen oder Entzündungen des Ohres ausgelöste Beschwerden können mit den lokalen Meridianen – dem Dreifachen Erwärmer, dem Gallenblasen- oder dem Dünndarm-Meridian – in Verbindung stehen. Probleme wie Taubheit und Tinnitus lassen sich dagegen nicht auf diese äußeren Einflüsse zurückführen und werden als Funktionsstörung der Nieren behandelt.

Geschmack: salzig

Wir wissen inzwischen, dass Salz den Körper dazu veranlasst, seinen Wassergehalt zu bewahren, und dass es das Flüssigkeitsvolumen von Blut und Gewebe erhöht. Daher bewirkt salziger Geschmack nach westlichem Verständnis, dass die Nieren mehr arbeiten müssen. Der chinesischen Medizin zufolge – hier wird dem Salz eine abwärts bewegende Wirkung zugeschrieben – kann Salz die Abwärtsbewegung eines schwachen Wasser-Elements unterstützen. Bei einem Ungleichgewicht im Wasser-Element hat der Betroffene häufig ein starkes Verlangen nach etwas

Salzigem. Als Shiatsu-Therapeutin sollten Sie Ihren Klienten empfehlen, weniger Salz zu sich zu nehmen, aber auch betonen, dass das Verlangen nach Salzigem ganz von alleine abnimmt, je mehr es wieder zu einem Gleichgewicht im Wasser-Element kommt.

Jahreszeit: Winter

Der Winter ist die Jahreszeit, in der sich die Energie der Natur nach innen zurückzieht und sich gleichsam schlummernd auf die Wiedererneuerung vorbereitet. Pflanzen und Bäume haben eine Ruheperiode, denn ihr ganzes Ki ist in die Produktion der Samen geflossen, die tief in der Erde liegen und auf das Erwachen im Frühling warten. Zahlreiche Tiere halten Winterschlaf, andere bewegen sich so wenig wie möglich, um zu überleben. In ländlichen Gesellschaften ist die Arbeit des Jahres weitgehend getan, und bis zur neuen Saison müssen lediglich Reparatur- und Wartungsarbeiten durchgeführt werden. Nach chinesischer Auffassung sollten es die Menschen in ihrem Verhalten dem Ki der Natur gleich tun und ihre Aktivitäten ganz bewusst reduzieren.

„Die drei Monate des Winters werden die Zeit des Zusammenziehens und Speicherns genannt … Wir Menschen sollten früh zu Bett gehen und spät aufstehen und auf jeden Fall den Sonnenaufgang abwarten. Bedürfnisse sollten verborgen werden, als gäbe es keine innere Bestimmung für sie, als seien sie schon befriedigt worden."[4]

Klima: Kälte

Kälte hat eine erkennbare Wirkung auf Nieren und Blase: Wir schwitzen weniger und urinieren mehr. Diese Verbindung ist der chinesischen Medizin zufolge bedeutsam, weil das Wasser-Element das kälteste der Elemente ist und am meisten Yin-Qualität hat. Aus diesem Grund ist es außerordentlich wichtig, das Lebensfeuer in den Nieren – das Leuchtfeuer für den Wärmehaushalt des gesamten Körpers – durch Wärme zu unterstützen, indem die Nierengegend und der Unterkörper bedeckt und warm gehalten werden. Für Asiaten ist es ein Gräuel, wenn sich zwischen T-Shirt und Jeans nackte Haut zeigt, besonders beim Anheben, wie es bei westlichen Arbeitern zu beobachten ist. Das lädt nur Rückenschmerzen ein und beeinträchtigt zumindest das Nieren-Yang.

Die wärmende Qualität des Yang hält unseren Körper warm, angeheizt vom Nieren-Yang und dem Nieren-Feuer des Ursprungs-Ki. Ist das Nieren-Yang schwach, frieren wir und es wird uns nicht mehr warm. Da Ursprungs-Ki und Nieren-Yang im Alter abnehmen, wird uns immer kälter. Im Fernen Osten tragen deshalb viele ältere Menschen ganz spezielle Nierenwärmer.

Tageszeit: 15 – 19 Uhr

Die Tageszeit des Wasser-Elements ist der Nachmittag, wenn ein Arbeiter seine morgendliche Energie von Milz und Magen verbraucht hat. Die Zeit der Blasen-Energie ist von 15 – 17 Uhr, die der Nieren-Energie von 17 – 19 Uhr. Es ist wichtig, dass in dieser Zeit ausreichend Nieren-Yang sowie die Ki-Umwandlungsfunktion der Blase vorhanden sind, damit der Energie-Haushalt in den letzten Arbeitsstunden des Tages nicht ins Bodenlose absackt. Jetzt müssen ebenso das Durchhaltevermögen und die Willenskraft des Wasser-Elements ins Spiel kommen.

In der klinischen Praxis berichten viele Klienten, bei denen ein Ungleichgewicht im Wasser-Element vorliegt, über einen plötzlichen Abfall ihrer Energie am späten Nachmittag. Behandeln Sie solche Klienten dann vielleicht besser zu einem früheren Zeit-

[1] Aus: *The Yellow Emperor's Classic* (Der Gelbe Kaiser), S. 102.

punkt mit Shiatsu, wenn noch mehr Ki zur
Verfügung steht.

7.1 Bedeutung der Nieren in der TCM

Das Organ Niere macht in der TCM nur einen
kleinen Teil des gesamten Nieren-Funktions-
kreises aus. Dieser Funktionskreis umfasst
alle Lebens- und Fortpflanzungsfunktionen,
einschließlich der Grundkonstitution eines
Individuums als Teil der genetischen Evolu-
tionskette. Die Nieren bilden die Grundlage
von Yin und Yang im Körper und enthalten
die ererbten Anteile von beiden, von Yang in
Form des Ursprungs-Ki und von Yin in Form
der Essenz. Die Essenz und das Ursprungs-Ki
entsprechen sich wie die Yin- und Yang-Seite
einer Münze. Dabei repräsentiert die Essenz
den materiellen Aspekt und das Ursprungs-
Ki den energetischen Aspekt der Wurzeln des
Lebens im Körper. Die Essenz verfügt über
Wasser-Qualitäten als Grundlage der Gestalt,
das Ursprungs-Ki über Feuer-Qualitäten als
Grundlage von Aktivität.

Dachte man früher, das Feuer sei in der
rechten Niere und das Wasser in der linken
Niere gespeichert, so entwickelte sich später
die Vorstellung, dass Essenz und Ursprungs-
Ki „zwischen den Nieren" aufbewahrt würden. Die Yang-Eigenschaften sind über einen
Punkt auf der Wirbelsäule zwischen den Nieren-Yu-Punkten erreichbar (s. S. 397). Dieser
Punkt trägt den Namen Ming Men oder Tor
des Lebens. Unsere ererbten Yin-Qualitäten
ruhen tief in unserem Körper, im Hara, wo
die Fortpflanzungsorgane die Essenz zur
Weitergabe an unsere Kinder freisetzen.

Dass die Aussagen der chinesischen Medizin durchaus philosophische Dimensionen
in sich tragen, wird deutlich, wenn wir die
Nieren als Symbol für das Schicksal des Einzelnen in seiner Bevölkerungsgruppe sehen.
Demnach verkörpert unsere Essenz in uns
den Drang der Menschheit, sich zu vermehren, und unser Ursprungs-Ki verleiht uns
das Potenzial, individuell zu handeln und
an diesem großen Prozess teilzuhaben.

Speicherung der Essenz: Grundlagen unserer Gesundheit

Im Verständnis der östlichen Medizinphilo-
sophie werden wir alle mit einem ererbten
„Überlebens-Paket" zwischen unseren Nieren geboren. Dieses „Paket" enthält genügend Essenz und Ursprungs-Ki für unsere
ganze Lebenszeit – oder anders ausgedrückt,
den Sand in unserer Lebensuhr. Wie lang
diese Lebensspanne sein kann und welche
Qualität unsere körperliche Existenz innerhalb dieser Zeit haben wird, ist sowohl von
der Qualität dieses „Pakets" als auch davon
abhängig, wie sorgsam wir uns bemühen,
seinen Inhalt zu bewahren.

Die erste Variable, die Qualität des „Pakets"
betreffend, wird durch Faktoren bedingt, die
wir als genetische, die Chinesen als durch
die Vorfahren bestimmte Faktoren bezeichnen würden. So bestimmen das Alter unserer Eltern und ihr Gesundheitszustand zum
Zeitpunkt unserer Empfängnis, die Umstände unserer Geburt und die ersten sechs
Monate (oder mehr) nach der Geburt, in
denen wir weiterhin wirkungsvoll mit dem
Ki unserer Mutter verbunden sind, die Qualität unserer Essenz und unseres Ursprungs-
Ki. Wenn die prägenden Voraussetzungen
günstig sind, haben wir eine kräftige, gesunde Konstitution voll widerstandsfähiger
Energie. Sind sie nicht so gut, haben wir eine
zartere Konstitution und weniger Durchhaltevermögen. Sind die Essenz und das
Ursprungs-Ki aus dem einen oder anderen
der oben genannten Gründe ernsthaft geschädigt oder erschöpft, können Geburtschä-
den oder Erbkrankheiten auftreten.

Für die zweite Variable, die sich auf den sorgenden Umgang mit dem Inhalt des „Pakets" bezieht, sind wir ganz alleine verantwortlich. Denn die Essenz und das Ursprungs-Ki können nie vermehrt, sondern nur gespeichert und durch das Ki der Atmung und der Nahrung ergänzt werden. Während Menschen mit kräftiger Konstitution eher dazu neigen, ihre Essenz zu vergeuden, wissen Menschen mit schwacher Konstitution von Kindheit an, dass sie auf sich aufpassen müssen. Es gibt bestimmte Zeiten im Leben, in denen es besonders leicht fällt, die Konstitution zu stärken oder zu schwächen (s. S. 94). Der Schlüssel zur Bewahrung der Essenz liegt in der Mäßigung. Vermeiden Sie also Überarbeitung, Stress und anregende Substanzen, essen und trainieren Sie mäßig, aber regelmäßig, achten Sie auf Ihre Atmung und bewahren Sie einen ruhigen Geist.

Speicherung der Essenz: Wachstum

Ein Kind, das mit einem guten Vorrat an Essenz und Ursprungs-Ki geboren wird, wächst ganz physiologisch zu einem gesunden Erwachsenen heran. Ist dieser Vorrat unzureichend, verlangsamen sich körperliches und geistiges Wachstum. Da auch der Alterungsprozess mit dem allmählichen Verbrauch unserer Essenz einhergeht, können die Zeichen des Alterns früher in Erscheinung treten, denn je weniger Sand sich in der Lebensuhr befindet, desto früher durchläuft er sie. Frühzeitig ergraute Haare sind ein Zeichen für die Erschöpfung der Essenz, frühzeitige Senilität eine andere, zum Glück seltenere Erscheinungsform.

Speicherung der Essenz: Fortpflanzung

Die von unseren Eltern ererbte Essenz bestimmt unsere Fortpflanzungsfähigkeit, denn diese Essenz geben wir unseren Nach-

kommen weiter. Ist die Essenz unzureichend, kann das die Fortpflanzung auf mehrere Arten beeinträchtigen: So können, z. B. bei angeborenen Hormonstörungen, sexuelle Entwicklung und Reife unvollständig bleiben. Ebenso können Unfruchtbarkeit oder sexuelle Funktionsstörungen, z. B. Impotenz oder geringe sexuelle Energie, eine Folge unzureichender Essenz sein. (Hierfür sind mitunter auch andere Ursachen als eine schwache Essenz verantwortlich. Prüfen Sie daher, ob sich weitere Anzeichen für eine Nieren-Schwäche finden lassen.) Da die Essenz für die Zeugung verbraucht wird, kann sie auch durch exzessiven Geschlechtsverkehr erschöpft werden. Bei Frauen verringert sich der Vorrat durch Geburten.

Die Knochen

Da die Nieren die Grundlage unseres Energiesystems bilden und im Element Wasser zum Yin-Aspekt gehören, verwalten sie das, was am tiefsten und dichtesten, sprich „am meisten Yin" im Körper ist. Sie beherrschen also die Knochen, einschließlich der Zähne, den „Knochen des Mundes". Knochen, die sich in der Kindheit schlecht entwickeln, sind Zeichen einer schwachen Essenz. Spröde Knochen, die leicht brechen und nur langsam heilen, deuten auf eine schwache Nieren-Funktion hin. Osteoporose im späteren Leben wird durch die Abnahme der Nieren-Essenz im Alter verursacht. Dieses Nachlassen der Nieren-Essenz ist auch für den Verfall der Zähne verantwortlich.

Das Mark

Mit dem Begriff „Mark" werden nicht nur das Knochenmark in den Röhrenknochen, sondern auch das Rückenmark in der Wirbelsäule und das verlängerte Mark im Gehirn bzw. Schädel bezeichnet. Da die Nieren die tiefsten Strukturen mit dem meisten Yin im Körper, nämlich die Knochen, beherrschen, verwalten sie auch die Substanzen, die noch tiefer, nämlich innerhalb der Knochen liegen, also das Knochenmark und darüber hinaus das zentrale Nervensystem, einschließlich des Gehirns, das die Chinesen „See des Marks" nannten. Das Mark nährt also nicht nur den physischen Körper in Form von Knochen und Blut, sondern über das Gehirn und das Nervensystem auch unsere Denkprozesse, unser Bewusstsein und unsere Aufmerksamkeit. So können langsames Reaktionsvermögen, schlechte Koordination, Schwindel oder eine Neigung, zu stolpern und zu fallen, in dem unzureichenden Zustand des Marks begründet sein. Ob das Mark auch die intellektuellen Fähigkeiten des Gehirns stärkt, ist umstritten, denn der Intellekt ist der Milz zugeordnet. Es wirkt allerdings unterstützend auf das Gedächtnis und die geistige Klarheit.

Kontrolle des Wasserhaushalts

Bei der Kontrolle des Wasserhaushalts werden Nieren und Blase unterstützt von der Milz, die Wasser aus der Nahrung herauszieht, von den Lungen, die es zur Haut leiten, und vom Dünndarm, der es zu reinigen hilft. Die Yang-Energie der Nieren ermöglicht die Durchführung dieser Umwandlungsprozesse, denn das Nieren-Yang ist Grundlage jeglicher körperlichen Aktivität. Es sorgt dafür, dass das Feuer der Organe nicht erlischt, und überwacht den Abfluss überschüssigen Wassers durch die Blase. Sollte diese Funktion beeinträchtigt sein, kommt es zu Frösteln, Ödemen im unteren Teil des Körpers und zu häufigem Wasserlassen mit blassem Urin. Das Nieren-Yin ermöglicht den Organen und Geweben, genügend Wasser zu bewahren, damit sie gut angefeuchtet bleiben. Ist das Nieren-Yin schwach, sind spärlicher, dunkler Urin und Symptome von Leere-Hitze (s. S. 107) die Folge. Eine Schwäche des Nieren-Yin oder Nieren-Yang führt zu nächtlichem Harndrang.

Verankern des Ki

Die Nieren ermöglichen es uns, das Himmels-Ki, das von den Lungen aufgenommen wird, zu speichern. Es ist also nicht so günstig, nur in die Lungen bzw. in die oberen Brustkorb und nicht in den Bauch oder ins Hara hinein zu atmen, denn bei der Bauchatmung wird die Kraft des Ursprungs-Ki im Hara dazu genutzt, das Ki des Atems im Unterkörper zu „verwurzeln". Fließt also wenig Ursprungs-Ki von den Nieren zum Hara, ist die Atmung flach und die Funktion des Dreifachen Erwärmers, der das Ursprungs-Ki aktiviert und verteilt, beeinträchtigt. Aus diesem Grund lässt sich Asthma auf eine Nieren-Ki-Leere zurückführen, bei der das Ki der Einatmung nicht unten gehalten werden kann, sondern hochsteigt und ein Erstickungsgefühl verursacht.

Die zwei Yin

Der Begriff die „zwei Yin" stellt in der chinesischen Sprache eine beschönigende Umschreibung für die beiden (bzw. bei Frauen drei) unteren Körperöffnungen dar. Wir haben bereits erfahren, dass die Nieren sowohl für die Sexualität als auch für den Wasserhaushalt zuständig sind. Sie sind auch verantwortlich für den Zustand von Harnröhre und Vagina und darüber hinaus für den ganzen umliegenden Bereich einschließlich des Anus. Beschwerden wie Inkontinenz, Wundsein oder Juckreiz in diesem Bereich sind im Allgemeinen durch eine Nieren-Ki-Leere verursacht. Es besteht jedoch immer die Möglichkeit, dass auch die Leber daran beteiligt ist, denn der Leber-Meridian verläuft durch die Genitalien (s. S. 180). Überprüfen Sie also, ob noch weitere Zeichen für eine Nieren-Ki-Leere vorliegen. So zeigt plötzlicher Durchfall vor der normalen Zeit des Aufstehens ein schwaches Nieren-Yin an, das die Kontrolle über die zwei Yin verliert.

Das Haar

Glanz und Gesundheit der Haare sind äußere Zeichen für einen guten Zustand der Nieren. Werden mit fortgeschrittenem Alter Essenz und Ursprungs-Ki geringer, wird auch das Haar dünner, es ergraut und fällt aus. Frühzeitig grau oder dünner werdendes Haar weisen häufig auf eine schwache Nieren-Essenz hin. Ungesundes Haar kann Zeichen einer schwachen Nieren-Energie sein.

Die Ohren

Das Sinnesorgan, das mit den Nieren in Verbindung gebracht wird, sind die Ohren, die in ihrer Form einer Niere ähnlich sind. Obwohl äußere Krankheitsursachen wie Ohrenentzündungen die Ohren über die in ihrer Nähe verlaufenden Meridiane, z. B. den Gallenblasen- oder Dünndarm-Meridian oder Dreifachen Erwärmer, angreifen können, sind die Nieren in erster Linie für die Qualität des Hörens zuständig. So nimmt häufig die Hörqualität ab, wenn sich die Essenz verringert. Versorgt das Nieren-Yin das Ohr nicht ausreichend, kann Tinnitus die Folge sein, der normalerweise über den Nieren-Meridian behandelt wird.

Zur Erinnerung: Ursprüngliches Yang, ursprüngliches Yin

Die Nieren verkörpern sowohl Feuer- als auch Wasser-Qualitäten, also zwei gegensätzliche Tendenzen, die sich nicht nur am ganzen Körper, sondern auch im Geist zeigen. Dieses für die Gesundheit entscheidende Gleichgewicht zwischen Yin und Yang wird von den Nieren unterstützt. Denn sie stellen die Yang-Energie für Kampf oder Flucht zur Verfügung und halten auch den Yin-Nektar der Entspannung bereit, nachdem der Stress aufgehört hat.

Ist das Nieren-Yang erschöpft, wird unweigerlich auch das Yang anderer Organe wie Milz und Herz in Mitleidenschaft gezogen. Es kommt zu Kälte und Funktionsträgheit. Wenn im umgekehrtem Fall das Nieren-Yin betroffen ist, fehlt es dem Yin der Leber, des Herzens und der Lungen an Unterstützung und es manifestieren sich Symptome der Hitze und der Unruhe.

7.2 Bedeutung der Nieren in der Zen-Shiatsu-Theorie

Masunagas Konzept der Nieren-Funktion ist in der klassischen Theorie verwurzelt. Seine Vorstellungen wurden jedoch auch von der westlichen Physiologie beeinflusst. Allerdings taucht in seinem theoretischen Modell die Vorstellung von den Nieren als Grundlage der Konstitution und als Wurzel von Yin und Yang nicht mehr auf, da er auch durch die westlichen Physiologie beeinflusst war.

Die Nieren- und Blasenphase im Meridianzyklus meint die Antriebskraft bzw. die Fähigkeit, auf einen Stimulus zu reagieren und bei Bedarf Energie zur Verfügung zu stellen. Die Nieren sind der Zen-Shiatsu-Theorie zufolge gleichwertige Partner der Blase. Beide haben die Funktion, die Antriebskraft zu fördern, indem sie Befehle im ganzen Körper aussenden. Die Nieren erfüllen diese Aufgabe mit Hilfe der Hormone, d. h. flüssiger Botschaften, die Blase löst sie über das Nervensystem ein, mit dem ihr Meridian verbunden ist (s. S. 152). So sind beide in gewissem Sinn immer noch die Wurzel aller körperlichen, geistigen und emotionalen Prozesse. Im Zen-Shiatsu wird diese Bedeutung allerdings kaum hervorgehoben. Vielmehr werden – den Vorstellungen der TCM entsprechend – die Funktionen des Ursprungs-Ki und der Essenz zu Aspekten hormoneller Tätigkeit.

Hormone

Hormone sind eine unserer Hauptquellen für Antrieb und Impuls. Hormone, wie z. B. Adrenalin, versorgen uns nicht nur bei Bedarf mit plötzlichen Energieschüben, sondern geben auch den Anstoß zu Wachstum, sexueller Reife und Fortpflanzung, die uns durch unser Leben tragen und unter normalen Umständen unsere Nachkommenschaft sichern. Diese Funktionen entsprechen in hohem Maß der Rolle des Ursprungs-Ki in der TCM. Hormone fungieren auch als flüssige Boten für körperliche Prozesse, z. B. um die Verdauung anzuregen oder den Flüssigkeitsgehalt des Blutes und der Gewebe zu regulieren. Somit ähnelt ihre Aktivität der des Nieren-Yang und -Yin im fernöstlichen Medizinmodell. „Die Nieren … kontrollieren den gesamten Körper durch die Regulierung der Hormone."[5] Es gibt drei Bereiche, in denen Hormone – in ihrer Entsprechung zum TCM-Verständnis der Nieren – in der Zen-Shiatsu-Theorie von Bedeutung sind: die Bereiche Wasserhaushalt, Sexualität und Stressbewältigung.

Wasserhaushalt

Geleitet durch Hormone aus der Hirnanhangsdrüse kontrollieren gesunde Nieren die Bilanz zwischen dem Wasser, das vom Körper als Urin ausgeschieden wird, und dem Wasser, das im Gewebe bleibt. Masunaga behält die klassische chinesische Sichtweise bei, derzufolge die linke Niere den Wasserhaushalt kontrolliert, während die rechte in Verbindung zum endokrinen System steht.[6] Diese theoretische Aufteilung wird allerdings nicht hervorgehoben, und in der Praxis werden beide Nieren gleich behandelt. Zu den Beschwerden, die auftreten können, wenn die Nieren den Wasserhaushalt nicht kontrollieren, gehören Ödeme, aufgeschwemmte oder geschwollene Haut, häufiges oder spärliches Wasserlassen und dunkler Urin sowie Prostatabeschwerden.

Sexuelle Aktivität

Die Sexualhormone werden von den Nieren kontrolliert, vor allem durch die rechte Niere, die laut Masunaga das endokrine System verwaltet. Deshalb haben die Nieren bis zu einem gewissen Grad Einfluss auf den Zustand der Fortpflanzungsorgane, wobei das weibliche Fortpflanzungssystem auch von Magen, Milz und Blase beeinflusst wird. Sind wir gesund, sorgt ein Rückmeldungssystem dafür, dass ein Zustand hormoneller Ausgeglichenheit aufrechterhalten bleibt. Dieser ausgewogene Zustand überträgt sich auf die Psyche und das sexuelle Verlangen entspricht der sexuellen Kraft. Sind die Hormone durcheinander, wie im Fall eines auffälligen Nierenbefundes, kann die sexuelle Ausgeglichenheit verlorengehen. Verlangen nach Sex, aber nicht im Stande sein, Erfüllung zu finden, wie es bei Impotenz der Fall ist, zeigt eine Störung der hormonellen Botschaften an. Exzessiver Geschlechtsverkehr, Enthaltsamkeit oder „daran denken, aber es nicht tun" sind weitere mögliche Unterbrechungen im Informationsfluss der Hormone. Wenn Masunaga von einem „abnormen Sexualleben" spricht, meint er damit jegliche Unausgewogenheit zwischen Verlangen und Erfüllung.[7] Natürlich ist die primäre Ausdrucksform von Nieren und Blase, der Trieb, in den Fortpflanzungsakt involviert.

---

[5] Zitiert aus: *Zen Imagery Exercises*, S. 68.

[6] Im Nan Jing ist die rechte Niere gleichbedeutend mit Ming Men, dem Tor des Lebens, und damit auch dem Ursprungs-Ki, während die linke Niere mit der Blase und der Funktion der Umwandlung von Flüssigkeiten verbunden ist.

---

[7] Zitiert aus: *Zen Shiatsu*, S. 45.

Stressbewältigung

Im Zen Shiatsu, wie in der TCM und selbst in der westlichen Physiologie, sofern man die Nebennieren mit einbezieht, wird davon ausgegangen, dass uns die Nieren bei der Bewältigung von Stress unterstützen. Dabei reagiert der Yang-Aspekt der Nieren auf Stress mit der „Kampf oder Flucht"-Reaktion des sympathischen Nervensystems. Masunaga nennt das „Geist und Energie zum Körper bringen". Und die Fähigkeit, sich von Stress zu erholen und zu entspannen, gehört zur Yin-Funktion der Nieren.

Liegt eine Funktionsschwäche der Nebennieren vor, so reagieren wir auf Stress mit einem Mangel an Entschlossenheit und großer Erschöpfung. Der betreffende Patient steht ständig unter Anspannung, ist nervös und schreckhaft. Diese Anzeichen eines Triebmangels entsprechen einer Nieren-Yang-Leere in der TCM. Bei Unfähigkeit, sich von Stress zu erholen und zu entspannen, werden – den Symptomen eines „Workaholic" und einer Nieren-Yin-Leere entsprechend – Ungeduld, Unruhe und Nervosität hervorgerufen. Sowohl bei einer Nieren-Yang- als auch bei einer Nieren-Yin-Leere hat der familiäre oder berufliche Stress eine belastende und äußerst fordernde Wirkung, und möglicherweise leidet der Klient auch unter Schlafmangel.

Angst

Unser Antrieb wird entweder durch Willenskraft, der spirituellen Kraft des Wassers, oder durch Angst, seiner Emotion, hervorgerufen. Ein Ungleichgewicht der Nieren-Energie erzeugt ein Gefühl tiefer Angst, die mit dem Wasser-Element in Verbindung steht. Phobien und irrationale Ängste können vorhanden sein, und häufig existiert eine ständige Angst vor der Zukunft, die wiederum zu Stress und Überreaktionen führt. Da die Nieren auch den Willen repräsentieren, kann ein Nierenbefund ebenfalls darauf hinweisen, dass der Klient großen Mut zeigt und seine Ängste überwindet, um seine Ziele gegen alle Widerstände zu erreichen.

Knochen und Rücken

Da die Nieren die Knochen und insbesondere den unteren Rücken kontrollieren, verweisen Rückenschmerzen im Lumbalbereich sowohl im Zen Shiatsu als auch in der TCM auf ein Nieren- oder (Blasen-)Ungleichgewicht. Befindet sich die Nieren-Energie im Kyo, werden die Rückenschmerzen von einem Kältegefühl sowie einer schlechte Zirkulation in den Hüften und im Hara begleitet. Ein Nieren-Ungleichgewicht kann auch – der TCM entsprechend – mit schwachen oder brüchigen Knochen einhergehen.

Weitere Nieren-Symptome

Viele Symptome, die Masunaga als Anzeichen für ein Nieren-Ungleichgewicht aufgeführt hat, stehen in Bezug zur TCM. So ist die schwärzliche Farbe im Gesicht mit den Fünf Elementen assoziiert. Eine Rachenentzündung, eine Hörminderung nach der Einnahme von Medikamenten, ebenso Ohrgeräusche und eine Entzündungsneigung werden nach der klassischen Interpretation durch eine Nieren-Yin-Leere verursacht. Durst, bitterer Geschmack im Mund, schlechter Atem, Erbrechen und Blut im Speichel sind Anzeichen für Hitze im Magen, die entsteht, wenn die Nieren nicht ausreichend Flüssigkeit für die Verdauung zur Verfügung stellen. Viele Symptome können mit einer mangelnden Reinigung einhergehen, die auf einen mangelnden Antrieb in den Körperprozessen zurückzuführen ist.

Reinigung und Antrieb: zur Auffrischung

Die oben beschriebenen Nieren-Symptome stammen alle aus Masunagas Buch und sind in der klinischen Praxis zu beobachten. Jedes beliebige Symptom kann mit einer Nieren-Diagnose auftreten, denn der Nieren-Meridian bringt die Funktionen der Reinigung und der Antriebskraft zum Ausdruck, die sich überall im Körper, im Geist, im Emotionalen oder Seelischen manifestieren können.

7.3 Der Nieren-Meridian und seine Behandlung

Der klassische Nieren-Meridian beginnt auf der Fußsohle, in der Mulde zwischen Zehenballen und Mittelfuß (Abb. 7.1). Er steigt auf der Innenseite des Fußes auf zu einem Punkt zwischen Knöchel und Achillessehne, umrundet auf der Innenseite einmal die Ferse, steigt über den Punkt Milz 6 und den inneren Bogen des Wadenmuskels bis zu einem Punkt auf der Innenseite der Kniekehle, wo er auf zwei Bänder der Kniesehne trifft. Er verläuft weiter auf der Innenseite des Oberschenkels, hinter den Adduktoren, bis zu dem Bereich, wo die Leiste ins Perineum übergeht. An diesem Punkt tritt er nach innen und taucht am Abdomen direkt über dem Schambein eine halbe Daumenbreite von der Mittellinie entfernt wieder auf. Er verläuft am Rumpf nach oben, verbreitert sich, läuft an den Kanten des Brustbeins entlang und endet in der Mulde unterhalb des medialen Endes des Schlüsselbeins.

Masunaga verlängerte nicht nur den Nieren-Meridian über den ganzen Körper, sondern veränderte auch leicht seinen Verlauf. Die Strecke des klassischen Meridians von der Rückseite des Knies zur Leiste ist für Akupunkteure von rein theoretischem Interesse, denn es gibt keine Punkte zwischen der Kniekehle und dem Schambein. Masunaga hatte den Eindruck, dass das Nieren-Ki und die Empfindungen des Meridians nicht dieser Bahn folgten, sondern spürte sie stattdessen diagonal über die Knierückseite und an der Außenseite des Oberschenkels entlang über den M. biceps femoris nach oben. Im klassischen Meridiansystem entspricht das einem Teil des Blasen-Meridians. Am Unterschenkel zieht der Nieren-Meridian immer noch durch den Punkt Milz 6 hindurch, doch die Umkreisung des Knöchels fällt weg. Außerdem verläuft der Nieren-Meridian im Zen Shiatsu am Außenrand des M. erector spinae zu beiden Seiten der Wirbelsäule. Es gibt einen Zweig des Nieren-Meridians auf den Hüften, der den Umrissen des Sakrums ganz dicht folgt. Auf der Vorderseite des Rumpfs ersetzen die diagnostischen Zonen des Hara den unteren Teil des Meridians. Der obere Verlauf des Nieren-Meridians an den Außenkanten des Sternums entlang bleibt gleich. Auf den Meridiankarten ist er weiter seitlich als der Herz-Meridian eingezeichnet, aber in der Praxis befinden sich beide, Herz- und Nieren-Meridian, an den Außenrändern des Brustbeins. Der Unterschied besteht nicht in ihrer Lokalisierung auf der Oberfläche, sondern in ihren unterschiedlichen Druckwinkeln. Ein neuer Zweig, der an der Unterkante des Schlüsselbeins verläuft, verlässt den Meridian an seinem klassischen Endpunkt. Ein weiterer Zweig steigt medial des M. sternocleidomastoideus zwischen Herz-Kreislauf- und Magen-Meridian zur Kehle hinauf. Am äußeren Ende des Schlüsselbeins geht der Meridian nach innen und taucht an der Spitze der Achselfalte auf der hinteren Fläche des Arms wieder auf. Er zieht posterior des Dünndarm-Meridians den Arm und die Kante der Elle am Unterarm hinunter bis zur Mitte des Handballens auf der ulnaren Seite der Handfläche.

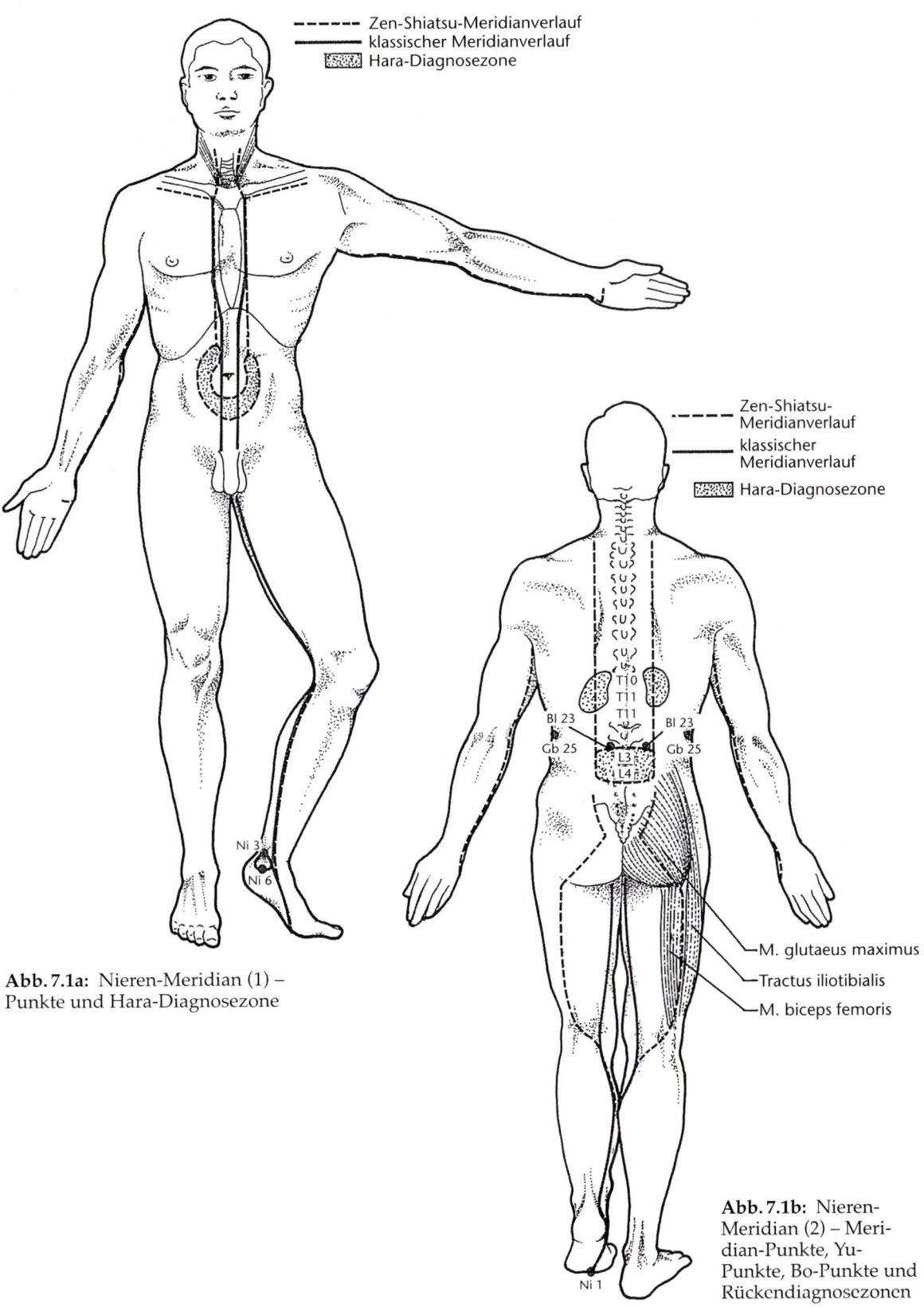

Abb. 7.1a: Nieren-Meridian (1) –
Punkte und Hara-Diagnosezone

Abb. 7.1b: Nieren-
Meridian (2) – Meri-
dian-Punkte, Yu-
Punkte, Bo-Punkte und
Rückendiagnosezonen

Die Hara-Diagnosezone der Niere liegt wie ein Hufeisen um die kreisförmige Milzzone über dem Nabel. Auf der rechten Seite des Empfängers ragt sie ein bisschen weiter nach oben (Abb. 7.1a).

Am Rücken befinden sich insgesamt drei Diagnosezonen für die Nieren (Abb. 7.1b). Eine Zone erstreckt sich über den dritten und vierten Lendenwirbel und eine Handbreit über die Muskeln auf beiden Seiten. Außerdem befinden sich noch zwei handflächengroße Zonen zu beiden Seiten der Milz-Diagnosezone in Höhe des zehnten, elften und zwölften Brustwirbels, oder anders ausgedrückt, über den untersten drei Rippen. Sie liegen direkt über den Nieren.

Bedeutung und Funktion des Meridians

Der klassische Nieren-Meridian dominiert die Körpermitte. Er projiziert sich genau auf den Blasen-Meridian, beide zusammen repräsentieren den energetischen Kern des Menschen. Die Punkte auf dem Nieren-Meridian am unteren Rumpf werden überwiegend für reproduktive Funktionen eingesetzt, während die Punkte am Brustkorb dazu dienen, die Nieren dabei zu unterstützen, das Ki der eingeatmeten Luft festzuhalten. Die Punkte am Brustkorb beinhalten meist den Begriff „Geist" in ihren Namen, ein Hinweis darauf, dass ihre Funktion mehr als rein körperlich ist und wir über diesen Teil des Meridians Zugang zu den emotionalen und spirituellen Aspekten der Nieren-Energie haben.

Sowohl der klassische, als auch der Zen-Verlauf im Bein beeinflussen alle Aspekte der Nieren, insbesondere am Rücken.

Die klassischen Einflussbereiche beziehen sich mehr auf die traditionelle chinesische Denkweise, während die Einsatzmöglichkeit des Meridians im Zen Shiatsu auf dem Verständnis beruht, dass der Meridian eine grundlegende energetische Funktion des gesamten Organismus beeinflusst, bis hin zur zellulären Ebene. Wie wir im Lebenszyklus der Amöbe gesehen haben, entspricht der Verlauf eines Meridians im System des Zen Shiatsu seiner Funktion und Masunaga ordnet Nieren und Blasen-Meridian dem Rücken als Ausdruck der Antriebskraft zu. Er beschrieb den Ausdruck bzw. die kennzeichnende Haltung von Niere und Blase als „Vorbereitung zum Loslaufen" und die Startposition eines Läufers, der auf das Startsignal wartet, bringt die Meridian-Verläufe besonders deutlich zur Geltung.

Der Meridian befindet sich jedoch nicht ausschließlich auf dem Rücken, er behält seinen traditionellen Verlauf auf dem Brustkorb bei, ebenso wie seine emotionale und spirituelle Bedeutung. Die horizontale Verlängerung des Nieren-Meridians unterhalb des Schlüsselbeins bringt den Kraftimpuls in die Arme und spiegelt sich in einem horizontalen Zweig des Blasen-Meridians entlang der Schultern. Blasen- und Nieren-Meridian in den Armen ermöglichen die Auf- und Abwärtsbewegung der Arme beim Laufen, ein weiterer Ausdruck der Antriebskraft. Auch die Erweiterung des Nieren-Meridians an der Kehle beiderseits der Schilddrüse hat Einfluss auf diese Funktion des Antriebs.

Behandlungsablauf

Am bequemsten erreichen Sie den Meridian, wenn der Empfänger auf dem Rücken oder Bauch liegt.

! **Anmerkung:** Wenn in Rückenlage gearbeitet wird, erfolgt nach dem Zen Shiatsu die Behandlung des Meridians nach unten, endet also in Ni 1 auf der Fußsohle.

1. Am Rücken verläuft der Meridian an der Außenkante des M. erector spinae entlang seitlich der Yu-Punkte. Der obere Abschnitt kann auch in sitzender Position mit Daumen oder Ellbogen behandelt werden. Wird der Meridian in seiner gesamte Länge behandelt, ist die Bauchlage zu bevorzugen. Arbeiten Sie mit den Handflächen, Daumen oder Ellbogen, entweder zuerst auf der einen und danach auf der anderen Seite oder beide Seiten gleichzeitig (Abb. 7.2). Wenn Sie sich zunächst auf eine Seite konzentrieren, empfiehlt es sich, auf der Ihnen zugewandten Seite zu arbeiten, um danach selbst auf die andere Seite des Empfängers zu wechseln. Wenn Sie auf beiden Seiten gleichzeitig arbeiten und die Schultern des Empfängers stark abfallen, wird es für Sie schwierig sein, in der gezeigten Position den richtigen Druckwinkel für den oberen Rücken zu finden. Es ist besser, mit dem Punkt, der sich horizontal zur Auflagefläche befindet, zu beginnen und zunächst den Rücken hinunter zu behandeln. Nehmen Sie den oberen Rückenbereich erst danach in Angriff, wenn Sie hinter dem Kopf des Empfängers sitzen.

2. Im Hüftbereich folgt der Meridian der Außenlinie des Kreuzbeins diagonal nach unten und innen. Richten Sie den Druck direkt nach unten und zur Mitte hin, unter die Kante der knöchernen Rinne zwischen Darmbein und Kreuzbein. Ihr Daumen und Ellbogen sind hierfür die geeignetsten Werkzeuge. Behandeln Sie jede Seite des Meridians einzeln, während Ihre Mutterhand auf dem Lendenbereich ruht. Über der unteren Pobacke verläuft der Meridian dann nach außen und unten zum äußeren Rand des Oberschenkelknochens. Behandeln Sie diesen Abschnitt mit der Handfläche, dem Daumen oder Ellbogen und setzen Sie senkrechten Druck ein (Abb. 7.3).

3. In Bauchlage befindet sich der Nieren-Meridian auf der Rückseite des Ober-

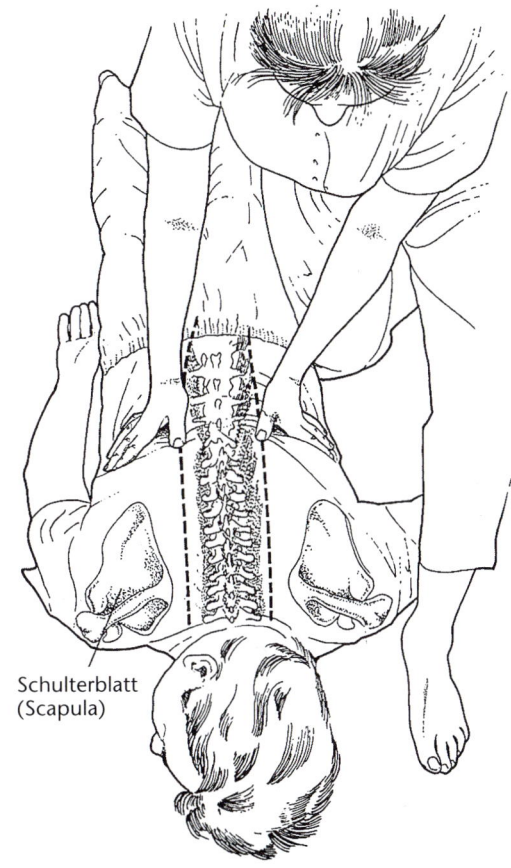

Schulterblatt (Scapula)

Abb. 7.2: Im Rückenbereich

schenkels am seitlichen Rand der horizontalen Beinfläche – auf der „Seite der höchsten Partie". (Zum Vergleich: In Bauchlage verläuft der Dickdarm-Meridian „auf dem Grat der Seite" – dem hinteren Rand der vertikalen Beinfläche, direkt vor dem Nieren-Meridian.) Lassen Sie Ihre Mutterhand auf dem Kreuzbein ruhen und arbeiten Sie mit der Handfläche, dem Daumen, Ellbogen oder Knie am Meridian entlang (Abb. 7.4). Wollen Sie bei einem Empfänger in Bauchlage Ihr Knie einsetzen, halten Sie seinen Fuß und beugen Sie das Bein dann sacht zur gegenüberliegenden Pobacke, wie auf S. 43 illustriert. Wenn Sie das Knie beim Empfänger in Rückenlage einsetzen, gehen Sie wie S. 44 beschrieben vor.

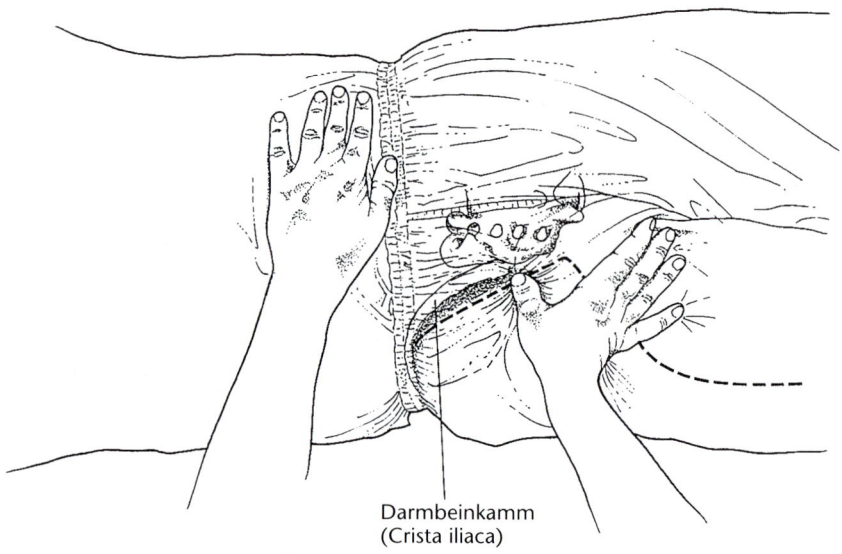

Darmbeinkamm
(Crista iliaca)

Abb. 7.3: Im Hüftbereich

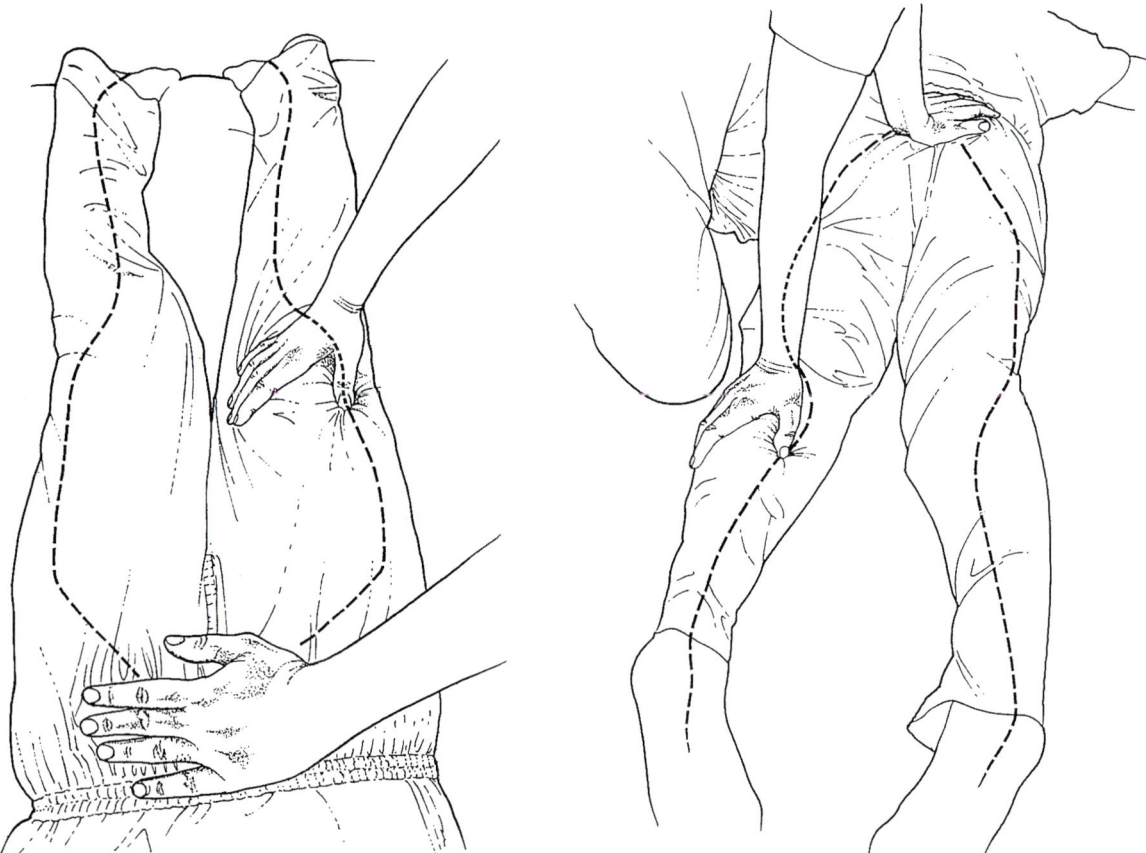

Abb. 7.4: Auf der Rückseite des Oberschenkels   **Abb. 7.5:** Im Wadenbereich

4. An dem Punkt, wo sich die Sehne des M. biceps femoris ertasten lässt, beginnt der Meridian das Knie diagonal zu kreuzen. (Arbeiten Sie an diesem Abschnitt des Meridians nur mit dem Daumen und mit einem Minimum an Druck.) Nachdem er so auf die Innenseite der Wade gelangt ist, verläuft er über den Muskelbauch des medialen Kopfes des M. gastrocnemius (oder in anderen Worten: über die höchste Wölbung des Wadenmuskels auf der Innenseite) und von dort geradewegs nach unten zur Vertiefung zwischen Innenknöchel und Achillessehne. Für die Behandlung dieses Meridian-Abschnitts ist der Daumen am besten geeignet. Dieser Abschnitt ist problemlos zu behandeln, wenn Sie Ihre Hand umdrehen und die Wade so umfassen, dass Ihr Daumen direkt auf dem Meridian liegt (Abb. 7.5). Setzen Sie Ihr Körpergewicht umsichtig ein und lehnen Sie sich mit sanften Druck auf die Rückseite der Wade, während Sie Ihr Ki durch den Daumen hindurch auf den Nieren-Meridian konzentrieren.

5. Nach der Vertiefung zwischen Achillessehne und Innenknöchel kreuzt der Meridian die Fußsohle bis zum Punkt Ni 1 in der Vertiefung zwischen Fußballen und Mittelfuß. Behandeln Sie diesen Abschnitt mit dem Daumen entweder in Fortsetzung der Technik wie oben bei 4. beschrieben oder – wie gezeigt – im Rahmen einer separaten Fußbehandlung (Abb. 7.6). Es ist ratsam, die mediale Seite der Ferse zu untersuchen, im Bereich des klassischen Verlaufs des Nieren-Meridians, und evtl. relevante Tsubos zu ertasten.

6. Am Brustkorb erreichen Sie den Meridian am besten in der Rückenlage, indem Sie sich in Brusthöhe seitlich neben den Empfänger hinknien oder einen Ausfallschritt machen. Im unteren Abschnitt seines Verlaufs bedeckt der Nieren-Meridian an den Rändern des Sternums die gleiche Fläche wie der Herz-Meridian. Aber statt den Druck wie zur Behandlung des Herz-Meridians (s. S. 216) nach innen unter das Brustbein zu richten, verläuft hier der Druckwinkel senkrecht nach unten. Das bedeutet, dass der Nieren-Meridian auf der Ebene, auf der Sie mit Ihrem Daumendruck Kontakt zu ihm bekommen, also unterhalb der Oberfläche, tatsächlich seitlich des Herz-Meridians liegt (allerdings nicht so weit seitlich wie auf den Masunaga-Karten angegeben). Wie bei der Behandlung des Herz-Meridians, können Sie auch Ihre ulnare Handkante (einseitig oder auf beiden Seiten gleichzeitig) einsetzen oder mit senkrechtem Druck der Fingerspitzen (üblicherweise beidseitig) arbeiten. Anders als der Herz-Meridian steigt der Nieren-Meridian weiter nach oben bis zum Schlüsselbeingelenk und

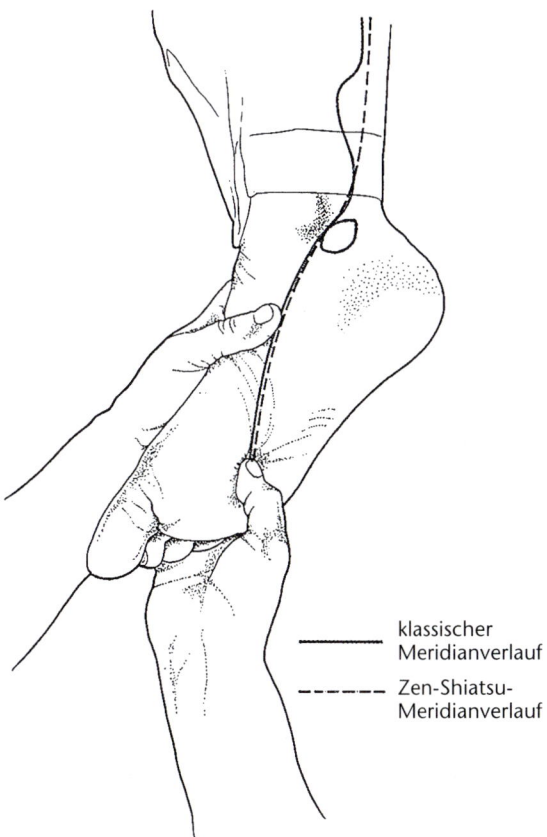

————— klassischer Meridianverlauf

- - - - - - Zen-Shiatsu-Meridianverlauf

Abb. 7.6: Im Fußsohlenbereich

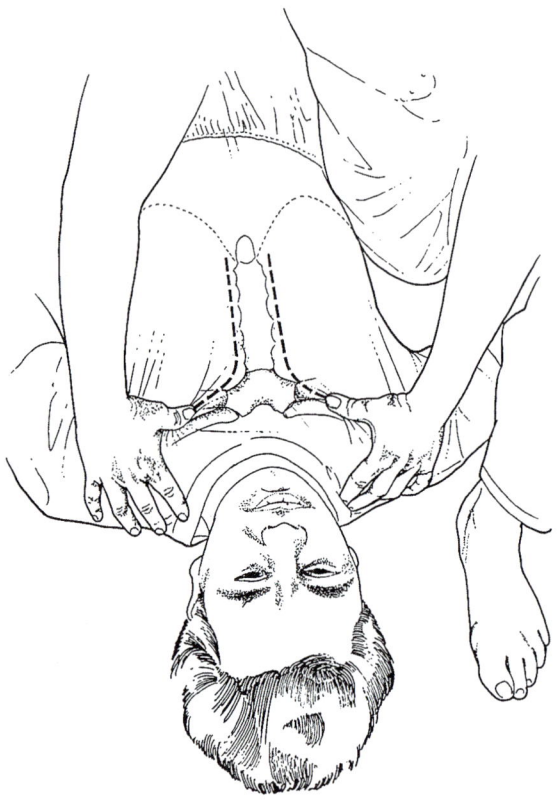

Abb. 7.7: Am Brustkorb

bewegt sich dann in der Grube unter dem Schlüsselbein nach außen. Dieser Abschnitt wird mit den Handballen oder Daumen behandelt, gewöhnlich beide Seiten gleichzeitig, wie dargestellt (Abb. 7.7).

7. Am Arm befindet sich der Nieren-Meridian auf der Trennlinie zwischen der Yin- und Yang-Seite des Arms, zwischen dem Herz- und dem Dünndarm-Meridian. Sie können ihn zusammen mit dem Blasen-Meridian (s. S. 160) oder wie die Abbildung zeigt für sich behandeln. Der Arm wird in Meridian-Dehnung gebracht. Bei dieser Dehnung – der Arm liegt höher als bei der Dehnung des Dünndarm-Meridians, allerdings nicht oberhalb der Kehle des Empfängers, sollte dessen Hand Richtung Schlüsselbeingelenk gerichtet sein. Behandeln Sie den Nieren-Meridian genau so wie den Dünndarm-Meridian (s. S. 226–227).

8. Am Hals verläuft der Nieren-Meridian in der tiefsten Grube zwischen der Karotis (Halsschlagader) und dem M. sternocleidomastoideus, zwischen den Bahnen des Herz-Kreislauf- und Magen-Meridians. Bitte achten Sie sehr sorgfältig darauf, dass Sie tief einsinken, ohne Schmerzen oder eine Blockade in diesem Bereich auszulösen oder dem Empfänger Angst zu machen. Setzen Sie sich hinter den Kopf des Empfängers, unterstützen Sie seinen Kopf oder Hals mit Ihrer Mutterhand und arbeiten Sie mit Ihrem Daumen sachte, aber tief erst auf der einen, dann auf der anderen Seite am Meridian entlang. Wenn Sie über die Qualität Ihrer Berührung im Zweifel sind, holen Sie sich Feedback vom Empfänger. Sie haben guten Kontakt zum Meridian, wenn Sie auf der einen Seite des Daumens den Karotispuls und auf der anderen Seite den Widerstand des M. sternocleidomastoideus spüren.

Die wichtigsten Punkte auf dem Nieren-Meridian

Niere 1

In der Vertiefung zwischen dem mittleren und dem distalen Drittel der Fußsohle, wenn der Fuß in Richtung Fußsohle gebeugt ist (Plantarflexion).

Funktionen
- tonisiert Yin
- klärt Hitze
- beruhigt Wind und bringt das Bewusstsein zurück (Wiederbelebungspunkt)
- beruhigt das Bewusstsein (Shen).

Hauptanwendung: Erregung, Schlaflosigkeit, Angstzustände; in Kombination mit Le 3 gut gegen Kopfschmerzen (verursacht durch aufsteigendes Leber-Yang) oder Hitzewallungen in der Menopause. Leitet

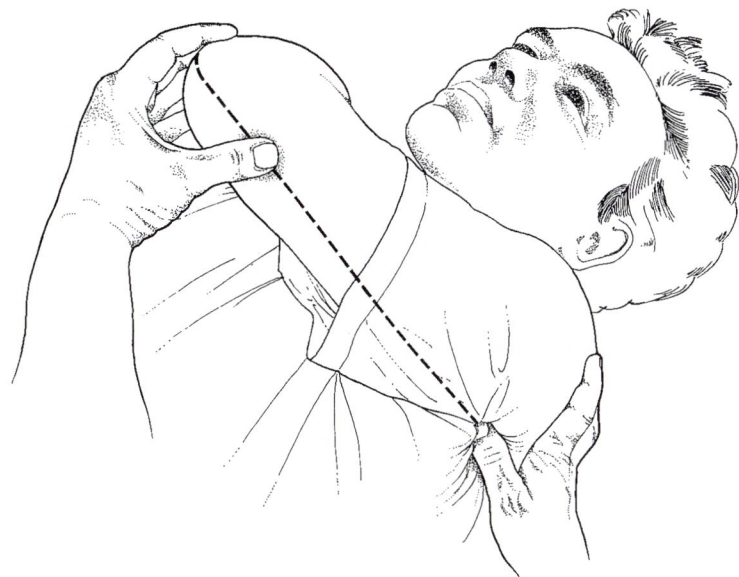

Abb. 7.8: Behandlung des Arms in Meridian-Dehnung

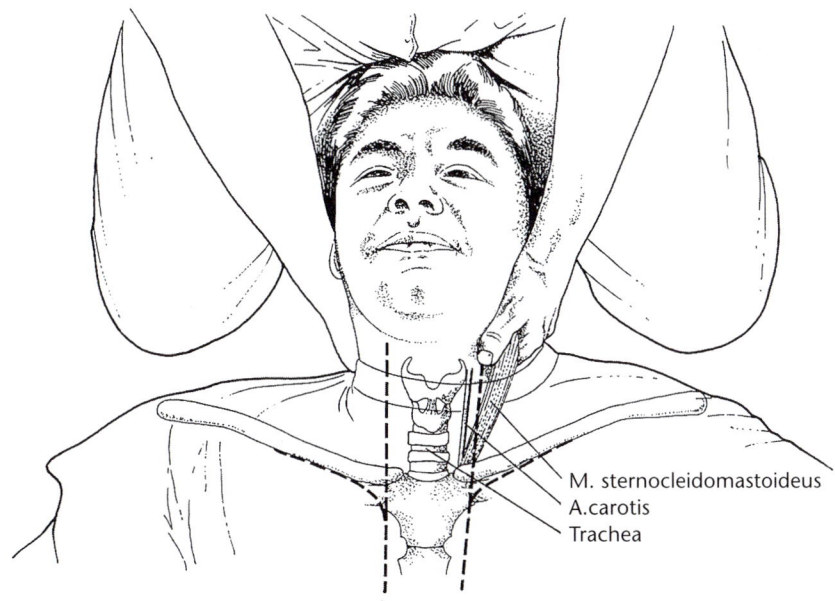

M. sternocleidomastoideus
A. carotis
Trachea

Abb. 7.9: Im Bereich der Kehle

Ki aus dem Kopf oder dem Oberkörper nach unten.

Behandlungsmethode: Wenn Sie vor den Füssen des Empfängers sitzen und dieser sich in Rückenlage befindet, lassen sich die Ni 1 Punkte auf beiden Füssen gleichzeitig erreichen. In dieser Position können Sie Ni 1 mit Ihren Daumen drücken und Le 3 mit den Fingerspitzen. Von dort haben Sie einen ungehinderten Blick über den Körper und können das Ki nach unten in die Füsse des Empfängers „ziehen".

Niere 3

In der Vertiefung zwischen Malleolus medialis (dem Innenknöchel) und der Achillessehne, in Höhe der oberen Knöchelkante.

Funktionen
- Ursprungs-(Yuan-Ki-)Punkt
- tonisiert Ursprungs-Ki und Essenz
- tonisiert Yin und Yang des ganzen Körpers
- tonisiert die Nieren
- reguliert den Uterus
- stärkt unteren Rücken und Knie.

Hauptanwendung: Langanhaltende, chronische Schwäche oder Erschöpfung; Unfruchtbarkeit oder Menstruationsprobleme aufgrund von Nieren-Leere; chronische Schmerzen des unteren Rückens.

Behandlungsmethode: Befindet sich der Empfänger in Rückenlage, nehmen Sie vor den Füßen Platz und halten Sie seine Fersen in Ihren Handflächen. Ni 3 erreichen Sie mit Ihren Fingerspitzen. Sie können den Punkt auch halten, während der Empfänger auf dem Bauch liegt. Halten Sie ihn in Kombination mit Bl 60 – eine gute Behandlung bei Schmerzen des unteren Rückens. In diesem Fall heben Sie den Fuß des Empfängers an, so kann sich die Achillessehne entspannen und die Punkte öffnen sich. Unterstützen Sie den angehobenen Fuß mit Ihren Fingern und lehnen Sie sich mit Ihren Daumen gleichzeitig in beide Punkte, als ob diese durch die Muskeln hindurch aufeinander treffen wollten. Während Sie Druck ausüben, schauen Sie auf den unteren Rücken und richten Sie Ihre Intention und die Wirkung der Punkte dorthin aus.

Niere 6

Eine Daumenbreite unterhalb des Malleolus medialis, in einer flachen, dreieckigen Kuhle zwischen zwei Sehnen.

Funktionen
- nährt Yin und Flüssigkeiten
- kühlt das Blut
- beruhigt das Bewusstsein (Shen) und fördert den Schlaf
- tonisiert den Uterus.

Hauptanwendung: Erregung, Angstzustände, Schlaflosigkeit; gleiche Anwendung wie Ni 1.

Behandlungsmethode: Ähnlich wie Ni 1 lässt sich Ni 6 aus der Position vor den Füßen beidseitig pressen, auch die innere Ausrichtung ist gleich. Verwenden Sei diesen Punkt zusammen mit Lu 7 auf dem gegenüberliegenden Arm, um das Konzeptionsgefäß zu öffnen (vgl. S. 399).

Yu-Punkt des Nieren-Meridians

Bl 23 – zwei Fingerbreit seitlich der Mittellinie der Wirbelsäule, auf Höhe der Unterkante des zweiten Lendenwirbel-Dornfortsatzes. Eine zuverlässige Hinweisstruktur am Rücken ist der Oberrand der Beckenschaufel, der auf selber Höhe liegt wie die Unterkante des dritten Lendenwirbels. Bl 23 kann leicht gefunden werden, wenn Sie die Finger beider Hände auf den Oberrand der Beckenschaufel legen, so dass sich die Daumen in selber Höhe auf der Wirbelsäule treffen. Die Daumen dann ein wenig nach oben und seitlich bewegen.

Funktion
- Regt alle Nieren-Funktionen an

Hauptanwendung: Alle Nieren-Beschwerden.

Behandlungsmethode: Beide Seiten gleichzeitig, achten Sie darauf gut einzusinken, statt die oberflächlichen Gewebe zu „zerdrücken".

Bo-Punkt des Nieren-Meridians

Gb 25 – auf der Bauchseite am freien, kaudalen Ende der zwölften Rippe.

Funktion
* Ein diagnostischer Hinweis auf körperliche Disharmonie oder Erkrankung der Nieren, wenn dieser Punkt bei normalem Druck übermäßig empfindlich ist.

Hauptanwendung: Diagnosestellung einer Nieren-Erkrankung.

Behandlungsmethode: Vorsichtig und sanft!

7.4 Bedeutung der Blase in der TCM

Die Blase hat als Organ die Aufgabe, den Urin zu speichern und auszuscheiden. Der Blasenmeridian hat eine viel weitreichendere Funktion. So beeinflussen die Transport-Punkte des Blasen-Meridians, im Japanischen Yu-Punkte genannt, die Arbeit aller Organe und Funktionen des Körpers. Die Yu-Punkte befinden sich entlang der beiden Verläufe (innerer und äußerer) des Blasen-Meridians zu beiden Seiten der Wirbelsäule und liegen in den meisten Fällen in der Nähe des Organs, für das sie zuständig sind. Es wird angenommen, dass die Punkte der inneren Bahn für die körperlichen Funktionen und die Punkte der äußeren Bahn für die mentalen und emotionalen Aspekte eines Organs zuständig sind. Akupunkteure nadeln diese Punkte – sie gehören zu den meist benutzten Punkten in ihrem Reper-toire – wegen ihrer starken und raschen Wirkung auf die Organfunktion. Auch für Sie als Zen-Shiatsu-Therapeutin ist es gut zu wissen, wo sich die Yu-Punkte befinden, selbst wenn Sie sich bei der Behandlung nicht auf vorgeschriebene Punkte verlassen. Diese Punkte können wertvolle diagnostische Hinweise liefern, sei es, dass der Empfänger sie als schmerzhaft erlebt oder Sie sie als besonders empfindlich wahrnehmen (s. S. 341).

Der Yang-Aspekt der Nieren

Alle Yang-Organe können auch als Verkörperung der energetischen Funktionen der ihnen zugeordneten Yin-Organe gesehen werden. Dabei liefern die Yu-Punkte den Hinweis, dass der Blasen-Meridian nicht nur das Organ Blase repräsentiert, sondern dass er auch als Vehikel für die Yang-Funktionen der Nieren dient. Während das Nieren-Yang Energie für alle Organfunktionen bereit stellt, tonisiert der Blasen-Meridian alle diese Organfunktionen. Demzufolge sind die Symptome bei einem Ungleichgewicht der Blasen-Funktion den Symptomen einer Nieren-Yang-Leere ziemlich ähnlich: Kältegefühl oder Funktionsträgheit eines beliebigen Körperteils, häufig begleitet von großen Mengen eines klaren Urins.

Umwandlung und Ausscheidung von Urin

Die Blase empfängt unreine Flüssigkeiten von den Nieren und verwandelt diese in Urin, den sie speichert und ausscheidet. Diese Funktion kann durch eine Nieren-Yang-Leere beeinträchtigt sein, wenn nicht genügend Ki zur Verfügung steht, um die Flüssigkeiten in Urin umzuwandeln. Die Funktion des Blasen-Meridians wird auch durch eine Milz-Ki-Leere beeinflusst. Werden die Flüssigkeiten von der Milz nicht richtig verarbeitet, fließen sie entweder direkt durch den Körper und überlasten die Blase, so dass es zu übermäßigem Harndrang kommt. Oder die Flüssigkeiten werden transformiert zu pathogener Feuchtigkeit, die die Blase verstopft, so dass Schwierigkeiten beim Wasserlassen auftreten und der Urin spärlich und trüb ist. Die Blase kann auch – dem Sechs-Schichten-Modell zufolge – vom Dünndarm beeinflusst werden (s. S. 113). Dabei erhält der Dünndarm von seinem Partnerorgan, dem Herzen, sehr oft Hitze (meist aus emotionalen Gründen) und gibt sie weiter an die Blase. Spärlicher, dunkler Urin und mitunter auch Schmerzen beim Wasserlassen können die Folge sein.

Der Uterus

Das Blasen-Ki beeinflusst die Funktion des Uterus, da die Blase das ausführende Organ der Nieren darstellt, die für die Regelung der Fortpflanzung zuständig sind. Zudem befindet sich die Blase als Organ ganz in der Nähe des Uterus. Bei einer Schwäche des Blasen-Ki können also Unfruchtbarkeit oder eine schmerzhafte Menstruation die Folge sein.

Der Rücken

Gemeinsam mit den Nieren hat die Blase Einfluss auf die Knochen. Da der Blasen-Meridian die gesamte Wirbelsäule entlang verläuft, wirkt sich jedes länger bestehende Ungleichgewicht des Blasen-Ki auf den Rücken aus. Besteht dieses Ungleichgewicht schon früh im Leben, wird auch die Struktur des Rückens durch Symptome wie Skoliose und Wirbelsäulenverkrümmung beeinträchtigt. In anderen Fällen kommt es zu Rückenschmerzen, die meist im unteren Rücken lokalisiert sind, oder zur Ischialgie mit Ausstrahlung über den Blasen-Meridian ins Bein. Mitunter entstehen Verspannungen oder Schmerzen entlang der ganzen Wirbelsäule oder Schmerzen in anderen Bereichen

des Rückens. Liegt eine Nieren-Yang-Leere vor, gehen die Schmerzen mit einem Kältegefühl einher. Die Energie im Blasen-Meridian beeinflusst auch die Körperhaltung, denn sie verleiht dem Rücken Kraft und Unterstützung.

7.5 Bedeutung der Blase in der Zen-Shiatsu-Theorie

In der Theorie des Zen-Shiatsu verkörpern sowohl Blase als auch Nieren Antrieb, Überlebensinstinkt und die Fähigkeit auf Reize reagieren zu können. Trotz aller Gemeinsamkeit werden Eigenschaften und Funktionen der Blase, die in erster Linie mit dem Verlauf des Meridians in Zusammenhang stehen, feinsinnig von denen der Nieren unterschieden. Der Blasen-Meridian entspringt im tiefsten Teil der Augenhöhle, auf einer Höhe mit der Hirnanhangsdrüse, die das autonome Nervensystem kontrolliert. Im weiteren Verlauf bewegt er sich zu beiden Seiten der Wirbelsäule, in der Nähe der Spinalnerven, nach unten. Dies lässt vermuten, dass der Blasen-Meridian mit dem Nervensystem, das alle körperlichen Prozesse und willentlichen Handlungen regelt, in Beziehung steht. In seiner Beschreibung der Blasen-Symptome verwendet Masunaga häufig das Wort „nervös". Das ist im übertragenen wie auch im anatomischen Sinn gemeint und beinhaltet, dass ein Ungleichgewicht im Blasen-Ki sich vorzugsweise durch Anspannung und Überreaktionen äußert.

Das Nervensystem

Über das autonome Nervensystem reguliert die Blase die Reaktionen des Körpers auf Reize und Informationen. So fehlt bei geringer Aktivität der Blasen-Funktion der Antrieb, auf eine mit dem Nervensystem empfangene Information zu reagieren. In Masunagas Worten: „Obwohl man den Drang verspürt, etwas zu tun, hat man doch keine Antriebskraft zu handeln."[8] Ist die Blasen-Funktion hyperaktiv, reagiert das Nervensystem äußerst empfindlich auf Informationen. Es kommt zu Überreaktionen mit Verbrauch der Kraftreserven des Körpers. Intensiver Stress und Erschöpfung werden also durch die geringe und auch durch die übermäßige Aktivität verursacht.

Bei Klienten mit einem Blasen-Ungleichgewicht liegen die Nerven blank, und ganz normale Irritationen werden zum Auslöser von Stress. Diese nervöse (Über-)Reizbarkeit lässt den Klienten sehr schreckhaft, ängstlich oder unruhig werden. In schweren Fällen reichen diese Symptome bis an eine Neurose oder Paranoia heran.

Wille, Entschlossenheit und Intensität

Die durch ein Blasen-Ungleichgewicht verursachte, nervöse Anspannung kann extreme Ausmaße erreichen und zusätzlich durch Stress verstärkt werden. Denn das Nervensystem, das sowohl für äußere Stimuli empfänglich ist als auch für den inneren Willensantrieb – der geistigen Komponente des Wasser-Elements – steht unter zweifachem Druck.

Ein Blasen-Ungleichgewicht kann lediglich Folge einer vorübergehenden Phase von Überarbeitung und Stress sein. Doch ein länger andauerndes Blasen-Ungleichgewicht beweist, dass Überarbeitung und Stress zu ständigen Begleitern geworden sind, weil der Klient ständig Zwänge von außen und innen wahrnimmt. So gibt es für einen Menschen mit einem Blasen-Ungleichgewicht immerzu Aufgaben zu erledigen und selbst-

auferlegte Terminplanungen einzuhalten. Er wird es schaffen oder sich ärgern, weil er es nicht schaffen kann. Diese Anforderungen erzeugen eine so dichte Atmosphäre um ihn herum, dass auch andere Menschen von seiner Spannung und seinem Druck beeinflusst werden. Diese Situationen, die sich vor allem am Arbeitsplatz beobachten lassen, können auch im familiären Bereich auftreten. Wo sie sich auch immer zeigen, verursachen sie weiteren Stress, nicht nur für den Betroffenen selbst, sondern auch für alle in seiner Umgebung.

Erschöpfung

Häufig ist der Blasen-Meridian Teil des aktuellen Befunds, wenn der Empfänger erschöpft ist und es ihm vorübergehend an Antrieb fehlt. Weil der Blasen-Meridian den Yang-Aspekt des Wasser-Elements verkörpert und näher an der Oberfläche liegt, hat eine kurzzeitige Erschöpfung des beteiligten Ki keine so tiefgreifenden, auch die innerlichen körperlichen Vorgänge beeinflussenden Auswirkungen wie jene Erschöpfung, die mit einem Ungleichgewicht der Nieren-Energie einhergeht. Wenn die Blasen-Energie längerfristig aus dem Gleichgewicht gerät, wird dieser Erschöpfungszustand chronisch und ändert sich wahrscheinlich eher zu einem Nieren-Befund, während er tiefer in das System eindringt.

Angst

Ein diagnostiziertes Blasen-Ungleichgewicht wird oft von Angst, der Emotion des Wasser-Elements, begleitet. Dabei handelt es sich meistens nicht um eine bewusste Angst, sondern eher um eine Angst, die sich in Anspannung, Besorgnis und Unruhe äußert. Der Empfänger kann diese Angst in bestimmten Situationen, z. B. als Flugangst, Höhenangst oder Angst vor dem Alleinsein in der Nacht, erleben. Solche Ängste gelten

---

[8] Zitiert aus *Zen Imagery Exercises*, S. 200. dt.: Meridiandehnübungen, Felicitas Hübner Verlag, Waldeck 1999.

als „normal" und haben noch nicht die irrationale Ebene der Phobien erreicht. In extremen Stresssituationen kann allerdings eine Art freischwebender Panik ohne besonderen Grund hinzukommen.

Der Rücken

Der Blasen-Meridian beherrscht die Wirbelsäule und die physische Struktur des Rückens. Die beiden anderen langen Yang-Meridiane, der Gallenblasen- und der Magen-Meridian, bilden gemeinsam mit dem Blasen-Meridian eine energetische Struktur, die uns wie Halteseile in der aufrechten Haltung unterstützen. Dabei wirkt sich jede Schwäche in irgendeinem dieser Meridiane auch auf die anderen aus und verändert die Ausgewogenheit der Körperhaltung. Und es entstehen neue Muster von Verspannung und Unbehagen. Der Blasen-Meridian verbindet das Kreuzbein mit dem Gallenblasen-Meridian und sichert so eine gleichmäßige Ausrichtung der Hüften und des unteren Rückens. In diesem Bereich ist er besonders anfällig für Verdrehungen, die wiederum den restlichen Teil der Wirbelsäule beeinflussen. Verspannte Rückenmuskulatur, Kreuzschmerzen und Ischialgie sind typische Beschwerden bei einem Ungleichgewicht der Blasen-Energie und werden häufig von einem Kältegefühl begleitet oder durch Kälte verschlimmert.

Auf der psychischen Ebene symbolisiert die Blase einerseits unser „Rückgrat" und unsere Entschlossenheit, verkörpert aber andererseits auch viele Aspekte unseres Wesens, die wir gerne hinter unserem Rücken verbergen und die unsere Entschlusskraft unterminieren. Angst, Eifersucht, Schuldgefühle oder unterdrückte sexuelle Sehnsüchte, Gefühle, mit deren Anerkennung wir uns schwer tun, werden verdrängt und wir zeigen der Welt eine völlig andere Fassade. Diese ungeliebte Last

beeinträchtigt uns und unseren Antrieb und die Verdrängung vor uns selbst kostet weitere Anstrengung.

Harn- und Fortpflanzungstrakt

In vielen Fällen, wenn auch nicht immer, zeigt sich ein Ungleichgewicht der Blasen-Energie in Beschwerden des Harnapparats. Typisch sind häufiger Harndrang und Schwierigkeiten beim Wasserlassen oder Harnstau. Bei Zystitis (Blasenentzündung) fällt oft die Blasen-Zone in der Diagnose auf. Auf Grund der Nähe zum Uterus kann sich ein Blasen-Befund auch auf gynäkologische Beschwerden beziehen, z. B. eine starke, schwache oder unregelmäßige Blutung, Ausfluss oder schmerzhafte Menstruation. Bei Männer steht ein Ungleichgewicht der Blasen-Energie in Verbindung mit Prostataproblemen oder Impotenz.

Meridianverlauf

Bei einem Meridian solcher Länge bieten sich viele mögliche Angriffsstellen für Beschwerden. Augenbeschwerden, Sinusitis und Heuschnupfen betreffen seinen Abschnitt im Gesicht; auch okzipitale Kopfschmerzen sowie Nackenverspannung können mit dem Blasen-Meridian zusammenhängen. Schmerzen, Unbehagen oder Bewegungseinschränkungen entlang der Wirbelsäule und im Kreuzbeinbereich sind weiter oben beschrieben.

7.6 Der Blasen-Meridian und seine Behandlung

Der klassische Blasen-Meridian beginnt in der Grube über dem inneren Augenwinkel, verläuft über die Stirn nach oben, wird am Haaransatz ein wenig breiter und zieht über den Scheitelbereich des Kopfes hinunter zur

Kante des Hinterhauptbeins (Abb. 7.10). Von dort bewegt er sich etwa zwei Fingerbreit neben der Medianlinie der Wirbelsäule nach unten auf einer Linie, die bei den meisten Menschen der Kante der M. erector spinae entspricht. Der Blasen-Meridian steigt in einer vertikalen Linie bis in Höhe des untersten Kreuzbeinlochs ab, zieht von dort wieder zum obersten Kreuzbeinloch hoch und erneut auf einer näher zur Mittellinie verlaufenden diagonalen Linie direkt über den Kreuzbeinlöchern nach unten zur Spitze des Steißbeins. Von dort kreuzt er das Gesäß bis zur Mitte der Querfalte und folgt der Mittellinie der Oberschenkelrückseite nach unten. Im letzten Drittel des Oberschenkels zieht er nach außen zum Seitenbereich und dann in die Mitte der Kniekehle. Dort nimmt der Meridian einen inneren Verlauf und erscheint als Nächstes erst wieder an der Schädelbasis. Er steigt über den oberen Rücken abwärts, zieht an der inneren Schulterblattkante entlang und den Rücken hinab auf einer vertikalen Linie – etwa vier Fingerbreit von der Mittellinie der Wirbelsäule entfernt – wieder nach unten bis in Höhe des vierten Kreuzbeinlochs. Von dort beschreibt er eine Kurve seitlich über das Gesäß, verläuft noch weiter lateral als zuvor am Oberschenkel nach unten und schwenkt nach innen, um sich in der Mitte der Kniekehle wieder mit dem ersten Ast des Meridians zu vereinigen.[9] Nun verläuft er genau in der Mittel der Wade nach unten, dann weiter lateral zwischen Achillessehne und Außenknöchel. Dort biegt er ab und bewegt sich entlang der Außenkante des Fußes bis zur Außenseite des kleinen Fußnagels.

Masunagas Meridianverlauf ist einfacher und geradliniger, entspricht aber in den wesentlichen Zügen dem klassischen Verlauf des Blasen-Meridians. Er nimmt den gleichen Verlauf zur Schädelbasis, steigt dann aber direkt neben den Wirbelfortsätzen an der Innenkante des M. erector spinae, also nicht zwei Finger breit daneben, über den Rücken hinab.[10] Es gibt keinen zweiten Ast über den Rücken; dieser wurde durch den Nieren-Meridian ersetzt und auch der Zickzack-Verlauf über dem Kreuzbein ist weggefallen, weil das gesamte Kreuzbein und der fünfte Lendenwirbel die Diagnosezone des Blase-Meridians bilden.

An den unteren Grenzen des Kreuzbeins steigt der Meridian auf der kürzesten Linie zwischen zwei Punkten zur Mitte der Gesäß-Querfalte hinunter und bewegt sich von dort weiter über die Mittellinie von Oberschenkel, Knie und Wade bis zur Spitze des kleinen Zehs. Ein Extrazweig verläuft vom 7. Halswirbel ausgehend nach außen über die Schulterblattgräte (wie ein Spiegelbild des vorderen Zweigs des Nieren-Meridians, der der Unterkante des Schlüsselbeins folgt)

---

[9] Hierbei handelt es sich um die Neufestlegung des Blasen-Meridianverlaufs, der in älteren Fassungen an der Spitze des Steißbeins einen inneren Verlauf nahm, auf den Schultern wieder auftauchte und in einer vertikalen Linie an der Innenkante des Schulterblatts und den Rücken entlang, über das Gesäß und die Mitte des Oberschenkels nach unten verlief, mit einer seitlichen Abweichung im letzten Drittel des Oberschenkels auf dem Weg zum Außenrand der Kniekehle und von dort wieder zur Mitte der Kniekehle. Die neuere Fassung schließt einen Zweig entlang der Außenseite des Oberschenkels mit ein, der ähnlich wie der Nieren-Meridian im Zen Shiatsu verläuft, behält aber durch die Überkreuzung der beiden Oberschenkelverläufe einen zentralen Meridianverlauf über die Rückseite des Beins, bei der dem Blasen-Meridian im Zen Shiatsu entspricht. Dadurch veränderte sich die Nummerierung der Punkte zwischen Bl 35 und Bl 54.

[10] Dieser abweichende Verlauf, der Shiatsu-Schüler sehr beunruhigt, ist nicht so radikal ander, wie er erscheint. In den alten Zeiten legte der Arzt Hua Tuo den Verlauf des Blasen-Meridians in dieser Weise fest. Als der Blasen-Meridian in seine heutige Position verlegt wurde, blieben die Punkte neben der Wirbelsäule weiterhin im Repertoire der Akupunkteure und erhielten den Namen „Hua Tuos Punkte". Auf Grund der Lage der Spinalnerven beeinflussen alle Punkte auf der Höhe eines bestimmten intervertebralen Raums, ungeachtet der Breite, den gleichen Meridian. Traditionell geht man davon aus, dass die physische Wirkung eines Punktes umso direkter ist, je näher er an der Wirbelsäule liegt. Daher beeinflussen die Hua-Tuo-Punkte die Organe und Gewebe auf mehr körperliche Art als die Yu-Punkte, während die äußeren Punkte des Blasen-Meridians sich stärker auf die spirituellen Qualitäten eines Organs auswirken.

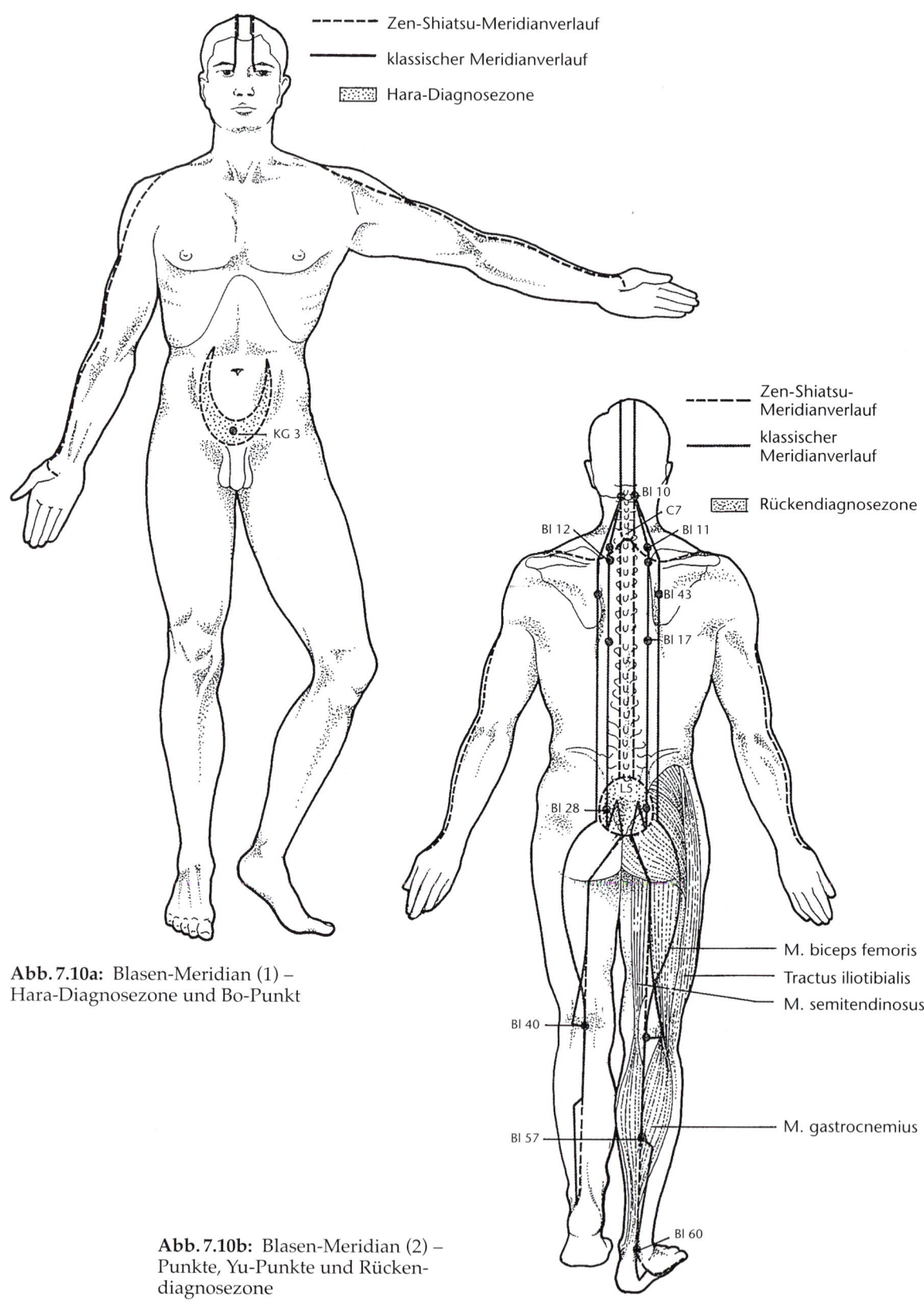

Zen-Shiatsu-Meridianverlauf
klassischer Meridianverlauf
Hara-Diagnosezone

KG 3

Zen-Shiatsu-Meridianverlauf
klassischer Meridianverlauf
Rückendiagnosezone

Bl 10
C7
Bl 12
Bl 11
Bl 43
Bl 17
L5
Bl 28

M. biceps femoris
Tractus iliotibialis
M. semitendinosus

Bl 40

M. gastrocnemius

Bl 57

Bl 60

Abb. 7.10a: Blasen-Meridian (1) –
Hara-Diagnosezone und Bo-Punkt

Abb. 7.10b: Blasen-Meridian (2) –
Punkte, Yu-Punkte und Rückendiagnosezone

bis zur Vorderseite der Schulter und von dort auf der Speichenseite des Arms hinunter, zwischen Lungen- und Dickdarm-Meridian und gegenüber dem Nieren-Meridian. Er endet in der Mitte des Daumenballens.

Die Hara-Diagnosezone liegt hufeisenförmig um die Nierenzone und erstreckt sich vom Schambein aus um den Nabel herum bis zum Oberbauch. Die Diagnosezone für den Blasen-Meridian am Rücken ist ein rundes Areal, das das ganze Kreuzbein und den fünften Lendenwirbel umschließt.

Die Rückendiagnosezone der Blase bildet einen Kreis, der das gesamte Kreuzbein und den fünften Lendenwirbel umfasst.

Bedeutung und Funktion des Meridians

Der traditionelle Blasen-Meridian steht gemeinsam mit seinem Yin-Partner auf der Körpervorderseite, dem Nieren-Meridian, für unseren Kern oder die Essenz, den Fluss des Lebens, der durch jeden von uns hindurchströmt. Zusammen stellen sie ein Zentralgefäß dar, der die Vorder- und Rückseite durchdringt. In der spirituellen Praxis des Ostens wurde die Bedeutung dieses Zentralgefäßes schon lange hervorgehoben. Seine physiologische Bedeutung zeigt sich durch seine baldige Entstehung nach der Zeugung als ein Nervenbündel aus dem sich in den meisten Lebewesen das Nerven- und das Verdauungssystem entwickeln.

In der traditionellen chinesischen Denkweise befindet sich die privilegierte Stellung des Menschen „zwischen Himmel und Erde". Der Inbegriff von Yang ist der Himmel, während die Erde die Tiefen des Yin symbolisiert; gemeinsam lassen Yang und Yin Ki entstehen, so wie Mutter und Vater ein Kind erschaffen. Das Zentralgefäß aus Blasen- und Nieren-Meridian verbindet sich am Kopf mit dem Yang des Himmels und an den Füßen mit dem Yin der Erde. Als die Hüter der Prinzipien von Yin und Yang im Körper, spiegeln sich die traditionellen Funktionen der Organe Blase und Nieren in ihren Meridianen. Für Masunaga war die klassische Kosmologie weniger ausschlaggebend, er erforschte die grundlegenden energetischen Funktionen des Lebens auf der Ebene der Zelle. Wie wir gesehen haben, garantieren Blasen- und Nieren-Meridian die Antriebskraft. Der Blasen-Meridian verläuft entlang der Spinalnerven, die alle körperlichen Prozesse und physische Handlungen initiieren. Der Zen Shiatsu-Meridian besitzt eine Verzweigung entlang der Schultern, die die Erweiterung des Nieren-Meridians unterhalb des Schlüsselbeins spiegelt. Diese Bereiche in den Meridianverläufen verleihen dem Brustkorb und den Armen Impetus. Die Armmeridiane tragen durch die Auf- und Abwärtsbewegung der Arme beim Laufen zu unserem Impetus bei.

Behandlungsablauf

Am wirkungsvollsten lässt sich der Meridian in der Bauch- und Rückenlage behandeln, doch Sie können ihn auch in der Seitenlage oder Sitzposition bearbeiten.

1. Der Blasen-Meridian am Rücken wird auf die gleiche Weise behandelt wie der Nieren-Meridian. Sie können mit Handflächen, Daumen oder Ellbogen an ihm entlang arbeiten, entweder beide Seiten nacheinander oder gleichzeitig. Behandeln Sie wie gezeigt (Abb. 7.11) zuerst die eine Seite, finden Sie den besten Winkel, um senkrecht einzusinken, wenn Sie auf der Ihnen zugewandten Seite des Empfängers beginnen, um danach selbst auf die zweite Seite hinüber zu wechseln. Wenn Sie auf beiden Seiten gleichzeitig arbeiten und bemerken, dass die Schultern des Empfängers stark abfallen, setzen

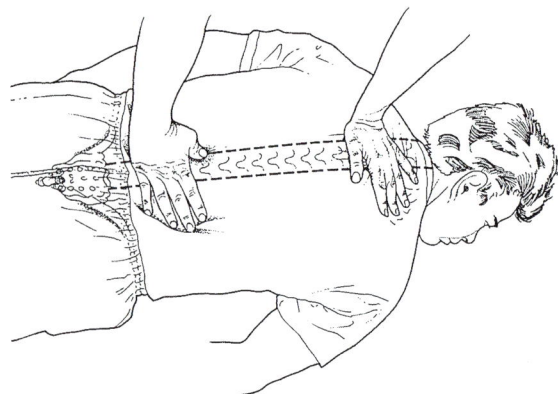

Abb. 7.11: Am Rücken

Sie sich am besten hinter seinen Kopf und arbeiten von der Mitte des Schulterblatts aus nach unten, um so die Schultern separat aus einem günstigeren Winkel heraus behandeln zu können (Abb. 7.12b).

2. Die Yu-Punkte liegen etwa eine Daumenbreite neben dem Zen-Shiatsu-Meridianverlauf. Knien Sie im Ausfallschritt neben dem Empfänger und behandeln Sie mit Ihren Daumen die Yu-Punkte auf beiden Seiten gleichzeitig (Abb. 7.12a). Bei stark abfallenden Schultern begeben Sie sich hinter den Kopf des Empfängers und behandeln die oberen drei Yu-Punkte von dort aus (Abb. 7.12b).

3. Um das Kreuzbein zu erreichen, knien Sie im Ausfallschritt neben den Hüften des Empfängers mit Blick in Richtung seines Kopfes. Am Kreuzbein arbeiten Sie mit Händen und Daumen am besten auf beiden Seiten gleichzeitig, um die Ausbalancierung des Sakrums zu gewährleisten. Mit einiger Übung spüren Sie von der Spina iliaca posterior superior (hinterer oberer Darmbeinstachel) zur Mitte hin zwei vertikale Linien von Tsubos, die die Dünndarm- und Blasen-Yu-Punkte mit einschließen (Abb. 7.13).

4. Knien Sie mit Blick in Richtung Oberschenkel des Empfängers, wenn Sie die Beinrückseite behandeln, und legen

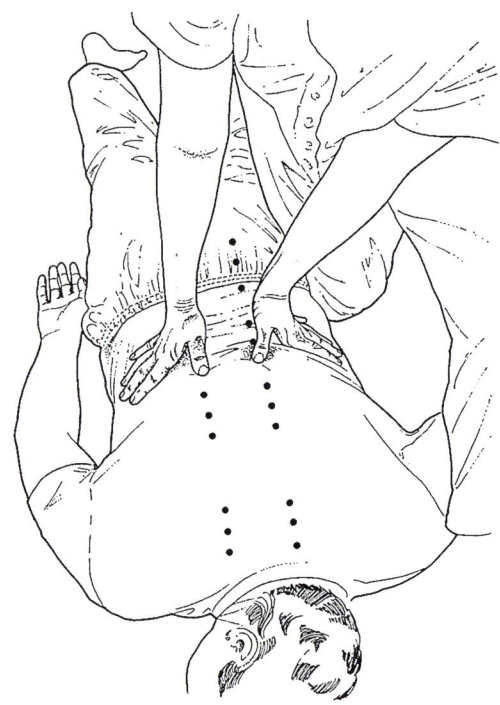

Abb. 7.12a: Behandlung der Yu-Punkte von der Seite aus

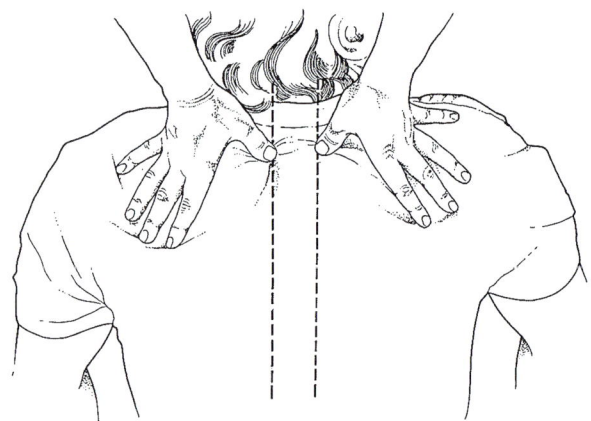

Abb. 7.12b: Behandlung der Yu-Punkte von oben

Sie Ihre Mutterhand auf das Kreuzbein (Abb. 7.14). Der Meridian verläuft auf der Mittellinie des Beins, doch offensichtlich variiert seine genaue Lage, je nachdem wie das Bein des Empfängers liegt. Orientieren Sie sich daher am Tuber ischiadicum (Sitzbeinhöcker) und dem Mittel-

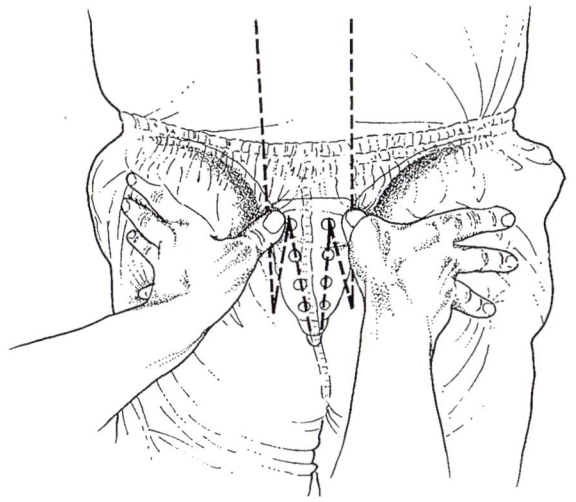

Abb. 7.13: Am Kreuzbein

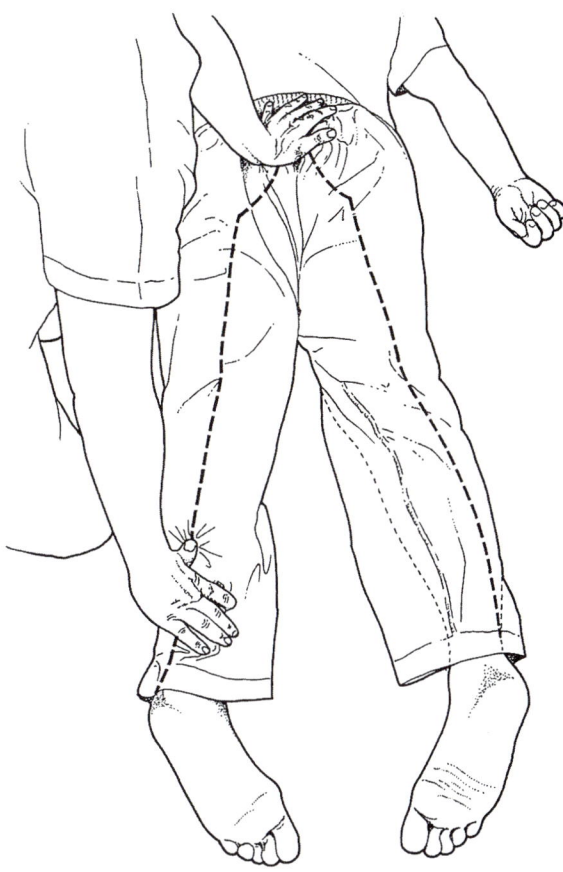

Abb. 7.14: Auf der Rückseite des Beins

punkt einer Geraden zwischen den Grüb-
chen auf der Rückseite des Knies, um seinen Verlauf richtig zu lokalisieren. Wenn
der Fuß des Empfängers nach außen
gedreht ist, sollten Sie ihn mit Kissen
unterstützen, um besser zur Mittellinie
des Beins zu gelangen. Behandeln Sie den
Meridian am Oberschenkel mit Handflächen, Daumen, Ellbogen, Knien oder
„Tigermaul" und denken Sie daran, den
Druck deutlich zurückzunehmen, wenn
Sie sich der Kniekehle nähern. Am Kniegelenk dürfen Sie nur minimalen Druck
anwenden! Auch die Wade verträgt nur
leichten Druck, daher behandeln Sie diesen Teil des Meridians am besten mit
Handfläche und/oder Daumen.

5. Den günstigsten Zugang zu Füßen und
Knöcheln haben Sie, wenn Sie am Fuß-
ende sitzen oder knien. Drücken Sie mit
beiden Daumen gleichzeitig die Punkte
Bl 60 und Ni 3 zu beiden Seiten der Achillessehne und arbeiten Sie dann mit dem
Daumen, wie abgebildet, am Seitenrand
des Fußes den Blasen-Meridian entlang
(Abb. 7.15). Beenden Sie die Behandlung
am Fuß mit Dehnen und Drücken des
kleinen Zehs.

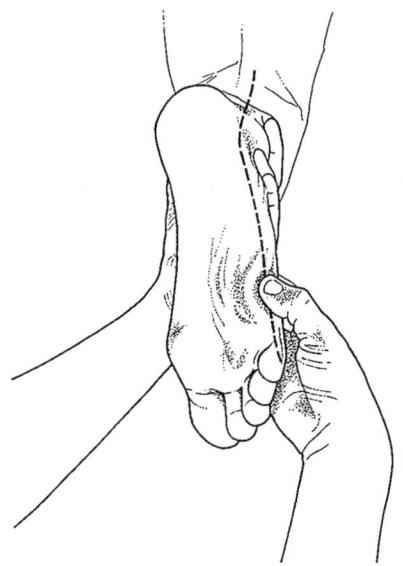

Abb. 7.15: An Fuß und Knöchel

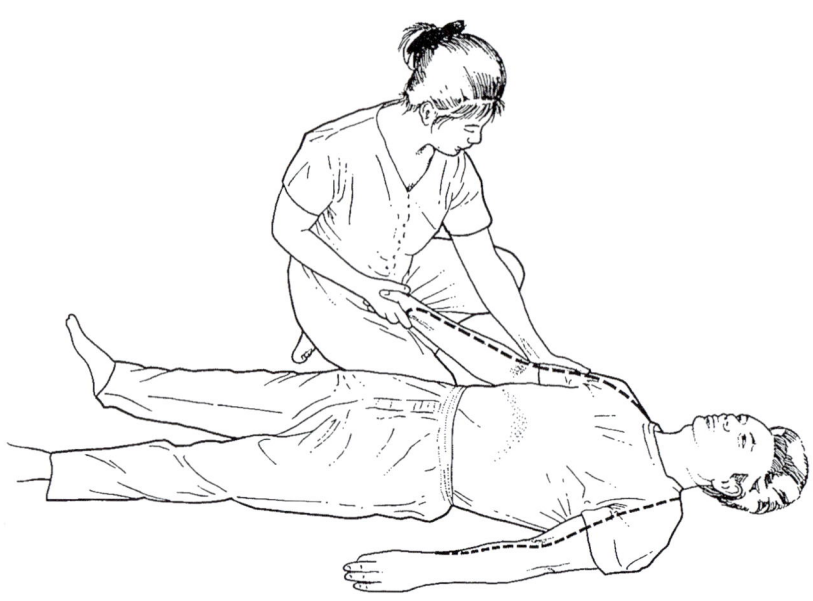

Abb. 7.16: Behandlung von Blasen- und Nieren-Meridian am Arm

6. Am einfachsten lässt sich der Meridian an den Armen in Rückenlage und wie folgt behandeln. Nehmen Sie die näher zu Ihnen liegende Hand des Empfängers in Ihre, als wollten Sie sie schütteln. In dieser Position bilden Blasen- und Nieren-Meridian in Ihrem eigenen Arm eine Gerade mit den Meridianen im Arm des Empfängers, so dass Sie leichter erkennen, wo Sie ihn anfassen können, um die Meridiane am Oberarm zu erreichen. Dehnen Sie den Arm des Empfängers sacht, um ihn gerade auszurichten und anzuheben, während Sie am Oberarm den Daumen auf den Blasen-Meridian und die Fingerspitzen auf den Nieren-Meridian legen. Dann behandeln Sie beide Meridiane gemeinsam den Arm hinunter bis zum Handgelenk. Am Unterarm verlaufen die Meridiane an den beiden Knochenkanten entlang und sind daher leicht zu finden (Abb. 7.16). Schließen Sie die Behandlung am Arm ab, indem Sie die Hand des Empfängers auf Ihr Knie legen und sie mit beiden Daumen seitlich vom Handgelenk her zur Handinnenfläche bearbeiten.

7. Den Blasen-Meridian am Nacken behandeln Sie am besten in Sitzposition mit dem Daumen, zuerst die eine, dann die andere Seite, wie gezeigt (Abb. 7.17). Der Empfänger sitzt eine Armlänge von Ihnen entfernt. Umfassen Sie seinen Nacken so,

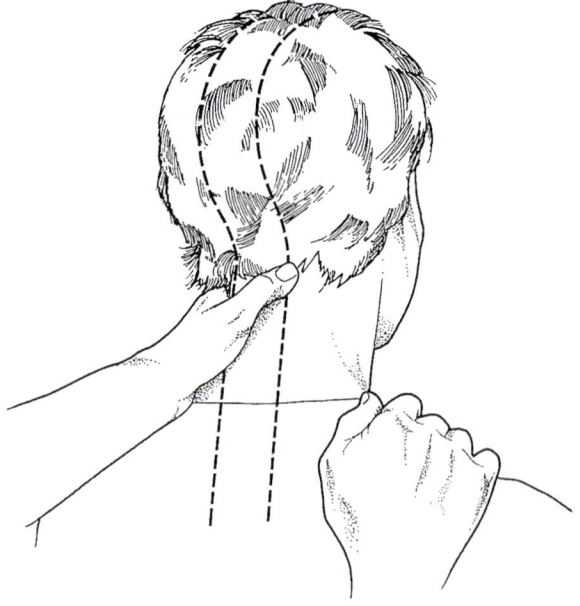

Abb. 7.17: Am Nacken

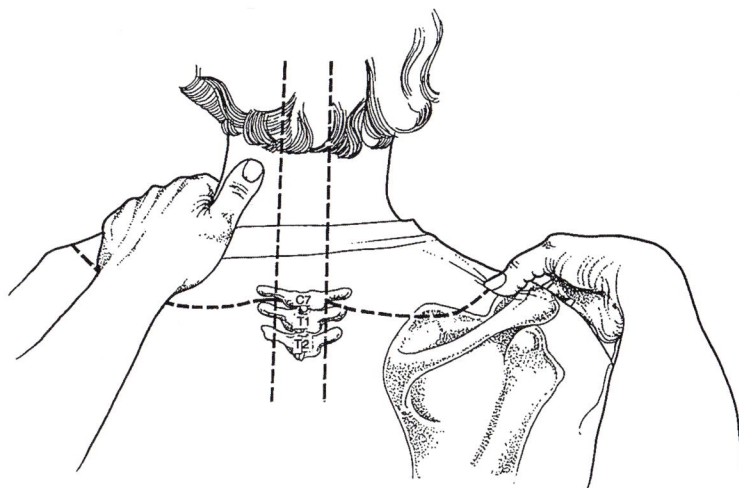

Abb. 7.18: Auf den Schultern

dass Ihr Daumen genau auf dem Blasen-Meridian liegt. Ihre Mutterhand ruht dabei auf der Schulter der zu behandelnden Seite. Der Daumendruck kann im Meridianverlauf bis in Höhe des mittleren Rückens fortgesetzt werden, während die Mutterhand den Empfänger stabilisiert. Wollen Sie den Blasen-Meridian am Nacken in Rückenlage behandeln, setzen Sie die Fingerspitzen Ihrer beiden Hände links und rechts neben der Halswirbelsäule auf und lassen sie gegen das Gewicht des Kopfes einsinken.

8. Auf den Schultern wird der Meridian in Sitzposition mit dem Daumen behandelt, zuerst auf der einen, dann auf der anderen Seite, während die Mutterhand die gegenüberliegende Seite unterstützt. Arbeiten Sie vom unteren Rand des 7. Halswirbels nach außen zur Spitze der Schulter und weiter zum Schlüsselbein. Lassen Sie sich dabei von der Linie der Schulterblattgräte führen (Abb. 7.18). Dieser Teil des Meridians lässt sich auch, allerdings weniger gut erreichbar, in der Bauchlage behandeln.

9. Scheitelbereich und Hinterkopf können Sie in Bauchlage behandeln, wenn Sie die Stirn des Empfängers auf ein kleines Kis-

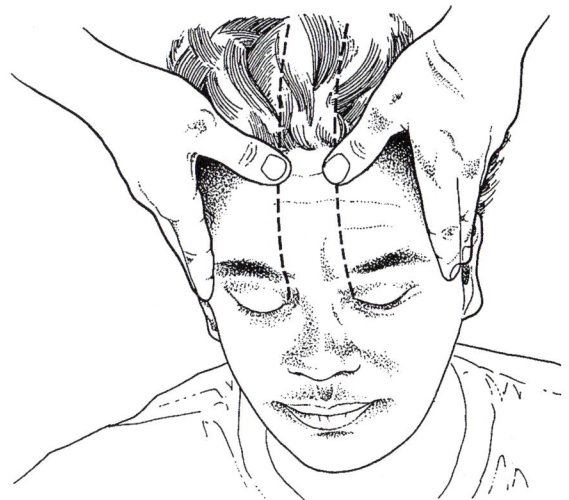

Abb. 7.19: Im Gesicht und an der Oberseite des Kopfes

sen betten. Üblicher ist aber die Rückenlage für die Behandlung des Meridians im Gesicht und am Kopf. Sie können ein Tuch verwenden. Mit Ihrem kleinen Finger behandeln Sie beidseits den Punkt Bl 1 im tiefsten Bereich der Augenhöhle und arbeiten dann weiter mit beiden Daumen gleichzeitig vom inneren Ende der Augenbrauen über die Stirn und den Scheitelbereich, wie in der Abbildung gezeigt (Abb. 7.19).

Die wichtigsten Punkte auf dem Blasen-Meridian

Die Yu-Punkte

Lesen Sie die genaue Lage der Yu-Punkte der einzelnen Meridiane bitte in den jeweiligen Kapiteln über die Meridianbehandlung nach.

Funktionen der Yu-Punkte

Die Yu-Punkte werden wie auf S. 341 erläutert zur Diagnose eingesetzt. In der Behandlung haben sie folgende Funktionen:

* Sie tonisieren den betreffenden Funktionskreis in starkem Maße, vor allem bei chronischen Erkrankungen.
* Sie wirken auf das Sinnesorgan des entsprechenden Funktionskreises (z. B. der Leber-Yu-Punkt mit Wirkung auf die Augen).
* Sie beruhigen Rebellisches Ki von Magen und Lunge.

Blase 10

In der subokzipitalen Grube, innerhalb des hinteren Haaransatzes, knapp zwei Finger breit neben der Mittellinie der Wirbelsäule.

Funktionen
* vertreibt Wind
* entfernt Blockaden im Verlauf des Meridians
* stärkt Augen und Gehirn.

Hauptanwendung: Situationen, die die Wirbelsäule und ihre Verbindung zum Kopf beeinträchtigen; Kopfschmerzen, Beschwerden des Nackens und des unteren Rückens; Erschöpfung, verursacht durch eine Blockade im Meridian. Bl 60 besitzt eine ähnliche Funktion und beide Punkte sind besonders wirksam, wenn sie gleichzeitig eingesetzt werden. Wegen seiner engen Verbindung

mit der Aufrichtung der Wirbelsäule eignet sich Bl 10 besonders gut als eine Stelle, von der aus man sich in die Wirbelsäule einstimmen und ihrer Länge nach auf Abweichungen „lauschen" kann.

Behandlungsmethode: Bl 10 ist leicht erreichbar, wenn der Empfänger in Rückenlage liegt. Plazieren Sie Ihre Hände mehr oder weniger wie für das Ausbalancieren des Schädelrandes, so dass die Rückseite des Kopfes auf Ihren Handflächen ruht und die Fingerspitzen (der Finger, mit denen Sie den Punkt am bequemsten erreichen) beidseitig in den Punkt einsinken. Kleine Bewegungen Ihrer Hände lassen den Punkt sich öffnen oder schließen und Sie sinken mehr oder weniger ein. Diese kleinen Bewegungen erleichtern das Einsinken. Achten Sie darauf, dass Ihr Blick und Ihre Haltung entspannt und offen bleiben, damit erreichen Sie den ganzen Körper bis hinunter zu den Füßen – setzen Sie die Verbindung zwischen Himmel und Erde ein!

Blase 11

Zwei Finger breit neben der Mittellinie der Wirbelsäule in Höhe der Unterkante des ersten Brustwirbel-Dornfortsatzes.

Funktionen
* vertreibt Wind und öffnet die Oberfläche
* nährt das Blut
* stärkt die Knochen und entspannt die Muskeln.

Hauptanwendung: Osteoporose und andere Knochenbeschwerden; gehört zu der Gruppe von Punkten auf dem unteren Rücken, die eine von außen kommende Problematik in den frühen Stadien beheben können.

Behandlungsmethode: Am besten können Sie sich anlehnen, wenn sich Ihr Empfänger in Sitzposition befindet, sei es auf dem Futon oder einem Stuhl. Bei Klienten mit Osteoporose dürfen Sie sich nur vorsichtig anlehnen.

Blase 12

Zwei Finger breit neben der Mittellinie der Wirbelsäule in Höhe der Unterkante des zweiten Brustwirbel-Dornfortsatzes.

Funktionen
* vertreibt äußere Faktoren wie Wind.
* öffnet die Oberfläche.
* regt die Verteilungsfunktion der Lunge an.
* stimuliert das Abwehr-Ki.

Hauptanwendung: Am Anfang einer akuten Erkrankung, wie beispielsweise bei einer Erkältung im frühen Stadium, in dem das Gefühl des Angeschlagenseins vorherrscht. Dieser Punkt hilft, die Auswirkungen des äußeren pathogenen Faktors zu lindern oder ihn ganz auszuleiten.

Behandlungsmethode: Beidseitig, der Empfänger befindet sich in Sitzposition. Lehnen Sie sich kräftig in diesen Punkt und konzentrieren Sie sich innerlich auf das Ausleiten des pathogenen Faktors (s. S. 362). Der Punkt ist hervorragend zum Schröpfen geeignet.

Blase 17

Zwei Finger breit neben der Mittellinie der Wirbelsäule in Höhe der Unterkante des siebten Brustwirbel-Dornfortsatzes.

Funktionen
* tonisiert Ki und Blut.
* nährt das Blut (vor allem mit Moxa)
* bewegt das Blut
* beruhigt Rebellisches Magen-Ki
* Yu-Punkt für das Zwerchfell.

Hauptanwendung: Anzeichen von Blut-Leere (s. S. 90) als Teil einer Behandlung der Vier Blumen.

Leere-Zeichen mit Anspannung des Zwerchfells. Schmerzen oder Blockadegefühl im Brustkorb oder dem Solarplexus.

Behandlungsmethode: Wie bei den Yu-Punkten.

Blase 40

In der Mitte der Kniekehle.

Funktionen
* klärt Hitze und Sommer-Hitze
* kühlt das Blut
* entfernt Feuchtigkeit aus der Blase
* stärkt den unteren Rücken.

Hauptanwendung: Blasenentzündung oder Ischialgie, die durch Hitze schlimmer wird oder von Hitze-Zeichen begleitet wird (s. S. 97). Verstärkte Menstruationsblutung oder Blutung aus dem Rektum in Verbindung mit Hitze-Zeichen. Rötung und Schmerzen oder Jucken im Anal-/Genitalbereich. Windelekzem bei Babys.

Behandlungsmethode: Der Empfänger sollte sich in Bauchlage befinden. Legen Sie ihm ein Kissen unter die Schienbeine, damit die Knie leicht angewinkelt sind. Lassen Sie Ihre Mutterhand auf dem Kreuzbein ruhen und stellen Sie eine Verbindung zu den Beschwerden her, die Sie behandeln. Lehnen Sie sich mit dem Daumen sanft in den Punkt bis zu einer Tiefe, bei der Sie Kontakt mit der Mutterhand haben. Wenn Sie wollen, können Sie sich vorstellen, wie die Hitze oder der Schmerz aus dem Körperteil unter Ihrer Mutterhand abfließt. Am besten üben sie an diesem Punkt Druck mit kleinen Unterbrechungen aus (s. S. 368).

Blase 43

Vier Finger breit neben der Mittellinie der Wirbelsäule in Höhe der Unterkante des vierten Brustwirbel-Dornfortsatzes.

Funktionen
- nährt die Essenz
- tonisiert Ki und stärkt bei Leere-Zuständen (besonders mit Moxa)
- belebt das Bewusstsein (Shen)
- stärkt das Lungen-Yin und stillt Husten (ohne Moxa).

Hauptanwendung: Dieser Punkt hat traditionell den Ruf bei schwierig zu behandelnden Beschwerden von langer Dauer Abhilfe schaffen zu können.* Er hilft auch bei Schulterschmerzen.

Behandlungsmethode: Dieser Punkt befindet sich normalerweise direkt auf oder knapp unterhalb der medialen Kante des Schulterblattes, auf halber Höhe nach unten. Sie erreichen ihn in Bauchlage oder Sitz- bzw. Seitenposition. Heben Sie das Schulterblatt nach Bedarf an oder unterstützen Sie es, lassen Sie den Daumen senkrecht zum Rücken einsinken, in einer Position, wie bei der Technik des „Schulterblatt-Lösens" (s. S. 195). Wenn Sie den Punkt nicht nur wegen seiner körperlichen Wirkung auf die Schulter einsetzen, empfiehlt es sich vor dem Einsinken zunächst zu entspannen, den Atem ruhig werden zu lassen und achtsam und aufnahmebereit zu sein.

---

* Vermutlich hat dieser Punkt, der äußere Blasenpunkt auf Höhe des Herz-Kreislauf-Yu-Punktes, eine Verbindung mit der informationsvermittelnden Funktion der tiefen Faszien (s. S. 246). Im Chinesischen trägt er die Bezeichnung „Yu-Punkt des Gao Huang" – Gao Huang lässt sich mit „den vitalen Aspekten" oder „fette Membranen" übersetzen.

Blase 57

Auf halber Höhe der Wade in der Vertiefung direkt unter dem Muskelbauch des M. gastrocnemius.

Funktionen
- klärt Hitze
- bewegt Blut
- beeinflusst Lumbalregion, Gesäß und Anus.

Hauptanwendung: Hämorrhoiden, Krämpfe.

Behandlungsmethode: Ihre Mutterhand ruht auf dem Kreuzbein oder dem Lendenwirbelbereich. Lehnen Sie sich dann mit dem Daumen sanft so tief in den Punkt, bis Sie die Verbindung mit der Mutterhand wahrnehmen.

Blase 60

In der Vertiefung zwischen dem Außenknöchel (Malleolus lateralis) und der Achillessehne, in Höhe der oberen Knöchelkante.

Funktionen
- leitet Wind aus
- stärkt Rücken, Nacken und Schultern
- klärt Hitze in der Blase
- bewegt das Blut.

Hauptanwendung: Beschwerden der Wirbelsäule und der Schädelbasis (lässt sich ausgezeichnet gleichzeitig mit Bl 10 oder Ni 3 oder beiden einsetzen). Empfiehlt sich während der Wehen, wenn der Schmerz im Rücken sitzt.

Behandlungsmethode: Befindet sich Ihr Empfänger in der Bauchlage, müssen Sie seinen Fuß anheben und die Achillessehne leicht dehnen, um den Punkt zu öffnen. Halten Sie den Fuß mit einer Hand und lehnen

Sie sich mit dem freien Daumen in den Punkt. Lassen Sie Ihre entspannte Aufmerksamkeit auf dem Bereich ruhen, der Unterstützung braucht. Oder drücken Sie den Punkt zusammen mit Ni 3 (s. S. 150). Befindet sich Ihr Empfänger in Seitenlage, erreichen Sie den Punkt während Sie das Bein entlang nach unten behandeln – in diesem Fall können Sie Ihre Mutterhand auf dem Kreuzbein liegen lassen, um eine Verbindung zu spüren.

Yu-Punkt des Blasen-Meridians

Bl 28 – zwei Finger breit neben der Mittellinie des Rückens in Höhe des 2. Kreuzbeinlochs.

Funktion
- Unterstützt alle Funktionen des Blasensystems

Hauptanwendung: Alle Beschwerden verursacht durch die Unausgewogenheit des Blasen-Meridians.

Behandlungsmethode: Beidseitig, während der Empfänger sich in der Bauchlage befindet.

Bo-Punkt des Blasen-Meridians

KG 3 – auf der Mittellinie des Abdomens, eine Daumenbreite über dem oberen Rand des Schambeins.

Funktion
- Ist dieser Punkt bei normalem Druck übermäßig empfindlich, ist dies ein Hinweis auf ein physisches oder pathologisches Problem des Organs Blase.

Hauptanwendung: Zur Entdeckung und Behandlung solcher Beschwerden.

Behandlungsmethode: Dieser Punkt ist wahrscheinlich schmerzhaft, wenn er eingesetzt wird. Setzen Sie beim Einsinken eher Ihre innere Ausrichtung als körperlichen Druck ein und lassen Sie Ihre Mutterhand auf dem Kreuzbein oder dem Hara ruhen.

Das Holz-Element –
Leber und Gallenblase

„ . . . Die Kraft, die die Blume durch den grünen Schaft nach oben schickt . . . "
Fern Hill, Dylan Thomas

Entsprechungen: Energie, Zusammenarbeit, Anpassungsfähigkeit, Organisation, Selbstdarstellung

Holz ist im fernöstlichen Modell das einzige Element, das sowohl individuelle Identität als auch die Zugehörigkeit zu einer umfassenden Kraft der Natur verkörpert. So wohnt der Pflanzenwelt als Gesamtheit eine Gruppenenergie inne – Aristoteles sprach von der „grünen Seele", um einen bestimmten Grad an Bewusstsein zu beschreiben. Und dennoch hat jede Pflanzengattung und jede einzelne Pflanze innerhalb dieser Gattung ihre eigene einmalige Form und Gestaltung.

Pflanzliches Leben verfügt über einen unwiderstehlichen Drang, sich zu vermehren und zu verbreiten, und die Energie eines Grashalms, der aus dem Asphalt hervorsprießt, oder eines Baumes, der seitlich aus einer Wand herauswächst, ist die gleiche Energie, die die üppige Pracht tropischer Regenwälder entstehen lässt. Pflanzliche Energie ist fast nicht zu zerstören. Sie kann über Jahre und Jahrtausende ruhen und plötzlich wieder zum Leben erwachen, wie Blumen in der Wüste, die nach einem Regenguss aufschießen, oder Samenkörner, die nach 8000 Jahren in einem ägyptischen Grab wieder zu keimen beginnen. Die Urkraft dieses Drangs zu leben und zu wachsen ist ein Charakteristikum des Holz-Elements und wird im Menschen von Leber und Gallenblase repräsentiert. (Wie der Name „Leber" nahe legt, steht dieses Organ auch in westlichen Traditionen mit „Leben" in Verbindung.) Wegen der enormen Kraft des Holz-Ki haben Leber und Gallenblase in den klassischen Texten häufig militärischen Charakter und tragen die Bezeichnung „General" bzw. „Leutnant". Trotz ihres Kampfgeistes ist die Holz-Energie nicht ausdrücklich aggressiv. Einige wenige Pflanzen sind zwar giftig, aber wesentlich mehr haben heilende Kräfte. Einige verteidigen sich mit Stacheln oder Dornen, aber im Großen und Ganzen herrscht in der Pflanzenwelt eher ein gutmütiger Geist. So gibt es da, wo viele Pflanzen beieinander stehen, neben aller Konkurrenz vor allem einen starken Sinn für Gemeinschaft und Zusammenhalt. Spazieren wir durch einen Mischwald, können wir Flechtenkolonien auf den Ästen der Bäume entdecken oder sehen, wie Pilze und Farne die feuchten, schattigen Plätze darunter genießen und umgefallene Baumstämme während ihres langsamen Auflösungsprozesses Moos und Pilze bewirten. Im menschlichen Körper und Geist ist dieses Talent zur harmonischen Koexistenz einer der wichtigsten Aspekte des Holz-Elements, zusammen mit dem ergänzenden Aspekt, dem Drang nach individuellem Ausdruck.

Dank ihrer Anpassungsfähigkeit sind Pflanzen in der Lage, harmonisch miteinander zu leben, und diese Qualität kommt auch jeder einzelnen Pflanze zugute. Bäume können auf der Suche nach Wasser ihre Wurzeln Hunderte von Metern in die Erde hinein aussenden oder auf der Suche nach Licht ebenso weit in die Höhe wachsen. Kletterpflanzen entwickeln fast menschliche Schlauheit bei ihrer Suche nach einem Halt, und jede Pflanze ändert ihre Wuchsrichtung, wenn sie auf ein Hindernis stößt. Holz ist flexibel, weil es lebendig ist und es ist lebendig, weil es flexibel ist. Dieser Strategie der Bäume und Schlingpflanzen entspricht die Fähigkeit zu planen und Entscheidungen zu treffen – eine Facette des Holz-Elements im menschlichen Charakter. Es ist die Fähigkeit, die beste Richtung für weiteres Wachstum wählen zu können. Dabei ist es unerlässlich, unsere Pläne und Entscheidungen den sich ändernden Voraussetzungen anzupassen. Denn auch wir müssen flexibel bleiben, sonst verlieren unsere Pläne ihren Sinn für das Leben.

Das Leben von Pflanzen ist zudem so organisiert, dass jede einzelne Pflanze ein Wunderwerk an Gestaltung ist, indem jede Form gleichzeitig Teil ihrer Funktion ist: Die Fallschirmchen der Distelwolle, Farnwedel oder die Lamellen von Pilzen – sie alle haben eine bestimmte Funktion im Leben der einzelnen Pflanze und sind Beispiele für perfektes Design. Darin, wie sich die Pflanzenwelt in ihren gestaltbildenden Kräften organisiert, erkennen wir am eindrücklichsten die grenzenlose Energie des Holz-Elements. In uns Menschen kommt diese Kraft, die gleichzeitig einen Aspekt des Holz-Elements in uns repräsentiert, in unserer Fähigkeit zum Ausdruck, unsere Bemühungen wirkungsvoll zu organisieren und kreative Energie nutzbar zu machen.

Doch zeigt sich die organisierende Kraft nicht nur im Zusammenleben von Pflanzen, sondern auch bei einzeln stehenden Pflanzen. Denn ihre Gestaltung ist, wie Ökologen betonen, Teil eines größeren Entwurfs. Uns ermöglicht es die Holz-Energie – vorausgesetzt wir nutzen sie gut – unser Potenzial an Ausdrucksmöglichkeiten maximal auszuschöpfen. Allerdings ist diese Art der Selbstdarstellung nur dann von Belang, wenn sich andere Menschen, die der Gruppe oder Kultur angehören, darauf beziehen können. Obwohl wir möglicherweise den Grund unseres Daseins noch nicht kennen, verhilft uns das Holz-Element in seiner gleichsam drängenden Qualität dazu, nach unserem eigenen Wohlbefinden zu streben. Dabei ist das eigene Wohlbefinden nur dann garantiert, wenn es Lebensformen, die unsere Umwelt bilden oder sie mit uns teilen, einschließt. Unser Überleben ist nur dann gesichert, wenn ein Gleichgewicht in dieser Betonung vorliegt.

Das geistige Potenzial des Holz-Elements: Hun, die Wanderseele

Die Leber beherbergt die Wander- oder Hun-Seele.[1] Die Hun-Seele, die in der Leber wohnt, ist eine Art „Seelen-Persönlichkeit" und lebt nach dem Tode weiter. Dieses Konzept – das chinesische Gedankengut kommt hier der westlichen Vorstellung einer menschlichen Seele am nächsten – findet sich im Konfuzianismus, im Buddhismus und im Taoismus. Chinesen verbinden mit der Wanderseele eher die Vorstellung, das dem Bild eines „Fadens" gleichkommt: Dieser bindet den Geist (Shen) an den physischen Körper und die individuelle Persönlichkeit und drückt das Lebensziel jedes einzelnen Menschen aus. Die Hun-Seele wird auch als Teil unseres Bewusstseins gesehen, der während unserer Lebensspanne mit unserem „Ren" oder unserer Güte verknüpft

---

[1] Viele Informationen zu diesem Thema verdanke ich Ted Kaptchuk und seinem erhellenden Vortrag in Oxford im November 1991.

ist. Wenn die Hun-Seele unseren Körper nach dem Tod verlassen hat, löst sie sich drei Generationen lang nicht auf, sofern sie von den Erinnerungen unserer Nachfahren genährt wird. Danach verbindet sie sich je nach Glaubensvorstellung entweder mit dem Geist der Clanvorfahren oder mit einer kosmischen Gottheit.

Das Konzept der Hun-Seele veranschaulicht ganz deutlich die wichtige Rolle des Einzelnen in seiner harmonischen Beziehung zur Gruppe – eine zentrale Aussage in unserem Verständnis des Holz-Elements. Demnach gehört unsere spirituelle Existenz nicht nur uns selbst. Sie wird vielmehr während unseres Lebens von unserer eigenen „Güte" und nach unserem Tod von der unserer Nachfahren genährt. Somit ist also jeder einzelne Mensch auch auf spiritueller Ebene Teil einer größeren Gemeinschaft.

Hun beteiligt sich an den Speicherungs- und Verteilungsaktivitäten, die zu den Funktionen der Leber gehören. Es verteilt Wohlwollen und Güte während unseres Lebens und diese Eigenschaften werden gespeichert und nach unserem Tod von unseren Nachfahren an uns zurückgegeben.

Hun existiert aber nicht nur für die Anderen. Es wächst wie eine Pflanze und formt unsere einzigartige Bestimmung. Im besten Fall lassen unsere Handlungen und Entscheidungen Hun entstehen und nähren es. Im schlimmsten Fall bremsen sie es und lassen es verkümmern. Das entwickelte Hun ist abenteuerlustig und neugierig; während wir träumen geht es auf „Astralreisen", verbunden mit dem Körper über einen Faden, wie in der westlichen Vorstellung der Seele. Hun ist die Quelle unserer Kreativität und drückt unser Selbst aus. Alle kreativen, einfallsreichen und wohlwollenden Handlungen entspringen unserer gegenseitigen Rückkopplung mit Hun. Dieser Zyklus beginnt mit

unserem Leben, während wir noch klein und wenig entwickelt sind wie ein Samen, und wächst mit uns zu einer Persönlichkeit heran, die komplex und einmalig ist wie eine reife Pflanze.

Bewegungsrichtung: aufwärts

Pflanzen wachsen im Grunde genommen in alle Richtungen: die Wurzeln nach unten und außen, die Triebe nach oben und außen. Dementsprechend garantiert ein ausgewogener Zustand der Leber das freie Fließen des Ki in alle Richtungen. Da in dem Holz-Ki auch die ganze Kraft des Frühlings – der Geburt und des Neuanfangs – anwesend ist, neigt es von Natur aus zu einer leichten Yang-Betonung. Die Bewegung des Yang geht dann nach oben. Liegt ein Ungleichgewicht im Holz-Element vor, bewegt sich die Holz-Energie häufig nach oben. Bei einer Stagnation – eine andere Form des Ungleichgewichts – verläuft die Bewegung am häufigsten in horizontaler Ebene. Darauf gehen wir im folgenden Abschnitt noch näher ein.

Emotion: Zorn

Wenn Güte das grundlegende Charakteristikum des Holz-Elements darstellt, wie kann dann Zorn die ihm zugeordnete Emotion sein? Dies mag teilweise an der Stärke der beteiligten Energie liegen, die – um das Beispiel mit dem Grashalm wieder aufzunehmen – ihm dazu verhilft, durch den Asphalt der Stadt hindurch zu sprießen. Der Drang nach Leben und kreativem Ausdruck ist also so stark, dass er kein Hindernis duldet. In einer idealen menschlichen Kultur würde dieser Drang ausgeglichen werden, indem die Betonung auf ein friedliches Zusammenleben gelegt wird – die friedliche Koexistenz ist eine das Holz-Element ergänzende Qualität. Doch in der Realität wird dieser Drang schon in frühester Kindheit durch die Autoritätspersonen um uns herum unterdrückt.

Unter diesen Umständen ist Zorn ein Mittel, sich Gehör zu verschaffen.

Das Gleichgewicht zwischen der Stärke der Holz-Energie und der Kraft ihrer Unterdrückung bestimmt die Art und Weise, wie sich der Zorn äußert und welche Richtung der Ki-Fluss, der ihn begleitet, nehmen wird. Ist der Drang zu leben und sich auszudrücken sehr stark, wird das Ki nach oben schießen, wie der Grashalm durch den Asphalt, zusätzlich angetrieben durch den dahintersteckenden Zorn. Schon im Nei Jing steht, dass „durch übermäßigen Zorn das Ki nach oben steigt."[2] Wenn es unsere gewohnte Ausdrucksweise ist, unseren Zorn offen zu zeigen, sagen wir von uns selbst, dass wir „leicht hochgehen" oder ein hitziges Temperament haben. Die damit einhergehende Aufwärtsbewegung des Ki kann zu heftigen Kopfschmerzen, Augenbeschwerden, gerötetem Gesicht, hohem Blutdruck und Folgebeschwerden führen.

Ist die Unterdrückung allerdings stärker als der Drang zu wachsen, kann der Zorn nicht offen gezeigt werden. Wenn der Asphalt zu dick ist, muss der Grashalm auf der Suche nach einem Weiterkommen seine Energie horizontal umleiten oder auf sich selbst richten. Da er allerdings nicht das benötigte Licht und Luft bekommt, wird die Energie schwächer. Genauso verlangsamt sich häufig der körpereigene Ki-Fluss und erzeugt so horizontale Blockaden, besonders in Bereichen, wo die Körperstrukturen von vornherein eher horizontal ausgerichtet sind, wie z. B. in der Kehle, im Zwerchfell und Beckenboden. Hier manifestieren sich bevorzugt die Symptome unterdrückter Wut, die in der chinesischen Medizin der Leber und der Gallenblase zugeordnet werden. Unterdrückte Wut kommt in unserer Gesellschaft sehr häufig vor, speziell bei Frauen, die tra-

ditionell dazu angehalten wurden, ihre natürliche Selbstbehauptung zu unterdrücken. Dann richtet sich die im Inneren gestaute Wut oft gegen die eigene Person und entwickelt sich zur Depression.

Fühlt sich der oder die Einzelne wirklich anerkannt und ermutigt, sein oder ihr wahres Selbst zum Ausdruck zu bringen, sind weder Wut noch Depression ein Thema. In diesem Fall treten die positiven Qualitäten des Holz-Elements – Kreativität und harmonisches Zusammenleben – vorteilhaft zutage.

Farbe: Grün

Grün ist die Farbe des Pflanzenreichs und auch die diagnoseweisende Farbe, die in Fällen einer Disharmonie von Leber oder Gallenblase um die Augen oder den Mund herum zu sehen ist. Die chinesische Bezeichnung für diese Farbe ist „Blaugrün" und genau so kann diese feine Tönung auch aussehen, doch häufiger findet sich ein gelbliches Grün. Diese feinen Farbnuancen, die kommen und gehen, entsprechen nicht dem Teint. Es gibt allerdings auch eine typische Gesichtsfarbe bei einem chronischen Ungleichgewicht der Leber, die als „fahl" oder „olivfarben" beschrieben wird. Sie ist dunkel, mit einem Stich ins Grünliche oder Gelbliche. Wenn diese Gesichtsfarbe nicht Merkmal einer bestimmten Hautfarbe ist, kann sie auf Leber-Blut-Leere hinweisen.

In manchen Fällen, wenn das Leber- oder Gallenblasen-Ki zu stark hochschießt, blüht der Teint in einem gleichbleibenden, einheitlichen Rot.

Klang: Schreien

Mit Schreien ist die Lautstärke gemeint, in der wir reden, wenn wir die Aufmerksamkeit auf das lenken wollen, was wir sagen

---

[2] Nei Jing Su Wen, Kap. 39, S. 221

oder wollen. Es gibt verschiedene Arten zu „schreien": Wir lassen unsere Stimme lauter werden, sprechen deutlicher oder wählen kurze und knappe Sätze, um die Wichtigkeit zu betonen. Wenn es die Situation erfordert, setzen die meisten von uns gleich mehrere oder alle diese Möglichkeiten ein. Sollte sich daraus aber eine anhaltende Eigenheit unserer Sprechstimme entwickeln, weist das auf ein Ungleichgewicht der Leber- oder Gallenblasen-Energie hin. So bleibt eine Stimme, die laut oder betont oder auch abgehackt klingen kann, ohne zornig zu wirken, eine schreiende Stimme. Unterdrücken wir unseren Ärger, unterdrücken wir meist auch den Impuls, die Stimme zu erheben oder mit Bestimmtheit zu sprechen, so dass ein sanfter, weicher, beschwichtigender Klang charakteristisch für uns wird. Auch das weist auf ein Ungleichgewicht im Holz-Element hin. Eine sanfte Stimme ist an sich noch kein schlechtes Zeichen, nur die Unfähigkeit, sie zu modulieren, weist auf ein Problem hin.

Geruch: ranzig

Obwohl Gerüche, die auf ein Ungleichgewicht hinweisen, normalerweise nicht nur schwer zu benennen, sondern auch schwierig zu entdecken sind, ist es ziemlich einfach, den Geruch für Leber und Gallenblase zu erkennen. Er ist stark, wie die Holz-Energie selbst, und hat einen leichten Unterton von verwesendem Fleisch. Wenn Ihnen während der Shiatsu-Behandlung ein unangenehmer Geruch auffällt, ist er in den meisten Fällen ranzig.

Sinnesorgan: die Augen

Unser Sehvermögen ermöglicht es uns, eine Situation, vor der wir stehen, im Großformat zu erfassen, um einen Handlungsablauf zu wählen, sprich „unser Vorgehen zu klären". Das schließt verschiedene Ebenen mit ein, die praktische und die physische Ebene, wie auch die intellektuelle Ebene „weitsichtiger" Planungen und Entscheidungen und die intuitive Ebene, auf der wir durch Bilder zur „Einsicht" gelangen. Weil wir erst erkennen müssen, wie eine Sache aussieht, bevor wir handeln können, gehören die Augen zum Bereich der Holz-Energie.

Augenbeschwerden verweisen daher meist auf ein Ungleichgewicht der Holz-Energie. Verschwommene oder unklare Sicht, egal ob bei Kurz- oder Weitsichtigkeit, und „Mücken", die vor den Augen tanzen, sind oft Anzeichen für eine Leber-Blut-Leere. Eine Leber-Yin-Leere geht mit Augentrockenheit und einem kratzigen Gefühl in den Augen einher. Rote und schmerzende Augen können von Leber-Feuer und eine gelbliche Verfärbung der Augen von Feuchte-Hitze in der Gallenblase verursacht sein.

Geschmack: sauer

Traditionell wird mit dem Holz-Element der saure Geschmack assoziiert, der adstringierend oder zusammenziehend wirkt. Dabei lässt sich zwischen dem sauren Geschmack und dem durch unterdrückte Emotionen hervorgerufenen Gefühl der Einschnürung eine Verbindung herstellen. So werden Empfindungen von einem „Kloß" in der Kehle oder einem „Knoten" im Magen oft von einem säuerlichen Geschmack begleitet – der körperlichen Entsprechung unangenehmer Gefühle. Stellen Sie sich vor, dass Sie an einer Zitrone lutschen, und welche Grimasse das auslöst. Oder denken Sie an die sprachlichen Bilder für Leute voll unterdrücktem Zorn: z. B. „eine sauertöpfische Alte", „mit säuerlicher Miene". Manchmal entsteht der saure Geschmack innen, als permanenter Geschmack im Mund; manchmal hat man ein großes Verlangen nach sauren Nahrungsmitteln oder umgekehrt eine starke Abneigung dagegen.

Jahreszeit: Frühling

Im Frühling lässt sich die Kraft des Holz-Elements am besten erkennen. Es gibt einen besonderen Moment im Frühling, wo die Triebe in großer Zahl aus der Erde sprießen, eine Zeit, in der das Tempo der Veränderung um uns herum ein Gefühl der Desorientierung auslösen kann. Der Frühling ist die Zeit der Wiedergeburt nach der Ruhe des Winters. Ein neuer Wachstumszyklus beginnt und stellt Anforderungen an unsere Anpassungsfähigkeit und Motivation. Menschen, deren Individualität unterdrückt wurde und die sich selbst wie ein „totes Stück Holz" fühlen, können die Lebenskraft, die mit all den Säften aufsteigt, kaum ertragen. Der Frühling ist für viele Menschen eine belebende Zeit, doch bei all denen, deren Leber- oder Gallenblasen-Energie im Ungleichgewicht ist, verstärkt dies ihr körperliches und mentales Unbehagen, und Symptome wie Kopfschmerzen verschlimmern sich in dieser Jahreszeit.

Doch wird Holz nicht nur mit dem Frühling, sondern mit allen Zeiten des Neubeginns assoziiert. So ist jeder Morgen der Beginn eines neuen Zyklus, und wer zu dieser Zeit nicht ganz auf dem Posten ist, erlebt vielleicht gerade eine Unausgewogenheit der Leber oder Gallenblase. Auch die Fähigkeit, „Leben zu schenken", wird traditionell dem Holz-Element zugeordnet. Jede größere Lebensveränderung fordert unsere Anpassungsfähigkeit heraus, egal ob sie sich um eine äußere Veränderung, wie z. B. einen Berufswechsel, oder um eine innere, wie z. B. eine neue Beziehung, handelt. Während Männer diese Erfahrung mehr in Bereichen machen, in denen es um das Erreichen von Zielen geht, erfahren Frauen Wandel und Veränderung auch durch die hormonellen Zyklen in ihrem Körper, denn jeder Menstruationszyklus trägt in sich das Potenzial, Leben zu schenken. Das Holz-Element ist ebenso mit dem Menstruationszyklus wie mit der Menopause verbunden, die einen Anfang und ein Ende darstellt, den Zeitpunkt, an dem eine Frau ihrem reifen Selbst „das Leben schenkt".

Klima: Wind

Der Wetteraspekt, der dem Holz-Element mit seiner ungestümen Kraft und der Lust an Richtungsänderung am nächsten kommt, ist der Wind. Bäume reagieren auf den Wind: Er schüttelt, entblättert, stutzt sie, er stärkt die kräftigen und entwurzelt die schwachen Bäume. Menschen mit einem Ungleichgewicht im Holz-Element leiden besonders bei windigem Wetter. Wind ist der dynamischste Klimafaktor mit der durchdringendsten Kraft, er verbündet sich mit Hitze oder Kälte, um sie in den Körper hinein „zu blasen" (s. S. 96), so dass plötzliche Schmerzen, Grippe oder andere akute Infektionen entstehen. Patienten mit einem Ungleichgewicht des Leber- oder Gallenblasen-Ki sind dafür besonders anfällig.

Der Wind beeinflusst auch unsere Stimmungen. Nach längeren Perioden mit starkem Wind nehmen depressive Erkrankungen stark zu. Manche europäischen Länder leiden unter regionalen Winden wie dem Mistral in Frankreich, dem Tramontana in Italien und dem Fön in der Schweiz, die Unwohlsein und Krankheit mit sich bringen.

Symptome bei Ungleichgewicht im Holz-Element können Wind-Symptome simulieren. Die Symptome können an verschiedenen Stellen auftreten, kommen und gehen und sich ohne Vorwarnung verändern. Ein Ungleichgewicht in Leber oder Gallenblase bringt mitunter auch einen Zustand hervor, der als „innerer Wind" bezeichnet wird. Dieser wiederum verursacht Symptome, die sich konfus hin und her bewegen, auftauchen und verschwinden und sich ohne Vorwarnung verändern. Innerer Wind kann auch Tremor, Spasmen und Tics auslösen, vergleichbar den Blättern und Ästen, die sich im Wind bewegen. Starker innerer Wind kann einen „Wind-Anfall" bewirken, der auch im Westen als Schlaganfall bezeichnet wird und mit Bewusstseinsverlust und anschließender Lähmung oder anderen Komplikationen einhergeht.

Tageszeit: 23:00 – 3:00 Uhr

Obwohl unsere Holz-Energie bestimmt, wie wir unseren Tag beginnen, liegen die spezifischen Zeiten des Gallenblasen- und Leber-Meridians nach der chinesischen Organuhr (s. S. 117) zwischen 23:00 und 1:00 Uhr bzw. zwischen 1:00 und 3:00 Uhr. Im Diagnosegespräch stellt sich meist heraus, dass es in dieser Zeit zu einem Energieanstieg kommt und Klienten mit einem Ungleichgewicht der Holz-Energie zu diesen Zeiten hellwach sind. Ihre Vorliebe, lange aufzubleiben, und die Schwierigkeit, morgens in die Gänge zu kommen, gibt ihnen das Gefühl, „Nachtmenschen" zu sein, und fördert einen entsprechenden Lebensstil.

8.1 Bedeutung der Leber in der TCM

Im Zusammenhang mit dem Blut, das sie speichert, und dem Ki, dessen ungehinderten Fluss sie reguliert, hat die Leber lebenswichtige Aufgaben zu erfüllen. Sie hat also eine speichernde, d. h. Yin-Funktion wie auch eine bewegende, d. h. Yang-Funktion. Das Yin-Yang-Gleichgewicht ist auch auf der psychologischen Ebene wichtig, da wir offen sein müssen für Informationen, um effektiv planen zu können. Allerdings bedeutet die gewaltige Kraft, die die Holz-Energie verkörpert, dass in den der Wandlungsphase Holz zugeordneten Organen Leber und Gallenblase eine Neigung zum Yang-Überge-

wicht vorliegt. Selbst wenn die Leber bei ihrer Yang-Funktion des Ki-Bewegens versagt, ist das Resultat eine Stagnation, die ebenfalls ein übermässiges, sprich Yang-Symptom darstellt.

Speicherung des Blutes

Die Leber gilt als Reservoir für das Blut des ganzen Körpers. In Ruhephasen des Körpers fließt das ganze Blut zurück zur Leber und wird dort gespeichert, bis es wieder gebraucht wird. Wenn der Körper bei Aktivitäten Blut benötigt, um die Gewebe zu ernähren, fließt es von der Leber dorthin. Bei dieser Leber-Funktion gibt es drei Möglichkeiten des Versagens: Das benötigte Blut wird von ihr zu langsam bereit gestellt; sie stellt gar kein Blut zur Verfügung und verursacht so eine Blut-Leere. Oder die Leber überträgt Hitze ins Blut, wenn sie selbst zu heiß ist.

Blut steht nicht schnell genug zur Verfügung

Stellt die Leber den Muskeln zu langsam Blut für ihre Aufgaben zur Verfügung, treten vor allem Steifheit und Schmerzen auf, die nach Ruhephasen stärker wird bzw. werden (denn das Blut kehrt bei Ruhe zur Leber zurück). Typisch ist, dass die Beschwerden morgens beim Aufstehen schlimmer sind. Das kann aber auch bedeuten, dass sich die Schmerzen verschlimmern, wenn man nur eine Weile gesessen hat. (Eine weitere mögliche Ursache für dieses Symptom ist Stagnation auf Grund eines Unvermögens der Leber, Ki zu bewegen.)

Blut-Leere

Blut-Leere entsteht entweder, wenn die Leber kein Blut zur Verfügung stellen kann oder wenn die Milz nicht genügend Blut produzieren kann. Typische Zeichen einer allgemeinen Blut-Leere sind glanzlose, trockene Haut und Haare, blasses Gesicht, Schwindel, Probleme beim Einschlafen, Depressionen und schlechtes Gedächtnis. Bei Frauen ist die Menstruation schwach, mit blassem Blut, oder sie bleibt gänzlich aus. Bei Leber-Blut-Leere „verliert" die Leber lediglich die Macht über das Blut, wobei dies zum selben Ergebnis führt wie eine verminderte Produktion von Blut. Zusätzlich zu den oben aufgeführten Symptomen (die nicht alle gleichzeitig auftreten müssen) kann es zu verschwommener Sicht, Sehstörungen („schwarze Pünktchen vor den Augen"), dünnen, brüchigen Nägeln und überdehnten oder schwachen Sehnen kommen (Anfälligkeit für Sportverletzungen oder wiederholte Verletzung durch Überbeanspruchung sind oft auf Leber-Blut-Leere zurückzuführen).

Hitze im Blut

Gibt die Leber Hitze an das Blut ab, wird es „wild bewegt" und es kommt zu starken, plötzlichen Blutungen. Die häufigste Erscheinung ist eine Hypermenorrhö (starke Monatsblutung), aber auch plötzliches, starkes Nasenbluten, stark blutende Hämorrhoiden oder plötzliche Blutungen irgendwo sonst im Körper zeigen eine Leber-Hitze an. Blutungen auf Grund von Leber-Hitze sind im Allgemeinen stärker als Blutungen, die dadurch ausgelöst werden, dass die Milz das Blut nicht halten kann, für die langsames Tröpfeln charakteristisch ist. Rote, juckende Hauterkrankungen sind ein weiteres Zeichen für Hitze im Blut.

Regulierung des freien Flusses von Ki

Die Leber ist dafür verantwortlich, den freien Fluss von Ki im gesamten Netzwerk der Meridiane und im ganzen Körper auf-

rechtzuerhalten. Die Klassiker beschreiben die Tätigkeit der Leber im Hinblick darauf eher als „sprenkeln" denn als „pumpen". Wenn die Leber das Ki gut verteilt, ist sein Fluss zwanglos, natürlich und gleichmäßig. Falls nicht, ist Stagnation die Folge, die überall im Körper auftreten kann. Eine Stagnation des Leber-Ki verursacht viele Symptome, am häufigsten Schmerzen mit Spannungsgefühl, Stimmungsschwankungen, Depressionen, prämenstruelles Syndrom (PMS) mit Reizbarkeit, Spannungsgefühl in der Brust, Menstruationsschmerzen, Globusgefühl im Hals oder Schwierigkeiten beim Schlucken. Dringt das träge Leber-Ki in Magen, Milz oder Darm ein, kann es auch zu zahlreichen Verdauungsbeschwerden kommen, z. B. Übelkeit, Schluckauf, Blähungen oder Bauchschmerzen, Verstopfung oder Durchfall. Ein Druckgefühl im Brustkorb, Kurzatmigkeit und Husten können auftreten, wenn die Leber-Ki-Stagnation die Lunge beeinträchtigt. Ganz typisch ist, dass sich die Symptome in Abhängigkeit vom emotionalen Zustand der Betroffenen zeigen und wieder verschwinden. Eine Ki-Stagnation, die über einen längeren Zeitraum besteht, zieht als ernstere Störung eine Stagnation von Blut nach sich.

Einfluss der Emotionen

Erinnern wir uns: Die Holz-Energie ist ihrem Wesen nach Ausdruck unserer individuellen Persönlichkeit. Daraus ergibt sich, dass eine Unterdrückung unserer Gefühle die Organe der Holz-Energie beeinflussen muss. Der TCM zufolge beeinflussen emotionale Schwierigkeiten die Leber. So werden normalerweise Disharmonien von Leber-Blut und Leber-Ki durch emotionale Probleme verursacht, weil diese die Fähigkeit der Leber, Blut zu speichern und Ki zu verteilen, beeinträchtigen. In den meisten Fällen ist dafür die Unterdrückung – vor allem unterdrückte Wut und Groll – und nicht das freie

Ausleben der Emotionen verantwortlich. Depression ist sowohl ein Symptom von Blut-Leere als auch von Ki-Stagnation und verstärkt so den primären emotionalen Faktor, der diesen Zustand hervorgerufen hat.

Dem Empfänger mag es schwerfallen, den emotionalen Ursprung seiner Symptome zu „sehen". Um die „Körper-Geist"-Verbindung der TCM zu verdeutlichen, ist das Konzept der „Stagnation des Leber-Ki" hilfreich. So kann der Klient lernen, diese Verbindung für sich selbst herzustellen.

Die Augen

Die Augen sind die Sinnesorgane, die dem Holz-Element zugeordnet werden. Augenleiden sind demzufolge sehr häufig Symptome einer Leber- oder Gallenblasen-Disharmonie (allerdings können auch die Wasser-Meridiane dafür verantwortlich sein). Die Beschwerden können entweder das Sehvermögen betreffen, z. B. das „verschwommene Sehen" oder die „schwarzen Pünktchen" vor den Augen im Fall einer Blut-Leere, oder sich auf die Augen als physisches Organ beziehen und rote oder blutunterlaufene Augen, trockene oder schmerzende Augen (s. S. 171) verursachen. Externer Wind kann leichter angreifen, wenn ein Leber-Ungleichgewicht herrscht. Dies führt unter anderem zu Augenzuckungen und übermäßigen Tränenfluss.

Empfindliches Leber-Yin

Auf der körperlichen Ebene ist die Leber-Energie stark und kräftig, sie hat eben Yang-Qualität. Auf der emotionalen Ebene setzt die Leber unser individuelles Recht zu wachsen und unser Selbst auszudrücken durch, was ebenfalls eine Yang-Funktion ist. Somit sind also die Yin-Eigenschaften nicht nur auf der körperlichen Ebene – die nährenden Qualitäten des Leber-Blutes betref-

fend – sondern auch auf der emotionalen Ebene – im Hinblick auf Sanftheit, Empfindsamkeit und einem Gespür für andere – beeinträchtigt.

Bei einem schwachem Yin der Leber kommt es zu einem relativen Überwiegen des Yang, das nach oben steigt und zu Symptomen wie Kopfschmerzen im Scheitelbereich, Tinnitus oder Schwindel, die von emotionaler Gereiztheit begleitet werden. Das Aufsteigen des Leber-Yang kann auch durch ein schwaches Nieren-Yin bedingt sein, das das Leber-Yin nicht ausreichend nähren kann (Holz ist das „Kind" des Wassers im erzeugenden Zyklus der Elemente). Dies ist besonders häufig bei Frauen in der Menopause zu beobachten.

Die Sehnen

Die Sehnen sind das Körpergewebe, das vom Holz-Element beherrscht wird. Der englische Begriff „tendons" lässt sich auch mit Muskelansatz/-kraft übersetzen. Gemeint ist das Bindegewebe, das den Muskeln Stärke und Elastizität verleiht und sie an Knochen befestigt. Bei einer Leber-Blut-Leere werden die Sehnen nicht genährt und können leicht verletzt oder überdehnt werden. Wiederholte Überdehnungsschäden sind ein Beispiel dafür, dass schwaches Blut (oft erschöpft durch Überbeanspruchung der Augen vor einem Computerbildschirm) die Sehnen nicht ausreichend nährt. Da Sehnen Gelenke umrunden und zu ihrer Stabilisierung beitragen, können Leber oder Gallenblase an Gelenkproblemen beteiligt sein.

Die Nägel

Die Nägel sind ein „Überhang" des Holz-Elements. In der klinischen Praxis sind eingerissene, brüchige oder spröde Nägel ein Zeichen dafür, dass das Leber-Blut schwach ist und die Nägel nicht versorgt.

Die Wanderseele

Wenn Sie bei den Klassikern lesen, dass die Leber die Wanderseele (im Chinesischen „Hun" genannt) beherbergt, sollten Sie daran denken, dass die chinesische Philosophie anders als die westliche nicht nur die Existenz einer einzigen Seele zugesteht. Die Wanderseele – ein Aspekt des menschlichen Geistes neben vielen anderen – hat ihren Gegenpol in der Körperseele Po, die in der Lunge beheimatet ist. Die Lunge steht am Anfang des Meridian-Zyklus, und die Körperseele Po beginnt mit dem ersten Atemzug zu existieren und verlässt den Körper mit dem letzten. Die Leber beendet den Meridian-Zyklus, und die in ihr wohnende Wanderseele Hun lebt nach dem Tod des Körpers weiter, wenn auch nicht bis in alle Ewigkeit. Die Überlebenszeit der Hun-Seele hängt von der Tugendhaftigkeit der Vorfahren und dem ehrfürchtigen Gedenken der Nachfahren an ihre Vorfahren ab. Hun kann den Körper während des Schlafs verlassen, eine Vorstellung von astralen Reisen der Seele, die sich auch in manchen mystischen Traditionen des Westens findet. Weiter heißt es, dass Hun dem Kommen und Gehen des Shen folgt. Die entwickelte Wanderseele Hun ist ein mutiger Forscher, der viele der Qualitäten verkörpert, die wir mit der Wandlungsphase Holz assoziieren. Indem sie den Kreis der Meridiane schließt, kann sie die Entscheidung treffen, immer wieder neue Kreise zu eröffnen.

8.2 Bedeutung der Leber in der Zen-Shiatsu-Theorie

Mit der Leber endet der Umlauf der Organuhr und somit auch Masunagas Lebenszyklus der Meridiane. Der physische Körper wurde erschaffen und ernährt, der Kern des Bewusstseins ist entstanden: Das Individuum weiß, wie man sich vermehrt, Gefahren begegnet und in einer Gemeinschaft lebt. Was bleibt noch zu tun? Als Antwort käme „nichts" oder irgendeine erforschende oder kreative Tätigkeit in Frage. Der Leber als General zusammen mit der Gallenblase als Offizier werden traditionell die Funktionen zugeordnet, den Ablauf einer Handlung zu planen und in die Tat umzusetzen. Aus diesem Grund beschreibt Masunaga „Speicherung und Verteilung der Nährstoffe" als ihre wichtigsten physischen Funktionen. Dabei ist die Leber eher für die Speicherung und die Gallenblase für die Verteilung zuständig, wobei sich ihre Aufgaben mitunter überschneiden. Wir sehen, dass sich in diesen beiden Funktionen die traditionellen chinesischen Zuordnungen des Speicherns (von Blut) und der Verteilung (des Ki) widerspiegeln. In Begriffen der westlichen Physiologie ist die Leber für die Entgiftung zuständig, den umgekehrten Prozess des Speicherns und Verteilens. Die Leber fängt Giftstoffe ab und neutralisiert sie, bevor sie sie zur Ausscheidung weiterleitet. Aus der Sicht des Zen Shiatsu stehen all diese Tätigkeiten im Dienste der Wahl und Verwirklichung eines Lebensplans – dem Sinn des Holz-Elements.

Wohin wenden?

Leber- und Gallenblasen-Meridiane verlaufen seitlich am Körper nach unten, und diese beiden Seiten verkörpern unsere Wahlmöglichkeit – hier entlang oder dort? Die Leber-Energie verleiht uns die Fähigkeit, unseren Lebensweg zu planen und die Richtung zu wählen, die wir einschlagen müssen. Ist unsere Entscheidung getroffen, befähigt uns die Leber-Energie dazu, hart an der Realisierung unserer Vorhaben zu arbeiten. Befindet sich die Leber in einem Zustand der Harmonie, lassen sich die geschmiedeten Pläne effizient und gründlich durchführen, ohne Drama und Aufregung zu verursachen.

Denn es geht um nichts anderes, als um die Tatsache, wie wir unser Selbst möglichst kreativ zum Ausdruck bringen. Ist die Leber im Ungleichgewicht, werden Pläne womöglich lange diskutiert, aber nicht in Angriff genommen. Möglicherweise lässt eine übergenaue Zeitplanung keinen Raum für Spontaneität oder es besteht, als weiteres Zeichen einer bestehenden Leber-Disharmonie, eine Unfähigkeit, vorauszudenken oder zu planen.

Exzessives Verhalten und Entgiftung

Wenn bereits in sehr frühen Lebensjahren das Wachstum der kreativen Ausdrucksmöglichkeiten unseres Selbst unterdrückt wird und wir nicht ermutigt werden, unsere eigenen Entscheidungen zu treffen, kann sich unser Lebensweg nicht auf natürliche Weise vor uns entfalten. Wir befinden uns auf unbekanntem Terrain, sind im wörtlichen Sinn unfähig, einen Weg nach vorn zu sehen, um unser kreatives Selbst zu verwirklichen. Wenn wir in einer solchen Situation den Plänen und Erwartungen eines anderen Menschen folgen und keine Alternative mehr erkennen können, erleben wir Frustration, Anspannung und Depression. Befinden wir uns dann in einer Zwickmühle, indem wir unsere wahren Gefühle unterdrücken, weicht die ganze emotionale Kraft der Leber-Energie aus in eine Form der Ablenkung. Da unser Selbst sich in dieser Situation nicht spontan ausdrücken kann, entwickeln wir konditionierte Verhaltensweisen, die aus Gewohnheiten oder Ersatzverhalten bestehen. So zeigen sich bei Menschen mit einem Leber-Ungleichgewicht sehr häufig Muster „exzessiven Verhaltens". In diesem Zusammenhang denkt man sofort an übermässiges Trinken, aber auch übermässige Nahrungszufuhr kann der Kompensation einer Leber-Disharmonie dienen – oder das Gegenteil, eine Magersucht (Anorexie). Eine andere Möglichkeit ist Drogenkonsum in der Freizeit. Diese Verhaltensmuster betäuben zwar vorübergehend emotionalen Schmerz oder Wut, doch sie belasten gleichzeitig die Entgiftungskapazitäten der Leber und schwächen ihre körperliche Funktion. Der toxische Zustand, den ein derart exzessiver Missbrauch im Körper herbeiführt, äußert sich schließlich in Kopfschmerzen und einem Gefühl von Schwere im Kopf. Wenn die Leber extrem geschwächt ist, löst schon ein Glas Wein einen schweren Kopf und das Gefühl der Vergiftung aus.

Ungleichmäßige Energie

Es ist die Aufgabe der Leber, zu planen, wann Energie und Nährstoffe gespeichert und wann sie für die Verteilung im Körper freigesetzt werden. Bei schlechter Verteilung erlebt der Betroffene Phasen mit Motivationsschüben und harter Arbeit, gefolgt von Zeiten extremer Ermüdung. Bei einer Stagnation kann es zu einem generalisierten Verlust der Vitalität kommen, nicht etwa, weil keine Energie vorhanden wäre, sondern weil sie nicht richtig verteilt wird. In beiden Fällen fehlt ein gesunder Wechsel zwischen Aktivität und Ruhe.

Wechselhafte Emotionen

Leber und Gallenblase speichern und verteilen sowohl körperliche wie emotionale Energie. Emotionale Unbeständigkeit, Stimmungsschwankungen und Gefühlsausbrüche, die sofort kontrolliert werden, sind charakteristische Zeichen für ein Ungleichgewicht in diesen Meridianen. Ein klassisches Beispiel für einen ungleichmäßigen Energie-Fluss ist das prämenstruelle Syndrom. Obwohl dem Leber-Meridian traditionell Wut und schlechte Laune zugeordnet werden – was aber nicht immer zutreffend ist – zeigt sich eher eine Art gesteigerte emotionale Empfindlichkeit: So werden vielmehr Gefühle ausgelöst, die unter den gegebenen Umständen ungewöhnlich intensiv (z. B. übertriebene Eifersucht) oder unangemessen erscheinen (Tränenausbruch beim Gedanken an einen geliebten Menschen). Wird die emotionale Energie von der Leber nicht richtig verteilt, brechen Gefühle womöglich so schnell zur Oberfläche durch, dass sie nicht mehr diplomatisch formuliert werden können. Personen mit einem Leber-Ungleichgewicht geraten dann in den Ruf, taktlose und unangebrachte Bemerkungen von sich zu geben. Unkontrollierbare Gefühle werden jedoch häufig verborgen oder unterdrückt, wobei Unterdrückung der Gefühle am schädlichsten ist, weil sie sich stattdessen in körperlichen Symptomen äußern können.

Aggressivität oder Schüchternheit

Gemäß der dem Holz-Element eigenen Verbundenheit mit der Gruppe macht uns die Leber-Energie einfühlsam gegenüber anderen. Im harmonischen Zustand ermöglicht es uns die Holz-Energie, mit anderen friedlich zusammenzuleben, indem jeder Einzelne in der Gruppe sein oder ihr Selbst zum Ausdruck bringen kann. Bei einer Unausgewogenheit der Holz-Energie können wir bei anderen nur das wahrnehmen, was mit unsere Möglichkeit, unser Selbst auszudrücken, sozusagen im Einklang steht. So sehen wir unter Umständen die anderen nur als Hindernisse auf unserem Weg, die hinweggefegt werden müssen, oder als mächtige und potenziell gefährliche Wesen, die besänftigt werden müssen. Das hängt davon ab, wie mächtig wir uns selbst fühlen. Im ersten Beispiel scheint der eigene Lebensweg wichtiger als alles andere zu sein, und wir handeln aggressiv. Im zweiten Beispiel haben der eigene Lebensweg und eigene Entscheidungen nur untergeordnete Bedeutung, und wir sind unfähig, uns durchzusetzen.

Geschlechts- und Fortpflanzungsprobleme

Der Leber-Meridian verläuft durch die Genitalien. Dort lokalisierte Beschwerden, wie z. B. im Beckenboden, können also auf einer Unausgewogenheit der Leber-Energie beruhen. Für Masanuga stehen Hodenschmerzen, Prostatabeschwerden, Entzündungen der weiblichen Geschlechtsorgane und Impotenz im Zusammenhang mit der Leber. Schmerzen im Kreuzbein und Steißbein sind ebenso wie Hämorrhoiden lokale Beschwerden, die durch angespannte Muskeln am Beckenboden entstehen.

Steifheit der Muskeln

Eine Unausgewogenheit der Leber-Energie geht einher mit einer mangelnden Flexibilität von Körper und Geist. In der TCM werden die Sehnen von der Leber regiert und vom Leber-Blut genährt. Auch im Zen-Shiatsu sind Steifheit am ganzen Körper, mangelnde Beweglichkeit und schwache Gelenke auf ein Leber-Ungleichgewicht zurückzuführen.

8.3 Der Leber-Meridian und seine Behandlung

Der traditionelle Leber-Meridian beginnt auf der Außenseite des großen Zehennagels und zieht zwischen den Mittelfußknochen von erstem und zweitem Zeh über den Fußrücken hinauf zum Innenknöchel (Abb. 8.1). Von dort verläuft er am hinteren Rand des Schienbeins nach oben bis zu einem Punkt, der in der Höhe des letzten Drittels des Unterschenkels lokalisiert ist. Dort bewegt er sich vom Knochen weg zum inneren Ende der Kniegelenksfalte hin. Er zieht dann weiter auf der Innenseite des Oberschenkels unterhalb des M. gracilis, durch die Genita-

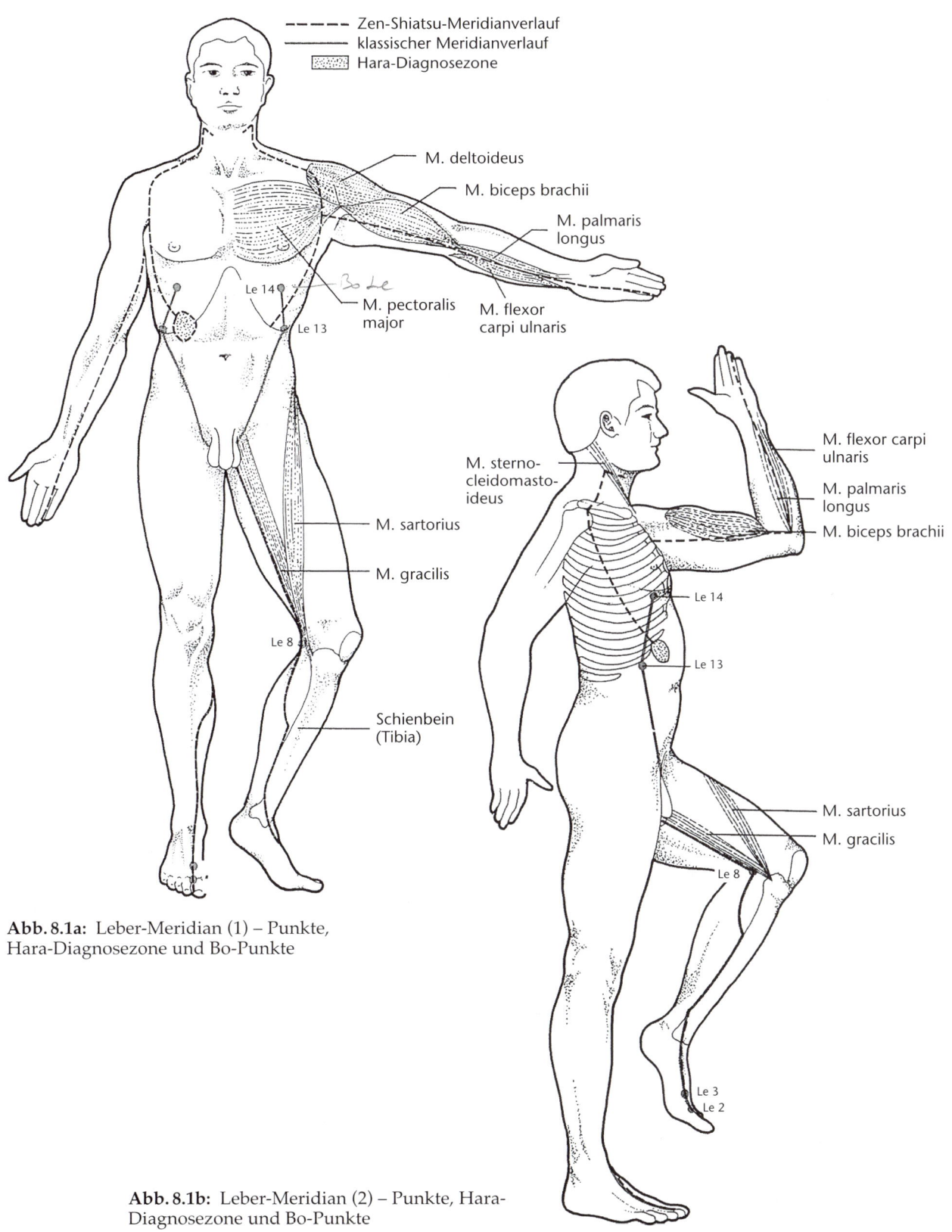

Zen-Shiatsu-Meridianverlauf
klassischer Meridianverlauf
Hara-Diagnosezone

M. deltoideus

M. biceps brachii

M. palmaris longus

Le 14

M. pectoralis major

Le 13

M. flexor carpi ulnaris

M. sartorius

M. gracilis

Le 8

Schienbein (Tibia)

M. sterno-cleidomasto-ideus

M. flexor carpi ulnaris

M. palmaris longus

M. biceps brachii

Le 14

Le 13

M. sartorius

M. gracilis

Le 8

Le 3
Le 2

Abb. 8.1a: Leber-Meridian (1) – Punkte, Hara-Diagnosezone und Bo-Punkte

Abb. 8.1b: Leber-Meridian (2) – Punkte, Hara-Diagnosezone und Bo-Punkte

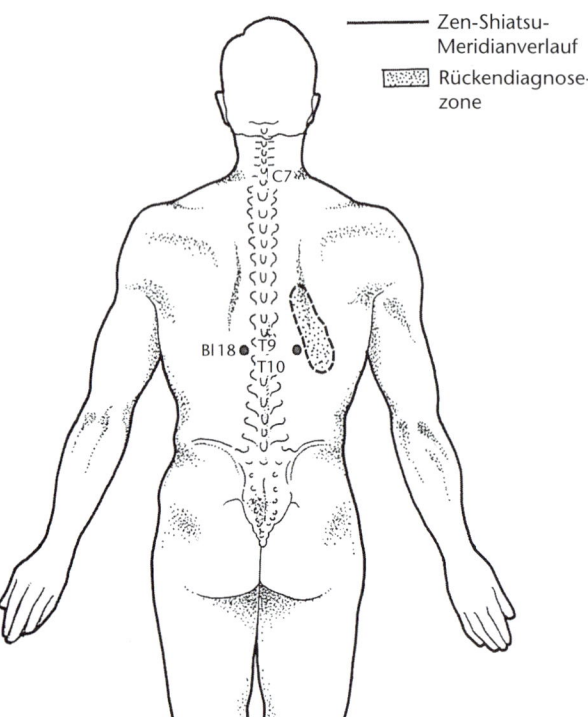

Zen-Shiatsu-Meridianverlauf

Rückendiagnosezone

Abb. 8.1c: Leber-Meridian (3) – Rückendiagnosezone und Yu-Punkte

aufsteigt und sich an der Stelle, wo das Ohrläppchen an den Kiefer grenzt, mit dem Gallenblasen-Meridian trifft.

Die Hara-Diagnosezone der Leber befindet sich unterhalb des rechten Rippenbogens über dem Organ Leber (Abb. 8.1a, b).

Auf dem Rücken erstreckt sich die Diagnosezone rechts der Wirbelsäule etwa zwischen dem siebten und dem zehnten Brustwirbel und biegt seitlich an der unteren Kurve des rechten Schulterblatts in Richtung Dünndarm-Meridian nach außen (Abb. 8.1c).

Bedeutung und Funktion des Meridians

Der Leber-Meridian verkörpert die Funktion der langzeitigen Planung unserer Handlungen. Sowohl der Gallenblasen- wie auch der Leber-Meridian belegen die Seiten des Körpers und der Gliedmaßen, aber als ein Yin-Meridian befindet sich der Leber-Meridian auf der inneren, der medialen Position. Aus dieser zentraleren Position kann er uns besser zu unserer Bestimmung führen. Auch als ein seitlicher Meridian ist er imstande uns nach vorne zu leiten, wie der Anfangspunkt am großen Zeh bestätigt.

Der Leber-Meridian und der klassische Nieren-Meridian kommen sich in ihrem Verlauf durch den Genital- und Dammbereich sehr nahe. Dort verbinden sie sich auch mit Konzeptions- und Lenkergefäß. In diesem Bereich des Basis-Chakras beherrschen die Nieren das reproduktive Potential und die Leber trägt die Initiative zur Handlung bei. Nieren- und Leber-Energie sind beide am Überleben des Einzelnen und der Menschheit beteiligt. Die Nieren-Energie verleiht den Willen zu Überleben und die Leber-Energie übernimmt die strategische Planung und ihre Umsetzung in praktisches Handeln.

lien, in der Leiste und über den Seitenbereich des Abdomens hinauf zum sechsten Interkostalraum.

Im erweiterten Verlauf nach Masunaga zieht der Meridian von der Leber-Diagnosezone, in der rechten Hälfte des Hara (und der entsprechenden Stelle auf der linken Seite), seitlich am Körper nach oben, posterior zum Milz-Meridian, und folgt dann der Achsellinie vor der Schulter. Von dort zweigt ein Ast ab, der den Arm hinunter in der Furche zwischen M. triceps und M. biceps auf einer Linie zwischen Herz-Kreislauf- und Herz-Meridian zum vierten Finger verläuft. Von der Vorderseite der Schulter aus nimmt der Meridian seinen Weg seitlich den Hals hinauf in einer Kuhle zwischen dem M. sternocleidomastoideus und dem M. trapezius. Ein Zweig verläuft horizontal auf den Rachen zu, während der Meridian oberhalb davon

Der klassische Leber-Meridian endet an den unteren Rippen in der Nähe des Zwerchfells, nachdem er die Seiten des Rumpfes entlang nach oben gewandert ist. Der seitliche Bereich der Rippen und des oberen Abdomens ist auch unter der Bezeichnung *Hypochondrium* bekannt. Es ist interessant, dass der Begriff „Hypochonder" dem medizinischen Sprachgebrauch entstammt und eine Person bezeichnet, deren Leber-bezogene Symptome hin und her wandern und den Charakter verändern. Die Leber-Energie ist bekannt dafür, dass sie im Bereich des Hypochondriums Beschwerden verursacht.

Die Erweiterung des Leber-Meridians nach Masunaga führt den Meridianverlauf in Bereiche, in denen sein Einfluss traditionell beobachtet wurde: den Brustkorb, wo Hitze oder Stagnation den Energie-Fluss zwischen Le 14 und Lu 1 blockieren können, was ein Gefühl der Enge oder Asthma verursacht, und die Kehle, in der das klassische Anzei-chen einer Leber-Ki-Stagnation – ein Kloß-gefühl im Hals – zu spüren ist.

Behandlungsablauf

1. In Rückenlage kann der Leber-Meridian am Bein in Meridiandehnung behandelt werden, wenn der große Zeh das gegen-überliegende Knie berührt. Vielleicht müssen Sie das Bein unterstützen, indem Sie es zwischen Ihren eigenen Knien ver-ankern. Legen Sie Ihre Mutterhand auf das Hara des Empfängers und behandeln Sie den Meridian mit der Handfläche oder dem Daumen so, dass der Druck bis unter den M. gracilis in der Mittellinie der Schenkelinnenseite reicht. Wenn Sie den Meridian entlang der Schienbeinkante den Unterschenkel hinab behandeln, dre-hen Sie Ihre Arbeitshand, um dabei das Schienbein zu umfassen (Abb. 8.2a).
2. Alternativ können Sie den Meridian am Unterschenkel auch in der Seitenlage er-

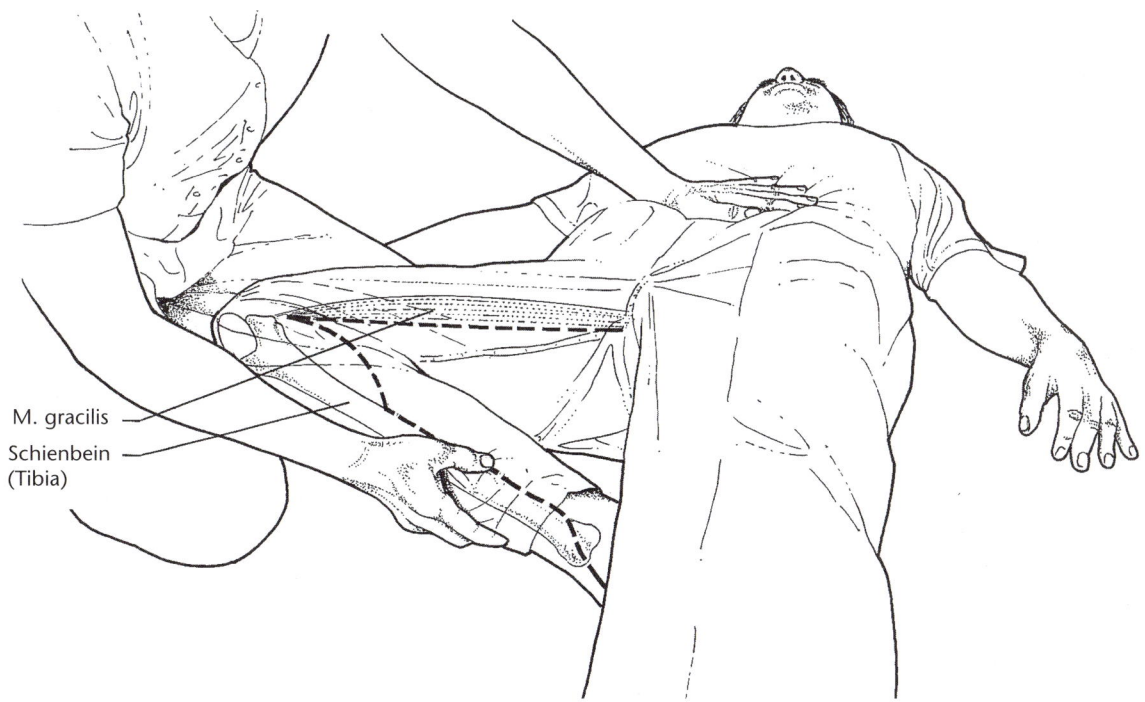

M. gracilis
Schienbein (Tibia)

Abb. 8.2a: Behandlung am Bein in Rückenlage

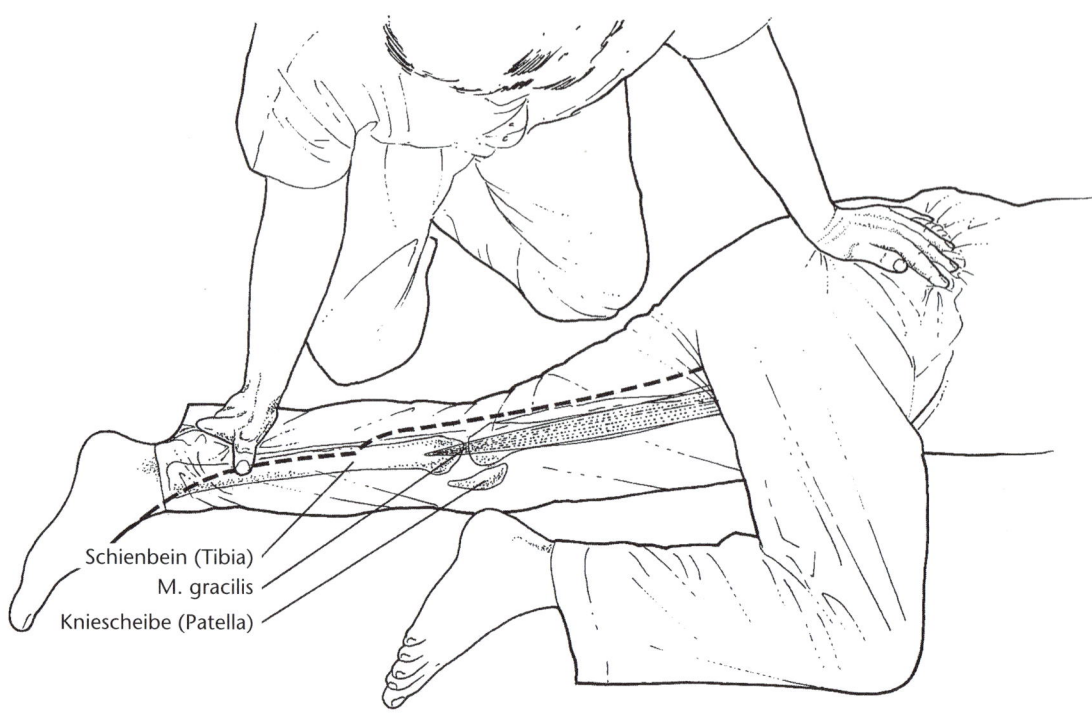

Schienbein (Tibia)
M. gracilis
Kniescheibe (Patella)

Abb. 8.2b: Behandlung am Bein in Seitenlage

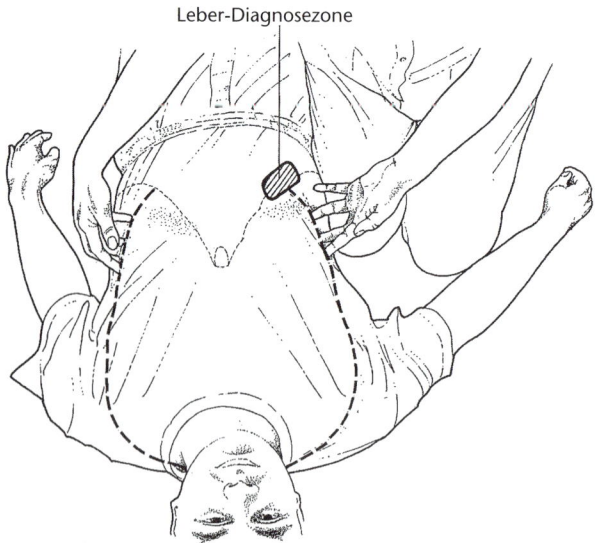

Leber-Diagnosezone

Abb. 8.3a: Behandlungstechnik in Rückenlage beidseitig entlang des Brustkorbs

reichen und mit der flachen Hand oder dem Daumen behandeln. Ihre Mutterhand ruht dabei oben auf der Hüfte oder dem Kreuzbein (Abb. 8.2b).

3. Am Brustkorb verläuft der Leber-Meridian in einem Bogen zwischen Milz- und Dickdarm-Meridian. Die beste Behandlungsmethode besteht darin, ihn in Rückenlage beidseitig mit den Fingerspitzen zu berühren, um in die Zwischenrippenräume einsinken zu können (Abb. 8.3a).

4. In der Seitenlage (alternativ) lassen Sie bei der Behandlung des Brustkorbs Fingerspitzen oder Daumen senkrecht einsinken, während die Mutterhand gleichzeitig von oben die Schulter unterstützt. Mit dieser Technik können Sie zur Behandlung des Meridians auf der Schulter überleiten, wie in Punkt 5 beschrieben (Abb. 8.3b).

5. Halten Sie mit der Mutterhand das Schulterblatt und sinken Sie mit dem Daumen Ihrer Arbeitshand horizontal tief in die

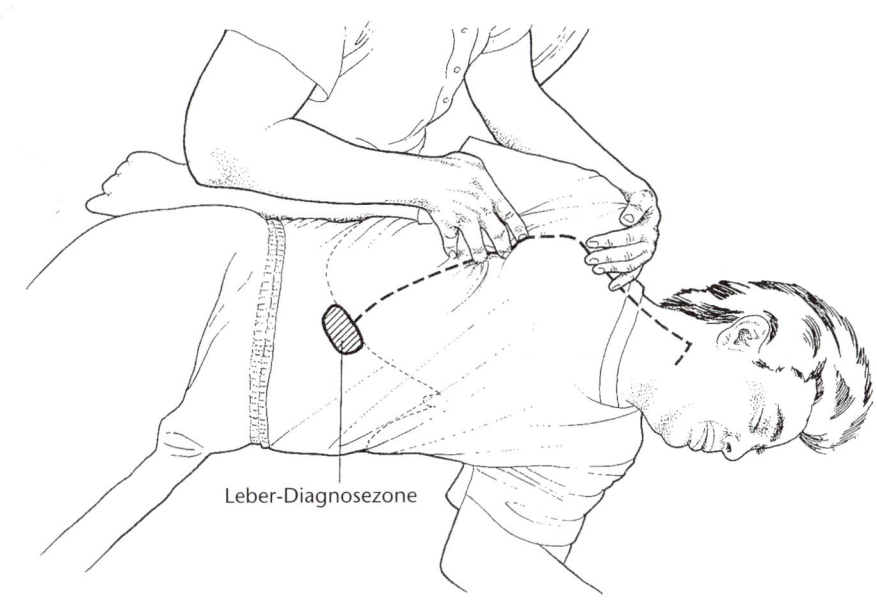

Abb. 8.3b: Behandlung am Brustkorb in Seitenlage

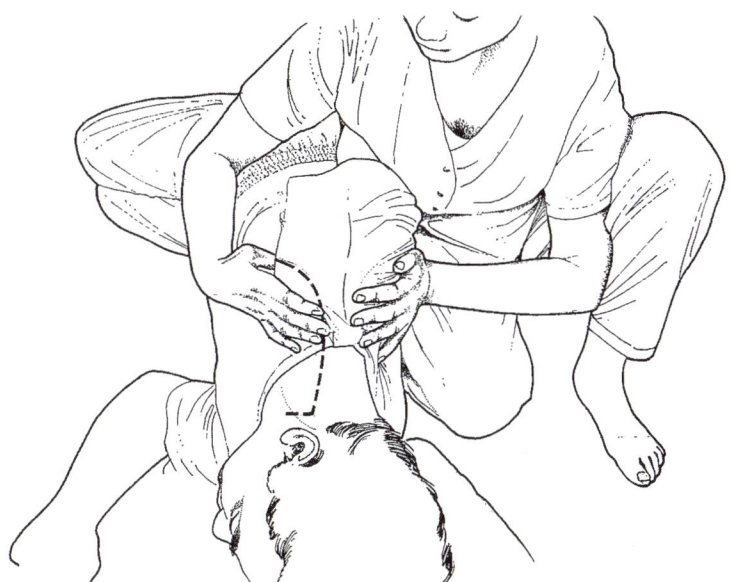

Abb. 8.4: Behandlung an der Schulter

Rinne zwischen Oberarm und oberen Rippen ein (Abb. 8.4).

6. Der Meridianverlauf am Hals ist am besten zu spüren, wenn der Empfänger in Rückenlage seinen Kopf gedreht hat. So kann die Vertiefung zwischen M. sternocleidomastoideus und M. trapezius geöffnet werden. Während Sie mit geradem Daumen seitlich den Hals hinunter arbeiten, spüren Sie den horizontalen Zweig des Meridians wie ein flacheres Areal in Richtung Kehlkopf. Wenn Sie Ihren Daumen auf dieses horizontale, flache Gebiet legen, verläuft in Verlängerung der Daumenwurzel der vertikale Abschnitt des Meridians am Hals entlang nach unten. Bearbeiten Sie ihn mit sanftem Daumendruck entweder in dieser Position

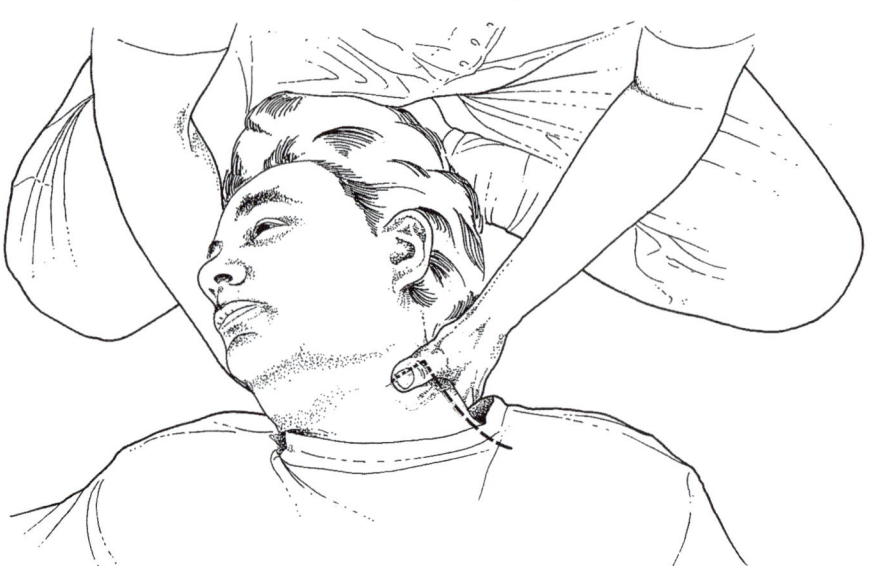

Abb. 8.5: Behandlung am Hals

(Abb. 8.5) oder in der Seitenlage, während Sie zum Kopf des Empfängers hingewandt knien und seine Schulter mit Ihrer Mutterhand unterstützen.

Die wichtigsten Punkte auf dem Leber-Meridian

Leber 2

An der Basis der Außenseite des großen Zehs, leicht distal (in Richtung Zehenspitze) des Gelenks zwischen Mittelfuß- (Metatarsale) und Zehenwurzelknochen (Phalanx).

Funktionen
- kühlt Blut
- klärt Leber-Feuer und beruhigt Leber-Yang.

Hauptanwendung: Klopfende, pulsierende Kopfschmerzen mit Rötung des Gesichts; gerötete, schmerzende Augen; Migräne.

Behandlungsmethode: Setzen Sie sich an die Füße des in Rückenlage befindlichen Empfängers und behandeln Sie einen Fuß

nach dem anderen. Diese Variante ist für den Empfänger und Sie am bequemsten, aber Sie können den Punkt auch in Seitenlage erreichen. Schauen Sie dabei zum Kopf des Empfängers und stellen Sie sich vor, wie Sie das überschüssige Aufsteigende Ki nach unten zu seinen Füssen hinleiten.

Leber 3

Auf dem Fußrücken, distal (in Richtung Zehenspitzen) der Verbindung zwischen erstem und zweitem Mittelfußknochen (Metatarsale).

Funktionen
- Ursprungs-Punkt
- fördert gleichmäßigen Fluss des Leber-Ki
- vertreibt inneren Wind (Spasmen, Krämpfe, Tics)
- beruhigt Leber-Yang
- beruhigt das Bewusstsein (Shen).

Hauptanwendung: Klopfende, pulsierende, heftige Kopfschmerzen, Migräne; Hitzewallungen in der Menopause; prämenstruelle Spannung und Gereiztheit; nervöse Anspannung; Krämpfe. Die gemeinsame Behandlung von Le 3 und Di 4, bekannt als Behandlung der Vier Tore, bringt blockiertes Ki stark in Bewegung, lindert vorübergehend Schmerzen im ganzen Körper (diese Punktekombination wird in der Akupunktur-Analgesie eingesetzt) und beruhigt den Geist.

Behandlungsmethode: Bei Kopfschmerzen, Hitzewallungen und nervöser Anspannung setzen Sie sich an die Füße und pressen den Punkt auf beiden Füssen gleichzeitig, während Ihr Empfänger auf dem Rücken liegt. Stellen Sie sich vor, dass Sie das überschüssige aufsteigende Ki nach unten ziehen, wie oben bei Le 2. Der Punkt lässt sich gemeinsam mit Ni 1 behandeln, legen Sie den Daumen auf den einen und Ihre Fingerspitzen auf den anderen Punkt. Wenn Sie die Kombination der Vier Tore verwenden, wählen Sie eine Position neben dem Empfänger in Rückenlage und drücken Sie Di 4 mit einer Hand und Le 3 mit der anderen. Um eine analgetische Wirkung zu erreichen, müssen Sie in beiden Punkten ein starkes Gefühl auslösen und mindestens zwei Minuten lang wiederholt drücken.

Leber 8

Bei gebeugtem Knie am innenseitigen Ende der Kniegelenksfalte, hinter dem medialen Kondylus der Tibia (innerer Schienbeinhöcker).

Funktionen
* vertreibt Feuchtigkeit aus Blase und Unterem Brenner
* nährt das Blut.

Hauptanwendung: Symptome der Leber-Blut-Leere (s. S. 90); Beschwerden im Genitalbereich wie Brennen, Jucken oder Ausfluss, vor allem wenn der Empfänger Leber-bezogene emotionale Probleme hat.

Behandlungsmethode: Der Punkt ist am leichtesten zu finden, wenn das Bein des Empfängers in der Leber-Meridian-Dehnung liegt (s. oben; Behandlungsmethode, Punkt 1). In dieser Position (Zeh am Knie, so hoch wie sich das Bein bei dieser Person dehnen lässt) fühlen Sie den Punkt deutlich als eine Grube am Ende der Kniegelenksfalte. Legen Sie Ihre Mutterhand auf das untere Hara und sinken Sie in diesen Punkt ein. Probieren Sie verschiedene Winkel und Tiefen aus, bis Sie eine Verbindung spüren.

Leber 13

Seitlich am Bauch, direkt unter dem freien Ende der 11. Rippe.

Funktionen
* Bo-Punkt der Milz
* unterstützt Magen und Milz
* löst Stagnation auf
* harmonisiert Leber und Milz.

Hauptanwendung: Verdauungsprobleme im Zusammenhang mit emotionaler Belastung, wie z. B. Reizkolon begleitet von Schmerzen im seitlichen Abdomen, lockere Stühle, Aufstoßen und Völlegefühl.

Behandlungsmethode: In vielen Fällen werden Sie sehr tief einsinken müssen, bis Sie das Ende der Rippe spüren, und dieser Bereich wird davon etwas empfindlich werden. Sie brauchen einen klaren inneren Fokus, damit das tiefe Einsinken in diesen Punkt gelingt, ohne die umgebenden Gewebe zu stark zu drücken. Legen Sie Ihre Mutterhand auf die Milz-Zone im Hara, vielleicht spüren Sie eine Verbindung zu diesem Punkt.

Yu-Punkt des Leber-Meridians

Bl 18 – zwei Finger breit neben der Mittellinie der Wirbelsäule in Höhe der Unterkante des 9. Brustwirbel-Dornfortsatzes.

Funktion
* regt alle Leber-Funktionen an

Hauptanwendung: Alle Beschwerden, die durch eine Beteiligung der Leber-Energie hervorgerufen werden.

Behandlungsmethode: Der Empfänger befindet sich in Bauchlage. Behandeln Sie beide Seiten gleichzeitig mit Ausrichtung auf den Punkt Le 14 auf der Vorderseite des Körpers.

Bo-Punkt des Leber-Meridians

Le 14 – auf der Medioklavikularlinie (Linie durch die Brustwarze), zwischen der sechsten und siebten Rippe.

Funktionen
* kühlt das Blut
* harmonisiert Leber und Magen

Hauptanwendung: Ähnliche Verdauungsbeschwerden wie oben unter Le 13 beschrieben, aber mit einer stärkeren Beteiligung des Magens statt der Milz. Wird auch eingesetzt bei schweren Blutungen und roten, juckenden Hautproblemen, die durch Hitze im Blut verursacht werden.

Behandlungsmethode: Drücken Sie mit der Fingerspitze, wenn der Abstand zwischen den Rippen zu schmal ist. Behandeln Sie eine Seite nach der anderen, damit Sie die Mutterhand auf dem oberen Abdomen liegen lassen können.

8.4 Bedeutung der Gallenblase in der TCM

Die Gallenblase nimmt im System der TCM eine besondere Stellung ein, weil sie sich nicht wie die anderen Yang-Organe nach außen öffnet und auch keine Nahrung bzw. Abfallprodukte verarbeitet. Sie ist auch das einzige Yang-Organ, dem eine mentale bzw. spirituelle Fähigkeit zugeschrieben wird. Obwohl sie die Leber bei vielen Funktionen unterstützt, ist ihr Einflussbereich hauptsächlich auf den Yang-Aspekt des Ki beschränkt. Die Gallenblase ist auch nicht eingebunden in den tiefen Bezug der Leber zum Blut.

Der Gallenblasen-Meridian gehört zu den drei langen Yang-Meridianen, die mit der Körperhaltung in Zusammenhang stehen. Er unterstützt die Seiten des Körpers, so wie der Magen-Meridian die Vorderseite und der Blasen-Meridian die Rückseite des Körpers stützt. Nicht nur aus diesem Grund, sondern auch, weil das Holz-Element die Sehnen kontrolliert, hat der Gallenblasen-Meridian besondere Bedeutung bei Haltungsproblemen.

Speicherung und Ausscheidung der Galle

Für diese Funktion – übrigens die einzige Aufgabe, die der Gallenblase im westlichen Modell zugeschrieben wird – ist die Gallenblase, als Assistent der Leber, zuständig. Sie unterstützt damit den reibungslosen Fluss des Leber-Ki im Bauchraum, und wenn sie dabei versagt, sind Symptome einer Ki-Stagnation die Folge, bei der Magen, Milz, Darm und Lunge verstopft sind (s. S. 174). Weil Galle zu den „reinen" Flüssigkeiten zählt, d. h. nicht als Nahrung in den Körper gelangt und ihn nicht als Abfallprodukt verlässt, geht man davon aus, dass sie der Gallenblase für deren mentale und spirituelle Aufgaben Klarheit und Unvoreingenommenheit verleiht.

Entscheidungen treffen

Während die Leber, der General, langfristige Pläne aufstellt, trifft die Gallenblase, der Offizier im Feld, Entscheidungen von einem Moment zum anderen. Werden im Beruf über einen längeren Zeitraum hinweg ungebührlich hohe Anforderungen an die Entscheidungsfähigkeit gestellt, z. B. bei einer Führungsposition auf höchster Ebene, kann es zu einer Unausgewogenheit der Gallenblasen-Energie mit körperlichen Symptomen kommen. Dabei treten häufig Nacken- und Schulterverspannung oder Kopfschmerzen auf.

Klarheit und Organisation

Die Klarheit, die der reinen Gallenflüssigkeit zugeordnet wird, verleiht – in Verbindung mit der Fähigkeit zu schnellen Entscheidungen bei einer gesunden Gallenblasen-Energie – die Gabe, physische und mentale Bereiche zu ordnen. „Die Galle ist der Palast der Ordentlichkeit."[3] Sorgfältige Organisation und Ordentlichkeit entstehen bei einer gesunden Gallenblasen-Funktion wie von selbst, werden aber obsessiv, wenn die Gallenblasen-Energie aus dem Gleichgewicht gerät. Sind Spontaneität und kreative Entscheidungsfreudigkeit beeinträchtigt, wird die Holz-Energie kanalisiert und erschafft statt dessen eine rigide strukturierte Umgebung.

Kühnheit

Im Englischen wird der Begriff „gall" mit dem Wort Waghalsigkeit in Verbindung gebracht (z. B. „How you have the gall to tell

---

[3] Nan Jing 16, Kommentar des Yu Shu, S. 226

me …" im Sinne von „Wie kannst du es wagen, mir so etwas zu sagen …"). Dieselbe Assoziation existiert auch im chinesischen und japanischen Sprachgebrauch. Die der Gallenblase zugeordneten Entscheidungen beinhalten zwangsläufig den Mut, ein Risiko einzugehen, und die Entschlossenheit, zu den gefällten Entscheidungen zu stehen. Ist die Gallenblase geschwächt, werden wir ängstlich und zögerlich und scheuen uns, Risiken einzugehen.

Augen, Sehnen und Gelenke

Der Meridianverlauf des Gallenblasenmeridians beginnt an den Augen. Zudem sind die Gallenblase und die Leber für die Sehnen und die Elastizität der Muskeln zuständig. Dadurch ist eine Verbindung zwischen unserer Wahrnehmung und unserer körperlichen Reaktion gegeben, die es ermöglicht, Entscheidungen zu fällen und diese auch auszuführen. Sind Sehkraft und Koordination der Muskeln schlecht, werden wir ungeschickt und unfallgefährdet. Schwache Sehnen und schlecht durchblutete Gelenke machen uns körperlich träge und anfällig für Verletzungen, zudem bekommen wir später im Leben möglicherweise eine Arthritis.

Der Meridian

Der Gallenblasen-Meridian ist darauf ausgerichtet zu handeln. Er gibt dem Körper das, was die Gallenblasen-Energie auf der mentalen Ebene vermittelt: Flexibilität, Koordination und Balance. Er verläuft seitlich am Körper nach unten, und jedes Mal, wenn wir beim Gehen oder Rennen einen Fuß anheben, unterstützt er die andere Seite, damit wir nicht das Gleichgewicht verlieren. Er hält die Hüften auf gleicher Höhe, verleiht dem Körper Flexibilität zu jeder Seite hin, stärkt die Schultern und unterstützt die Seitwärtsdehnung des Halses. Die Beweglichkeit in all diesen Bereichen ist bei einer Disharmonie der Gallenblase beeinträchtigt. Außerdem verläuft der Meridian mehrfach über die Seiten des Kopfes und unterstreicht damit seine Rolle bei der mentalen Entscheidungsfindung. Befindet sich die Gallenblase im Ungleichgewicht, sind Schläfenkopfschmerzen ein häufiges Symptom, oder es kommt zu einseitigen oder beidseitigen Migränekopfschmerzen mit den dazugehörigen Sehstörungen.

8.5 Bedeutung der Gallenblase in der Zen-Shiatsu-Theorie

Für ein Yang-Organ weist die Gallenblase in der TCM eine recht ausführliche Beschreibung auf, und Masunagas Modell hat dem nicht viel hinzuzufügen, sondern verfeinert sie nur noch. Auch die psychologischen Aspekte sind bereits im TCM-Modell enthalten, so dass diesmal im Zen Shiatsu – anders als dies sonst der Fall ist – eine Kategorie physischer Symptome hinzugefügt wird, nämlich die der Verdauung.

Die Körperseiten

Noch deutlicher als bei der Leber gehören die Seiten des Körpers zum Einflussbereich der Gallenblase. Die Leber fällt langfristige, aufs Innere bezogene und im Yin begründete Entscheidungen, und ihr Meridian verläuft auf der Innenseite der Beine nahe der Mittellinie des Körpers. Die Gallenblase mit ihrer Yang-betonten Entscheidungsfähigkeit braucht dagegen Raum in einem Winkel von 180, um sich von einer Richtung in die andere drehen zu können, ihr Meridian verläuft dementsprechend auf den Außenseiten des Körpers nach unten. Bei den körperlichen Problemen, die mit dem Meridianverlauf in Verbindung gebracht werden (z. B. Augenbeschwerden, Kopfschmerzen, Hüft-,

Nacken- und Schulterschmerzen), treten bei einem Ungleichgewicht der Gallenblase besonders häufig Beschwerden im Bereich der Körperflanken (seitlicher Bauchraum und Brustkorb) auf, unabhängig davon, ob eine organische Gallenblasenstörung vorliegt oder nicht.

Betrachten wir die Energieverteilung des Empfängers (s. S. 331), ist hin und wieder eine Spaltung zwischen der rechten und der linken Körperhälfte erkennbar, so dass jede Seite eine andere energetische Qualität und andere physische Charakteristika aufweist. Häufig spiegelt sich hierin ein Konflikt wider zwischen zwei Facetten der Persönlichkeit des Empfängers, ein Konflikt, den dieser nicht zu lösen imstande ist. Anstatt z. B. seine Emotionalität mit seiner analytischen Herangehensweise an das Leben in Einklang zu bringen und beidem Ausdruck zu verleihen, fühlt sich der Empfänger genötigt, die eine oder die andere Seite zu wählen. Wir können aber nicht einfach einen Teil unserer Natur unterdrücken, denn die zurückgewiesene „Seite" wird sonst versuchen, durch körperliche Energie und Haltung zum Ausdruck zu kommen. Und das führt zu einer Spaltung zwischen links und rechts. Gleichzeitig damit geht häufig eine Gallenblasen-Disharmonie einher.

Der Hauptkonfliktpunkt befindet sich oft in den Hüften und im Kreuzbein, also dort, wo die beiden Seiten über den tiefen Verlauf des Gallenblasen-Meridians zusammentreffen, was sich in Ischias- oder Hüftschmerzen bemerkbar macht.

Kontrolle der Verdauungssäfte

Nach der Theorie des Zen Shiatsu kontrolliert und reguliert die Gallenblase nicht nur die Freisetzung der Gallenflüssigkeit, sondern auch die aller anderen für die Verdauung erforderlichen Sekrete (deren Produktion und Qualität fällt in den Zuständigkeitsbereich der Milz). Dementsprechend hat die Gallenblase auch mit vielen Aspekten von Verdauungsstörungen zu tun, die in der Sichtweise der TCM eher als Beeinträchtigung der Milz durch die Leber erklärt würden. In der klinischen Praxis wird ein Gallenblasen-Befund oft von einer Vielzahl verdauungsbezogener Symptome begleitet, wie z. B. Sodbrennen, Übelkeit, Verstopfung oder Durchfall, Schmerz oder Magenübersäuerung, Aufstoßen und Blähungen.

Starrheit

Die Gallenblase fördert unsere körperliche Geschmeidigkeit ebenso wie unsere psychische Flexibilität. Grundtonus und Lockerheit unseres Skelettsystems werden von der Gallenblase beeinflusst, so dass bei einem Ungleichgewicht ihrer Energie Muskelsteife oder – was seltener der Fall ist – Hypermobilität die Folge sein können. Im Zen Shiatsu wird häufig die Achillessehne behandelt, um Gelenke und Sehnen zu lockern und zu stärken. Obwohl die Achillessehne keine direkte Verbindung zum Verlauf des Leber- oder Gallenblasen-Meridians hat, übt sie doch, da es sich bei ihr um die längste Sehne des Körpers handelt, einen starken Einfluss auf alle anderen Sehnen aus.

Urteilsvermögen und Unvoreingenommenheit

Um Entscheidungen treffen zu können, muss die Gallenblase deutliche Unterscheidungen vornehmen können – durch eine klare und genaue Sichtweise. Damit diese Fähigkeit nicht von Vorurteilen gefärbt oder durch Emotionen getrübt wird, ist ein hohes Maß an Unvoreingenommenheit nötig. Bei einem Ungleichgewicht der Gallenblasen-Energie können diese beiden Qualitäten entweder einzeln oder gemeinsam geschwächt oder überbetont sein.

Ohne dieses Urteilsvermögen lässt sich zwischen möglichen Handlungsabläufen keine richtige Entscheidung treffen, so dass wir entweder quälend entschlussunfähig sind oder uns falsch entscheiden. In jedem Fall fühlen wir uns stark bedrängt und unter Druck und haben eher das Verlangen, einer notwendigen Entscheidung auszuweichen. Andererseits fällen wir, wenn es uns an Unvoreingenommenheit mangelt, Entscheidungen aus unserer momentanen Gefühlslage heraus, ohne eine umfassendere Sicht der Dinge und ohne Bezug zu den Bedürfnissen anderer. Solche Entscheidungen sind vielleicht geeignet, ein Dilemma kurzfristig zu lösen, aber sie dienen nicht unserem eigentlichen Lebensziel und verletzen möglicherweise andere Menschen.

Wenn wir zu viel von uns selbst in Eigenschaften wie Urteilsvermögen und Unvoreingenommenheit investieren – ohne zu berücksichtigen, dass ihr Zweck darin besteht, uns bei Entscheidungen, die unseren Lebensplan voranbringen, zu helfen – dann führt dies zu übertriebener Verliebtheit in Details. Im Volksmund wird diese Haltung mit „den Wald vor lauter Bäumen nicht mehr sehen" umschrieben.

8.6 Der Gallenblasen-Meridian und seine Behandlung

Der klassische Gallenblasen-Meridian beginnt am äußeren Augenwinkel und steigt hinunter zum Kiefer. Von dort zieht er im Zickzack zweimal über die Seite des Schädels und schließt den Processus mastoideus und die Stirn in seinen Verlauf mit ein. Nachdem er die Schädelbasis erreicht hat, läuft er auf der Oberkante des M. trapezius den Nacken hinunter bis zur Mitte der Schulter. Dort nimmt er einen inneren Verlauf, bis er unter der Achsel wieder auf-

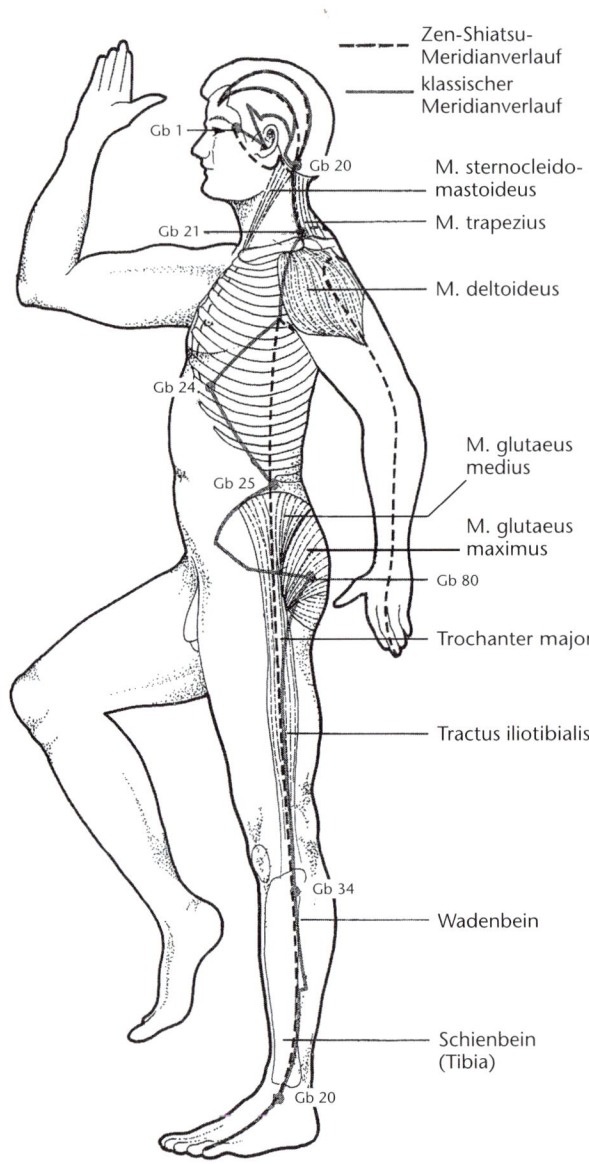

Zen-Shiatsu-
Meridianverlauf

klassischer
Meridianverlauf

Gb 1

Gb 20

M. sternocleido-
mastoideus

Gb 21

M. trapezius

M. deltoideus

Gb 24

M. glutaeus
medius

Gb 25

M. glutaeus
maximus

Gb 80

Trochanter major

Tractus iliotibialis

Gb 34

Wadenbein

Schienbein
(Tibia)

Gb 20

Abb. 8.6a: Der Gallenblasen-Meridian (1) – Verlauf und Punkte

taucht und Brustkorb, Taille und Hüften zickzackförmig diagonal bedeckt. Von der Außenseite des Gesäßes bewegt er sich in der Mittellinie des Bein-Seitenbereichs nach unten und folgt dabei dem iliotibialen Muskelzug am Oberschenkel und dem Wadenbein am Unterschenkel. Er überquert dann den Außenknöchel (Malleolus lateralis) und verläuft auf der Vorderseite zwischen dem

vierten und fünften Mittelfußknochen (Metatarsalia) zur Außenseite des vierten Zehs (Abb. 8.6a).

Der Gallenblasen-Meridianverlauf nach Masunaga weicht an drei Stellen vom klassischen Verlauf ab. Erstens: In dem Abschnitt, wo der klassische Meridian vom Kiefer aufwärts zur Schläfe und von dort hinten um das Ohr herum zum Processus mastoideus (Warzenfortsatz des Schläfenbeins) verläuft, zieht der Masunaga-Meridian genau in die Gegenrichtung. Er geht vom Kiefer unterhalb des Ohrs (wo er den Leber-Meridian trifft) zum Processus mastoideus, zieht dann in Nackenmitte hinunter und steigt dann hoch, um den Kopf seitlich – etwa im selben Verlauf wie der klassische Meridian, nur in entgegengesetzter Richtung – zu bedecken. Dieser Richtungswechsel macht in der Behandlung des Meridians jedoch keinen Unterschied.

Zweitens: An der Stelle, wo der klassische Meridian zwischen der Schulterhöhe und dem Brustkorb innen verläuft, lässt Masunaga seinen Meridian von der Schulterhöhe um die wirbelsäulennahe Schulterblattkante und zur Mittellinie der Achsel auf dem Brustkorb ziehen. Von dort überquert er die Rückseite des Arms und verläuft in einer Geraden entlang der Mittellinie der Yang-Fläche des Arms hinunter zum Mittelfinger. (Wenn wir beim militärischen Charakter der Gallenblase bleiben und uns vorstellen, in „Habacht"-Stellung mit dem Mittelfinger an der Hosennaht zu stehen, dann folgt der Meridian an beiden Armen und Beinen einer geraden Bahn nach unten, von der Schulter bis zum Knöchel.) Die Ergänzung des Meridianverlaufs um das Schulterblatt herum erweist sich in der Praxis als sehr hilfreich für die Behandlung von Schulterproblemen mit Gallenblasen-Bezug, da sie die empfindliche Schulterblattkante mit einschließt.

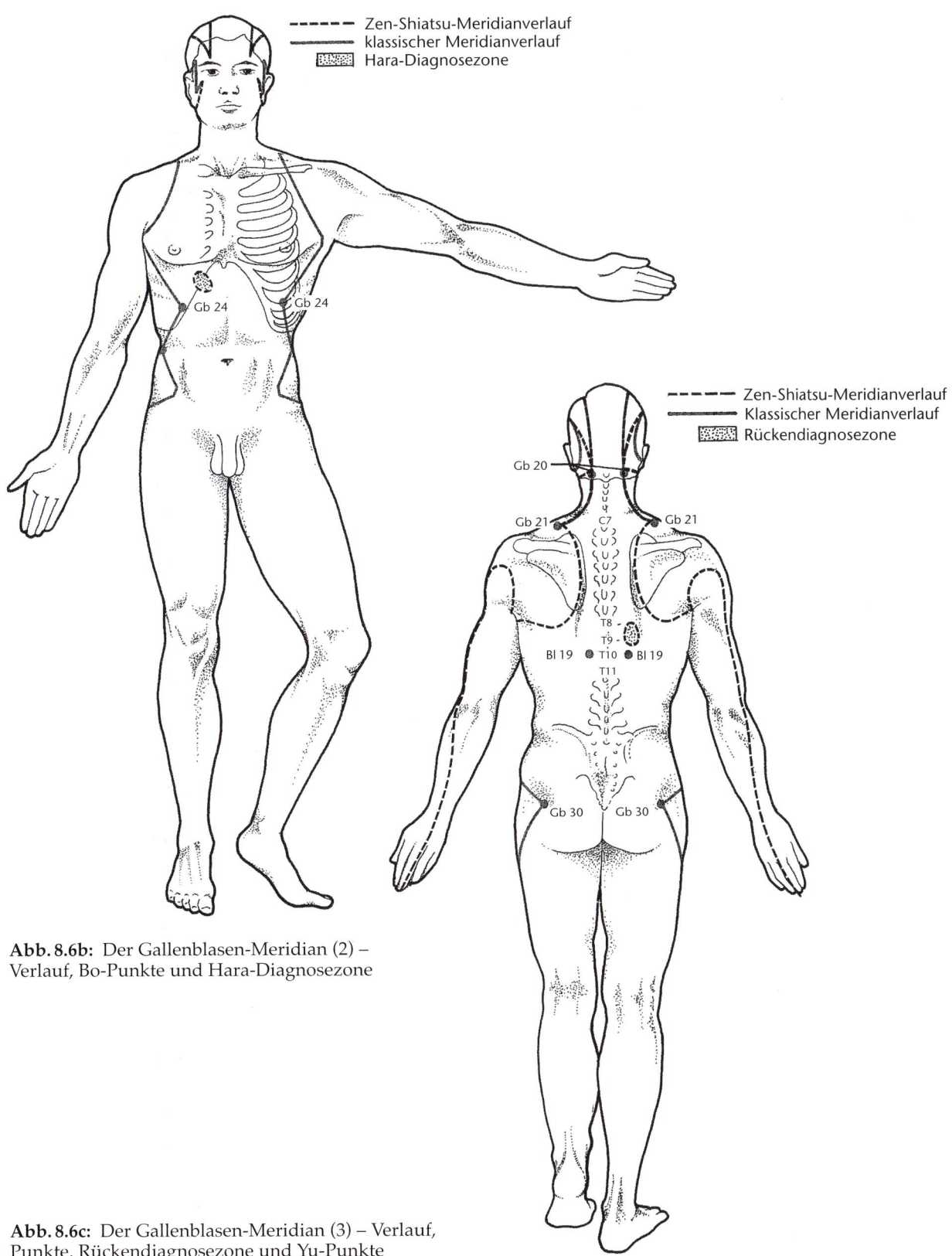

Zen-Shiatsu-Meridianverlauf
klassischer Meridianverlauf
Hara-Diagnosezone

Gb 24   Gb 24

Zen-Shiatsu-Meridianverlauf
Klassischer Meridianverlauf
Rückendiagnosezone

Gb 20
Gb 21   Gb 21
C7
T8
T9
Bl 19   T10   Bl 19
T11
Gb 30   Gb 30

Abb. 8.6b: Der Gallenblasen-Meridian (2) – Verlauf, Bo-Punkte und Hara-Diagnosezone

Abb. 8.6c: Der Gallenblasen-Meridian (3) – Verlauf, Punkte, Rückendiagnosezone und Yu-Punkte

Drittens gibt es im Bereich von Rumpf und Hüfte ganz wesentliche Unterschiede zwischen dem Gallenblasen-Meridianverlauf nach Masunaga und dem klassischen Meridianverlauf. Während der klassische Meridian nach vorne bis zur Mamillarlinie auf der Vorderseite des Brustkorbs zieht und dann wieder zurück über das freie Ende der zwölften Rippe bis nach hinten und etwas oberhalb der Taille, führt Masunaga seinen Meridian gar nicht auf die Vorderseite des Körpers und nach den Meridiantafeln am Rücken auch nur bis zum Ende der elften und nicht der zwölften Rippe. Verantwortlich dafür könnte eine ungenaue Anmerkung oder einfach nur die flexiblere Haltung der Japaner in Bezug auf die Lage der Meridiane und der Punkte sein, wie schon auf S. 116 erwähnt.

Der klassische Meridian zieht auf den Hüften nach vorne in die Leiste (auf Höhe der Spina iliaca anterior posterior) und dann wieder zurück zum Punkt Gb 30 seitlich am Gesäß, bevor er auf einer geraden Bahn an der Beinaußenseite nach unten verläuft. Nach Masunaga nimmt der Meridian seitlich am Körper einen geraden Weg nach unten, vom Ende der elften Rippe über den M. gluteus medius und den Trochanter major des Oberschenkelknochens an der Seite des Beins hinab.

Der Hauptunterschied zwischen diesen beiden Meridianverläufen besteht darin, dass der klassische Gallenblasen-Meridian ausgeprägt zickzackförmig zur Vorder- und Rückseite des Körpers verläuft, fast so, als würde er sie zusammennähen, der Masunaga-Meridian dagegen einer geraden Linie folgt. Man kann sich das vielleicht so erklären, dass der klassische Meridian allein für die Unterstützung der Seiten des Körpers zuständig ist, während der Magen-Meridian die Vorderseite und der Blasen-Meridian die Rückseite aufrecht hält. Im Meridian-Netzwerk des

Zen Shiatsu wird der Gallenblasen-Meridian hingegen von den (gleich langen) Meridianen des Dickdarms und des Dreifachen Erwärmers flankiert, die auch die Punkte im Zickzack-Verlauf des klassischen Gallenblasen-Meridians umfassen und zusätzliche Unterstützung für die Körperseiten bieten, so dass der Zickzack-Verlauf überflüssig ist. Nach dem Zen Shiatsu unterstützen Dickdarm-Meridian und Dreifacher Brenner den Gallenblasen-Meridian bei der Rumpfdrehung, die der traditionelle Gallenblasen-Meridian aufgrund seines Zick-Zack-Verlaufs allein bewältigt.

Die Hara-Diagnosezone der Gallenblase befindet sich rechts unter den oberen Rippen und etwa gegenüber der Hara-Diagnosezone des Magens auf der linken Seite (Abb. 8.6b). Die Rückendiagnosezone, eine kleine, etwa runde Zone, liegt direkt rechts neben der Wirbelsäule auf Höhe des achten und neunten Brustwirbels. Sie ist häufig stark verhärtet, wenn der Gallenblasen-Meridian im Jitsu ist (Abb. 8.6c).

Bedeutung und Funktion des Meridians

Bevor wir eine Entscheidung treffen, schwanken wir zwischen verschiedenen Möglichkeiten: Soll ich es so machen? Oder anders? Der traditionelle Gallenblasen-Meridian verkörpert dieses Schwanken zwischen zwei Optionen durch seinen Zick-Zack-Verlauf, vor allem am Kopf, aber auch am Rumpf, wo körperliche Entscheidungen getroffen werden: Soll ich nach diesem Ast greifen oder nach einem anderen, bevor ich falle? Bringt mich diese Abzweigung in Sicherheit oder die andere, wenn ich verfolgt werde? Der Meridian passt sich an die Umstände und Möglichkeiten des Moments an.

In der traditionellen Betrachtungsweise besitzen Gallenblase und Leber einen militärischen Charakter und der Gallenblasen-Meridian wird durch militärische Uniformen und Haltungen besonders hervorgehoben. Epauletten krönen den Meridian auf den Schultern; Streifen zieren die Seiten der Hosen. (In Anlehnung an dieses militärische Thema haben auch Jogginganzüge Streifen entlang der Hosennähte als Zeichen des Wettbewerbs und der Selbstbestimmung.) Soldaten lernen bei den Exerzierübungen die Habachtstellung in der die Spitzen der Mittelfinger exakt entlang der Hosennaht nach unten zeigen. In dieser Haltung läuft der Zen Shiatsu-Meridian auf der Mittellinie von Arm, Rumpf und Bein nach unten.

Der Kopf muss frei beweglich sein, damit die Sinnesorgane Situationen überschauen können, die Handlungsentscheidungen erfordern. In solchen Situationen werden Augen und Ohren am nötigsten gebraucht; der Gallenblasen-Meridiane verläuft um beide diese Sinnesorgane. Dann bewegt er sich über den Nacken nach unten, genau zwischen den Muskeln, die die Drehung des Kopfes ausführen und den Augen und Ohren ermöglichen, Reize aus allen Richtungen zu empfangen. Das Schulterblatt bildet die Plattform, an der die verschiedenen für die Armbewegungen verantwortlichen Muskeln ansetzen. Der Zen Shiatsu-Meridian läuft um die Schulterblattkante und ermöglicht Bewegung in alle Richtungen. Wo er der Mittellinie entlang über den Arm verläuft, unterstützt er die boxenden, ausholenden und stoßenden Bewegungen, die für Leistungssport und Kampf charakteristisch sind.

Behandlungsablauf

Die günstigste Position für die Behandlung des Gallenblasen-Meridians ist die Seitenlage, aber zum großen Teil lässt er sich auch in Bauchlage und in einigen Abschnitten in Rückenlage oder im Sitzen erreichen.

1. Seitlich am Kopf ist der Gallenblasen-Meridian eigentlich nur in Seitenlage richtig zugänglich. Der untere der beiden Meridianverläufe ist als Furche im Schläfenbereich spürbar, etwa zwei Fingerbreit vom Ohrrand entfernt. Hier können Sie mit der flachen Hand oder dem Daumen arbeiten. Knien Sie dabei im Ausfallschritt neben dem Empfänger und halten seine Stirn mit Ihrer Mutterhand (Abb. 8.7).

2. Der obere der beiden Meridianverläufe am Kopf ist in der Rückenlage besser zu

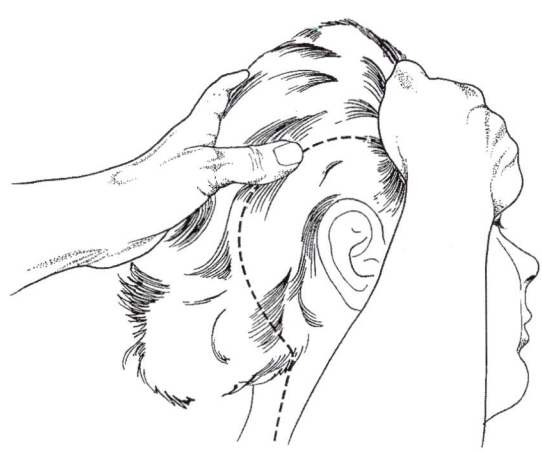

Abb. 8.7: Behandlung seitlich am Kopf

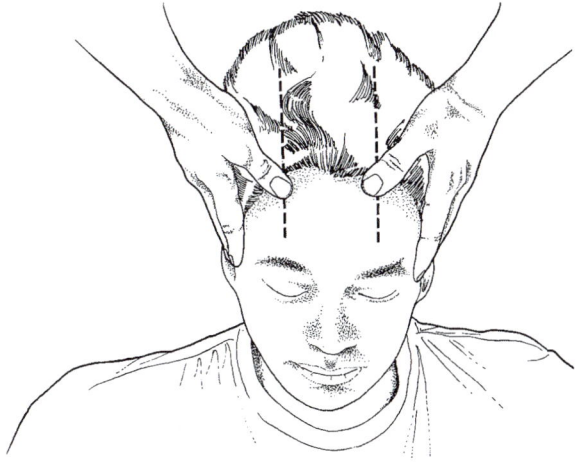

Abb. 8.8: Behandlung im Stirn- und Scheitelbereich

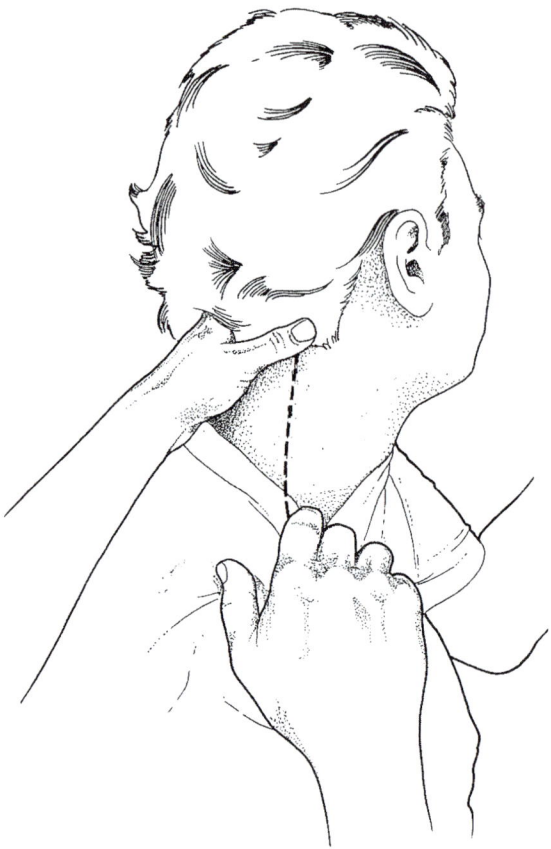

Abb. 8.9: Behandlung am Nacken

erreichen. Er zieht in einer geraden Linie von Gb 14 nach oben. Dieser Punkt befindet sich auf einem Drittel der Strecke zwischen Augenbrauenmitte und natürlicher Haaransatzlinie, seitlich neben dem Blasen-Meridian. Arbeiten Sie an diesem Abschnitt nur mit dem Daumen, nicht mit der Handfläche (Abb. 8.8).

3. Im Nacken ist der Meridian in der Seitenlage erreichbar, wie abgebildet (Abb. 8.9). Ziehen Sie die Schulter des Empfängers mit Ihrer Mutterhand leicht nach unten, um den Meridian zu dehnen. Von Gb 20 aus steigt er in der Rinne zwischen dem M. sternocleidomastoideus und dem M. trapezius nach unten, knapp vor dem Rand des M. trapezius. Sie können diesen Abschnitt auch in der Rückenlage behandeln, indem Sie den Kopf des Empfängers drehen, um den Meridian zugänglich zu machen. Halten Sie ihn in dieser Dehnung (s. S. 63), während Sie ihn mit dem Daumen bearbeiten. Genauso gut können Sie den Meridian behandeln, wenn der Empfänger sitzt.

4. Behandeln Sie den Meridian auf der Schulter in der Seitenlage mit der flachen

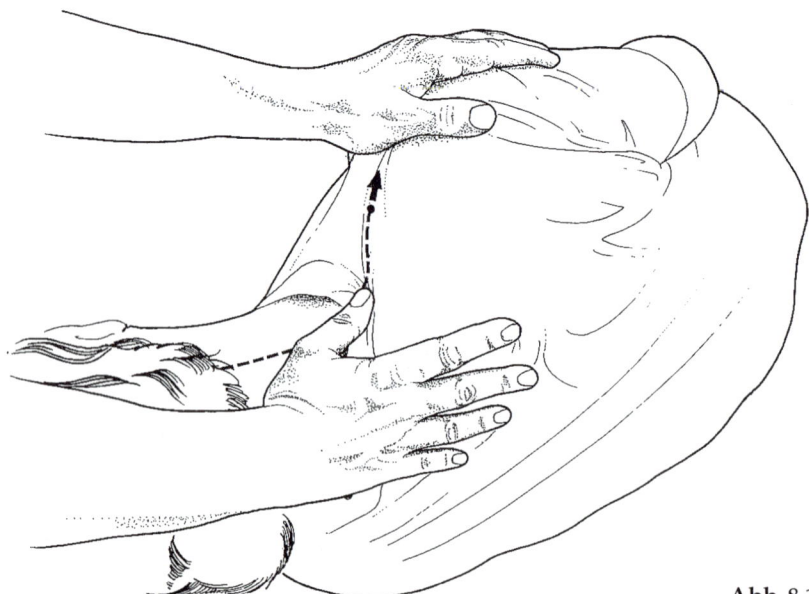

Abb. 8.10: Behandlung auf der Schulter

Hand oder dem Daumen, während Sie
wie abgebildet oberhalb des Kopfes des
Empfängers knien (Abb. 8.10). Drücken
Sie seine Schulter leicht nach unten, um
den Meridian zu dehnen. Den Meridian
auf der Schulter können Sie aber auch in
der Bauchlage behandeln oder – unter
Einsatz der Ellbogen – in der Sitzposition
(s. S. 72). Er verläuft entlang der Oberkante des M. trapezius.

5. Den Gallenblasen-Meridian um das Schulterblatt herum können Sie mit Hilfe des
„Schulterblatt-Lösens" sowohl in der
Bauch- oder Seitenlage als auch in der
Sitzposition erreichen. In Kapitel 4 wird
diese Technik für die Seitenlage und Sitzposition beschrieben. Hier sehen Sie ihre
Anwendung in der Bauchlage. Der Arm
des Empfängers liegt wie bei einem ange-
deuteten Polizeigriff auf dem Rücken. Ihr
Arbeitsdaumen ist abgespreizt und zeigt
zur Handfläche der unterstützenden
Hand. Die Bewegung, mit der die unterstützende Hand das Gelenk anhebt, sollte
geringer sein als der Druck nach unten
durch die arbeitende Hand. Der Meridian
liegt knapp unter der Schulterblattkante

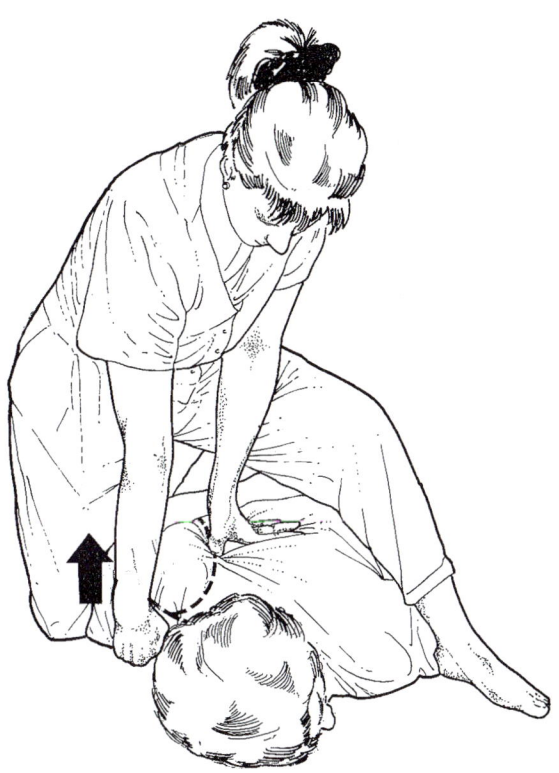

Abb. 8.11: Behandlung um das Schulterblatt
herum

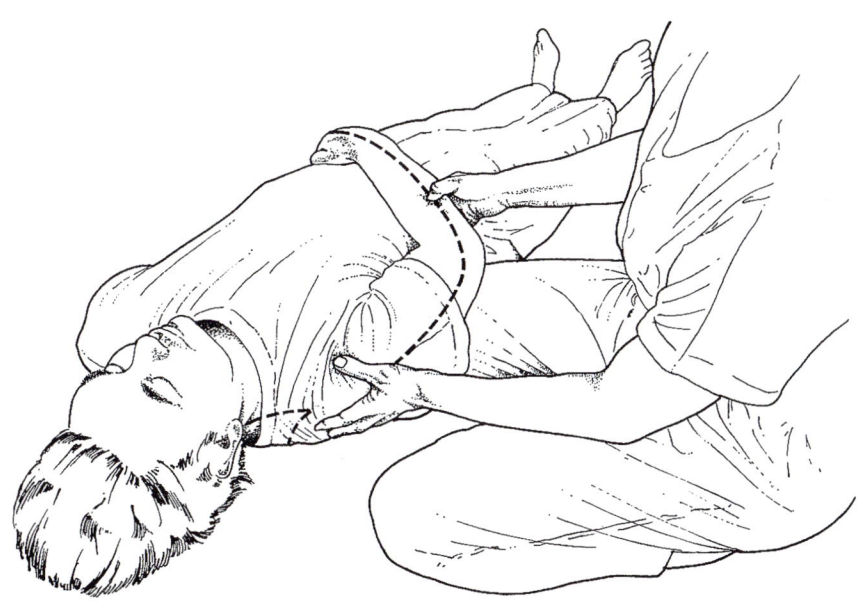

Abb. 8.12: Dehnung des
Meridians am Arm

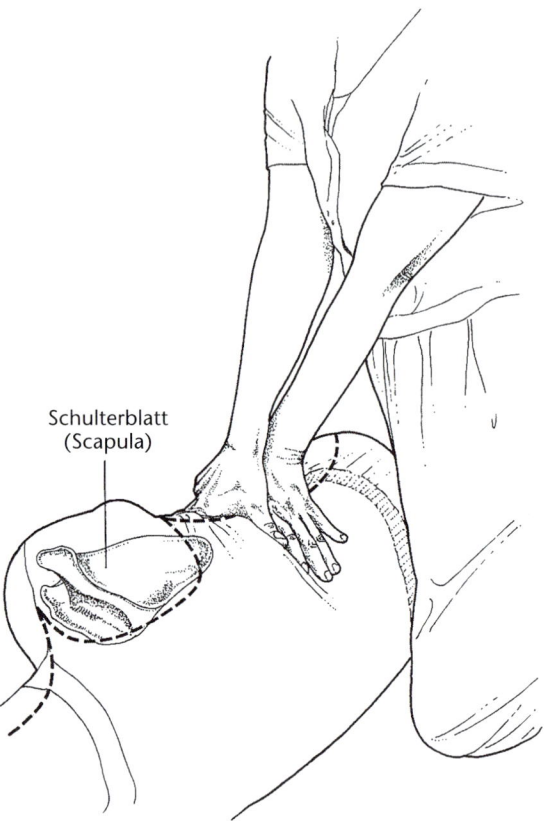

Schulterblatt
(Scapula)

Abb. 8.13: Seitlich am Brustkorb

und damit er zugänglich wird, ist diese leichte Hebebewegung nötig (Abb. 8.11).

6. Der Gallenblasen-Meridian am Arm ist in der Seitenlage am besten zugänglich, denn wenn der Arm des Empfängers am Körper anliegt, befindet sich der Meridian in der Mittellinie der Armoberseite. In der Sitzposition können Sie sich den Arm des Empfängers über Ihren aufgestellten Oberschenkel legen und ihn mit dem Ellbogen behandeln (s. S. 74). Abbildung 8.12 zeigt die Behandlung in Rückenlage, wobei der Empfänger seinen Arm über den Körper zur Hüfte der Gegenseite ablegt. Der Meridian folgt der Mittellinie des Armes. Der Ansatzpunkt des M. deltoideus und der Mittelfinger können als Wegmarkierung dienen. Arbeiten Sie hier mit der flachen Hand oder dem Daumen. Achten Sie darauf, den Arm des Empfängers an der Schulter mit Ihrer Mutterhand und unten mit einem untergeschobenen Knie zu unterstützen (Abb. 8.12).

7. In seinem Verlauf seitlich des Brustkorbs lässt sich der Gallenblasen-Meridian nur bei Seitenlage des Empfängers bequem erreichen. Behandeln Sie hier wie in Kapi-

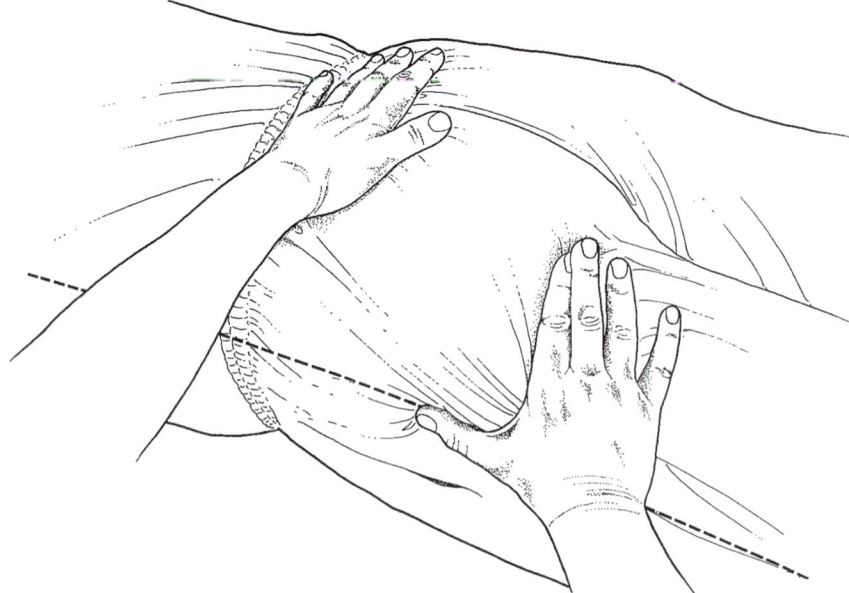

Abb. 8.14: Entlang der Hüfte

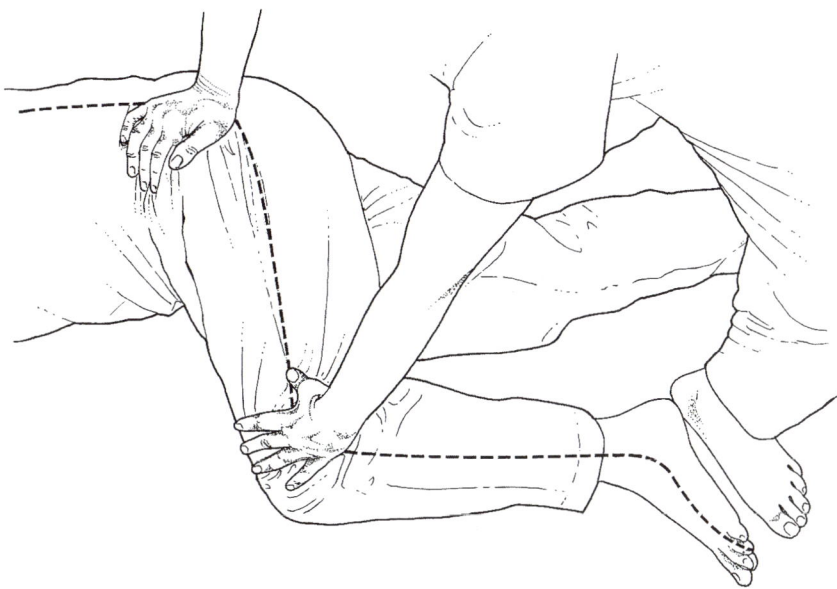

Abb. 8.15: Am Bein

tel 4 beschrieben (s. S. 70) oder mit beiden Händen gemeinsam, indem Sie wie abgebildet mit der (doppelten) Tigermaul-Technik (Abb. 8.13) statt mit den Handflächen arbeiten bzw. beide Daumen gleichzeitig bei der Daumentechnik benutzen.

8. Im Hüftbereich zieht der Meridian direkt nach unten, von der Taille über den M. gluteus medius und knapp hinter dem großen Trochanter des Oberschenkelknochens. Am leichtesten erreichen Sie ihn in der Seitenlage, wo Sie Ihre flache Hand, Daumen oder Ellbogen einsetzen können. Allerdings lässt er sich wie abgebildet auch in der Bauchlage behandeln (Abb. 8.14). Hierzu verlagern Sie Ihren eigenen Schwerpunkt nach unten, um senkrechten Druck ausüben zu können, was in diesem Fall auf horizontales Einsinken hinausläuft (Abb. 8.14).

9. Den Meridian am Bein behandeln Sie in natürlicher Fortsetzung seiner Behandlung an der Hüfte am besten in der Seitenlage mit Handfläche und Daumen, wie abgebildet (Abb. 8.15). Um ihn in der Bauchlage zu behandeln, bringen Sie das Bein, wie auf S. 57 gezeigt, in eine Dehnung.

Die wichtigsten Punkte auf dem Gallenblasen-Meridian

Gallenblase 1

In der Vertiefung seitlich des äußeren Augenwinkels.

Funktionen
- leitet Wind-Hitze aus
- kühlt Feuer
- klärt die Augen

Hauptanwendung: Augenbeschwerden, Migräne.

Behandlungsmethode: Der Punkt befindet sich in einer winzigen Grube von der Größe eines Reiskorns im Knochen neben der Augenhöhle. Wenn Ihre Finger oder Ihr Daumen nicht klein genug sind, sollten Sie mit der Kante des Daumens oder Fingers in den Punkt einsinken, während Sie mit der Mutterhand das Auge bedecken. Am einfachsten ist das, wenn Ihr Empfänger auf der Seite liegt.

Gallenblase 14

Auf der Stirn, einen Daumen breit über dem Mittelpunkt der Augenbraue.

Funktionen
- vertreibt äußeren Wind
- überwindet aufsteigendes Ki.

Hauptanwendung: Anspannung des Auges und der Stirn und einseitige Kopfschmerzen.

Behandlungsmethode: Der Empfänger liegt dabei auf dem Rücken und Sie lehnen sich mit beiden Daumen gleichzeitig in den Punkt.

Gallenblase 20

Unter der Schädelbasis, innerhalb der Haarlinie, zwischen dem M. trapezius und dem M. sternocleidomastoideus. Es handelt sich praktisch um eine Vertiefung unterhalb des Schädels im Bereich der „Ecken" der hinteren Haargrenze auf einer gedachten Mittellinie zwischen Nackenrückseite und Mastoid auf beiden Seiten.

Funktionen
- vertreibt inneren und äußeren Wind
- beruhigt das Leber-Yang
- stärkt Augen und Ohren
- klärt das Gehirn.

Hauptanwendung: Anspannung in Nacken und Schultern, Nackenprobleme, Migräne, Spannungskopfschmerz, Erkältung oder Grippe mit Kopfschmerzen, Beschwerden von Auge und Ohr.

Behandlungsmethode: Sie erreichen den Punkt am einfachsten, wenn der Empfänger wie in Abb. 8.9 in Seitenlage liegt. In dieser Position können Sie mit dem Daumen einsinken, während Ihre Mutterhand die Stirn

stützt. Der beste Winkel ist auf das gegenüberliegende Auge gerichtet. Der Punkt lässt sich auch in der Rückenlage erreichen, entweder über das Balancieren des Schädelrandes (s. S. 39) oder auch durch die diagonale Dehnung des Nackens (s. S. 64). In dieser Position ist der Punkt sehr effektiv. Als Letztes können Sie den Punkt in der Sitzposition behandeln (s. S. 76), er eignet sich als Drehpunkt für die Rotationen des Nackens.

Gallenblase 21

Auf der Schulterhöhe auf halber Strecke zwischen LG 14 und dem Akromion.

Funktionen
Dieser Punkt besitzt stark absenkende Eigenschaften und hilft deshalb:

- Nacken- und Schultersteife zu verringern
- Wehentätigkeit und Geburt (während der Austreibungsphase) zu unterstützen
- den Milchfluss bei stillenden Müttern zu fördern.

Hauptanwendung: Die oben erwähnten Symptome.

Behandlungsmethode: Suchen Sie nach einer leichten Einbuchtung im Muskel, etwa auf halber Strecke entlang der Schulteroberkante. Dieser Punkt ist häufig sehr empfindlich, lehnen Sie sich zunächst vorsichtig an, auch bei Jitsu-Bedingungen stößt kräftiges Anlehnen auf Widerstand. Sobald der Punkt nachgibt, können Sie mehr Körpergewicht hineinlehnen. Seien Sie innerlich auf die Füße ausgerichtet. Der Punkt ist in allen vier Positionen erreichbar. In Rückenlage ist auf dem Brustkorb ein guter Platz für die Mutterhand, in Bauchlage zwischen den Schulterblättern und in Seitenlage können Sie die Schulter mit der Mutterhand sanft nach unten drücken. In der

Sitzposition müssen Sie wahrscheinlich aufstehen, um den richtigen Winkel einzunehmen, es sei denn, der Empfänger sitzt auf einem Stuhl. Setzen Sie Daumen oder Ellbogen ein.

Gallenblase 30

Ein Drittel der Strecke zwischen Trochanter major des Oberschenkelknochens und Hiatus sacralis (Kreuzbeinkanalöffnung).

Funktionen
* tonisiert Ki und Blut
* entfernt Feuchte-Hitze aus dem Unteren Brenner
* Kreuzungspunkt von Blasen und Gallenblasen-Meridian (daher ein wichtiger Punkt für die Ausrichtung der Hüftregion).

Hauptanwendung: Schmerzen in der Hüfte, Ischialgie, Schwäche der Beine, Beschwerden im Genital- oder Analbereich.

Behandlungsmethode: Sie erreichen den Punkt am bequemsten in der Seitenlage, aber Sie können ihn auch in der Bauchlage behandeln. Dieser Punkt ist empfindlich, lehnen Sie sich vorsichtig an. Legen Sie Ihre Mutterhand auf das Kreuzbein und suchen Sie einen Druckwinkel, der die Verbindung mit der Mutterhand ermöglicht. Bei Beschwerden im Genitalbereich richten Sie den Druck zur Vorderseite, bei Beschwerden im Analbereich zum Rücken hin.

Gallenblase 34

In der unteren Vertiefung vor dem Fibulaköpfchen.

Funktionen
* entspannt die Sehnen
* fördert den ungehinderten Fluss des Leber-Ki.

Hauptanwendung: Ischiasschmerzen, die seitlich am Bein nach unten ausstrahlen; Hüftschmerzen, Verstauchungen oder Zerrungen an einer beliebigen Stelle im Körper und Gelenkschmerzen auf Grund von stagnierendem Leber-Ki.

Behandlungsmethode: Behandeln Sie den Punkt in jeder Position, während Sie den Gallenblasen-Meridian entlanggehen. Sie finden den Punkt mit dem Daumen, wenn der Empfänger sein Bein anwinkelt und Sie Ihre Hand über sein Schienbein legen. Wenn Sie den Punkt gegen Ischiasschmerzen einsetzen, sollten Sie bei dem Empfänger eine starke Empfindung auslösen und eine Verbindung zu Ihrer Mutterhand auf dem Bereich um Gb 30 wahrnehmen.

Gallenblase 40

In der unteren Vertiefung vor dem Außenknöchel (Malleolus lateralis).

Funktionen
* Ursprungs-Punkt der Gallenblase
* fördert den ungehinderten Fluss des Leber-Ki.

Hauptanwendung: Migräne, Schmerzen der Hüfte, Stress bedingte Verdauungsbeschwerden.

Behandlungsmethode: Bei Hüftschmerzen behandeln Sie den Punkt in der Seitenlage und stellen eine Verbindung mit Ihrer Mutterhand auf der Hüfte her. Diese Technik eignet sich auch bei Verdauungsbeschwerden, legen Sie Ihre Mutterhand auf eine geeignete Stelle, vielleicht auf der Lendengegend oder dem mittleren Rücken (wo Sie die beste Verbindung spüren). Bei Migräne empfiehlt es sich, den Punkt in Rückenlage zu drücken, so können Sie den Kopf sehen und Ki von dort weg nach unten leiten. Gb 40 lässt sich als Drehpunkt für Rotationen des Knöchels einsetzen.

Yu-Punkt des Gallenblasen-Meridians

Bl 19 – zwei Finger breit neben der Mittellinie der Wirbelsäule, in Höhe der Unterkante des 10. Brustwirbel-Dornfortsatzes.

Funktionen
* unterstützt alle Gallenblasen-Funktionen

Hauptanwendung: Verdauungsbeschwerden.

Behandlungsmethode: Beidseitig, mit beiden Daumen, der Empfänger befindet sich in Bauchlage.

Bo-Punkt des Gallenblasen-Meridians

Gb 24 – auf der Medioklavikularlinie (durch Brustwarze), zwischen der siebten und achten Rippe (eine Rippe unterhalb von Le 14).

Funktionen
* leitet Feuchte Hitze aus Gallenblase und Leber

Hauptanwendung: Verdauungsbeschwerden in Verbindung mit der Gallenblasen- oder Leber-Energie; große Schmerzempfindlichkeit bei normalem Druck ist ein Hinweis auf eine Pathologie der Gallenblase.

Behandlungsmethode: Lassen Sie Ihre Fingerspitze senkrecht zwischen die Rippen einsinken, wenn Ihr Empfänger auf dem Rücken liegt. Die Mutterhand auf dem Abdomen unterstützt.

Das Feuer-Element – Herz, Dünndarm, Herz-Kreislauf und Dreifacher Erwärmer

„Nachdem die große Täuschung, die Dunkelheit des Herzens, bereinigt ist, erhebt sich das strahlende Licht der klaren Sonne ohne Einschränkung."
H. H. Dudjom Rinpoche

Entsprechungen: Umwandlungskraft, Licht, Wärme, Erregung, Bewegung, Reaktionsfähigkeit

Feuer ist (wie Wasser) ein widersprüchliches Element. Wohltuend in seiner Wirkung auf die Menschheit wärmte es unsere Feuerstellen, ließ es uns Essen kochen und Metalle schmieden. Und gleichzeitig ist Feuer der schnellste und grausamste Zerstörer, wenn es unkontrollierbar in trockenen Wäldern wütet oder Kugeln und Bomben zündet. Sogar die Sonne, die Quelle von Licht, Wärme und Wohlbefinden, kann versengen und verbrennen, wenn wir uns nicht vor ihrer Kraft in Acht nehmen. Als Extremform des vernichtenden Feuers ist die Atombombe „strahlender als tausend Sonnen".

Die Kraft des Feuers liegt von Natur aus in seiner Fähigkeit der Umwandlung, der Transformation. Es vermittelt schnelle und nicht mehr rückgängig zu machende Veränderungen: Holz verbrennt und lässt zunächst Holzkohle, dann Asche zurück; ein Teig geht auf und verfestigt sich, um zu Brot zu werden; Tonerde härtet zu Porzellan aus, Chemi-

kalien verbinden sich zu neuen Substanzen. Feuer zerstört also die eine Gestalt und lässt eine neue entstehen. Diese Kraft der Transformation, die wir inzwischen als selbstverständlich hinnehmen, war für die Menschen der Urzeit so erstaunlich, dass sie Feuer als Ausdruck des Göttlichen verehrten. Mit dem Ausbau ihrer philosophischen und theologischen Lehren übernahmen viele Schulen, auch der Taoismus, die Metapher des Feuers als Symbol für Transformation und Wiedergeburt: Es repräsentiert die Kraft, durch Zerstörung der physischen Gestalt die reine Essenz des Geistes zu erlangen.

Obwohl wir Feuer nicht länger als göttliche Kraft ansehen, bleibt es ein vorherrschendes Symbol in religiösen Bildern, doch sein zerstörerischer Aspekt wird nun nicht mehr beachtet. Licht, der Begleiter des Feuers, gilt weiterhin als Metapher des Göttlichen, und bei den meisten religiösen Zeremonien ist Feuer – von den Kerzen der christlichen Kirchen bis zu den Butterlampen des tibetischen Buddhismus – in irgendeiner Form gegenwärtig. Es ist gleichsam so, als symbolisierten Schein, Glanz und Wärme dieser Lichter von Menschenhand die Eigenschaften des menschlichen Geistes, das, was gelegentlich als „göttlicher Funke im Menschen" bezeichnet wird.

Der Blick in eine Flamme bzw. in ein Feuer ist eine der besten Methoden, um das Bewusstsein mit dem Unbewussten in Einklang zu bringen. Denn die Bewegung und das Flackern des Feuers wirken wie ein natürliches Stroboskop und veranlassen die Erzeugung von Alphawellen im Gehirn. Diese stehen für die Qualität der Ruhe und Einsicht und bewirken das Fließen kreativer Kräfte. Aus diesem Grund war die Feuerstelle traditionell der Mittelpunkt einer sozialen Gruppe: Hier konnte sie ihr Gemeinschaftsgefühl ausleben und ihre Kreativität in Geschichten und Liedern zum Ausdruck bringen. Die behagliche Wärme eines Feuers fördert Entspannung und Zusammensein, das flackernde, bewegliche Licht stimmt den Geist friedlich und schöpferisch.

Wenn ein Feuer kontrolliert brennt, z. B. in einer Feuerstelle, und seine Yang-Kraft gezähmt ist, tritt seine Yin-Qualität der Reaktionsbereitschaft zutage. Die Flammen reagieren dann auf den geringsten Luftzug mit Veränderung und Bewegung. Es hat auch einen engen Bezug zu der Quelle, aus der es sich nährt. Wenn wir beobachten, wie Flammen einen brennenden Holzscheit umzüngeln, begreifen wir, wieso das Feuer-Hexagram im *I Ging* „Li, das Haftende" heißt.

Feuer, das wild und hoch brennt, hat allerdings eine weitaus erregendere Wirkung. Von allen Elementen hat das Feuer den stärksten Yang-Charakter, und wenn Gefühle überkochen, verstärken Hitze, Bewegung und Energie des Feuers noch die Erregung. So werden Aufstände und Rebellion immer von Feuer begleitet. Feuer stellt also nicht nur ein schnelles und einfaches Mittel der Zerstörung dar, sondern vermag auch die Gefühle der Menge widerzuspiegeln, zu verstärken und zu erregen.

In der östlichen Medizin kommen beide Aspekte des Feuers zum Ausdruck. So verkörpern die Meridiane des Feuer-Elements zum einen Licht, Glanz und Reaktionsbereitschaft

des Geistes, die Bestandteile des menschlichen Bewusstseins. Und zum anderen kann Feuer als unkontrollierte zerstörerische Energie im Körper vorhanden sein und oft noch von unseren Gefühlen angetrieben werden. Diese Art des Feuers ist nicht ausschließlich auf die Meridiane des Feuer-Elements beschränkt, sondern kann ebenso in der Energie von Magen und Leber wie des Herzens ihren Ursprung haben. Um sie vom körpereigenen Feuer-Ki zu unterscheiden, habe ich sie im ganzen Text als „pathogenes Feuer" bezeichnet.

Beziehung der Feuer-Meridiane untereinander

Da das Feuer-Element als einziges durch zwei Meridianpaare vertreten ist, ist es angebracht, die Dynamik ihrer Beziehungen untereinander zu beleuchten.

Das Herz, in dem das Shen bzw. das Bewusstsein zu Hause ist, übernimmt die zentrale Funktion des Feuers. Und genau an diesem Punkt verschmilzt die medizinische Theorie mit der chinesischen Kosmologie und Philosophie. Denn entsprechend der Zuordnung des Bewusstseins zum Feuer-Element, wird das Bewusstsein metaphorisch dem Licht gleichgesetzt, dem göttlichen Funken in jedem empfindungsfähigen Wesen. Dieser Funke ist in jedem Einzelnen einzigartig und dennoch Teil des universellen Bewusstseins mit seinem größeren Glanz. Obwohl hin und wieder mit „Geist" oder „Shen" übersetzt, muss das Licht des Bewusstseins nicht unbedingt spirituelle Qualität haben. Es steht vielmehr für die Aufmerksamkeit, die Geistesgegenwart, die uns bei jeder Handlung leitet und sei sie noch so banal und alltäglich.

In medizinischen Texten des Ostens werden verschiedene Organe häufig mit Funktionsträgern in einem Staatswesen verglichen.

Demnach nimmt das Herz den Platz des Kaisers ein. Entsprechend dem Kaiser im alten China, der als Sohn des Himmels die göttliche Autorität auf Erden verkörpert, bietet das Herz, indem es den Geist oder das Shen beherbergt, dem göttlichen Teil unseres Wesens eine körperliche Heimat.

Da das Herz als Kaiser und zentrale Herrscherfigur über das Körper-Geist-Gebiet auch Schutz benötigt, sind alle anderen Meridiane des Feuer-Elements auf ganz unterschiedliche Art und Weise Beschützer des Herzens oder auch Gesandte, die seinen Einfluss zu vergrößern helfen. Die Grenzen der Meridiane überschneiden sich deshalb und bis zu einem gewissen Grad sind alle Feuer-Meridiane Erweiterungen der Herz-Energie.

Der Dünndarm-Meridian beschützt das Herz, indem er unmittelbare Gefahren abwendet, so wie ein Vorkoster testet, ob eine Speise vergiftet ist. Auch die Herz-Kreislauf-Energie, die durch den Kreislauf bzw. die Zirkulation zwischen Herz und Oberfläche vermittelt, wirkt schützend, wenn auch auf andere Weise. In den Schriften wird der Herz-Kreislauf-Meridian deshalb mit einem Botschafter verglichen. Da er jedoch auch einige Arbeitsaufgaben des Herzens übernimmt, könnten wir in ihm eher einen kaiserlichen Stellvertreter auf höherer Rangstufe sehen, etwa einen Premierminister oder Großwesir. Auch der Dreifache Erwärmer hat eine Botschafter-Funktion. Er vermittelt zwischen den drei Distrikten des Kaiserreichs, indem er das Ursprungs-Ki zu allen Organen in den Drei-Brenner-Räumen sendet.

Diese Beziehungen lassen sich in einem Schema darstellen (Abb. 9.1). Das Herz, der Kaiser, hält die zentrale Stellung inne, geschützt durch die Nähe seines Leibwächters, den Dünndarm. Beim Premierminister, dem

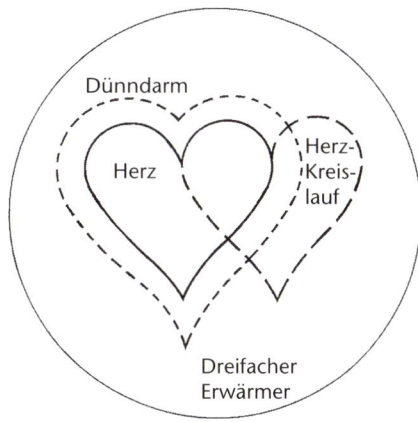

Abb. 9.1: Die Beziehungen der Feuer-Meridiane untereinander

Herz-Kreislauf, kommt es zu Überschneidungen mit der Position des Herzens, während seine Einflusssphäre weit in den Bereich des Dreifachen Erwärmers hineinreicht, der das Feuer-Element im gesamten Körper-Geist-Gebiet vertritt.

Die Funktionen und Beziehungen untereinander werden in den Erläuterungen zu den einzelnen Meridianen des Feuer-Elements weiter ausgeführt.

Ming Men

Das in den klassischen Texten verankerte Bild des Herzens als Kaiser findet seine Fortsetzung in der Unterteilung des Feuer-Elements in „herrschendes Feuer" (Herz) und „ministerielles oder unterstützendes Feuer". In den Kommentaren wird das ministerielle Feuer wahlweise als Herz-Kreislauf-Meridian bezeichnet, der den „Willen des Herzens" an den ganzen Körper weitergibt, oder als Ming Men angegeben, das Feuer in den Nieren. Diese winzige, aber wild lodernde Flamme wird zutreffend als Tor des Lebens benannt – so lautet die wörtliche Übersetzung von Ming Men. Im Abschnitt über den Dreifachen Erwärmer finden Sie weitere Erklärungen dazu.

Ming Men versinnbildlicht die Vereinigung von Feuer und Wasser, das Zusammentreffen von Yang und Yin. Weil das Bewusstsein Yang-Qualität hat und die Form Yin-Qualität, bildet das Nieren-Feuer, das beide vereint, die Wurzel unserer Existenz. Ming-Meng repräsentiert auch das „Ki, das sich zwischen den Nieren bewegt", die erzeugende Kraft im Hara. Die Form (Yin) braucht Energie (Yang), damit sie belebt wird und wachsen kann. Das Ursprungs-Ki und die Essenz, die Grundlagen von Yang und Yin im Körper, treten durch Ming Men, das Tor des Lebens, in Erscheinung.

Shen – das geistige Potenzial des Feuer-Elements

Nach Ansicht mancher Autoritäten auf diesem Gebiet ist „Geist" die beste Übersetzung für Shen, für andere ist es „Verstand"; doch was versteht man in dem Fall unter „Verstand"? Gemeint ist nicht der denkende Intellekt, der in den Einflussbereich der Milz fällt. Alle spirituellen Aspekte des Organs, die so genannten „Fünf Shen" in der chinesischen Medizin repräsentieren verschiedene Aspekte des Bewusstseins; das Shen des Herzens ist die reinste Form des Bewusstseins, also Achtsamkeit. In dem Wort Shen besteht eine Verbindung zur Tugendhaftigkeit, ein Wort, in dessen chinesischem Schriftzeichen als Grundwort „Herz" enthalten ist. Und es entspricht dem Wesen des Shen, auszustrahlen und zu leuchten.

Obwohl die chinesische Medizin noch aus prä-buddhistischer Zeit stammt, scheint das Konzept des Shen der buddhistischen Vorstellung vom Geist als reinem Bewusstsein in losgelöstem Zustand zu entsprechen, einem Zustand, der manchmal als Buddha-Natur bezeichnet wird. Diese Buddha-Natur existiert in allen Lebewesen, und nach der buddhistischen Lehre kommt es durch die Erkenntnis und Identifizierung mit diesem

reinen Bewusstsein in uns selbst zur Erleuchtung. Folglich ist es sowohl göttlichen Ursprungs als auch im physischen Körper verwurzelt. Und gleichwohl für jedes Lebewesen ein einzigartiger Schatz und doch in allen vorhanden.

Das Bewusstsein entspricht der Buddha-Natur nur, wenn es völlig rein und losgelöst ist – „leer" lautet ein oft benutzter, nicht gerade ansprechender Begriff dafür. Entsprechend kann auch der Verstand nur mit Shen gleichgesetzt werden, wenn er frei von Bindungen ist. Dann bietet er unseren spirituellen und mentalen Fähigkeiten einen klaren, bewussten Raum, in dem sie bewirken können, dass wir handeln und unsere individuelle Bestimmung erfüllen. Vielleicht werden deshalb die spirituellen Aspekte kollektiv als die „Fünf Shen" bezeichnet: Sie gruppieren sich unter dem Shen des Herzens ein, das sie alle umfasst und dabei selbst weiträumig, klar und strahlend wie der Himmel ist.

Bei all dem muss das Herz-Shen in der Realität verankert bleiben und auf die Anforderungen aller physischen Gegebenheiten reagieren. Das macht das Wesen der „Angemessenheit" aus, der Tugend, die aus dem richtigen Einsatz der spirituellen Möglichkeiten des Herzens entsteht. Wenn sich das reine Bewusstsein, das frei von Bindungen ist, für die Belange der physischen Existenz einsetzt, ist richtiges und angemessenes Verhalten die Folge. Auf diese Weise stellt Shen das Bindeglied zwischen Himmel und Erde dar, ebenso wie der Kaiser, der Sohn des Himmels, in seiner Herrschaft den Himmel auf Erden vertreten sollte.

Bewegungsrichtung: nach außen

Die Bewegung des Feuer-Elements hat Ähnlichkeiten mit der Bewegung des Holz-Elements: Da beide Yang sind, neigen ihre Energien dazu, nach oben zu fließen, wenn das

Element aus dem Gleichgewicht geraten ist. Unkontrolliert wütendes Feuer lodert nach oben und pathogenes Feuer ruft Symptome im oberen Teil des Körpers hervor, z. B. Kopfschmerzen, gerötete oder schmerzende Augen bei Leber-Feuer, Aphthen im Mund bei Herz-Feuer oder Zahnfleischbluten bei Magen-Feuer. Weil auch das Shen durch das aufsteigende Feuer gestört wird, kommt es in allen genannten Fällen zu geistiger Ruhelosigkeit und Erregtheit, häufig kombiniert mit Schlaflosigkeit.

Im ausgewogenen Zustand des Feuer-Elements strahlt seine Energie wie Licht gleichmäßig nach außen, und sein Einfluss verbreitet sich mit dem Kreislauf in alle Bereiche des Körpers. Sein charakteristischer Ausdruck findet sich allerdings in der oberen Körperhälfte: in der Gesichtsfarbe und den Augen.

Emotion: Freude

Vermutlich ist „Freude" eine falsche Übersetzung des chinesischen Schriftzeichens für die zur Herz-Energie gehörende Emotion, da es „nach etymologischen Studien Freude und Genuss am Essen' bedeutet."[1] Die Emotion des Herzens ist also ruhig und gelassen, eine Art Zufriedenheit, die sich nicht offen oder geräuschvoll ausdrückt.

Übermäßige Freude gilt als eine Ursache für Krankheit (s. Kap. 5) und sollte vermieden werden. Zu viel Begeisterung oder Aufregung, z. B. durch gute Nachrichten oder bei Feierlichkeiten, kann zu einem Ungleichgewicht oder zu einer Erkrankung führen.

Auch eine übertriebene Hochstimmung ohne ersichtlichen Grund kann manchmal Symptom einer Störung sein. Ein extremes

Beispiel dafür ist die Manie, die mit großer Erregung des Betroffenen einhergeht. Er bleibt nicht auf dem Boden der Wirklichkeit oder er reagiert unangemessen auf Situationen, was zeigt, dass sein Shen verwirrt ist. Doch bei Shiatsu-Behandlungen haben Sie es häufiger mit Klienten zu tun, die bei einem Ungleichgewicht im Feuer-Element trotz Schmerz oder Kummer geradezu unnatürlich heiter sind. Zufriedenheit ist eine Eigenschaft des Shen. Auch wenn Zufriedenheit vielleicht keine adäquate Reaktion auf Krankheit ist, lässt sie diese unter Umständen leichter ertragen. Wir müssen diese Reaktion als ein diagnostisches Zeichen wahrnehmen, auch wenn wir uns noch so sehr damit anfreunden könnten.

Im Nei Jing Su Wen steht: „Übermäßiges Shen zeigt sich in unaufhörlichem Lachen, leeres Shen in Traurigkeit." Manchmal weist ein „Mangel an Freude" auf ein Problem im Feuer-Element hin. Dieser Mangel an Freude lässt sich von der Trauer, die dem Metall-Element zugeordnet wird, unterscheiden, wenn Sie darauf achten, wie der Empfänger auf die Wärme von anderen, in dem Fall von Ihnen als Shiatsu-Therapeutin, anspricht. Handelt es sich um ein Problem des Metall-Elements, bleibt er distanziert und reagiert nicht. Bei einer Störung im Feuer-Element wird er sich durch Ihre Heiterkeit anstecken lassen, aber sofort wieder in einen „Mangel an Freude" zurückfallen, sobald diese Anregung nicht mehr gegeben wird.

Farbe: Rot

Rot ist die Farbe, die wir ganz spontan mit Feuer in Verbindung bringen. Als Farbe des sauerstoffreichen Blutes ist es auch, zu Rosa verdünnt, die Farbe, die mit einem gesunden Herz-Kreislauf-System einhergeht.

Ein kräftiger, unveränderlich roter Hautton ist eher als Hinweis auf ein pathogenes

---

[1] *Fujido's Etymological Dictionary*, zitiert in: *Hara Diagnosis, Reflections on the Sea*, S. 33.

Feuer bei extremer Hitze in Magen, Leber oder Herz zu werten, und weniger als Zeichen einer Unausgewogenheit des Ki in den Feuer-Meridianen selbst zu sehen. Eine Störung im Feuer-Element kann z. B. die Ursache für schnelles Erröten sein, wenn das Herz zu rasch auf emotionale Reize reagiert, oder zu einer permanent rosigen Tönung um Augen oder Mund herum führen.

Klang: Lachen

Erinnern Sie sich an das Zitat aus dem Nei Jing Su Wen: „Übermäßiges Shen zeigt sich in unaufhörlichem Lachen." Übertriebenes oder unangemessenes Lachen kann durchaus ein Zeichen sein, dass das Feuer-Element aus dem Gleichgewicht geraten ist. Weil Lachen für uns ein natürliches Mittel ist, um peinliche soziale Situationen zu entspannen, vergessen wir manchmal, dass es auch diagnostische Hinweise geben kann. Es kommt wohl selten vor, dass Menschen mit einem Ungleichgewicht im Metall- oder Holz-Element in Gelächter ausbrechen, wenn sie nervös oder verlegen sind, weil sie ihre charakteristische Art und Weise haben, zu reagieren. Lachen wirkt auch gewinnend und anziehend, so dass man die Unangemessenheit leicht übersehen kann, wenn die Klientin mit einem Lachen vom Tod ihres Vaters spricht (wie ich es tatsächlich in meiner Praxis erlebt habe), zumal ständiges Lachen oder Kichern Ausdruck einer anziehenden, sprudelnden Persönlichkeit zu sein scheint oder sogar ist. Bei dieser Erscheinungsform des Feuer-Elements wird Lachen zu einem Bestandteil des Stimmklangs, als läge ständig ein glucksendes Lachen dahinter, und die Sprechweise ist oft extrem schnell.

Die andere Seite des Feuer-Ungleichgewichts beschreibt die zweite Hälfte des Zitats – „leeres Shen zeigt sich in Traurigkeit". Wenn das Feuer fehlt, erscheint der Klient still, fast trauernd und lacht eigentlich nur, wenn Wärme und Herzlichkeit einer anderen Person ihn dazu ermuntern.

Geruch: verbrannt

Diesem Geruch begegnet man in der klinischen Praxis nur selten, doch manchmal können Klienten mit einem Ungleichgewicht im Feuer-Element wie verbrannte Bügelwäsche riechen.

Sinnesorgan: die Zunge

Das Feuer-Element wird wegen der Fähigkeit zur Kommunikation mit der Zunge, dem Sprechorgan, in Verbindung gebracht, während die Zunge als Geschmacksorgan dem Mund und somit dem Erd-Element zugeordnet wird. Natürlich ist die Sprache nicht das einzige Mittel der Kommunikation zwischen Menschen. Direkter und offener miteinander sprechen lässt sich mit den Augen, und tatsächlich sagt man, Shen sei in den Augen sichtbar.[2]

Mit Hilfe der Zunge können wir „unsere Herzen sprechen" lassen und unseren emotionalen Reaktionen auf die Außenwelt Ausdruck verleihen. Und weil das Feuer-Element für unsere Reaktionsfähigkeit steht, wird auch der Bezug zur Zunge verständlich. Sprachstörungen wie Stottern oder Stummheit werden normalerweise über die

---

[2] Ein anderes Kommunikationsmittel, das den Chinesen früherer Zeiten nicht zur Verfügung stand, ist die Gebärdensprache der Taubstummen. Es gibt Hinweise, dass für die Zeichensprache die gleiche Hirnregion wie für die gesprochene Sprache zuständig ist. Wie Filmaufnahmen von einer jungen taubstummen Frau, deren Sprachzentrum im Gehirn (Broca-Zentrum) bei einem Schlaganfall geschädigt worden war, zeigten, war sie danach nicht mehr imstande, sich mit der Zeichensprache zu veständigen, obwohl ihre Bewegungen, wenn sie nicht versuchte, sich mit Gebärden zu verständigen, flüssig und zusammenhängend waren. Dies zeigt, dass unsere Sprechfunktion tatsächlich noch andere Formen der Kommunikation mit einschließt, und wir können davon ausgehen, dass für das Feuer-Element das Gleiche zutrifft.

Feuer-Meridiane behandelt. Anzeichen für ein Ungleichgewicht im Feuer-Element sind übermäßiges Lachen oder sehr schnelles Sprechen ebenso wie verwirrtes oder unzusammenhängendes Reden oder auch das Delirium bei hohem Fieber oder bei geistigen Störungen.

Die Zunge gilt als „Ableger des Herzens", und obwohl sich bei der Zungendiagnose vor allem an der Zungenspitze der Zustand der Herz-Energie spiegelt, weisen auch Entzündungen an anderen Stellen des Zungenkörpers auf pathogenes Feuer im Herzen hin.

Geschmack: bitter

Der bittere Geschmack von medizinisch angewandten Kräutern „trocknet und härtet" wie das Feuer selbst. Im Westen erkennen Sie Menschen mit einem Feuer-Ungleichgewicht an ihrer Vorliebe für Nahrungsmittel wie z. B. schwarzen Kaffee, Campari und Bitterschokolade; manche mögen auch bittere Gemüsesorten wie z. B. Rosenkohl.

Bei pathogenem Feuer hat der Betroffene oft einen bitteren Geschmack im Mund.

Jahreszeit: Sommer

Selbstverständlich gehört die heißeste Zeit des Jahres zum Feuer-Element. Es ist die Jahreszeit voll Licht und Hitze, mit dem Yang auf dem Höhepunkt seiner Ausdehnung und Ausdrucksfülle. Die Energie hat sich so weit es nur geht ausgebreitet, bis hinaus zu den Blüten und Früchten jeder Pflanze, Tiere haben ihre Jungen großgezogen. Jetzt oder genauer nach den 10 Tagen der Ruhe am Ende dieser Jahreszeit, die dem Erd-Element zugerechnet werden (s. S. 262), ist der Zeitpunkt gekommen, an dem der Übergang zum Yin, die Rückkehr zum

Kühlen, Dunklen, Ruhenden, beginnen muss. Nirgendwo sonst kann es hingehen.

Dass die wärmehungrigen Bewohner des Nordens den Sommer lieben, ist ziemlich wahrscheinlich, obwohl der nordische Sommer mild und gemäßigt ist. Die ausgedehnte Hitzeperiode in tropischen Breiten kann hingegen eine große Belastung für die Gesundheit darstellen, vor allem wenn bereits pathogene Hitze oder pathogenes Feuer im Inneren des Körpers herrscht. Menschen, die kein heißes Wetter vertragen oder deren Symptome sich nach einem Urlaub in heißem Klima verschlimmern, leiden sehr wahrscheinlich an Hitze (s. S. 97). Das ist für sich genommen jedoch kein zuverlässiger Hinweis auf ein Ungleichgewicht in einem der Feuer-Meridiane.

Klima: Hitze

Wie schon erwähnt, kann übermäßige äußere Hitze eine Belastung für den Körper darstellen. Vor allem die Feuer-Meridiane leiden darunter, denn das Blut muss jetzt schneller zirkulieren, um sich an der Oberfläche abzukühlen. Das setzt den Herz- und den Herz-Kreislauf-Meridian unter Druck, und der Dreifache Erwärmer muss versuchen, die Körpertemperatur konstant zu halten. Ein längerer Aufenthalt in heißem Klima kann also zu einem Ungleichgewicht in diesen Meridianen führen.

Wer bereits Anzeichen für innere Hitze aufweist oder konstitutionell zu Hitze neigt, wird als Erster die unangenehmen Auswirkungen eines heißen Klimas zu spüren bekommen. Auf diejenigen mit eher „kalter" Konstitution oder mit Kälte im Körperinneren wirkt das heiße Klima wohltuend. Wenn allerdings der pathogene Faktor Feuchtigkeit vorliegt, wird er sich wahrscheinlich mit der Hitze verbinden und entsprechende Beschwerden auslösen. Häufig von Hitze-

Feuchtigkeit betroffen sind Darm, Leber und Haut.

Tageszeit: 11–15 Uhr und 19–23 Uhr

Der Herz- und Dünndarm-Meridian haben ihren Energie-Höhepunkt am Mittag, der heißesten, hellsten und am stärksten Yang-geprägten Tageszeit. Nach der chinesischen Tradition gilt es als gesundheitsschädlich, in dieser Zeit zu arbeiten, eine Ruhepause nach dem Mittagessen sei notwendig, um die Geistes- und Verdauungskräfte aufzufrischen.

Der Abend ist die Tageszeit, die dem Herz-Kreislauf-Meridian, „aus dem Freude und Genuss entspringen", und seinem Begleiter, dem Dreifachen Erwärmer, entspricht. Die Arbeit des Tages ist verrichtet und es ist Zeit für die Familie und soziale Kontakte. Ist einer dieser Meridiane aus dem Gleichgewicht geraten, kann es zu dieser Tageszeit zu einem Energieabfall kommen. Doch im Unterschied zur abendlichen Müdigkeit lebt die Energie möglicherweise nach 23 Uhr wieder auf. Für Klienten mit wiederkehrenden Befunden des Herz-Kreislauf-Meridians oder des Dreifachen Erwärmers ist es wichtig, dass sie zu Bett gehen, solange diese Müdigkeit anhält. Denn jede Störung in einem Feuer-Meridian beeinträchtigt auch die Schlafqualität im Allgemeinen.

9.1 Bedeutung des Herzens in der TCM

In der TCM ist der Herz-Meridian *der* Feuer-Meridian. Alle anderen Feuer-Meridiane sind lediglich Beschützer oder Beauftragte des Herzens. Es mag seltsam erscheinen, dass ganz im Widerspruch dazu das Herz herzlich wenig zu tun hat im Vergleich zu Milz oder Leber. So besteht die Hauptfunk-

tion des Herzens darin, dem Shen ein Zuhause zu bieten. Nach Aussage von Ted Kaptchuk (bei einer Vorlesung in London im November 1989) stellte die „Job-Beschreibung" ähnlich leichte Anforderungen an den Kaiser, den Sohn des Himmels. Dieser hatte lediglich zu bestimmten Zeiten als Vermittler zwischen Himmel und Kaiserreich an bestimmten Ritualhandlungen teilzunehmen, eine Funktion von hohem Status, musste aber ansonsten wenig Arbeit verrichten. Mit solchen Ritualhandlungen hoffte man Naturkatastrophen – Überschwemmungen, Epidemien, Hungersnöten usw. – vorbeugen zu können, die nach der chinesischen Philosophie auf einer Disharmonie zwischen Himmel und Erde beruhten. Ähnlich ist die Aufgabe des Herzens zu sehen, denn indem es dem Shen, dem „göttlichen Funken" des Bewusstseins, ein Zuhause im Körper gibt, vereint es Himmel und Erde im Menschen.

Das Zuhause des Shen

Wie bereits ausführlich erläutert wurde, ist Shen eine Qualität in uns, die abwechselnd mit „Geist", „Verstand" oder Bewusstsein übersetzt wird. Um dem Shen als Heim zu dienen, muss das Herz selbst ruhig und frei von aufwühlenden Emotionen sein.[3] Der größte Teil der taoistischen spirituellen Übungen und Meditationen zielt darauf ab, Shen zu nähren und zu verwurzeln, denn das Vorhandensein von Shen ist die Voraussetzung für Gesundheit und langes Leben. Wenn sich das Shen zerstreut oder den Körper verlässt, ist es unmöglich, sich von einer Krankheit zu erholen. Glanz in den Augen – nach klassischem Verständnis ein Abbild des Zustandes des Shen – ist auch heute noch

---

[3] „In deinem Herzen ist Liebe, aber liebe nicht zu sehr. In deinem Herzen ist Hass, aber hasse nicht zu stark, denn zu viel von beidem beeinträchtigt Shen." Titiert aus: Sun Simiao, *The One Thousand Ducat Prescription Book*, zitiert aus *Five Elements and Ten Stems*, Kiiko Matsumoto und Stephen Birch, Paradigm, 1983.

ein Element der TCM-Prognose bei allen Krankheiten. Wenn die Augen Glanz haben ist die Prognose gut, auch wenn der Krankheitszustand ernst ist.

Was man im alten China als Zustand, in dem das Shen bzw. das Bewusstsein sich zerstreut oder den Körper verlassen hat, umschrieb, würde heute als Schock, Koma oder kritisches, delirantes Krankheitsstadium klassifiziert. Noch immer kann dies tödlich sein, auch wenn es dank der technologischen Entwicklung in der Intensivpflege häufiger zur Genesung kommt. Andere Störungen mit Zerstreuung des Shen gelten heutzutage als Geisteskrankheiten, wie z. B. die Schizophrenie, bei der Betroffene in einer anderen Realität leben und ihr Shen sich an einem anderen Ort befindet. Ihre Heilung ist heute genauso schwierig wie damals.

Auch die Epilepsie zählt zu den Erkrankungen, an denen Shen beteiligt ist. Die Ursache sah man in Schleim, der sich in den Kammern des Herzens niederschlug. Weniger schwere Störungen mit Beeinträchtigung des Shen sind Anfälle von Ohnmacht oder Gedächtnisverlust. Allerdings kann hierfür auch eine Blut-Leere verantwortlich sein, bei der das Gehirn nicht ausreichend versorgt wird oder das Shen nicht richtig verankert ist.

Beziehung zwischen Shen und Blut

Den friedlichen Ruheplatz des Shen im Herzen garantiert eigentlich das Blut. Denn eine allgemeine Blut-Leere führt dazu, dass das Herz nicht genügend Blut enthält, um das Shen zu ernähren und zu verankern. Dabei ist es egal, ob die Blut-Leere durch das Unvermögen der Milz, ausreichend Nahrungs-Ki und Essenz für die Herstellung des Blutes bereitzustellen, verursacht oder durch die ungenügende Speicherung der Leber hervorgerufen wurde. Erinnern wir uns, dass

mit Blut nicht nur die rote Flüssigkeit gemeint ist, die Leben spendend und reich an Nährstoffen und Sauerstoff ist. Blut hat zudem eine spirituelle, psychologische Komponente, weil es uns ein Gefühl von Zufriedenheit und Vollständigkeit vermittelt. So fühlt sich Shen bei ausreichend Blut im Herzen dort wohl und sicher, da es eine gute Verbindung zum Körper hat und so seine Funktion ausüben kann. Ist das Blut knapp, wird die Verbindung schwächer und das Shen unruhig. Dann können Symptome wie Depression oder Schlafstörungen (üblicherweise kann der Betroffene, sobald er eingeschlafen ist, aber durchschlafen, was z. B. bei einer Yin-Leere nicht der Fall ist), Angst oder Gedächtnisschwäche auftreten.

Umgekehrt kann auch das Shen Einfluss auf das Blut haben. Bei einer länger dauernden emotionalen Belastung des Shen leidet die Funktion des Herzens. Da das Herz der Ort ist, an dem Nahrungs-Ki in Blut umgewandelt wird, kann sich eine Verunsicherung des Shen störend auf die Produktion von Blut auswirken. „Wenn das Herz unter Sehnsucht leidet, wie kann dann Blut entstehen?"

Emotionen und Herz

In der TCM und der westlichen Tradition sind die Verbindungen, die zwischen dem Herz als Organ und den emotionalen Entsprechungen hergestellt werden, sehr unterschiedlich. Denn im Fünf-Elemente-System verkörpert jedes Organpaar eine Emotion, wobei die Hauptlast bei der Unterdrückung dieser Emotionen vor allem die Leber trägt. Unter Idealbedingungen verkörpert das Herz die Weite des reinen und ungebundenen Bewusstseins. Unter solchen Bedingungen können Gefühle kommen und gehen. Sie beeinflussen allerdings nicht das Strahlen des Shen, das mit einer Haltung der Zufriedenheit („Freude") und des Mitgefühls einhergeht. Unter normalen Bedingungen ist unser Bewusstsein jedoch an unsere Gefühle gebunden, so dass sie eine Weile bei uns bleiben und ihren Eindruck hinterlassen, was physiologische Auswirkungen sowohl auf unser Ki als auch auf das Blut hat. Das Herz wird also von allen Emotionen beeinflusst.

Herz-Blut

Da Blut im Herzen entsteht, beeinträchtigen Störungen der Herzfunktion das Blut, wie sich auch Probleme mit dem Blut auf das Herz auswirken. Es ist bekannt, dass viel Nachdenken und sich Sorgen Blut-Leere verursachen kann, da es die Milz erschöpft, die wiederum das Nahrungs-Ki und die Essenz zur Blut-Herstellung bereitstellt. Werden Gefühle unterdrückt oder nicht akzeptiert, kann dies auch über die Leber eine Blut-Leere hervorrufen, bei der das Blut im Herzen reduziert ist. Bei Herz-Blut-Leere kommt es neben den Allgemeinsymptomen Schwindel, Schlaflosigkeit, Depression und Gedächtnisschwäche noch zu Angstzuständen und Herzklopfen.

Unterdrückte Gefühle können auch eine Herz-Blut-Stagnation zur Folge haben (in Verbindung mit der Leber nach der TCM), weil sie zunächst das Ki und dann das Blut im Brustkorb zum Stillstand bringen. Das verursacht ein Gefühl von Enge, Anspannung oder Beklemmung (bei Ki-Stagnation) bzw. starke, fixierte Schmerzen (bei Blut-Stagnation) in der Brust mit Herzklopfen und den allgemeinen Symptomen einer Ki- oder Blut-Stagnation (s. S. 87, 91).

Herz-Feuer

Herz-Feuer ist in den meisten Fällen das Resultat von aufsteigendem Leber-Yang oder Leber-Feuer bei Zorn. Doch kann sich Hitze auch bei jeder anderen Emotion nach einer gewissen Zeit aufbauen, das Herz überhitzen und zu Herz-Feuer führen. Typische Symptome sind Ruhelosigkeit, Schlafstörungen, Durst, Herzklopfen und Zungengeschwüre.

Leere-Hitze

Die Ursache für eine Leere-Hitze ist ein Mangel an Herz-Yin, ein Syndrom, das durch emotionalen Stress in Kombination mit den erschöpfenden Auswirkungen unseres modernen Lebensstils auf das Nieren-Yin immer häufiger vorkommt. Bei einer Herz-Yin-Leere oder einer Leere-Hitze im Herzen zeigen sich neben Symptomen, die allgemein mit einer Yin-Leere in Verbindung gebracht werden (s. S. 107), auch Schlaflosigkeit, Unruhe, Angstzustände und Palpitationen.

Herz-Ki und Herz-Yang

Traurigkeit oder frustrierte Gefühle können mit der Zeit über die Lunge – den Partner des Herzens beim großen Brust-Ki – auch das Ki des Herzens beeinträchtigen. Das Ergebnis sind Müdigkeit, Kurzatmigkeit und leichtes Herzklopfen. Gehen die genannten Symptome außerdem mit schlechter Durchblutung, Kältegefühl und Brustbeklemmung einher, kann sich aus einer Herz-Ki-Leere eine Herz-Yang-Leere entwickelt haben. Auch eine Nieren-Yang-Leere auf Grund von Überarbeitung kann das Herz-Yang beeinträchtigen. In solchen Fällen können neben den Symptomen des Herzens reichlich blasser Urin und Kälte-Schmerzen im unteren Rückenbereich beobachtet werden. Auch Schlafstörungen können auftreten.

Schwitzen

Alle Syndrome des Herzens können von Schwitzen begleitet sein, denn Schweiß ist die Körperflüssigkeit, die dem Feuer-Element zugeordnet wird. Aber im Gegensatz zu den spontanen Schweißausbrüchen, die bei einer Ki-Leere oder als Nachtschweiß bei Leere-Hitze auftreten, betrifft das Schwitzen, das zur Herz-Energie gehört, nicht den gesamten Körper. Typischerweise zeigt es sich nach emotionaler Verwirrung oder bei Nervosität. Klassische Herz-Indikationen sind schweißnasse Handflächen, aber auch unter den Achseln und an den Füßen kann sich Schweiß bilden.

Zirkulation

Das Herz „regiert" das Blut, heißt es in der TCM. Neben der Umwandlung von Nahrungs-Ki in Blut, die im Herzen stattfindet, ist das Herz letztendlich verantwortlich für die Zirkulation des Blutes und den Zustand der Blutgefäße. „Letztendlich verantwortlich" deshalb, weil sich das Herz diese Funktion mit dem Herz-Kreislauf teilt. Man ging davon aus, dass der Perikard- oder Herz-Kreislauf-Meridian das Herz bei seiner Pumpfunktion unterstützt, indem er es sich zusammenziehen lässt; deswegen wird er im Englischen auch manchmal als „Heart Constrictor" („Herzzusammenzieher") bezeichnet.

Gesichtsfarbe und Augen

Der Zustand der Herz-Energie zeigt sich in der Gesichtsfarbe, die zum großen Teil von der Blutzirkulation abhängt. Wenn Blut und Blutkreislauf in guter Verfassung sind, hat die Gesichtsfarbe einen gesunden rosa Hauch und die Haut ist weich und geschmeidig. Eine unveränderliche Gesichtsrötung ' kann dagegen auf Feuer in Magen oder Leber hinweisen, aber auch auf das Herz. Das Herz steht ebenfalls in Verbindung zu den Augen, und weil sie Shen Ausdruck verleihen, spiegeln sich dessen Attribute in ihnen: Geistesgegenwart, Lebensfreude und Selbstbewusstsein.

Sprache

Unsere Herzen sprechen zueinander über unsere Zungen. Da man auch sagt, jemand trägt sein Herz auf der Zunge, werden Sprachprobleme wie Stottern oder Aphasie (Stummheit) in der TCM über die Herz-Energie behandelt.

9.2 Bedeutung des Herzens in der Zen-Shiatsu-Theorie

Masunagas Auffassung der Herz-Funktion weicht nur geringfügig vom klassischen TCM-Konzept ab. Im „Meridianzyklus" des Zen Shiatsu vollenden Herz und Dünndarm die Arbeit von Magen und Milz. Die Amöbe hat die Nahrung aufgenommen und zerkleinert, jetzt ist es die Aufgabe des Dünndarms diese Nahrung zu assimilieren und die des Herzens, sie zu integrieren, damit sie zu einem Teil der Amöbe wird. Diese Funktion findet nicht nur auf der physischen Ebene der Ernährung statt, sondern auf jeder Ebene. Auf der emotionalen, mentalen und spirituellen Ebene assimilieren Herz und Dünndarm das von Magen und Milz aufgenommene und verarbeitete Material und integrieren es. Das Herz fügt das, was der Dünndarm angepasst hat, in das Ganze ein und wandelt es dabei in eine typische körperliche und emotionale Ausdrucksweise der einzelnen Persönlichkeit um.

Kern des emotionalen Wesens

Es gibt eine alte chinesische Erzählung über einen berühmten Arzt, der zwei Männer operierte, um sie von ihren Leiden zu befreien. Dabei pflanzte er jedem das Herz des anderen ein. Doch als die Männer nach Hause kamen, hatte sich ihr äußeres Erscheinungsbild so verändert, dass selbst ihre Angehörigen sie nicht mehr erkannten.

Diese Geschichte zeigt die integrierende Kraft des Herzens im Verständnis der östlichen Medizintradition. Unser Bewusstsein oder Shen in unserem Herzen formt und gestaltet unseren Körper ebenso wie unseren Geist.

Alles, was wir in unsere mentale und physische Struktur aufnehmen, wird auf alchimistischem Weg – beseelt von unserem Shen – zu einem Teil von uns; hier tritt die Umwandlungskraft des Feuers in Aktion. In Masunagas Konzept, demzufolge das Herz integriert, was der Dünndarm angepasst hat, spiegelt sich die gleiche Vorstellung vom Herzen als dem Zentrum und Schöpfer unserer Individualität wider.

Emotionalität

Nach Masunaga, der sich bei seiner Interpretation der Herz-Funktion eng an die Inhalte der klassischen Texte anlehnte, besteht die Arbeit des Herzens darin, Informationen der fünf Sinne zusammenzufügen, um eine angemessene innere Reaktion darauf auszulösen. Ist das Herz, unser Zentrum, instabil, sind die Reaktionen nicht angemessen. Dann entwickeln sich psychische Symptome, wie z. B. Anspannung und Neurosen, Sprunghaftigkeit, Überempfindlichkeit, Konzentrations- und Gedächtnisschwäche sowie Paranoia. Sie äußern sich in körperlichen Symptomen wie schweißnassen Händen, Herzrasen und nervösem Magen.

Emotionale und körperliche Anspannung

In den Bereichen, wo das Herz schwach und verletzlich ist, entwickelt der Körper zum Schutz körperliche Spannung und eine Art Panzerung. Masunaga schreibt die meisten der klassischen Herz-Symptome körperlichen Verspannungen zu, z. B. das Stottern einer mangelnden Beweglichkeit der Zunge

und ein Druckgefühl im Bereich des Solarplexus einer Anspannung der Bauchmuskeln. Masunaga zählt dazu auch versteifte Handflächen, ebenso das Globusgefühl, ein Gefühl, als sei etwas in der Kehle stecken geblieben. In der TCM gilt es als typisches Zeichen einer emotional bedingten Leber-Stagnation. Beide Symptome ordnet Masunaga auf Grund des Meridianverlaufs dem Herzen zu.

Meditation und Reflexion

Bei der Amöbe ist die Energiebewegung in der Herz- und Dünndarm-Phase nach innen gerichtet, wodurch Sinneseindrücke in den emotionalen Kern assimiliert werden. Diesen Prozess vergleicht Masunaga mit der „Ruhephase" des Herzens, einer Yin-Zeit der Stille, die sich im Rhythmus des Herzschlags mit der Yang-Phase abwechselt. Als Symbol für diese Ruhe wählte er die Gebetshaltung, bei der die Herz- und Dünndarm-Meridiane betont sind. Damit unser Gefühlsleben im Gleichgewicht bleibt, sollten wir eine Balance zwischen dem Rückzug auf den Kern unseres Selbst und der Ansprechbarkeit von außen leben.

9.3 Der Herz-Meridian und seine Behandlung

Der traditionelle Herz-Meridian entspringt an der tiefsten Stelle der Achselhöhle und zieht zwischen dem M. biceps und M. triceps den Arm hinunter bis zum kleinen Finger (anatomisch befindet er sich auf der Innenseite der vorderen Armfläche). Dort endet er auf der äußeren Seite des kleinen Fingernagels (Abb. 9.2).

Masunaga erweiterte den Meridianverlauf bis zum Brustkorb, zur Kehle und zu den Beinen. Im Brustbereich steigt der Meridian

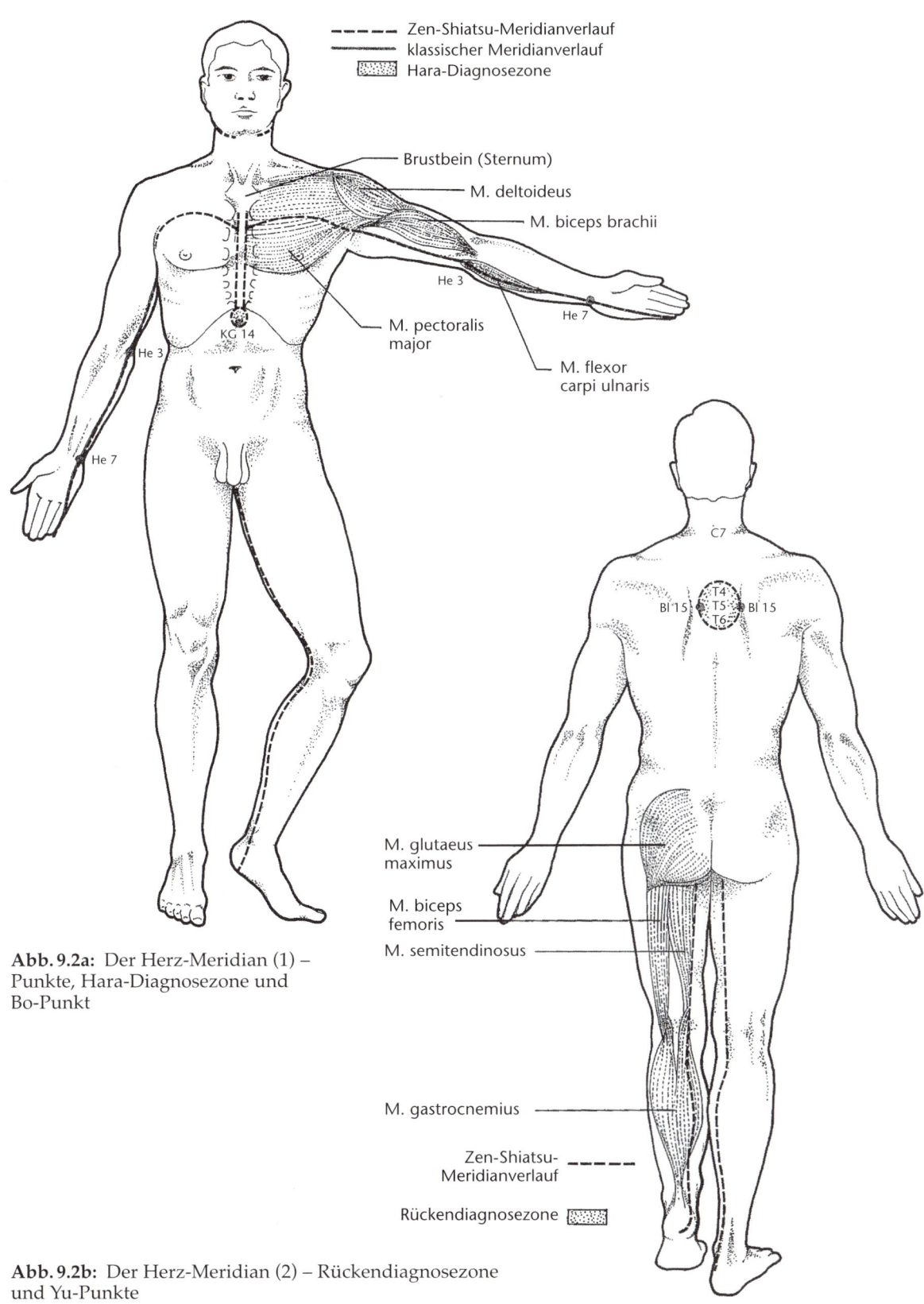

Zen-Shiatsu-Meridianverlauf
klassischer Meridianverlauf
Hara-Diagnosezone

Brustbein (Sternum)

M. deltoideus

M. biceps brachii

He 3

He 7

M. pectoralis major

M. flexor carpi ulnaris

He 3

KG 14

He 7

C7

T4
Bl 15   T5   Bl 15
T6

M. glutaeus maximus

M. biceps femoris

M. semitendinosus

M. gastrocnemius

Zen-Shiatsu-Meridianverlauf

Rückendiagnosezone

Abb. 9.2a: Der Herz-Meridian (1) – Punkte, Hara-Diagnosezone und Bo-Punkt

Abb. 9.2b: Der Herz-Meridian (2) – Rückendiagnosezone und Yu-Punkte

aus der Hara-Diagnosezone nach oben und verläuft dabei unter den Rändern des Sternums bis etwa auf Höhe des dritten Interkostalraums. Dort zweigt er seitlich über die Brust zur Achselhöhle und nimmt dann den traditionellen Weg den Arm hinunter. Im Bereich der Kehle zieht der Meridian entlang der Unterkante des Unterkiefers und verbindet sich mit der Zungenwurzel. Am Bein befindet sich der Herz-Meridian knapp hinter dem traditionellen Nieren-Meridian, auf der hinteren Fläche der Oberschenkel-Adduktoren, medial des M. semitendinosus. Am Unterschenkel verläuft er in einer geraden Linie auf dem zur Mitte hin gelegenen Teil des M. gastrocnemius nach unten und biegt über die Innenseite der Ferse unter den Fuß, wo er am Fußballen endet.

Die Hara-Diagnosezone ist ein kleiner Kreis unterhalb des Brustbein-Rippenbogen-Übergangs (Abb. 9.2a). Die Rückendiagnosezone umfasst den Bereich rund um den vierten, fünften und sechsten Brustwirbel zwischen den Schulterblättern (Abb. 9.2b).

Bedeutung und Funktion des Meridians

In Masunagas Theorie verkörpert der Verlauf eines Meridians seine Funktion. In seinem Meridianzyklus sind Herz- und Dünndarm-Meridian „innen" platziert. Wenn wir in der anatomischen Haltung stehen, ist der Herz-Meridian an Arm und Bein verborgen und geschützt, ganz nahe dem Zentrum unserer Struktur. Am Rumpf folgt der Meridian auf der körperlichen Ebene dem Kern unseres Wesens, er steigt aus der Diagnosezone im Solarplexus über die Mitte des Brustkorbs nach oben. Betrachten wir in unserem geistigen Auge den Partner, den Dünndarm-Meridian, wie er die gesamte Länge des Rückens nach oben steigt, wird deutlich, dass beide Meridiane zusammen das emotionale Zentrum des Körpers umgeben, so wie Nieren- und Blasen-Meridian den Kern des Überlebenswillens umreißen.

Der Herz-Meridian auf dem Brustkorb ist aufnahmebereit und durch Shiatsu beson-

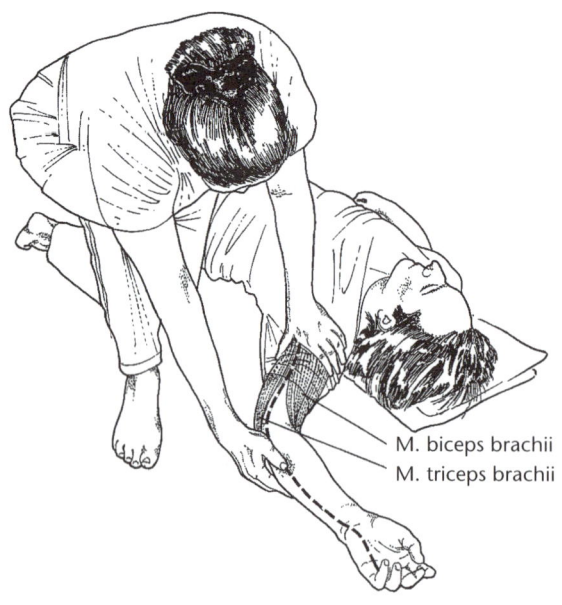

M. biceps brachii
M. triceps brachii

Abb. 9.3: Dehnung des Meridians am Arm

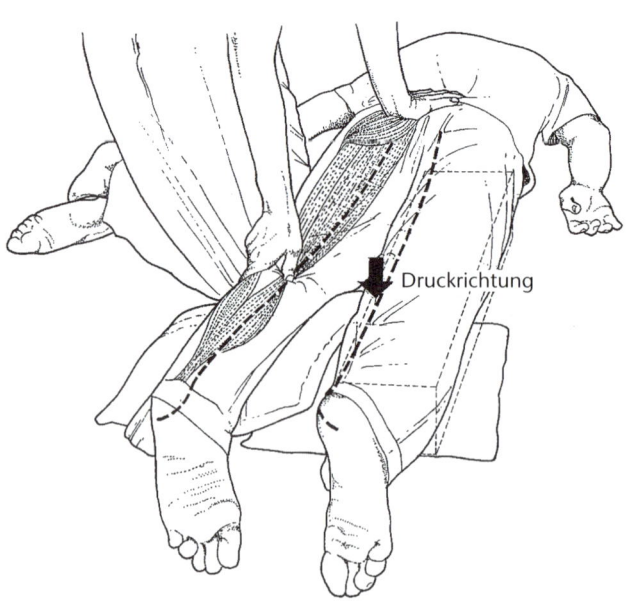

Druckrichtung

Abb. 9.4: Behandlung am Bein

ders gut ansprechbar. Seine Behandlung löst in vielen Fällen eine emotionale Reaktion aus, es empfiehlt sich, ihn erst gegen Ende der Sitzung zu berühren, wenn der gesamte Meridian vorbereitet und gestärkt wurde. Ein Empfänger mit einer Herz-Diagnose wird durch die Behandlung des Meridianverlaufs am Bein stabilisiert und geerdet. Für die Behandlung des Meridians am Bein eignet sich die Bauchlage.

Behandlungsablauf

Anmerkung: Bei akuten emotionalen Problemen im Zusammenhang mit einer Herz-Diagnose kann der Klient zu empfindlich reagieren, wenn Sie den Herz-Meridian durchgängig in Rückenlage behandeln. Arbeiten Sie stattdessen zur Stabilisierung des Herz-Ki möglichst viel in Seiten- oder Bauchlage, bevor Sie zum Schluss in den Bereich von Brustkorb und Kehle kommen, die sich nur in Rückenlage erreichen lassen.

1. Sie können den Herz-Meridian am Arm sowohl in der Rücken- oder Seitenlage mit der Handfläche oder dem Daumen behandeln. Führen Sie hierzu den Arm des Empfängers so weit wie möglich über seinen Kopf, um den Meridian an die Oberfläche zu bekommen. Ähnlich gedehnt können Sie ihn auch in der Sitzposition behandeln. Legen Sie Ihre Fingerspitzen in die Richtung des Meridianverlaufs, während Sie den Arm des Empfängers umfassen, der hinter seinem Kopf angewinkelt ist. Zur einfacheren Illustration ist hier die Rückenlage abgebildet (Abb. 9.3).

2. Wenn Sie den Herz-Meridian erreichen wollen, ohne den Empfänger zu verunsichern oder zu beunruhigen, sind die Beine besonders gut geeignet. Am einfachsten lässt sich der Meridian lokalisieren, indem Sie sich das Bein als lange Schachtel vorstellen. Der Meridian ver-

läuft an der vorgestellten Innenkante, der Ihnen zugewandten Seite. Bezogen auf die Anatomie der Muskeln folgt er dem Innenrand des M. semitendinosus und zieht in einer geraden Linie am Bein entlang, bis er unter dem Fuß auf die Fersenmitte zuläuft. In der Bauchlage wird der Druck direkt in Richtung Boden, in der Seitenlage in horizontale Richtung ausgeübt (Abb. 9.4).

3. Hinter dem Nieren-Meridian folgt der Meridian dem Rand der Achillessehne, verläuft am Fersenknochen entlang nach unten, biegt unter die Fußsohle und endet in der Mitte der Ferse. Auf dem Fersenknochen ändert sich der Druckwinkel, der Druck richtet sich nicht mehr von der Rückseite zur Vorderseite des Fußes, sondern ist nach innen auf den Bereich, der behandelt werden soll, ausgerichtet (normaler senkrechter Druck).

4. Der erste Meridianabschnitt liegt am Brustkorb unter den Rändern des Brustbeins. Ausgehend von der Hara-Diagnosezone steigt er bis etwa in Höhe der dritten Rippe. Üben Sie Druck aus vom Sternumrand nach unten in die Richtung des Knochens, um den Meridian zu erreichen. Sie können Ihre Handkanten einsetzen, aber in den Interkostalräumen auch gut mit den Fingerspitzen arbeiten (Abb. 9.5a).

5. Die Fingerspitzen eignen sich am besten dazu, den restlichen Meridian am Brustkorb zu behandeln (Abb. 9.5b). Vom Brustbein biegt der Meridian herzförmig nach außen und erinnert von der Form her an ein schulterfreies Kleid der fünfziger Jahren. Bei Frauen mit großem Brustumfang liegt der Meridian manchmal auf dem äußeren Brustgewebe. Vermeiden Sie deshalb zu starken Druck und lassen Sie Ihre Fingerspitzen fokussierend, gezielt und aus dem Hara heraus einsinken.

6. Je nachdem, wie groß der Bereich unterhalb des Kinns ist, können Sie entweder

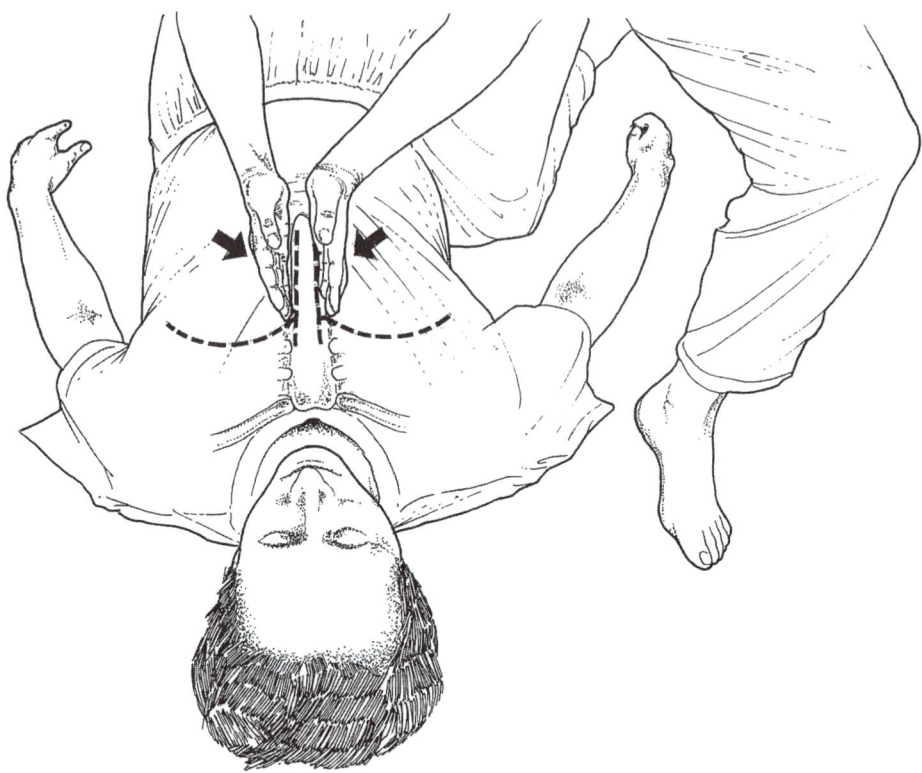

Abb. 9.5a: Druck in Richtung unter das Brustbein

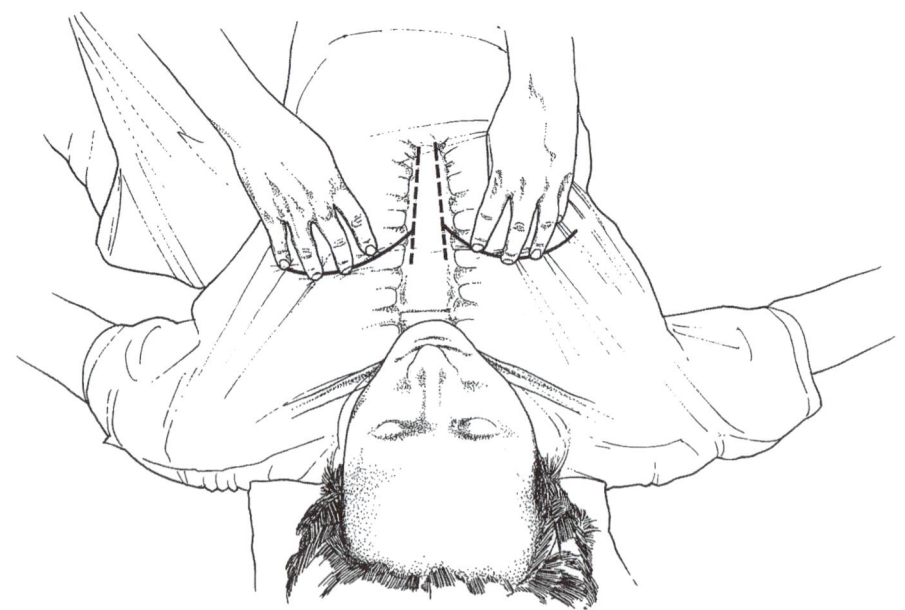

Abb. 9.5b: Behandlung am Brustkorb mit den Fingerspitzen

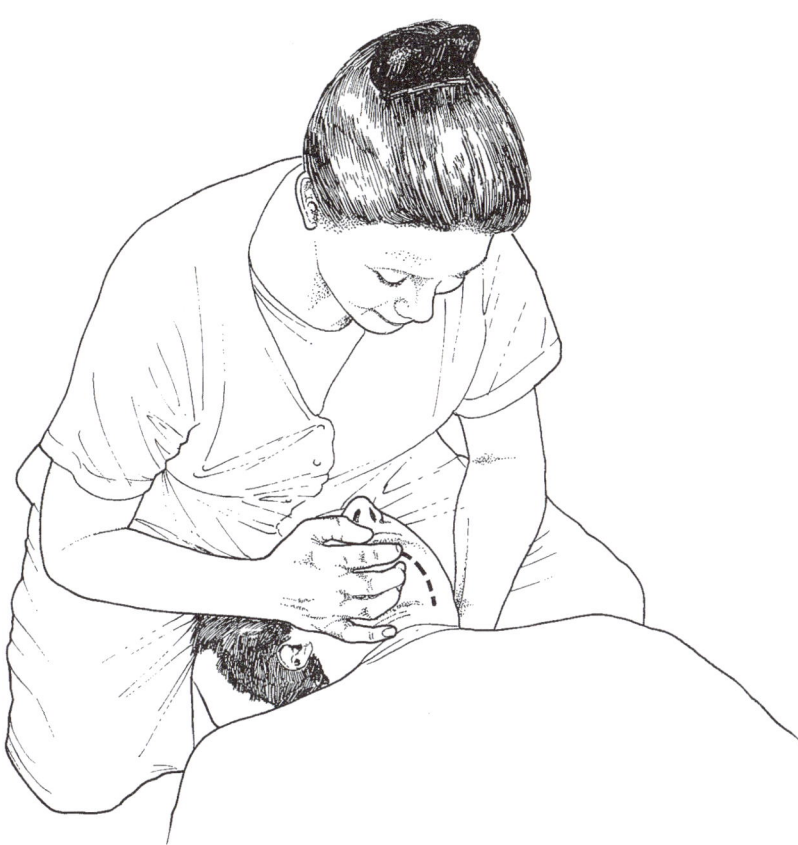

Abb. 9.6: Behandlung
unter dem Kinn

die Fingerspitzen einer oder beider Hände
einsetzen. Unterstützen Sie den Nacken
hinten mit der Mutterhand, wenn Sie
vorne nur mit einer Hand behandeln
(Abb. 9.6). Wenn Sie beide Hände benutzen, können Sie so abwechseln, dass mit
allen Fingerspitzen nacheinander ein fortlaufender Druck erzeugt wird.

Die wichtigsten Punkte
auf dem Herz-Meridian

Herz 3

Am körperzugewandten Ende der Ellenbogenfalte, in der Vertiefung vor dem Epicondylus medialis des Oberarmknochens.

Funktionen
- klärt Hitze im Herzen (Fülle- oder Leere-
  Hitze)
- beruhigt das Bewusstsein (Shen).

Hauptanwendung: Depression, Angstzustände, Schlaflosigkeit, Schmerzen entlang
des Meridianverlaufs am Arm, Schmerzen
im Brustraum.

Behandlungsmethode: In Rückenlage lehnen Sie sich in den Punkt, nachdem Sie den
Arm in die Meridiandehnung gelegt haben
(mit der Unterstützung eines Kissens, falls
nötig), Ihre Mutterhand ruht auf dem Punkt
He 1 in der Achselhöhle (bei Schmerzen)
oder auf der Mitte des Brustbeins bei emotionalen Beschwerden oder Schlaflosigkeit.

Herz 7

Auf der Innenseite der Handgelenksfalte zwischen Os pisiforme und Ulna, am Sehnenansatz des M. flexor carpi ulnaris auf der Radiusseite.

Funktionen
- Ursprungs-Punkt
- tonisiert Herz-Blut
- beruhigt Shen und klärt den Geist.

Hauptanwendung: Panikattacken, Herzrasen, Angstzustände, Schlaflosigkeit, schlechtes Erinnerungsvermögen.

Behandlungsmethode: Der Punkt He 7 ist häufig teilweise unter dem Os pisiforme „vergraben", deshalb empfiehlt es sich, wenn Sie den Daumen auf den Knochen legen und ihn dann in die Rinne knapp neben dem Knochen auf Höhe der Handgelenksfalte rollen lassen. Unterstützen Sie dabei die Hand Ihres Empfängers mit Ihrer Mutterhand. Die bequemste Position ist für Sie der Kniesitz (Seiza) während sich Ihr Empfänger in Rückenlage befindet. Halten Sie die Hand des Empfängers (das wirkt beruhigend auf ihn). Richten Sie sich im Geist so aus, dass Sie so offen und ruhig wie möglich sind und nehmen Sie den Empfänger als Ganzes wahr.

Yu-Punkt des Herz-Meridians

Bl 15 – zwei Finger breit von der Mittellinie der Wirbelsäule, in Höhe der Unterkante des Dornfortsatzes des 5. Brustwirbels.

Funktion
- unterstützt alle Funktionen von Herz und Shen.

Hauptanwendung: Mental-emotionale Probleme, Schlaflosigkeit.

Behandlungsmethode: In Bauchlage mit beiden Daumen gleichzeitig.

Bo-Punkt des Herz-Meridians

KG 14 – auf der Mittellinie des Bauches, etwa drei Finger breit unter der Verbindung zwischen Sternum und Processus xiphoideus (Schwertfortsatz des Brustbeins).

Funktionen
- beruhigt den Geist
- kühlt Hitze im Herzen
- beruhigt aufsteigendes Magen Ki.

Hauptanwendung: Angstzustände, manische Phasen, Psychose; Verdauungsbeschwerden im Oberbauch, ausgelöst durch emotionale Anspannung.

Behandlungsmethode: Befindet sich der Empfänger in Rückenlage, sinken Sie mit einem Finger ein. Bringen Sie innere Ausrichtung und Fokus zum Einsatz. Legen Sie Ihre Mutterhand auf Brustkorb oder Hara, je nachdem wo eine bessere Verbindung entsteht.

9.4 Bedeutung des Dünndarms in der TCM

Vom physiologischen Standpunkt aus betrachtet erscheint die Verbindung zwischen Herz und Dünndarm noch merkwürdiger als die von Lunge und Dickdarm. Selbst die TCM bietet dafür keine Erklärung. Möglicherweise gab es in früheren Zeiten für diesen Zusammenhang eine Art Grundverständnis, doch es existieren keine schriftlichen Aufzeichnungen darüber. Die moderne Forschung erleichtert es uns inzwischen, eine Verbindung zwischen beiden herzustellen. So gibt es zum einen eine Verbindung zwischen Dünndarm und Blut (s. S. 222) und zum anderen einen embryologisch bedingten Zusammenhang zwischen Herz und Dünndarm, da sich beide aus derselben Gewebeschicht entwickeln.[4]

Die TCM liefert keine Anhaltspunkte dafür, um die physiologischen Aktivitäten der Organe auf psychologische Funktionen übertragen zu können, denn die alten Texte arbeiten in ihrer Beschreibung von Organen und deren Funktionen mehr mit Metaphern und subtilen Andeutungen. Sie verwendet im Unterschied zu Masunaga keine direkten Analogien, die dem modernem Verständnis zugänglicher und zugleich Grundpfeiler seiner Theorie sind. Da der Dünndarm-Meridian jedoch traditionell mit geistiger Klarheit in Verbindung gebracht wird, kann man davon ausgehen, dass ihm in der TCM eine psychologische Funktion zukommt, die der physischen entspricht.

Aufnehmen, sich füllen und umwandeln

Diese Funktion bezieht sich auf die Fähigkeit des Dünndarms zur Nahrungsassimilation. In der TCM ist die Milz das Hauptorgan für die Umwandlung und den Transport von Nahrungs-Essenz und Nahrungs-Ki. Die Hauptfunktion des Dünndarm besteht dabei darin, nach den Anweisungen der Milz zu arbeiten.

Der Dünndarm erhält Nahrung aus dem Magen und teilt sie unter Anleitung der Milz auf in „reine" Nahrung, die von der Milz zu den Organen und Extremitäten transportiert, und „unreine" Nahrung, die zur Ausscheidung in den Dickdarm hinabgeschickt wird. Dieselbe Unterscheidung erfolgt bei Flüssigkeiten. So werden „reine" Flüssigkeiten von

der Milz zur Lunge geleitet und die „unreinen" in die Blase, mit der der Dünndarm nach dem 6-Schichten-Modell in Verbindung steht. In der TCM würde bei Problemen der Nahrungs- und Flüssigkeitsverdauung fast immer die Milz direkt behandelt werden.

Bauchbeschwerden

Bei Dünndarmbeschwerden kommt es meist zu Bauchschmerzen, die häufig mit veränderten Stuhlgewohnheiten wie Verstopfung oder Durchfall und Blähungen einher gehen. Gelegentlich treten auf Grund von einem Herz-Feuer Harnwegsbeschwerden auf, die meist „heißer" Natur sind und über den Dünndarm zur Blase übermittelt wurden. Ein typisches Beispiel ist das Brennen beim Wasserlassen in Begleitung von Schlaflosigkeit als Folge emotionaler Probleme.

Klarheit

Da der Dünndarm „aufnimmt, sich füllt und umwandelt", können wir uns vorstellen, dass er – obwohl in der TCM-Literatur nicht ausdrücklich erwähnt – mit dem Sinneseindrücken dasselbe macht wie mit der Nahrung. Dass er also Reines von Unreinem trennt und somit das Reine aufnimmt. Als Resultat davon empfängt unser Bewusstseinszentrum Informationen, die „rein" sind oder unseren Bedürfnissen entsprechen.

Die Klarheit des Dünndarms ist sogar bedeutender als die der Gallenblase, da die Gallenblase Entscheidungen auf der Grundlage von Informationen trifft, die der Dünndarm verarbeitet hat. Der Dünndarm ist eine Art Filter, der nur Verwertbares zu Körper und Geist durchlässt und den Rest zurück behält. Versagt er in dieser Funktion, kann es dazu kommen, dass das Herz, der Repräsentant unseres zentralen Bewusstseins, auch „unreine" Informationen in unsere psychi-

---

[4] Zitiert aus: *Hara Diagnosis: Reflections on the Sea*, S. 171.

sche Struktur integriert. Irreführende Vorstellungen über uns selbst oder andere, oder über unsere Umgebung und unser Verhältnis zu ihr, können emotionale und geistige Verwirrung verursachen.

Beschwerden entlang des Meridianverlaufs

Der Dünndarm-Meridian verläuft im Zickzack über das Schulterblatt und ist besonders wichtig für die Behandlung bei Schulterschmerzen und Nackensteife. Weil der Meridian vor dem Ohr endet, zählen auch Tinnitus und Taubheit oder Ohrinfektionen zu den Beschwerden mit Bezug zum Meridianverlauf. Die Punkte auf dem Dünndarm-Meridian werden sehr selten für die Behandlung von Verdauungsstörungen eingesetzt.

9.5 Bedeutung des Dünndarms in der Zen-Shiatsu-Theorie

Dem Dünndarm wird im Zen-Shiatsu eine weitaus größere Bedeutung beigemessen, als in der TCM. So wird er nicht länger als Assistent der Milz betrachtet, sondern er übernimmt eine eigenständige Funktion im Verdauungssystem, die gleichzeitig der westlichen Physiologie entspricht. Außerdem wird anerkannt, dass er mit dem Herz in Beziehung steht, sowohl im Hinblick auf die Aufbereitung von Informationen, die das Herz dann integrieren kann, als auch hinsichtlich des Herstellens einer Verbindung zwischen Herz und Hara. Im Zen Shiatsu wird auch die Beziehung des Dünndarms zum Blut betont. Aus diesem Grund sind viele Symptome, die in der TCM mit Leber oder Milz in Verbindung gebracht werden, im Zen-Shiatsu dem Dünndarm zugeordnet. Diese Betonung beruht auf der energetischen Funktion im Lebenszyklus der

Amöbe: der Assimilation dessen, was Magen und Milz aufgenommen und zerkleinert haben.

Assimilation

Diese Funktion wird in der TCM nicht explizit benannt, sondern mit „aufnehmen, sich füllen und umwandeln" umschrieben. Der Dünndarm nimmt Nahrung sowie emotionale oder sensorische Umgebungsreize in die individuelle Körper-Geist-Einheit auf, damit diese in Blut, Gewebe und individuelle innere Reaktionen eingefügt werden können. Der Begriff „assimilieren", der eine weiter gehende Bedeutung als „absorbieren" hat, meint die Umwandlung des Materials von außen in körpereigene Flüssigkeiten und Gewebe und heißt also, dass eine fremde Substanz zu etwas Eigenem wird. Darin besteht auch die Verbindung des Dünndarms zum Herzen, dem Zentrum unserer Identität.

Körperliche Symptome, die eine schlechte Assimilation anzeigen, sind Verdauungsstörungen, Energiemangel, Blutarmut, Verstopfung oder Durchfall. Der TCM zufolge hätten wir es hier mit Milz-Symptomen zu tun, denn – so die Annahme – der Dünndarm untersteht den Anweisungen der Milz.

Auf der emotionalen Ebene zeigen sich die Assimilationsstörungen noch vielschichtiger. So werden nach einem körperlichen oder emotionalen Trauma – der Schock ist das beste Beispiel für die Weigerung von Körper und Geist, unannehmbare Informationen zu assimilieren – häufig Dünndarm-Störungen diagnostiziert. Ebenso betreffen Symptome, die auch Jahre nach einem Unfall noch nachwirken (geläufiges Beispiel ist ein Schleudertrauma), meistens den Dünndarm-Meridian (s. Fallbeispiel S. 221). Diese Meinung unterscheidet sich von der Schock-Auffassung der TCM, derzufolge die Auswirkungen eines Schocks vom Herz-Kreislauf-Meridian absorbiert werden, um das Herz zu schützen.

Unterdrückte Emotionen

Eine ungenügende Assimilation äußert sich häufig in der Unfähigkeit, unangenehme Erinnerungen oder die eigenen unerwünschten Gefühle anzunehmen. Solche Informationen werden also nicht integriert oder dem Bewusstsein zugänglich gemacht. Dieser von der bewussten Wahrnehmung abgetrennte Teil der Erinnerung oder Persönlichkeit, muss anderweitig Ausdruck finden. Abgespaltene Persönlichkeitsteile oder eine Unausgewogenheit zwischen oberer und unterer Körperhälfte sind dann häufig die Folge. Masunaga gibt im Zusammenhang mit diesem Phänomen folgende Symptome an: Ein Kältegefühl im Bereich von Hüften und Beinen bei gleichzeitig heißem Gesicht oder eine Schwäche der unteren Körperhälfte mit schweren Beinen. Häufig ist auch in Bezug auf die Größe oder die Entwicklung ein Missverhältnis zwischen oberer und unterer Körperhälfte erkennbar.

Verbindung von Herz und Hara

Im Zen Shiatsu wird die Verbindung zwischen Herz und Dünndarm als Verbindung zwischen Bewusstsein und Ki betrachtet. Während im Oberkörper das Herz, als Ort des Bewusstseins, die emotionalen und sensorischen Informationen verarbeitet, verwandelt der Dünndarm im Unterkörper materielle Substanzen (Nährstoffe) zu Blut und Ki. So stellt der Dünndarm eine Quelle von Ki im Hara dar und bringt gleichzeitig die Essenz des Herzens als innere Haltung der Ruhe und Gelassenheit in den unteren Teil des Körpers. Masunaga bringt demzufolge Eigenschaften wie Geduld und Entschlossenheit mit dem Dünndarm in Verbindung. Gerät der Dünndarm aus dem Gleichgewicht, kommt es zu Nervosität und Anspannung.

Erzeugung von Blut

Nach der Theorie des Zen Shiatsu arbeitet der Dünndarm nicht nur bei der Integration emotionaler und sensorischer Informationen mit dem Herzen zusammen, sondern auch bei der Erzeugung von Blut. Masunaga war durchaus vertraut mit den Forschungsergebnissen aus Japan, die davon ausgehen, dass Blut unter normalen Bedingungen im Dünndarm und nur unter körperlichen Stressbedingungen, wie Fasten oder Blutverlust, im Knochenmark produziert wird.[5] Ein Versagen dieser Funktion verursacht Anämie und schwache Energie. Diese Symptome schreibt die TCM der Milz zu.

---

[5] *Revolution of Biology and Medicine*, Kikuo Chichima, Neo-Haematological Press, GIFU, Japan. Ich danke Paul Lundberg für diesen Hinweis.

Zirkulation im Bauch- und Beckenraum

Eine weitere wichtige Verbindung zwischen Herz und Dünndarm besteht über die Zirkulation im Bauch- und Beckenraum. Wir kennen bereits die Funktion des Dünndarms bei der Aufnahme von Nährstoffen und der Produktion von Blut. Außerdem beeinflusst der Dünndarm den Zustand der Bauchaorta und wird umgekehrt von ihr beeinflusst. Während der Dickdarm eher mit einer Ki-Stagnation in der unteren Körperhälfte in Verbindung gebracht wird, ist der Dünndarm im Ganzen eher für eine Blut-Stagnation verantwortlich. Physiologisch gibt es eine Verbindung zwischen einem Schock und einer Blut-Stagnation im Abdomen, denn bei Verletzung einer Gliedmaße zieht sich das Blut in die lebenswichtigen Organe zurück. Masunaga bringt auch eine Appendizitis oder Beschwerden nach einer Blinddarmoperation, sowie Schmerzen im unteren Rücken, Menstruationsstörungen und gynäkologische Beschwerden mit dem Dünndarm-Meridian in Verbindung. In der TCM werden sie meist dem Leber-Meridian zugeordnet, der zur Ki-Stagnation neigt und so mit der Zeit auch eine Stagnation von Blut begünstigt.

Die Eierstöcke

Die Diagnosezonen des Dünndarms liegen bei Frauen über den Eierstöcken. Ovarfunktion und Menstruation stehen also in einem engen Zusammenhang mit dem Dünndarm-Meridian und sind durch ihn, wie oben erwähnt, mit dem möglichen Syndrom einer Blut-Stagnation verbunden. Dünndarm-Diagnosen werden daher häufig gestellt bei Menstruationsbeschwerden zur Zeit der Periode oder nach einer schwierigen Geburt.

Beschwerden entlang des Meridianverlaufs

Verspannungen von Nacken und Schultern werden häufig dem Dünndarm-Meridian zugeschrieben, auch Schmerzen im unteren Rücken können auftreten. Diese Symptome lassen sich wahrscheinlich auf einen Unfall, einen Schock oder eine starke emotionale Belastung zurückführen. Wegen seines Endpunkts am Ohr werden dem Dünndarm-Meridian auch Hörprobleme zugeordnet, die – so die Assoziation – damit zusammenhängen, dass mit den Ohren aufgenommene Informationen nicht assimiliert oder integriert werden können.

9.6 Der Dünndarm-Meridian und seine Behandlung

Der klassische Dünndarm-Meridian zieht von der ulnaren Seite des kleinen Fingernagels entlang der Handkante und über das Handgelenk auf der Ellenseite nach oben, wo er zum körpernahen Bereich des Ellbogens hinüberkreuzt (Abb. 9.7). Von dort verläuft er mitten auf dem M. triceps, „auf der Linie zwischen roter und weißer Haut", über die hintere Achselfalte zur Schulter knapp unter dem Akromion und danach zweimal in einer Zickzack-Linie diagonal über das Schulterblatt. Anschließend steigt er bis in die Nähe des 7. Halswirbels (C7) und bewegt sich dann diagonal über den M. sternocleidomastoideus den Hals hinauf bis hinter den Kiefer, zieht von dort unter dem Wangenknochen seitlich weiter, bevor er vor dem Ohr endet.

Masunaga lässt in seiner Version den Meridian am Unterarm ein bisschen weiter radial an der Kante der Elle verlaufen, damit der Zen-Shiatsu-Nieren-Meridian mehr Platz hat, der an der Kante des Knochens entlang zieht. Auf den Meridiantafeln sind die Zick-zacklinien über dem Schulterblatt nur skizzenhaft und ungenau dargestellt. Und die beiden Druckpunkte oberhalb der Schulterblattgräte im klassischen Meridianverlauf werden im Zen Shiatsu wie eine ganze Linie über der Schulterblattgräte behandelt, obwohl die beiden Punkte nur das mittlere Drittel dieser Linie abdecken.

Masunaga verlängert den Meridianverlauf am Rücken hinunter entlang dem seitlichen Rand des M. iliocostalis (der sich je nach Position des Schulterblatts auf den Rippen knapp weiter zur Mitte oder knapp weiter seitlich der unteren Spitze des Schulterblatts befindet) bis zur Rückendiagnosezone in Höhe der ersten beiden Lendenwirbel. Ein Ast zieht über die höchste Stelle des Gesäßes nach unten. Dann dringt der Meridian in den Körper ein und taucht in der Leiste wieder auf. Von dort verläuft er hinter dem Milz-Meridian in der Rinne zwischen M. vastus medialis und M. adductor magnus. Am Unterschenkel bewegt er sich hinter dem Milz-Meridian auf der Rückseite des Schienbeins nach unten bis hinter dem Innenknöchel und von dort weiter unter den Fuß bis zur Grenze zwischen Ferse und Fußsohle (Abb. 9.7a).

Die Hara-Diagnosezonen des Dünndarm-Meridians sehen aus wie zwei dicke Würste und liegen diagnonal zur Linie zwischen Darmbeinkamm und Schambein mit diagonaler Ausrichtung nach oben zum Nabel (Abb. 9.7b).

Die Rückendiagnosezone erstreckt sich von den ersten beiden Lendenwirbeln nach außen und verbindet sich mit dem Meridianverlauf auf dem Rücken (Abb. 9.7c).

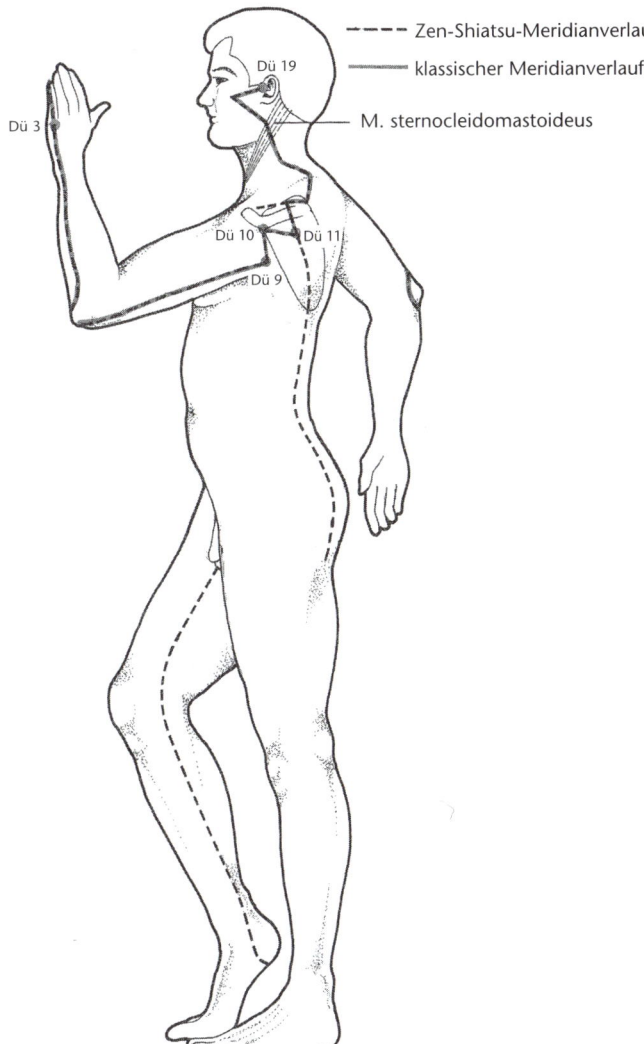

Abb. 9.7a: Dünndarm-Meridian (1) – Verlauf und Druckpunkte

Bedeutung und Funktion des Meridians

Mit seinem Partner, dem Herz-Meridian, verankert Masunagas erweiterter Dünndarm-Meridian die Wandlungsphase Feuer gemeinsam mit der Wandlungsphase Wasser im Zentrum des Körpers, wo es hingehört. Herz- und Dünndarm-Meridian entlang des Rumpfes verbinden sich mit Nieren- und Blasen-Meridian und bilden das energetische Zentralgefäß, das allen Traditionen der

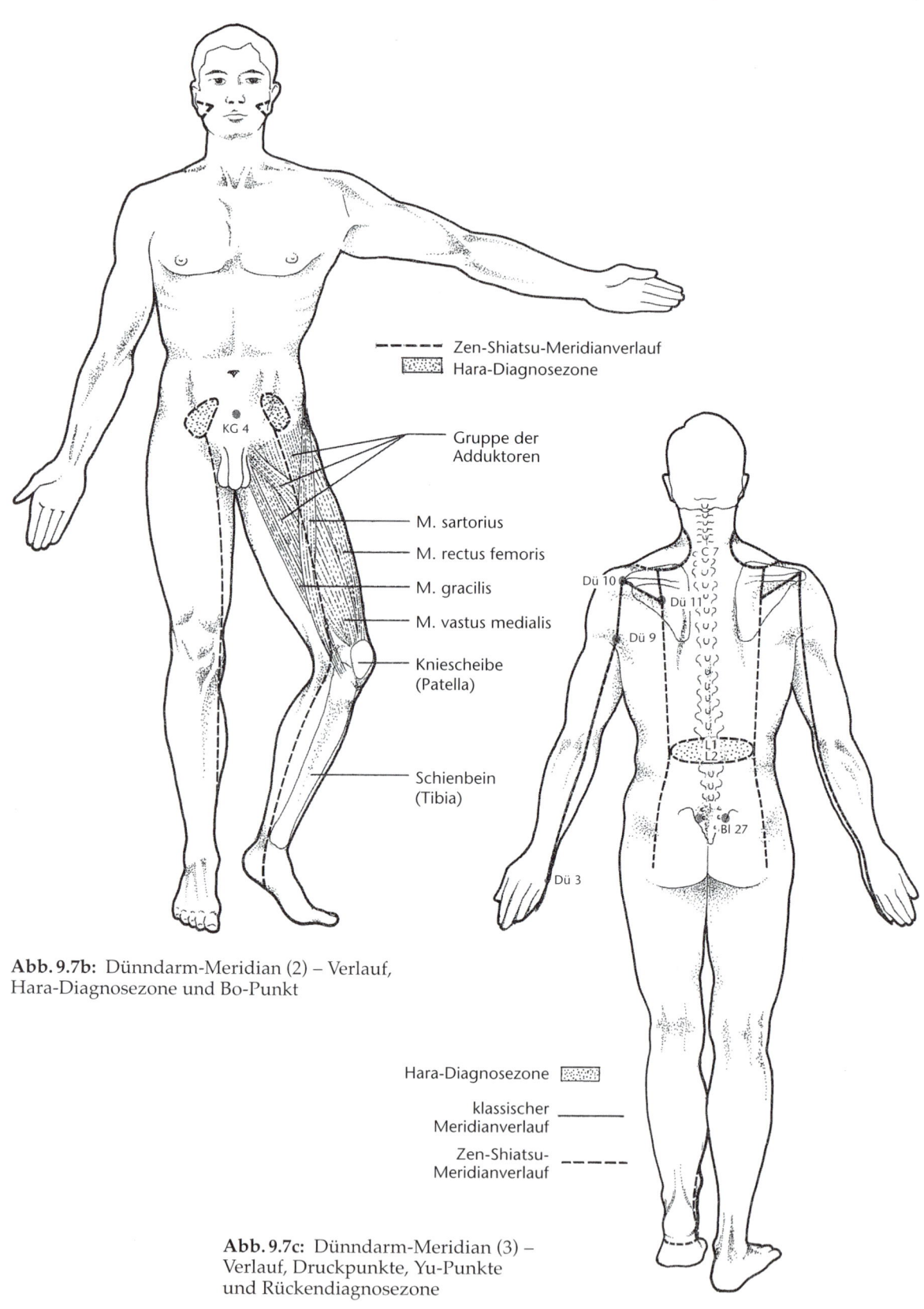

Zen-Shiatsu-Meridianverlauf
Hara-Diagnosezone

KG 4

Gruppe der
Adduktoren

M. sartorius

M. rectus femoris

M. gracilis

M. vastus medialis

Kniescheibe
(Patella)

Schienbein
(Tibia)

C 7

Dü 10

Dü 11

Dü 9

L 1
L 2

Bl 27

Dü 3

Abb. 9.7b: Dünndarm-Meridian (2) – Verlauf,
Hara-Diagnosezone und Bo-Punkt

Hara-Diagnosezone

klassischer
Meridianverlauf

Zen-Shiatsu-
Meridianverlauf

Abb. 9.7c: Dünndarm-Meridian (3) –
Verlauf, Druckpunkte, Yu-Punkte
und Rückendiagnosezone

„energetischen Medizin" gemeinsam ist – das ist angemessen, denn in der Chinesischen Medizin entsteht das Leben aus der Verbindung von Feuer und Wasser (s. S. 202). Auch an den Armen verlaufen Herz- und Dünndarm-Meridian in der Nähe des Nieren-Meridians.

Ein weiterer enger Verbündeter der Dünndarm-Energie ist der Milz-Meridian, diese beiden Meridiane verlaufen am Bein eng beieinander – so nahe, dass viele Schüler den Dünndarm behandeln, im festen Glauben, es sei der Milz-Meridian. Das ist nicht schlimm, weil die Dünndarm-Energie durch ihren Bezug zu Nahrungsassimilation und Blut eng mit der Milz-Funktion verbunden ist. Während der Behandlung des Meridians am Bein unterstützt eine Mutterhand auf dem Hara die assimilierende Funktion und hilft bei der Auflösung von Blut-Stagnation im Beckenraum, immer verstärkt durch Ihre innere Ausrichtung. Der Abschnitt des Dünndarm-Meridians auf der Ferse hilft, den Beckenraum zu entspannen.

Nach Verletzungen und Schock ist der Meridian auf der Schulter und am Nacken oft behandlungsbedürftig, weil dieser Bereich mithilft, Informationen vom Kopf in den Körper zu assimilieren. Von der praktischen Seite müssen Schultern und Nacken das Gewicht des Kopfes halten, wenn dieser im Schleudertrauma vor und zurück schwingt. Für die Behandlung an Schultern und Nacken bietet es sich an, die Mutterhand – wenn möglich – auf den Brustkorb zu legen, um die Assimilation dieser Erfahrung im Herzen zu erleichtern. Autounfälle sind nicht die einzigen Situationen, bei denen die Behandlung des Dünndarm-Meridians wichtig wird, wie die Fallgeschichte zeigt.

Bei Schmerzen im Rücken oder in der Hüfte nach einem Sturz oder einem anderen traumatischen Unfall, empfiehlt sich die Behandlung des Meridians am Rücken oder an der Hüfte.

In Masunagas System verleiht der Ort des Meridians der Funktion Ausdruck. Der Ort von Herz- und Dünndarm-Meridian ist „innen". In der normalen Standposition befinden sich die Meridiane auf der Innenseite der Arme und Beine und verdeutlichen damit ihre Funktion der Assimilation und Integration von Informationen und Erfahrungen in unser tiefstes Inneres, so wie sie auch durch den Verlauf der Meridiane am Rumpf beschrieben wird (s. oben).

Fallgeschichte

Eine junge Frau kam wegen beharrlicher Schmerzen in der linken Schulter in die Shiatsu-Praxis. Während einer Sitzung mit einer Dünndarm-Diagnose, erinnerte sie sich plötzlich an einen Vorfall, bei dem sie während eines Urlaubs im Ausland das Opfer eines Überfalls wurde. Vor dem Überfall hatte ihr einer der Diebe auf die linke Schulter getippt. Von dieser Sitzung an wurden die Schmerzen in ihrer Schulter immer besser.

Der Behandlungsablauf

1. Am Nacken verläuft der Dünndarm-Meridian von dem Punkt unterhalb des Ohrläppchens in einer geraden Linie nach unten und kreuzt hinüber zum hinteren Rand des M. sternocleidomastoideus. Am Übergang zwischen Hals und Schultern umrundet er den Nackenansatz und zieht seitlich zum 7. Halswirbel. In der Seitenlage können Sie den Meridian in seinem gesamten Verlauf mit dem Daumen erreichen. Dehnen Sie dabei die Schulter mit Ihrer Mutterhand sacht nach unten (Abb. 9.8a).

2. Alternativ lässt sich dieser Meridianabschnitt auch in Rückenlage behandeln. Allerdings können Sie hierbei nicht den hinteren Nackenbereich erreichen. Der zugängliche Teil des Meridians ist jedoch

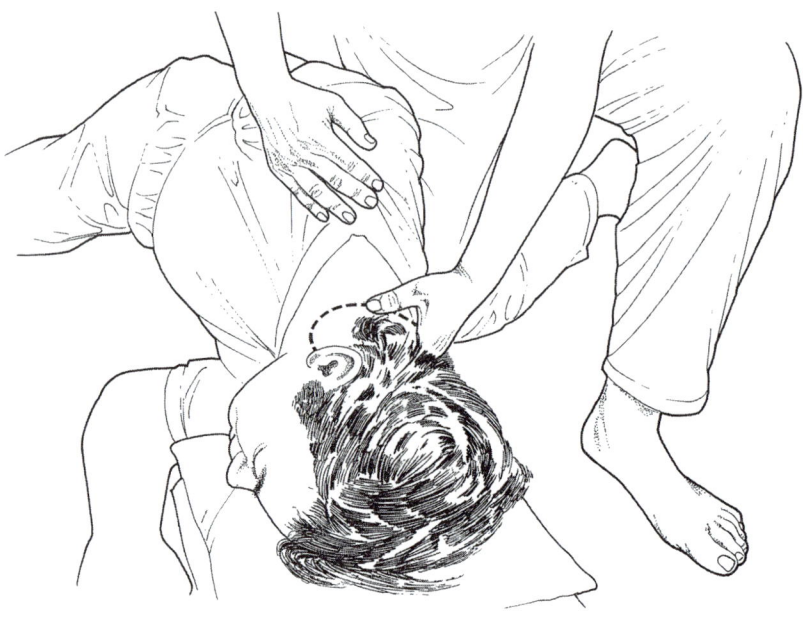

Abb. 9.8a: Behandlung am Nacken in Seitenlage

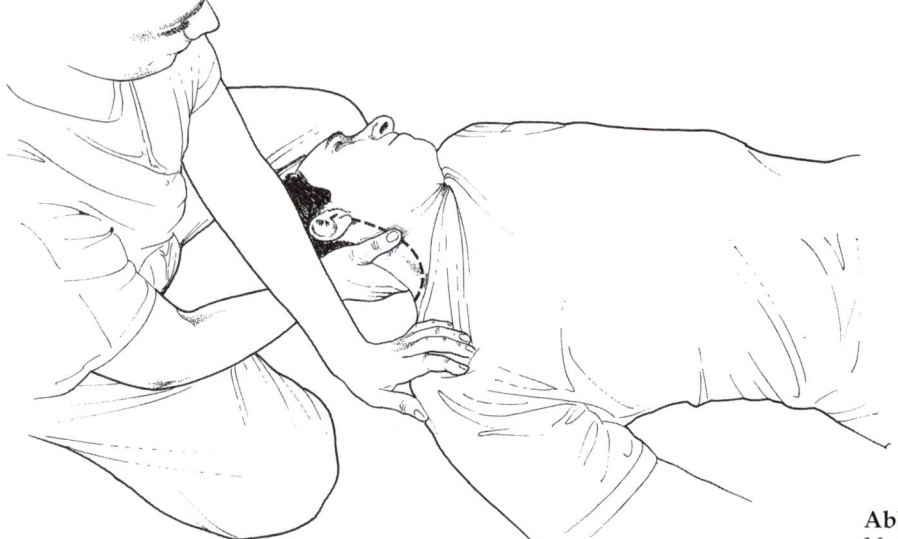

Abb. 9.8b: Behandlung am Nacken in Rückenlage

gut zu behandeln, indem Sie den Hals dehnen, wie auf S. 63 in Kapitel 4 beschrieben, und mit dem Daumen arbeiten. Ziehen Sie dabei die Schulter sanft mit Ihrer Mutterhand nach unten (Abb. 9.8b).

3. Wird der Arm in eine entsprechende Dehnposition gebracht, lässt sich dieser Meridianabschnitt in allen Behandlungs-

positionen erreichen. Am häufigsten wird seine Behandlung in Rückenlage unterrichtet. Dabei liegt der Arm nach oben angewinkelt über dem Schlüsselbein. Sie können den Ellbogen des Empfängers unterstützen und wenn Sie dort ankommen, die Hände wechseln. Allerdings verliert dabei die Mutterhand etwas von

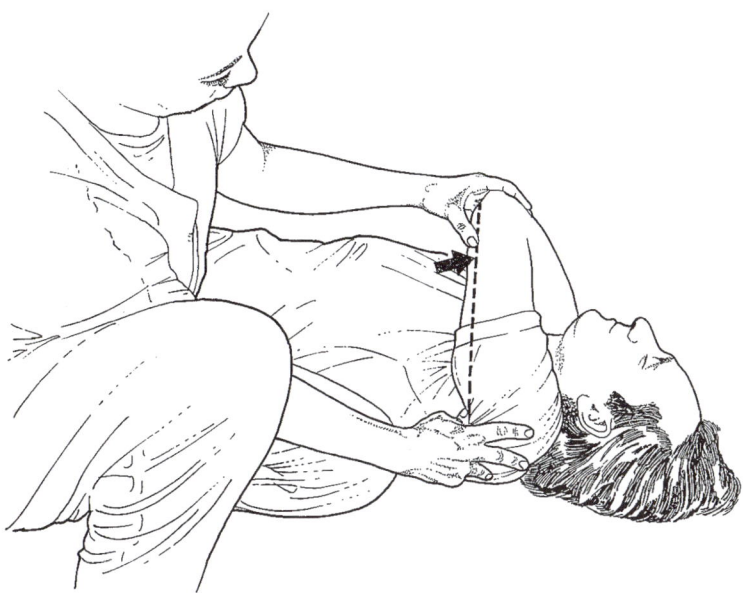

Abb. 9.9: Dehnung des
Meridians am Arm

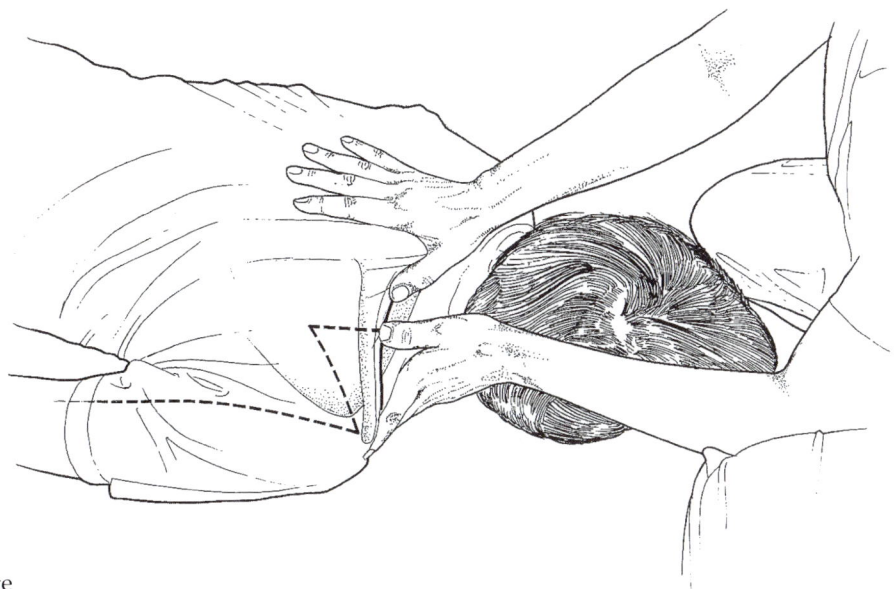

Abb. 9.10: Behandlung
der Schulter in Bauchlage

ihrer Wirkung, denn im Idealfall sollte sie
näher am Körper sein als die Kindhand.
Wenn Sie den Empfänger mit der Mutterhand an der Schulter unterstützen, muss
ihr Einsinken so direkt und sicher sein, als
wollten Sie seinen Arm am Körper befesti-
gen, damit er nicht aus seiner Position rut-
schen oder wegrollen kann (Abb. 9.9). Um

den Unterarm zu erreichen, müssen Sie
sich dann etwas mehr aufrichten.
4. An der Schulter lässt sich der Meridian
   auf ähnliche Art sowohl in der Seitenlage,
   Sitzposition oder Bauchlage erreichen.
   Hier sehen Sie wegen der einfacheren
   Darstellung eine Behandlung in Bauchlage (Abb. 9.10). Gearbeitet wird mit dem

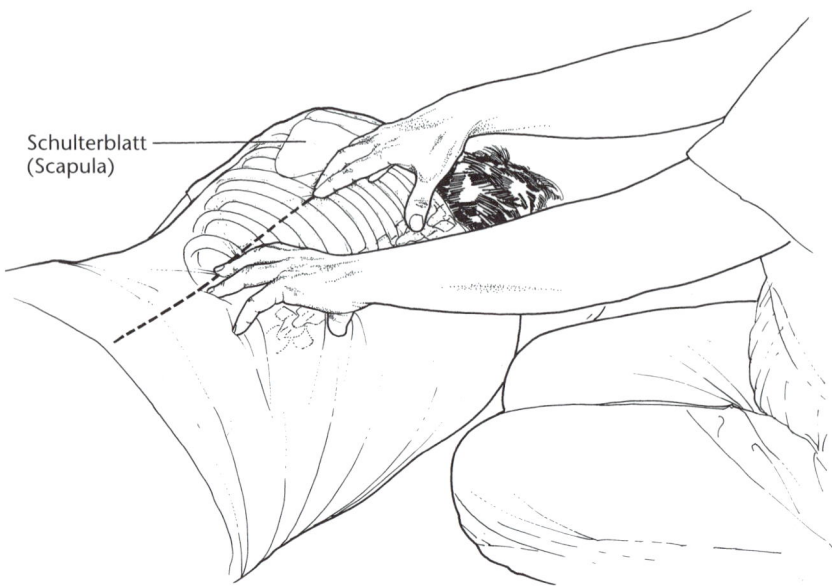

Schulterblatt
(Scapula)

Abb. 9.11: Behandlung am Rücken

Daumen entlang einer Linie oberhalb der Schulterblattgräte. (Auch wenn der Meridian lediglich das mittlere Drittel dieser Linie ausmacht [s. o.], behandeln wir doch den ganzen Bereich, um das Gefühl des Zusammenhangs zu wahren.) Legen Sie Ihre Mutterhand oben auf die Wirbelsäule, während Sie mit der Kindhand nach außen arbeiten. Sie können genauso gut die flache Hand oder den Ellbogen einsetzen.

5. Am Rücken befindet sich der Meridian ungefähr auf halber Strecke zwischen dem Blasen-Meridian und dem Dreifachen Erwärmer. Meistens ist eine Rinne am seitlichen Rand des M. iliocostalis zu tasten. Prüfen Sie nach, ob diese medial (am häufigsten) oder lateral der unteren Schulterblattspitze beginnt. Diesen Abschnitt behandeln Sie am besten mit den Fingerspitzen (Abb. 9.11), doch in Bauchlage können Sie den Meridian auch mit der flachen Hand, mit Daumen oder Ellbogen behandeln.

6. An der Hüfte verläuft der Dünndarm-Meridian hinter dem Dickdarm-Meridian über den höchsten Punkt des Gesäßes und etwa auf halber Strecke zwischen der Mittellinie des Kreuzbeins und dem Trochanter major des Oberschenkelknochens. Behandelt wird der Meridian wie abgebildet in der Bauch- (Abb. 9.12) oder Seitenlage mit der Handfläche, dem Daumen, Ellbogen oder den Fingerspitzen.

7. Am Bein liegt der Dünndarm-Meridian hinter dem Milz-Meridian. Behandeln Sie

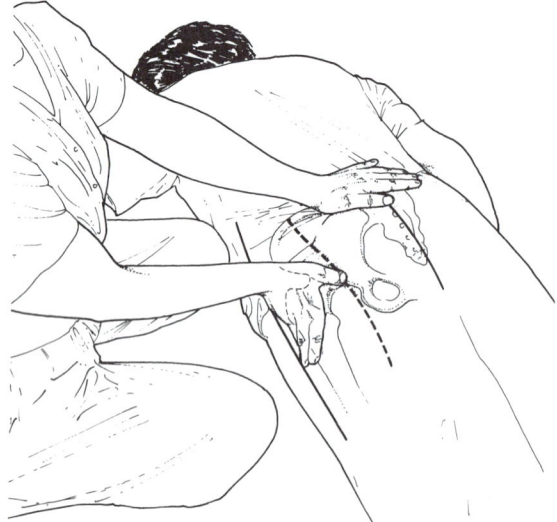

Abb. 9.12: Behandlung im Bereich der Hüfte

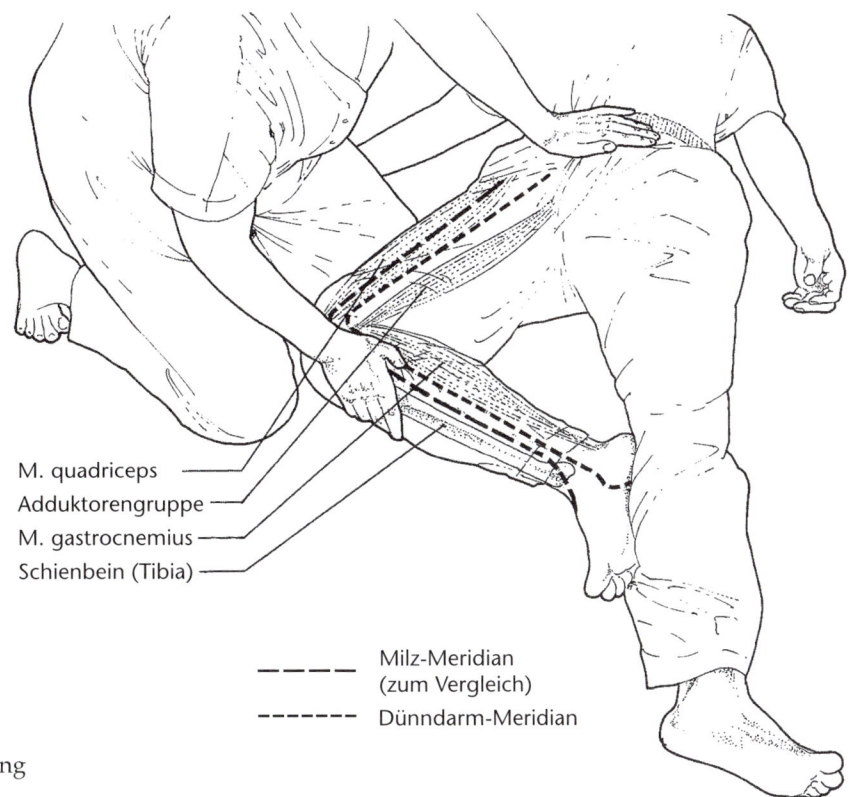

M. quadriceps
Adduktorengruppe
M. gastrocnemius
Schienbein (Tibia)

– – – – – Milz-Meridian
(zum Vergleich)
– – – – – – – Dünndarm-Meridian

Abb. 9.13: Meridian-Dehnung
am Bein

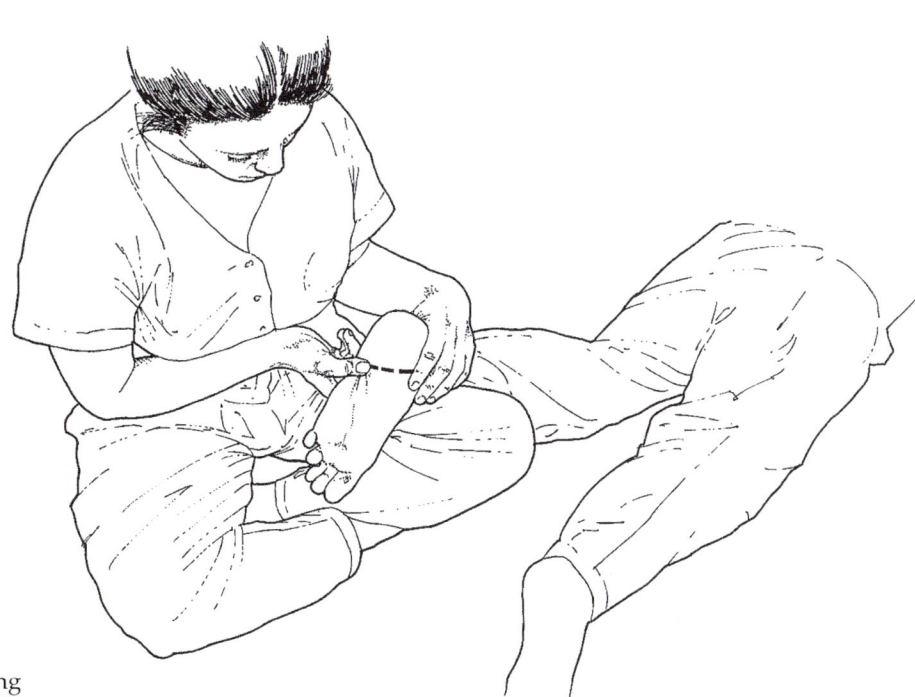

Abb. 9.14: Behandlung
an Ferse und Fußsohle

ihn in der Rückenlage und in Dehnung, indem Sie die Ferse an das Knie des anderen Beins legen. Zwischen dem M. quadriceps und den Adduktoren bildet sich bei dieser Dehnung eine tiefe Rinne, in deren Tiefe Sie den Meridian spüren (Abb. 9.13).

8. Der Dünndarm-Meridian kreuzt unter dem Innenknöchel zum Übergang zwischen Ferse und Fußsohle hin. Diesen Bereich behandeln Sie mit dem Daumen. Der Empfänger liegt auf dem Bauch (Abb. 9.14).

Die wichtigsten Punkte auf dem Dünndarm-Meridian

Dünndarm 3

Auf der Ulnarseite der Hand, proximal des Köpfchens des 5. Mittelhandknochens (Os metacarpale V), an der Grenze „zwischen roter und weißer Haut".

Funktionen
* Öffnungspunkt des Lenkergefäßes, wohltuend für Rücken und Nacken
* leitet inneren und äußeren Wind aus (vor allem bei Symptomen in Rücken und Nacken)
* klärt den Geist.

Hauptanwendung: Schmerzen in Rücken und Nacken, vor allem in Kombination mit Bl 62 auf dem gegenüberliegenden Knöchel (s. S. 396).

Behandlungsmethode: Legen Sie die Handfläche des Empfängers auf den Boden und Ihre Kindhand als Unterstützung darauf, während Ihr Daumen in den Punkt einsinkt. Die Mutterhand ruht auf dem Rumpf, lassen Sie sie wenn möglich unter den Nacken oder die Schulter gleiten, wenn Ihre Behandlung dieses Punktes auf Nacken oder Schulter abzielt.

Dünndarm 9

Posterior-inferior (hinter-unterhalb) des Schultergelenks, etwa 1 Cun über dem Ende der Achselfalte bei hängendem Arm.

Funktionen
* wohltuend für die Schulter.

Hauptanwendung: Schulterschmerzen.

Behandlungsmethode: Diesen Punkt erreichen Sie am leichtesten, wenn Ihr Empfänger auf dem Bauch liegt. Die Berührungsempfindung ist am intensivsten, wenn Sie in Richtung der Rumpfmitte einsinken, Ihren eigenen Schwerpunkt tief halten und Ihr Körpergewicht anlehnen.

Dünndarm 10

Direkt über Dü 9 in der Vertiefung unterhalb-seitlich der Schulterblattgräte.

Funktionen
* wohltuend für die Schulter.

Hauptanwendung: Schulterschmerzen.

Behandlungsmethode: Diesen Punkt erreichen Sie mit dem Daumen, egal in welcher der vier Positionen Ihr Empfänger sich befindet. Prüfen Sie nur, ob Sie eine bequeme Position eingenommen haben und nicht angespannt sind, und ob Ihre Mutterhand an einer guten Stelle liegt, die die bestmögliche Wahrnehmung der Verbindung gewährleistet.

Dünndarm 11

Am Übergang von oberem und mittlerem Drittel der Verbindungslinie zwischen der Unterkante der Schulterblattgräte und der Schulterblattspitze, oder an dem Punkt, der mit Dü 9 und Dü 10 ein gleichschenkliges Dreieck bildet.

Funktionen
- wohltuend für die Schulter.

Hauptanwendung: Schulterschmerzen.

Behandlungsmethode: Senkrecht zur Körperoberfläche. Sehr effektiv, wenn sich der Empfänger in Seitenlage oder Sitzposition befindet, weil Sie Ihre Mutterhand auf die Brustmitte legen und die Richtung des Einsinkens auf die Mutterhand lenken können.

Dünndarm 19

In der Vertiefung, die sich bei leicht geöffnetem Mund zwischen Kiefergelenk und Ohrmuschel (genauer: Tragus) bildet.

Funktionen
- wohltuend für das Ohr.

Hauptanwendung: Tinnitus und Taubheit.

Behandlungsmethode: Der Empfänger liegt auf dem Rücken, Sie sitzen hinter seinem Kopf und bitten ihn seinen Mund zu öffnen. Berühren Sie den Punkt mit der Fingerspitze und senden Sie Ki tief in das Innenohr hinein. Der Punkt lässt sich auch in der Seitenposition behandeln, eine Seite nach der anderen.

Bo-Punkt des Dünndarm-Meridians

KG 4 – auf der Mittellinie des Bauches, vier Finger breit unter dem Nabel.

Funktionen
- nährt Blut und Yin, stärkt Yang durch die Behandlung mit Moxibustion
- unterstützt Ursprungs-Ki und Essenz

- beruhigt den Geist
- tonisiert die Nieren, verankert Ki, stärkt Unteren Brenner und Uterus.

Hauptanwendung: Chronische Schwäche und Erschöpfung, lang anhaltende Rückenschmerzen, alle chronische Beschwerden, Angstzustände, Schlaflosigkeit, Unfruchtbarkeit und Impotenz. Druckempfindlichkeit bei normalem Druck ist ein Zeichen für eine Pathologie des Dünndarms.

Behandlungsmethode: Berühren Sie den Punkt mit Ihrer Fingerspitze, sinken Sie tief ein und leiten Sie Ki innerlich. Achten Sie auf eine gute Verbindung mit der Mutterhand auf dem Hara oder noch besser unter dem unteren Rücken, wenn Sie Ihre Hand darunter schieben können. Besonders bei Rückenschmerzen ist es hilfreich, wenn Ki durch den Körper des Empfängers hindurch zum Rücken geleitet wird.

Yu-Punkt des Dünndarm-Meridians

Bl 27 – in Höhe des ersten Kreuzbeinlochs (Foramen sacrale), zwei Finger breit neben der Mittellinie der Wirbelsäule.

Funktion
- unterstützt alle Funktionen des Dünndarms.

Hauptanwendung: Alle Beschwerden, die den Dünndarm betreffen. Schmerzen im Kreuzbein.

Behandlungsmethode: Beidseitig, mit beiden Daumen, während der Empfänger auf dem Bauch liegt.

9.7 Bedeutung des Herz-Kreis-lauf-Meridians in der TCM

Es gibt viele Namen für diesen Funktionskreis. Manche bezeichnen ihn als „Perikard", die äußere Schutzhülle des Herzens, die gemeinsam mit den tiefen Blutgefäßen die körperliche Struktur darstellt, auf die sich der Meridian bezieht. Im Englischen heißt er auch „Heart Constrictor", in Anspielung auf seine Unterstützung bei den Pumpbewegungen des Herzens, oder „Heart Governor" (weil der Herz-Kreislauf *für* das Herz regiert und nicht weil er das Herz beherrscht). Aus dem gleichen Grund wird er manchmal als „Meister des Herzens" bezeichnet, wobei Meister hier im Sinne von Minister oder Gesandter verstanden wird. Eine Schule nennt diesen Funktionskreis auch Kreislauf-Sexualität. Ich ziehe die Bezeichnung „Heart Protector" („Beschützer des Herzens") vor, weil sie seine Funktionen beschreibt, ohne die Gefahr möglicher Verwechslung zu bieten. *Anmerkung der Übersetzerin:* Im Deutschen hat sich der Begriff „Herz-Kreislauf" eingebürgert, der ebenfalls einen direkten und klaren Bezug zu einer der Hauptfunktionen hat.

Vermittler zum Ursprung

Ähnlich wie beim Dreifachen Erwärmer erwähnen die klassischen Texte immer wieder, der Herz-Kreislauf habe „einen Namen, aber keine Form". Dabei ist er durchaus einer Form zugehörig, nämlich dem Perikard. Zu bedenken ist, dass sich in der chinesischen Philosophie die Begrifflichkeit „keine Form / nicht geformt" auf eine undefinierbare energetische Grundstruktur als Ursprung allen Lebens bezieht. Sowohl das Bewusstsein (Shen) als auch das Ursprungs-Ki leiten sich aus dieser Struktur „keine Form / nicht geformt" ab. Und der Herz-Kreislauf und Dreifache Erwärmer vermitteln zwischen diesem energetischen Ur-

sprung und den Meridianen. Der Dreifache Erwärmer auf der Ebene des Ki, über seine Verbindung mit Ming Men und dem Ursprungs-Ki, der Herz-Kreislauf auf der Ebene des Bewusstseins, mittels seiner Verbindung mit dem Herzen und dem Shen.[6]

Weil der Herz-Kreislauf „keine Form" hat, besteht seine Funktion darin, eine breite Bahn für Bewusstsein und Informationen im ganzen Körper zu sein: „Der Meister des Herzens ist der Meister der 12 Meridiane. Gibt es irgendwo einen leeren Raum, durchdringt der Meister des Herzens alles".[7] Da der Herz-Kreislauf in erster Linie als Funktion und nicht als Organ wahrgenommen wird, werden keine Krankheitsmuster mit ihm in Verbindung gebracht. In der TCM wird der Meridian ausschließlich zur Behandlung von Herzbeschwerden benutzt.

Schutz für das Herz

Als körperliche Struktur schützt das Perikard das Organ Herz. Eine der Hauptaufgaben der Herz-Kreislauf-Energie besteht darin, das Herz vor einer Verletzung vor äußeren schädlichen Einflüssen oder vor einem Schock bzw. emotionalen Trauma zu bewahren. Diese Funktion übt der Herz-Kreislauf aus, indem er das Herz mit seinem Ki durchdringt, es darin einhüllt und ihm zudem die physische Schutzhülle des Perikards bietet. Er bildet so eine Art energetische „Pufferzone" rund um das Herz.[8]

Hitze und Schleim sind die pathogenen Faktoren, die am ehesten das Herz verletzen.

---

[6] „Der Dreifache Erwärmer verwaltet die alchimistischen Qi-Transformationen ... Der Meister des Herzens springt für die Funktionen des Shen ein." Aus dem Nangyo Tekkan von Sosen Hirooka, 1750, zitiert nach *Hara Diagnosis: Reflections on the Sea*, S. 121.
[7] ebd.
[8] „Wenn im Herzen schädliche Einflüsse vorhanden sind, finden sie sich immer in dem Netzwerk, das das Herz umgibt." Ting Chin, Zitat aus dem Ling Shu in seinem Kommentar zum Nan Jing 25, Nan Jing S. 314.

Sind diese äußeren Einflüsse die Ursache für Beschwerden, wie z. B. für ein Delirium, für Epilepsie, Koma oder für andere Symptome, wie z. B. für ein Zungengeschwür, werden diese über Shen und den Herz-Kreislauf-Meridian behandelt. Auch hohes Fieber, das durch seine Hitze das Herz beeinträchtigt, wird über den Herz-Kreislauf-Meridian behandelt.

Schutz für das Blut

Ein Meridian, der das Herz beschützt, schützt gleichzeitig auch das Blut des Herzens. „Der Dreifache Erwärmer ist der Vater des Ki, das Perikard ist die Mutter des Blutes."[9] Der Herz-Kreislauf-Meridian, der für die Zirkulation des Blutes in den großen Gefäßen zuständig ist, beeinflusst also den Zustand des Blutes. Über ihn lässt sich Hitze im Blut, bei der es zu starken Blutungen kommt, behandeln. Ebenso eignet sich der Herz-Kreislauf Meridian zum Bewegen und Regulieren des Blutes bei einer Blut-Stagnation vor allem im Thorax, die Brustschmerzen oder ein Beklemmungsgefühl auslöst.

Schutz des Shen

Da der Geist (Shen) vom Zustand des Herzens und des Blutes beeinflusst wird, gewährleistet die Herz-Kreislauf-Energie auch die Ausgewogenheit des Shen. Bei Symptomen wie Schlaflosigkeit, geistiger Erregtheit, unaufhörlichem Redefluss und manischem Verhalten kann also die Behandlung des Herz-Kreislauf-Meridian angezeigt sein. Er hat auch eine stark beruhigende Wirkung bei Angstzuständen und geistiger Verwirrung. Jede Art von Schock oder emotionalem Trauma, die Shen zerstreut, wird in einem gewissen Ausmaß von der Herz-Kreislauf-Energie aufgefangen und abgemildert.

Eine weitere Aufgabe des Herz-Kreislaufs besteht darin, den Einfluss des Shen auf die ganze Körper-Geist-Sphäre auszuweiten. Er ist bekannt als „der Gesandte … der Freude und Zufriedenheit verbreitet".[10]

Unterstützung für das Herz

Um das Herz abzuschirmen, kann der Herz-Kreislauf einige Aufgaben des Herzens übernehmen. Er wird aus diesem Grund auch gerne als „ministerielles oder unterstützendes Feuer" bezeichnet (obwohl viele Experten dies nur auf Ming Men, das Feuer in den Nieren, beziehen). Vom Herz-Kreislauf wird auch gesagt, er vollstrecke den Willen des Herrschers, der als Shen im Herzen wohnt. Während das Herz Shen speichert, setzt die Herz-Kreislauf-Energie seine Vorhaben in die Tat um. Außerdem arbeitet der Herz-Kreislauf mit dem Herzen zusammen, um den ungehinderten Fluss von Ki und Blut im Thorax und im ganzen Körper sicherzustellen. Der Herz-Kreislauf-Meridian ist demzufolge zur Behandlung von Herzrhythmusstörungen, Herzjagen und Brustschmerzen sowie allgemein zur Regulierung der Herzaktivität geeignet.

9.8 Bedeutung des Herz-Kreislauf-Meridians in der Zen-Shiatsu-Theorie

Im Zen Shiatsu ist der Herz-Kreislauf mit der vorletzten Stufe im Lebenszyklus der Amöbe verbunden. Hier ergreift die Amöbe, nachdem sie gelernt hat, vor ihren Verfolgern zu flüchten, noch weitere Maßnahmen, um sich vor äußeren Einflüssen zu schützen. Dazu gehört die Entwicklung einer Schutzschicht, mit der unerwünschte Annäherun-

---

[9] Wang Shu He's Kommentar zum Nan Jing 25, zitiert nach *Hara Diagnosis: Reflections on the Sea*, S. 121.

[10] *Simple Questions*, Kap. 8, zitiert nach *Foundations of Chinese Medicine*, S. 103.

gen abgelenkt oder abgewehrt werden können. Für uns Menschen mit unseren komplizierten sozialen, psychischen und emotionalen Strukturen und Querverbindungen muss eine unerwünschte Annäherung nicht die Gestalt eines erklärten Feindes annehmen. Es ist vielmehr so, dass jeder Einfluss, der unserem emotionalen Kern zu nahe kommt, als Bedrohung aufgefasst werden kann.

Unsere schützende Schale oder Kapsel bilden der Dreifache Erwärmer und der Herz-Kreislauf-Meridian. Wenn wir uns bei den Makko-Ho-Übungen für diese Meridiane (s. S. 121) in Schutzhaltung zusammenrollen, deckt der Dreifache Erwärmer die Außenfläche, und der Herz-Kreislauf-Meridian alle inneren Oberflächen des Körpers ab. Wir können also sagen, dass der Dreifache Erwärmer unsere physische und psychische Oberfläche abschirmt und der Herz-Kreislauf-Meridian die näher am emotionalen Zentrum befindliche Zone.

Zirkulation

Masunaga stellt die beiden Einflussbereiche des Herz-Kreislauf-Meridians und des Dreifachen Erwärmers dem zentralen Kreislauf der großen Blutgefäße bzw. dem Kreislauf der Peripherie vergleichend gegenüber. Ist also die Herz-Kreislauf-Energie aus dem Gleichgewicht geraten, funktioniert der zentrale Kreislauf nur eingeschränkt. Entsprechend kommt es zu Blutdruckstörungen oder -schwankungen und zu Schwellungen oder Kältegefühl in den Gliedmaßen. Ist die Zirkulation im Brustkorb beeinträchtigt, können Beklemmungsgefühle auftreten und Atemschwierigkeiten hervorrufen, die oft mit emotionalen Problemen einhergehen. In der TCM würden diese Symptome einer Herz-Blut-Stagnation oder einer Leber-Ki-Stagnation im Brustkorb zugeordnet werden. Da es nach dem Sechs-Schichten-Modell eine Verbindung zwischen Herz-Kreislauf und

Leber gibt, lassen sich diese Beschwerden auf jeden Fall auch über den Herz-Kreislauf-Meridian behandeln.

Herz und Sonnengeflecht (Solarplexus)

Herzbeschwerden wie Angina pectoris oder Palpitationen werden mitunter als Herz-Kreislauf-Diagnose manifest. Unspezifische Thoraxschmerzen, die nicht unbedingt mit einem Herzproblem im Zusammenhang stehen, können als weiteres Symptom auftreten. Die Diagnosezone des Herz-Kreislauf-Meridians befindet sich über der Aorta im Bereich des Mittleren Brenners. Daher haben alle schmerzhaften Symptome in diesem Bereich, wie z. B. Sodbrennen oder Magen- und Zwölffingerdarmgeschwüre, ebenfalls eine Verbindung zur Herz-Kreislauf-Energie. Eine schlechte Körperhaltung oder eine starre Arbeitshaltung können die großen Blutgefäße einengen und somit eine nachteilige Wirkung auf den Kreislauf und das Herz haben.

Energetische Qualität

In der ersten Hälfte des Lebenszyklus nach Masunaga ist das Aufnehmen und Assimilieren von Ki und Nährstoffen von Belang. In der zweiten Hälfte steht das Thema im Vordergrund, auf welch unterschiedliche Art und Weise das Ki und die Nährstoffe im Körper verteilt werden. Die Herz-Kreislauf-Energie versorgt den Bereich der inneren Zirkulation mit Nährstoffen, mit Energie aus dem Blut und einer gelassenen Aufmerksamkeit aus dem emotionalen Kern unseres Wesens. Bei eingeschränkter Energie des Herz-Kreislaufs findet diese Verteilung nicht statt und die Betroffenen neigen dazu, schnell zu ermüden oder sich völlig erschöpft zu fühlen. Dieser Zustand wird durch die oben erwähnten Atemschwierigkeiten noch verschlimmert. Gelingt es dem Herz-Kreislauf nicht, die Gelassenheit des Herzens zu verbreiten, kommt es zu Stress oder Anspannung mit daraus resultierender Unruhe und Schlafstörungen (in der TCM würde dies auf eine Herz-Blut-Leere zurückgeführt). In der unzureichenden Verteilung spiegelt sich das Unvermögen der Herz-Kreislauf-Energie wider, den Willen des Herzens auszuführen. Obwohl die Bereitschaft vorhanden ist, fehlt die Energie oder Kraft zur Ausführung. Masunaga nennt dies „große Ungeduld ohne Handlungsfähigkeit."[11]

Verletzlichkeit und Schutz

Der Bereich, der den emotionalen Kern unseres Wesens direkt umgibt, wird vom Herz-Kreislauf verteidigt. „Der Meister des Herzens, der das Herz umgibt, bildet im Grunde so etwas wie eine Mauer rund um eine königliche Residenz" (Hsu Ta-Ch'uns Kommentar zum Nan Jing 25, Nan Jing, S. 312). Wird unsere empfindsame innere emotionale Zone bedroht, entwickelt sich die beschützende Energie des Herz-Kreislaufs zu einer Schutz- und Verteidigungshaltung. Als eine dieser Verteidigungsstrategien wird von Masunaga die übermäßige Konzentration auf den Beruf angegeben, bei der persönliche Anliegen nachrangig sind. Eine andere Strategie sind „ungewöhnliche Emotionen", wie Masunaga sie bezeichnet, die einen großen Bereich abdecken. Sie können sich einerseits in Überempfindlichkeit oder äußerst heftigem Verhalten zeigen, wobei die Verletzlichkeit des Herzens hinter einer fordernden oder aggressiven Haltung verborgen bleibt. Andererseits können die Emotionen so unter Kontrolle gehalten werden, dass scheinbar ein Mangel an Gefühlen besteht. Ein Täuschungsmanöver stellt auch die geistige Abwesenheit dar, bei der Vagheit die emotionalen Reaktionen verschleiert. Solche Schutzmechanismen können für

Shiatsu-Gebende sehr verwirrend sein, wenn sie als emotionaler Ausdruck eines anderen Meridian-Einflusses interpretiert werden. Shiatsu-Klienten mit einem Herz-Kreislauf-Ungleichgewicht sind sich meist nicht darüber im Klaren, dass ihr Verhalten auf Verletzlichkeit und Kontaktangst beruht.

9.9 Der Herz-Kreislauf-Meridian und seine Behandlung

Der Herz-Kreislauf-Meridian beginnt in seinem klassischen Verlauf seitlich der Brustwarze. Er zieht dann über die Brust nach oben bis in Höhe der Achselfalte und von dort wieder nach unten entlang der Mittellinie auf der Yin-Seite des Armes, zwischen den beiden Köpfen des M. biceps. Über die Mittelpunkte der Ellenbeuge und der Handgelenksfalte erreicht er die Mitte der Handfläche und endet auf der Radiusseite des Mittelfingers am Fingernagel (Abb. 9.15).

Nach Masunaga beginnt der Herz-Kreislauf-Meridian in der Hara-Diagnosezone im Sonnengeflecht (Solarplexus, s. u.) und steigt in einer geraden Linie hoch zu KG 17, dem Punkt in der Mitte zwischen den Brustwarzen. Von dort läuft er in einem sanften Bogen auf beiden Seiten über die Brust zum Anfangspunkt des traditionellen Meridians, seitlich neben der Brustwarze. Von KG 17 aus beschreibt er außerdem eine tulpenförmige Bahn nach außen und oben im Bereich der oberen Rippen und nähert sich dann wieder der Mittellinie, um zu beiden Seiten des Kehlkopfes den Hals hinaufzuziehen. Es gibt einen weiteren Zweig des Meridians, der diagonal über das Gesäß nach unten läuft und dabei in etwa den Umrissen des Kreuzbeins folgt, nur etwas mehr seitlich. Der Meridian verläuft dann im Innern und passiert den Genitalbereich. Im Bein verläuft der Meridian im Oberschenkel vor dem M. graci-

---

[11] *Zen Imagery Exercises*, S. 201.

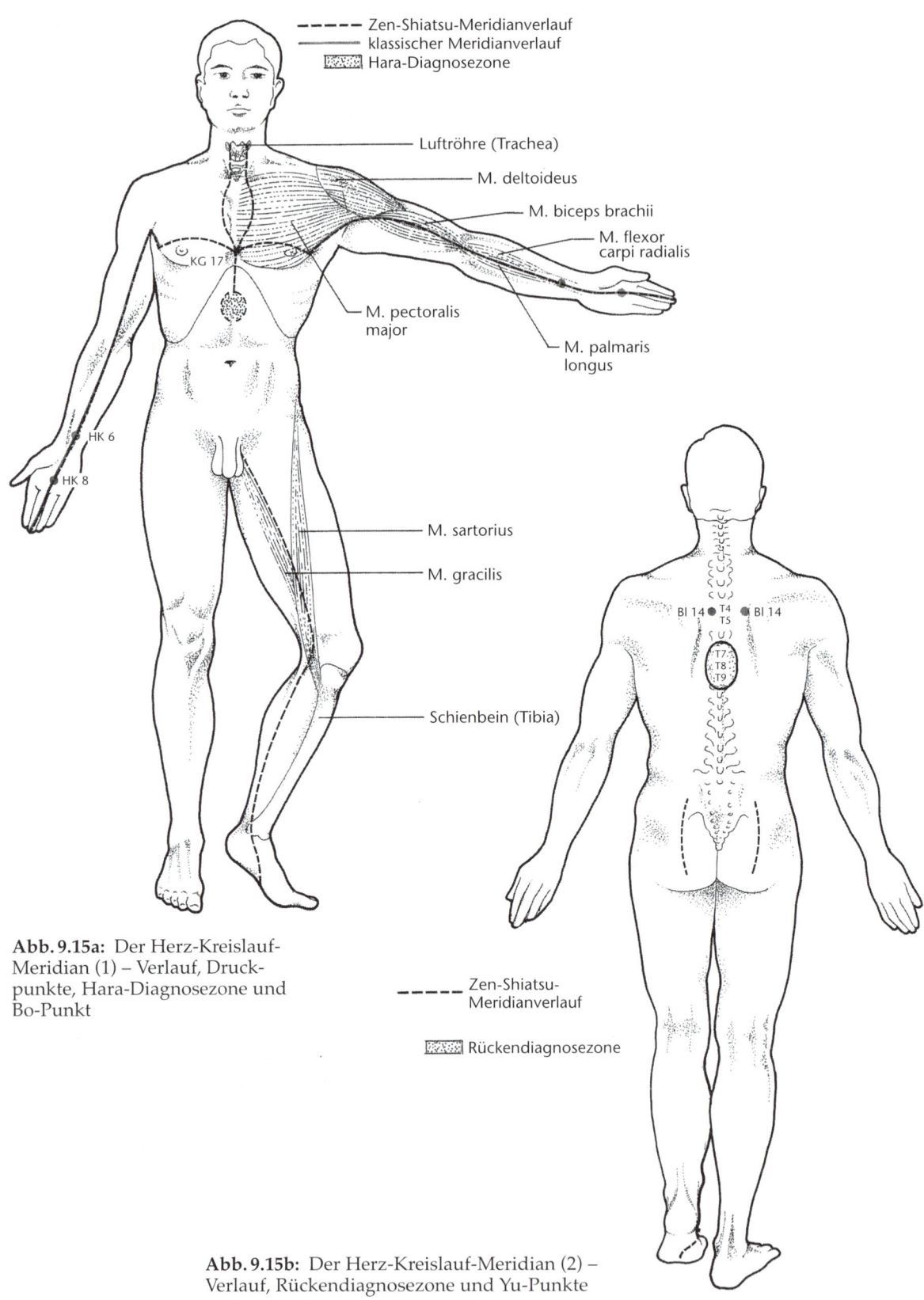

Zen-Shiatsu-Meridianverlauf
klassischer Meridianverlauf
Hara-Diagnosezone

Luftröhre (Trachea)

M. deltoideus

M. biceps brachii

M. flexor
carpi radialis

KG 17

M. pectoralis
major

M. palmaris
longus

HK 6

HK 8

M. sartorius

M. gracilis

Schienbein (Tibia)

Abb. 9.15a: Der Herz-Kreislauf-
Meridian (1) – Verlauf, Druck-
punkte, Hara-Diagnosezone und
Bo-Punkt

BI 14   T4   BI 14
T5

T7
T8
T9

Zen-Shiatsu-
Meridianverlauf

Rückendiagnosezone

Abb. 9.15b: Der Herz-Kreislauf-Meridian (2) –
Verlauf, Rückendiagnosezone und Yu-Punkte

lis und damit vor dem Leber-Meridian und im Unterschenkel auf der Yin-Seite zwischen Dünndarm- und Nieren-Meridian. Er biegt dann vor dem Innenknöchel ab zur Mitte des Fußgewölbes (Abb. 9.15a).

Die Hara-Diagnosezone ist ein kreisförmiger Bereich auf der Mittellinie des Oberkörpers, auf halber Strecke zwischen dem Nabel und dem Brustbein-Rippen-Winkel (Abb. 9.15a).

Die Rückendiagnosezone umrundet den 7. bis 9. Brustwirbel und liegt gegenüber der Hara-Diagnosezone (Abb. 9.15b).

Der Herz-Kreislauf-Meridian lässt sich in Rückenlage am besten zu erreichen.

Bedeutung und Funktion des Meridians

Von allen Meridianpaaren fügen sich Herz-Kreislauf- und Dreifacher-Erwärmer-Meridian am problemlosesten in die Theorie ein, die besagt, dass der Verlauf des Meridians seine Funktion verdeutlicht. Masunaga ordnete diesen beiden Meridianen die energetischen Funktionen „Zirkulation und Schutz" zu. Zur Illustration wählte er die Haltung, die wir alle einnehmen, wenn es uns kalt ist: Wir hüllen beide Arme um den Oberkörper und reiben die Armaußenseiten zur Förderung der Zirkulation. Aber die Funktionen der Zirkulation und des Schutzes wirken auf allen Ebenen, nicht nur der körperlichen Ebene von Blut- und Lymphzirkulation. Wir können uns auf allen Ebenen unseres Seins öffnen, unser Bewusstsein in seinen verschiedenen Ausdrucksformen durch den ganzen Raum unseres energetischen Feldes „zirkulieren" lassen oder uns verschließen und unsere energetischen Grenzen schützen.

In dieser Schutzhaltung verkörpert der Herz-Kreislauf-Meridian die „innere Auskleidung" der schützenden Hülle (s. Abb. 6.6,

S. 121), der Dreifache-Erwärmer-Meridian bedeckt die äußere Oberfläche. Der Herz-Kreislauf-Meridian markiert eine klare innere Grenze und bezeichnet einen besonderen Bereich in unserem körperlichen und emotionalen Selbst. Viele von uns kennen diese Grenze zwischen unserer äußeren sozialen Identität und unserem inneren Wesen und achten darauf, welchen Menschen wir die Überquerung dieser Grenzlinie und die Annäherung an unsere Privatsphäre gestatten. Die Gesten, die wir dafür einsetzen, betreffen den Herz-Kreislauf-Meridian. In vielen Kulturen besteht die erste Geste der Freundlichkeit im Schütteln der Hände; dabei handelt es sich um eine traditionelle Geste, die zeigt, dass wir keine Waffen tragen, aber sie ermöglicht auch den Kontakt zwischen den Herz-Kreislauf-Meridianen am Punkt HK 8 auf der Handfläche. Wenn wir uns umarmen, benutzen wir den Herz-Kreislauf-Meridian in den Armen, um uns zu halten und unser Gegenüber an unser Herz, unser inneres Sanctum, zu ziehen. Wir sind aber ebenso imstande, diesen Raum zusammenzuziehen, den Herz-Kreislauf-Meridian um uns selbst zu legen, die andere Person auszuschließen und uns zu schützen.

Masunagas Meridian-Erweiterung in den Beinen grenzt an den Leber-Meridian an und verläuft wie Leber- und Nieren-Meridian durch den Genitalbereich. Dadurch wird dem Fortpflanzungsakt die emotionale Achtsamkeit der Wandlungsphase Feuer hinzugefügt. Auch in diesem besteht die Möglichkeit, sich zu öffnen oder zu verschließen. Taucht der Herz-Kreislauf bei sexueller und reproduktiver Dysfunktion mit emotionaler Ursache in der Diagnose auf, kann der Herz-Kreislauf-Meridian am Gesäß und auf den Oberschenkeln behandelt werden. Ich empfehle dies in der Seiten- oder Bauchlage, um den betreffenden Bereich durch die Meridian-Dehnung des Beines nicht zu entblößen.

Über dem Fußgelenk und auf dem Fuß verläuft der Meridian nahe dem Nieren-Meridian und kreuzt diesen am Punkt Ni 6. In Verbindung mit der Mutterhand auf dem Hara ist dieser Meridianabschnitt hilfreich bei der Behandlung von Langzeitmustern der Unruhe und Überempfindlichkeit, die in der TCM traditionell mit einer Schwäche von Nieren- und Herz-Yin in Verbindung gebracht werden.

Am Brustkorb verbindet der Herz-Kreislauf-Meridian mehrere Zentren für Gefühle und Handlungen. Zwischen zwei Chakren, der Hara-Diagnosezone im Solarplexus und dem Bo-Punkt, KG 17, auf der Brustmitte, kreuzt der Meridian das Zwerchfell, das auf körperlicher und energetischer Ebene eine wichtige Begrenzung im Inneren darstellt. Dieser Teil des Meridians kann helfen, Spannung im Zwerchfell zu lösen, wenn die Herz-Kreislauf-Energie beteiligt ist. Wir können das Zwerchfell kontrahieren oder anspannen, um uns zu schützen, oder es entspannen, wenn wir uns sicher fühlen und damit die körperliche und energetische Zirkulation im gesamten Körper ermöglichen. Aus diesem Grund wird das Zwerchfell in der Theorie des Zen Shiatsu mit dem Herz-Kreislauf- und dem Dreifachen Erwärmer-Meridian in Verbindung gebracht.

Ein weiterer Zweig der Meridianerweiterung am Brustkorb biegt von KG 17 zum M. pectoralis und dem Anfangspunkt des klassischen Meridians. Dieser Zweig verbindet die Mitte des Herzens mit dem Muskel, der es möglich macht, dass wir uns Willkommen heißend öffnen oder aus Selbstschutz verschließen.

Der dritte Zweig der Meridianerweiterung im Brustkorb bewegt sich von KG 17 nach oben zur Kehle. Auch er verläuft zwischen zwei Chakren: dem Chakra des Fühlens und dem Chakra des Ausdrucks. Liegt eine

Herz-Kreislauf-Diagnose vor eignet sich dieser Bereich des Meridians gemeinsam mit dem Abschnitt an der Kehle, um eine Verbindung zwischen den Emotionen und den bewussten Fähigkeiten der Achtsamkeit und des Selbstausdrucks zu erleichtern.

Der Behandlungsablauf

1. Wenn Sie den Arm in der Rückenlage behandeln wollen, legen Sie ihn mit der Handfläche nach oben im rechten Winkel vom Körper weg, um den Meridian zu dehnen. Bei dieser Dehnung wird der M. biceps so gedreht, dass Sie in der Mittellinie des Oberarms die Rinne zwischen den beiden Muskelköpfen spüren können. Am Unterarm verläuft der Meridian zwischen den beiden zentralen Sehnen in der Nähe des Handgelenks. Arbeiten Sie mit der Handfläche, dem Daumen oder wenden Sie die Tigermaul-Technik an. Wirkungsvoll ist es auch, sanften Druck mit dem Knie auszuüben (Abb. 9.16).

2. Am Brustkorb wird der Meridian in drei Abschnitten behandelt. Den ersten zwischen der Hara-Diagnosezone und dem Punkt KG 17, der auf der Mittellinie des Brustbeins in Höhe der Brustwarzen liegt behandeln Sie am besten mit Daumendruck und bewegen sich entlang der Mittellinie des Brustbeins nach oben, während Ihre Mutterhand auf der Hara-Diagnosezone liegen bleibt (Abb. 9.17a).

3. Der zweite Abschnitt besteht aus dem Zweig, der leicht gebogen horizontal über die Brust verläuft. Dieser Zweig befindet sich unterhalb des Herz-Meridians, zwischen dem dritten und vierten Interkostalraum, und beschreibt den gleichen Bogen. Behandeln Sie ihn wie gezeigt mit den Fingerspitzen, mit den Handflächen oder den Daumen (Abb. 9.17b). Da dieser Meridian-Teil bei Frauen den Busen überquert, sollten Sie nur mit geringem Druck, aber

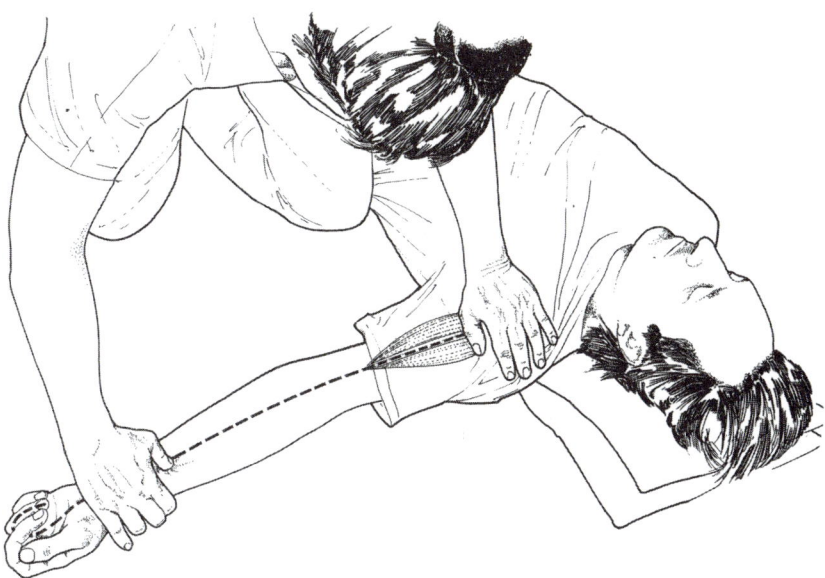

Abb. 9.16: Meridiandehnung am Arm

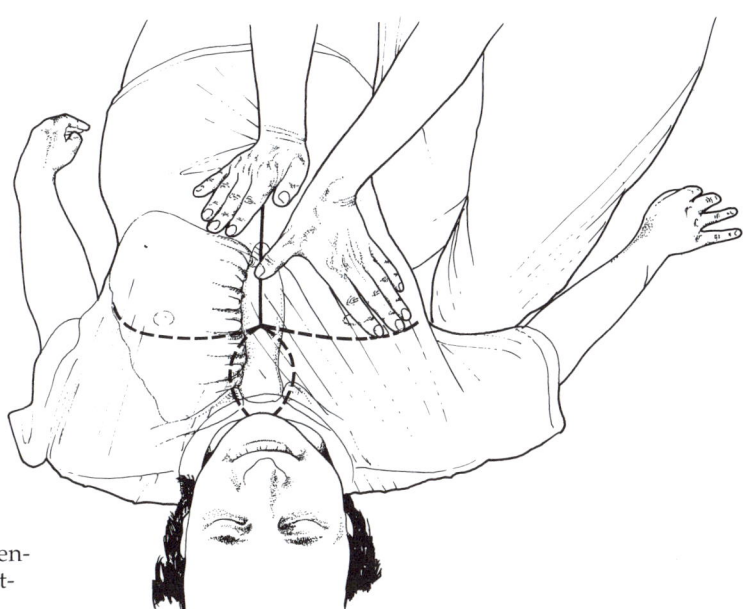

Abb. 9.17a: Am Brustkorb: mit Daumendruck entlang der Mittellinie des Brustbeins nach oben arbeiten

sehr konzentriert und gezielt arbeiten, um gut in die Tiefe zu gelangen.

4. Den dritten Abschnitt des Meridians bildet seine tulpenförmige Ausbuchtung neben dem oberen Teil des Brustbeins bis hinauf zur Kehle. Hier können Sie mit der Außenkante Ihrer wie zum Schöpfen

leicht gebeugten Hände arbeiten, wie in der Abbildung gezeigt, aber auch mit den Daumen oder Fingerspitzen (Abb. 9.17c).

5. Am Hals verläuft der Meridian neben der Luftröhre auf der Arteria carotis (Halsschlagader): Dort können Sie auch den Puls fühlen. Setzen Sie sich hinter den

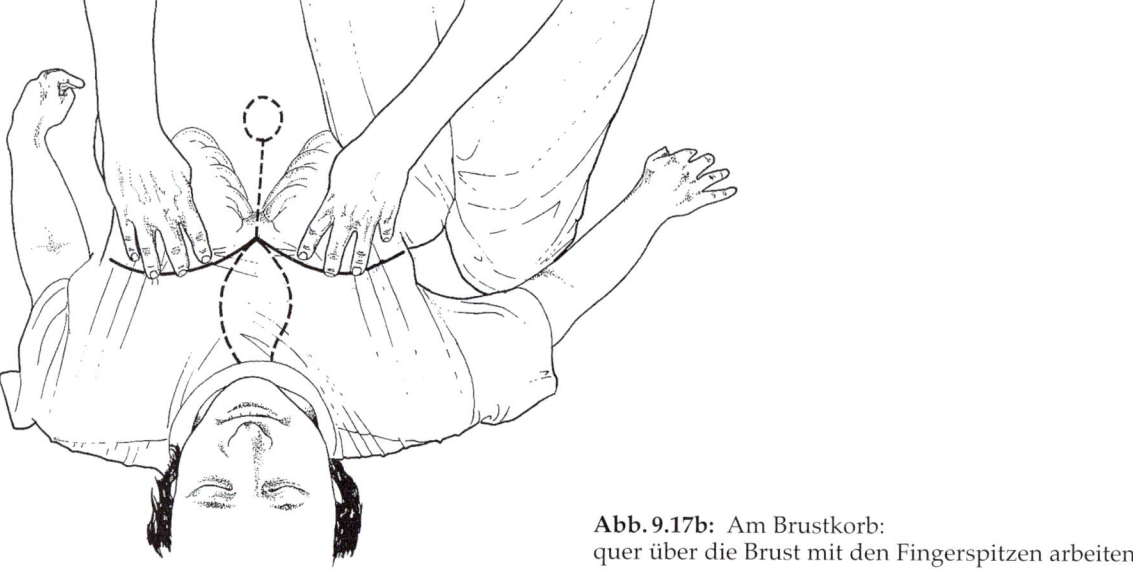

Abb. 9.17b: Am Brustkorb:
quer über die Brust mit den Fingerspitzen arbeiten

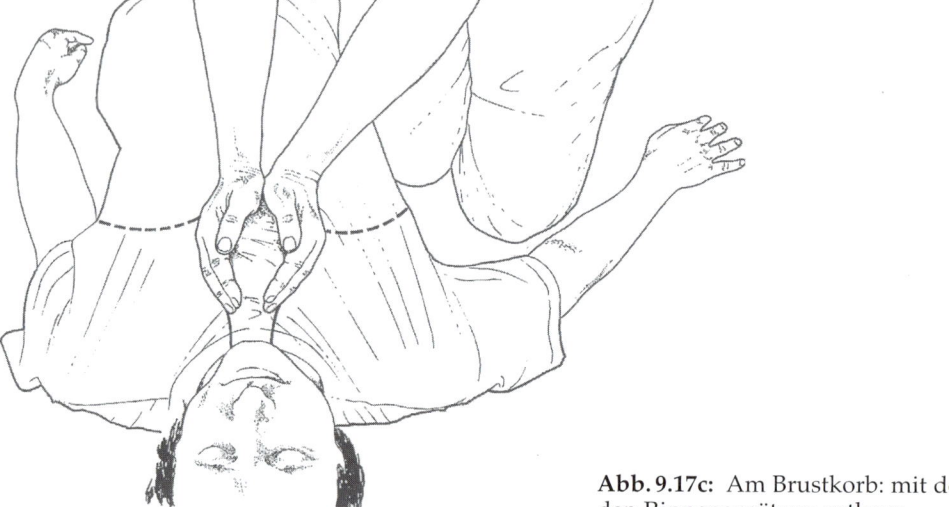

Abb. 9.17c: Am Brustkorb: mit den Handkanten an
den Rippenansätzen entlang

Kopf des Empfängers und behandeln Sie
eine Seite nach der anderen mit ganz sanftem Daumendruck, damit er nicht das
Gefühl hat, erwürgt zu werden. Ihre Mutterhand unterstützt dabei von hinten den
Kopf oder den Nacken des Empfängers
(Abb. 9.18).

6. Am Gesäß verläuft der Herz-Kreislauf-
Meridian zwischen dem Nieren-Meridian,
der den Umrissen des Kreuzbeins folgt,
und dem Dünndarm-Meridian, der über
die höchste Erhebung des Gesäßmuskels
zieht. Der Herz-Kreislauf-Meridian bewegt sich daher einige Finger breit seitlich

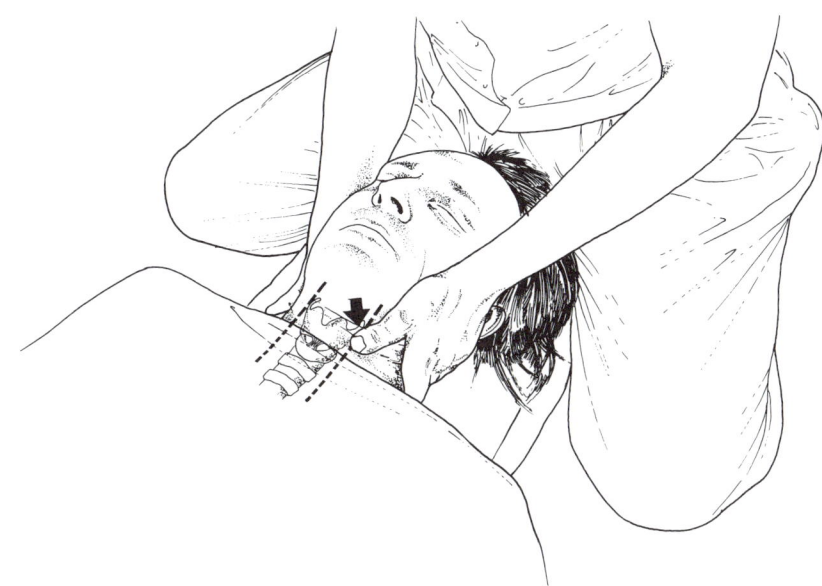

Abb. 9.18: An der Kehle

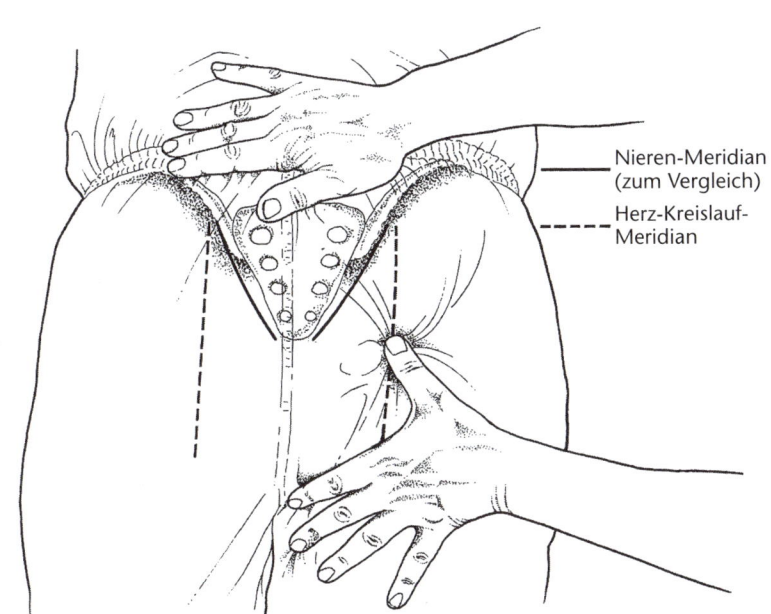

Nieren-Meridian
(zum Vergleich)

Herz-Kreislauf-
Meridian

Abb. 9.19: Im Gesäßbereich

des Kreuzbeins nach unten. Behandelt wird er in Bauch- oder Seitenlage. Benutzen Sie die Handfläche, den Daumen, Ellbogen oder das Knie, während Sie Ihre Mutterhand im Lendenbereich des Empfängers ruhen lassen (Abb. 9.19).

7. Um den Herz-Kreislauf-Meridian am Bein zu dehnen, legen Sie die Fußsohle des

Empfängers innen an das gegenüberliegende Knie. In dieser Position verläuft der Meridian am oberen Rand des M. gracilis entlang, den Sie auf Grund der Dehnung normalerweise als festes Band wahrnehmen können. Am Unterschenkel behält er diese Linie zwischen dem Nieren-Meridian und dem Dünndarm-Meridian bei.

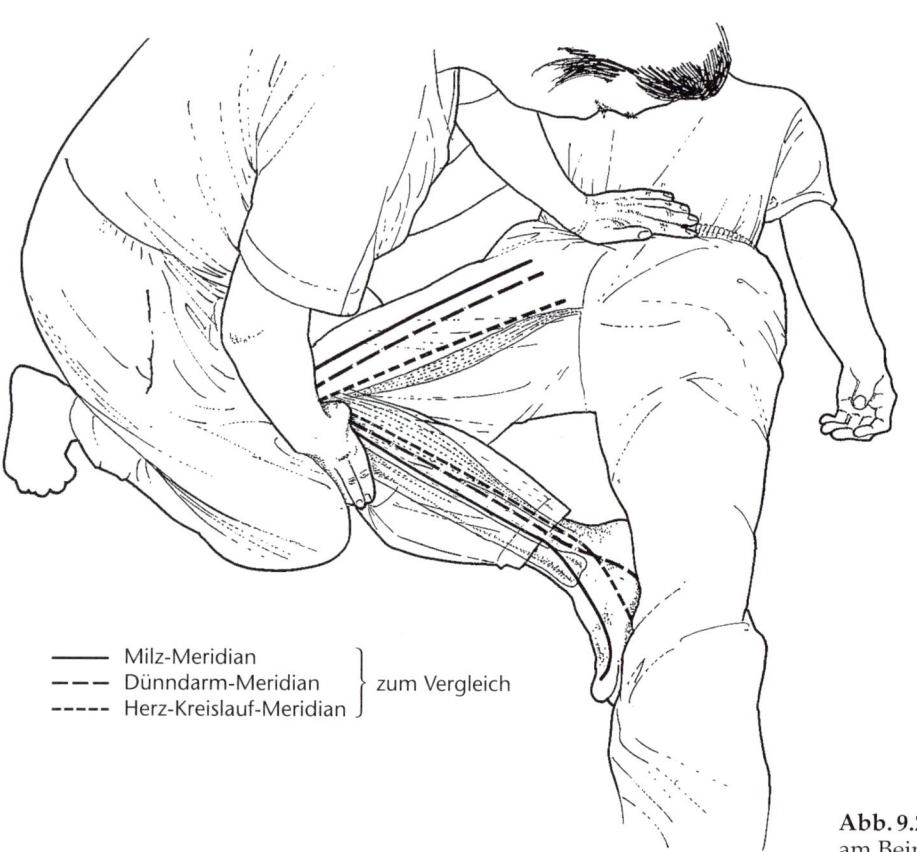

—— Milz-Meridian
– – – Dünndarm-Meridian ⎫ zum Vergleich
- - - - Herz-Kreislauf-Meridian ⎭

Abb. 9.20: Meridiandehnung am Bein

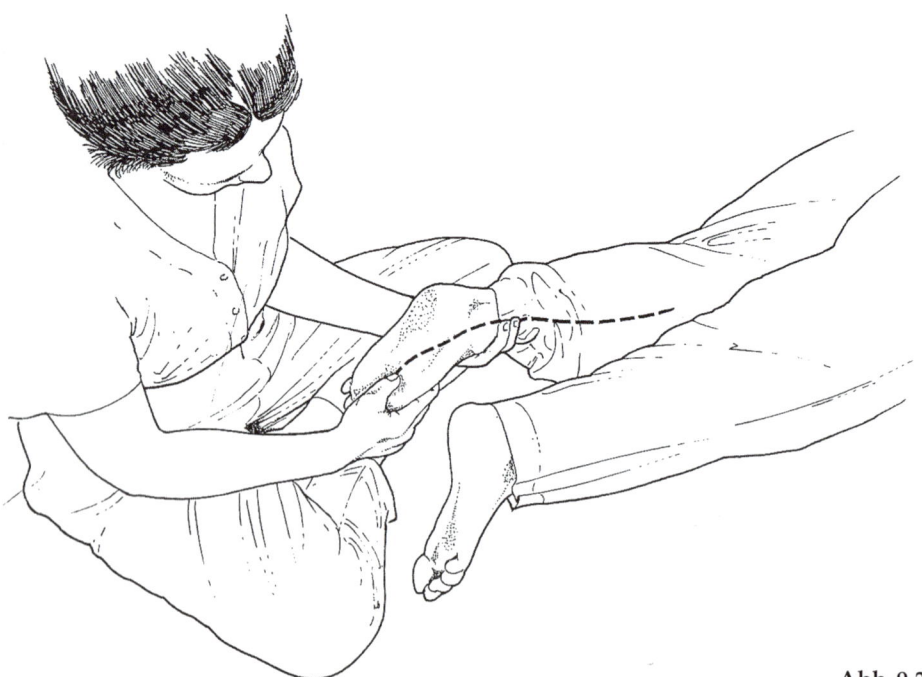

Abb. 9.21: An der Fußsohle

Wahrscheinlich müssen Sie das Knie des Empfängers mit Ihren Oberschenkeln abstützen, während Sie den Meridian mit dem Handteller oder Daumen behandeln. Ihre Mutterhand ruht dabei auf dem unteren Hara (Abb. 9.20). Der Empfänger fühlt sich in dieser Streckposition jedoch vielleicht verletzbar; das Bein kann aber ebenso gut in Seitenlage behandelt werden, ähnlich wie die Leber (s. Abb. 8.2b, S. 181).

8. Um den Herz-Kreislauf-Meridian am Fuß bei Rückenlage mit dem Daumen zu erreichen, können Sie den unter Punkt 7 beschriebenen Ablauf fortsetzen. Wegen der besseren Übersichtlichkeit ist hier die Behandlung in der Bauchlage gezeigt. Der Meridian biegt unter dem Innenknöchel (Malleolus medialis) zur Mittellinie der Fußsohle ab, folgt dem Bogen der Fußsohle und endet knapp vor dem Punkt Niere 1 (Abb. 9.21).

Die wichtigsten Punkte auf dem Herz-Kreislauf-Meridian

Herz-Kreislauf 3

Nahe der Mitte der Ellenbeuge, auf der ulnaren Seite der Bizepssehne. (In der Praxis findet sich der Punkt unter Umständen auf der radialen Seite oder in der Ellenbeuge zwischen den Sehnen; die pulsierende Arterie kann hier zur Orientierung helfen.)

Funktionen
- klärt Hitze und Sommer-Hitze
- kühlt das Blut
- bringt Bewegung in Blut-Stagnation
- beruhigt das Bewusstsein (Shen)
- besänftigt den Magen (das rebellische Magen-Ki).

Hauptanwendung: Schwere Menstruationsschmerzen oder übermäßige Blutungen aufgrund von Hitze, schwere Angstzustände, Übelkeit und Erbrechen, Sonnenstich.

Behandlungsmethode: Der Empfänger befindet sich in Rückenlage. Spielen Sie mit dem gebeugten Ellenbogen des Empfängers, um herauszufinden, welcher Beugungswinkel Ihnen das tiefste Einsinken ermöglicht. Wenn Sie ihn gefunden haben, unterstützen Sie den Ellenbogen, wenn möglich, in diesem Winkel mit Ihrem Knie. Dadurch bleibt Ihre Mutterhand frei, um sich einen passenden Platz auf dem Rumpf zu suchen, von dem aus ein guter Kontakt möglich ist. Das kann der Brustkorb, der Zwerchfellbereich oder das untere Abdomen sein, je nachdem welche Beschwerden behandelt werden. Suchen Sie die Stelle mit der besten Verbindung und stellen Sie sich die Wirkung vor, die Sie erreichen wollen: kühlend, beruhigend oder Blockaden auflösend.

Herz-Kreislauf 6

3 Finger breit oberhalb der Beugefalte des Handgelenks, zwischen den Sehnen der Mm. palmaris longus und flexor carpi radialis.

Funktionen
- öffnet den Brustkorb und löst Stagnation auf
- beruhigt das Bewusstsein (Shen) und fördert den Schlaf
- entspannt das Zwerchfell, harmonisiert den Magen und hilft gegen Übelkeit und Erbrechen
- reguliert Herz-Ki und Blut.

Hauptanwendung: Übelkeit und Erbrechen, emotionale Belastungen, Reizbarkeit, Schlaflosigkeit, Schmerzen im Brustbereich.

Behandlungsmethode: Der Empfänger liegt auf dem Rücken. Sollten Sie Schwierigkeiten haben, die Sehnen ausfindig zu machen, bitten Sie den Empfänger, die Faust zu ballen. Lassen Sie ihn aber die Hand sofort wieder entspannen, sobald Sie sie gefunden haben! Die Mutterhand legen Sie auf die Mitte des Brustkorbs oder auf den Zwerchfellbereich, je nachdem wo Sie die beste Verbindung zu HK 6 wahrnehmen.

Herz-Kreislauf 8

In der Mitte der Handfläche zwischen dem 2. und 3. Mittelhandknochen (Os metacarpale).

Funktionen
* kühlt Herz-Feuer und Hitze im Herzen
* beruhigt das Bewusstsein (Shen).

Hauptanwendung: Angstzustände und emotionale Belastung.

Behandlungsmethode: Wie bei HK 6. Die Behandlung dieses Punktes mit einem speziellen Fokus ist wirksamer als seine Behandlung als Teil des Meridians an Armen und Beinen.

Zeigen Sie dem Empfänger wo sich dieser Punkt befindet und wie er ihn selbst pressen kann. Üben Sie gemeinsam mit dem Empfänger, um sicher zu gehen, dass Sie beide ausgerichtet und ruhig sind und in den Punkt hineinatmen.

Yu-Punkt des Herz-Kreislauf-Meridians

Bl 14 – zwei Finger breit neben der Mittellinie der Wirbelsäule, in Höhe der Dornfortsatzunterkante des 4. Brustwirbels (T4).

Funktion
* unterstützt alle Funktionen der Herz-Kreislauf-Energie.

Hauptanwendung: Alle Beschwerden aufgrund einer Herz-Kreislauf-Disharmonie.

Behandlungsmethode: Beidseitig, mit dem Empfänger in Bauchlage, beide Daumen gleichzeitig.

Bo-Punkt des Herz-Kreislauf-Meridians

KG 17 – auf der Mittellinie des Brustbeins, zwischen den Brustwarzen in Höhe des 4. Interkostalraums.

Funktionen
* Bo-Punkt des Oberen Brenners
* tonisiert und reguliert Ki der Lungen und des Herzens
* öffnet den Brustkorb
* löst Schleim auf
* fördert die Milchbildung
* unterstützt das Zwerchfell.

Hauptanwendung: Schmerzen im Brustkorb, Engegefühl in der Brust, Atemnot; unzureichende Milchbildung; Anspannung im Zwerchfellbereich.

Behandlungsmethode: Der Empfänger befindet sich in Rückenlage, Ihre Fingerspitze zeigt genau nach unten, Ihre Mutterhand liegt auf dem Bereich oberhalb des Nabels. Eine andere Möglichkeit ist die Behandlung in Sitzposition. Setzen Sie sich neben Ihren Empfänger, sinken Sie in den Punkt ein und legen Sie Ihre Mutterhand auf den Bereich des Rückens, in dem Sie die beste Verbindung wahrnehmen.

9.10 Bedeutung des Dreifachen Erwärmers in der TCM

Der Dreifache Erwärmer verkörpert wie der Herz-Kreislauf eher eine Funktion als ein Organ oder genau genommen sogar mehrere Funktionen. Ihm werden so viele Eigenschaften zugeschrieben, dass es schwierig ist, sich ein vollständiges Bild vom Dreifachen Erwärmer zu machen. In vielen TCM-Texten sind eine oder zwei seiner Funktionen besonders hervorgehoben, je nachdem, wo die Interessen des Autors liegen. Ich muss zugeben, dass mein persönliches Interesse darin besteht, mit einer Auswahl aus den unterschiedlichen Beschreibungen der Klassiker Masunagas Sicht der Funktionen des Dreifachen Erwärmers zu belegen.

Straße des Ursprungs-Ki

In dem Klassiker Nan Jing wird der Dreifache Erwärmer als „Straße des Ursprungs-Ki" bezeichnet. Er arbeitet zusammen mit dem Ming Men, dem Feueraspekt der Nieren, an der Verteilung des Ursprungs-Ki.[12] Feuer und Wasser, die Vertreter von Yang und Yin im Körper, werden beide gebraucht, um das Wirken von Essenz und Ursprungs-Ki im Körper zu unterstützen. Dabei stellt Ming Men, der Feueraspekt der Nieren, die nötige Verbindung zwischen Feuer und Wasser her – ein Grund, weshalb Ming Men auch schon mit dem Zündflämmchen einer Zentralheizung verglichen wurde (Vortrag von Peter Deadman bei einem Seminar des Journal of Chinese Medicine im Januar 1983). Der Dreifache Erwärmer stellt als „Straße des Ursprungs-Ki" den Zubringer dar, über den nach der Zündung dieses Flämmchens jedes Organ und jeder Meridian im Körper erreicht wird: die Organe über das Feuer in

jedem der drei Brenner und die Meridiane über den Ursprungs-(Yuan-Qi-)Punkt.

Die drei „Brenner" im Körper

In vielen TCM-Texten wird der Dreifache Erwärmer hauptsächlich mit Flüssigkeiten in Verbindung gebracht, doch wie sein Name und seine Zuordnung zum Feuer-Element andeuten, ist er eine wärmende Kraft. Die drei Brenner sind die Bereiche im Körper, in denen der Dreifache Erwärmer die Umwandlungskraft des Feuers anwendet und metabolische Vorgänge stattfinden. Im oberen Brenner, oberhalb des Zwerchfells, spielen sich Atmung und Kreislauf ab, in ihm sind Herz und Lunge zu Hause. Hier wird empfangen und verteilt. Der mittlere Brenner, im Bereich zwischen Zwerchfell und Nabel, beherbergt Magen und Milz und übernimmt das Durchmischen und Umwandeln im Verdauungsprozess. Der untere Brenner, vom Nabel abwärts, umfasst Dickdarm und Dünndarm, Nieren und Blase. Der untere Brenner bewältigt die komplexesten Funktionsabläufe. Seine wichtigste physiologische Funktion besteht darin, etwas aus dem Körper herauszubringen, sowohl Unbrauchbares wie die Körperausscheidungen als auch Wertvolles wie den Samen des Mannes oder das vollausgebildete Kind bei Frauen: „Es gibt einen Ausgang, aber keinen Eingang."[13] Aber es gehört auch zu seinen Aufgaben, aufzunehmen, umzuwandeln und zu speichern. Jedes Organ bringt sein eigenes Ki in die körperlichen Prozesse ein, doch der Dreifache Erwärmer steuert zu jedem Brenner sein Feuer bei, seinen Anteil am Ursprungs-Ki, damit diese Prozesse harmonisch ablaufen können. Sobald eine Störung mehr als ein Organ im selben Körperbereich betrifft, ist eine Fehlfunktion in diesem Brenner und damit im Dreifachen Erwärmer zu vermuten.

---

[12] Obwohl er ursprünglich mit der rechten Niere in Verbindung gebracht wurde, gilt Ming Men seit mehreren Jahrhunderten als der Punkt auf der Wirbelsäule, der sich zwischen dem 2. und 3. Lendenwirbel, zwischen den Nieren-Yu-Punkten und gegenüber dem Nabel befindet. In der japanischen Tradition besitzt der heranwachsende Fötus zwei Nabelschnüre, eine materielle mit Verbindung zur Mutter über die Plazenta und eine immaterielle oder energetische Nabelschnur, die dem Ming Meng entspringt und zum Vater geht (Kiiko Matsumoto, Aufzeichnungen für ein Seminar im Shiatsu College, London 1991). Diese Sichtweise verdeutlicht die Vereinigung von Yin, dem weiblichen Prinzip, und Yang, dem männlichen Prinzip, um Ursprungs-Ki und Essenz, die beiden Grundlagen des Lebens, im Bereich des Unteren Brenners zu erzeugen.

[13] Nan Jing 31,20.

Schutz

Dem Dreifachen Erwärmer kommt die Funktion der Abwehr zu. Obwohl diese an der überwiegend schützenden Wirkung der Druckpunkte des Dreifachen Erwärmers abzulesen ist, wird dieser Aspekt in den gängigen TCM-Modellen kaum hervorgehoben. Das von den Lungen beherrschte Abwehr-Ki schützt die Außenhülle des Körpers und arbeitet mit dem Ursprungs-Ki zusammen, das durch den Dreifachen Erwärmer in Umlauf gebracht wird und die Oberfläche von innen her stärkt.

„Die Nieren gehören zum Wasser, Ming Men gehört zum Feuer. Aus der Dynamik von Wasser und Feuer im Inneren kommt das Ki hervor. Dort beginnt das Ki des Dreifachen Erwärmers. Deshalb liegt der Ursprung des Dreifachen Erwärmers im Shen, dem Schutz vor dem Bösen. Der Atem fließt ins Innere, das Ki wächst und verfestigt sich dann. Das schützt den Körper vor Verletzungen durch das Böse. Im Inneren schützen und außen verteidigen, das ist die Aufgabe des Ki."
Wang Shu He[14]

Es ist interessant zu lesen, dass der Atem tief in den Körper eindringen muss, damit diese Schutzfunktion möglich ist. Sicher ein Grund, die tiefe Bauchatmung ins Hara zu üben.

Körperthermostat

In einigen westlichen Schulen der östlichen Medizin wird gelehrt, der Dreifache Erwärmer sei ein „Thermostat", der die Körpertemperatur reguliert. Diese keineswegs neue Idee findet sich bereits im frühen 19. Jahrhundert in der medizinischen Literatur Japans. „Wie können wir den Dreifachen Erwärmer beschreiben? Seinem Wesen nach als Hitze … somit ist er auch der Regler der Körpertemperatur."[15] Obwohl es sich hier in erster Linie um eine japanische Weiterentwicklung der Theorie handelt, die im gegenwärtigen TCM-Modell nicht präsent ist, lässt sich leicht eine Verbindung zur TCM herstellen. So ist das Ursprungs-Ki, das der Dreifache Erwärmer an alle Meridiane vermittelt, die Quelle für das gesamte wärmende Yang des Körpers. Der Dreifache Erwärmer verwaltet auch alle Bereiche, in denen die lebenswichtigen Substanzen erzeugt oder gespeichert werden – das Ki, das den Körper wärmt und das Yang aufrechterhält, sowie das Jing, das Blut und die Flüssigkeiten, die feuchtes, kühlendes Yin aufrechterhalten. Daraus folgt, dass die Körpertemperatur von der Funktionsfähigkeit des Dreifachen Erwärmers abhängig ist, wenn nicht direkt, dann vermittelt über die Arbeitsumgebung der anderen Organe.

Die Oberfläche

Im 18. Jahrhundert stellt ein japanischer Kommentar zum Nan Jing im Hinblick auf die Beziehung des Dreifachen Erwärmers zum Herz-Kreislauf fest: „Der Meister des Herzens kontrolliert die Innenauskleidung. Der Dreifache Erwärmer kontrolliert die Oberfläche".[16] Diese Aussage bezieht sich auf die Yin- und Yang-Qualitäten dieser beiden Funktionskreise, nicht nur in Bezug auf die Lage der Meridiane, sondern auch auf ihr Verhältnis zu Ki (Yang) und Blut (Yin). Dabei steht der Yang-Partner dieses Paares, der Dreifache Erwärmer, mehr mit dem Ki und der Oberfläche in Verbindung, während der Yin-Partner Herz-Kreislauf zum Blut und zur Auskleidung bzw. zum Inneren des

---

[14] Kommentar des Wang Shu He zum Nan Jing, zitiert nach *Hara Diagnosis: Reflections on the Sea*, S. 113.

[15] Kaitai Hatsumou Mitsutane, ca. 1813, zitiert nach *Hara Diagnosis: Reflections on the Sea*, S. 115.
[16] Nangyo Tekkan des Sosen Hirooka, 1750, aus *Hara Diagnosis: Reflections on the Sea*, S. 121.

Körpers gehört.[17] Ein etwa zur gleichen Zeit entstandener chinesischer Kommentar zur selben Textstelle bemerkt: „Der Dreifache Erwärmer sendet Ki aus, um damit das Fleisch zu wärmen und die Haut zu füllen."[18]

Befreien und verbinden

Der Dreifache Erwärmer stellt in Gestalt der drei Brenner nicht nur getrennte Bereiche für die metabolischen Vorgänge zur Verfügung, sondern muss auch dafür sorgen, dass sie untereinander kommunizieren und verbunden sind, damit Ki und Flüssigkeiten ungehindert zirkulieren können. Ein Experte merkte dazu an, die klassischen Beschreibungen der Funktionen des Dreifachen Erwärmers würden alle die Begriffe „sich öffnen" und „herauslassen" verwenden.[19]

In der modernen TCM-Theorie beschränkt sich die Diskussion der Funktionen des Dreifachen Erwärmers meist auf die Verteilung der Flüssigkeiten. Dabei ist seine energetische Qualität des Sich-öffnens und Verbindens besonders wichtig, um sich ein Bild von seinen möglichen psychologischen Funktionen machen zu können. So befähigt uns der Dreifache Erwärmer auf der Ebene des Bewusstseins, der Domäne des Feuer-Elements, uns zu öffnen und eine bewusste

Verbindung zu unseren eigenen, inneren Prozessen herzustellen. Er ermöglicht es auch, uns in Beziehung zu unserer Umgebung und zu anderen Lebewesen wahrzunehmen. Da er uns außerdem auf der körperlichen und psychischen Ebene schützt, lassen sich die Grundlagen dafür erkennen, den Dreifachen Erwärmer möglicherweise als Instrument der sozialen Anpassungsfähigkeit zu sehen, das es uns ermöglicht, unsere energetischen Grenzen zu den anderen Menschen angemessen zu öffnen oder zu schließen.

Meridianverlauf

Trotz der metaphysischen Diskussion über das Wesen und die Funktionen des Dreifachen Erwärmers findet der Meridian in der TCM auf eine nüchterne und ganz spezifische Art Berücksichtigung. Die meisten seiner Punkte dienen dazu, Hitze, Wind und Stagnation entlang dem Meridianverlauf oder aus den Ohren abzuleiten. Ohrenentzündungen, Tinnitus und Taubheit, Migräne, Lymphknotenschwellungen und Tonsillitis, Steifheit von Nacken und Schultern werden über den Dreifachen Erwärmer behandelt. Der einzige Punkt größerer Wirkungsbreite, der den Einfluss des Dreifachen Erwärmers spiegelt, ist sein Quellpunkt 3E4. Allerdings lässt sich am Meridianverlauf selbst die schützende Funktion des Dreifachen Erwärmers für akute Beschwerden erkennen.

---

[17] Als gewichtiges Argument führen Matsumoto und Birch (op. cit.) an, dass Herz-Kreislauf und Dreifacher Erwärmer die tiefen bzw. die oberflächlichen Faszien beherrschen. In Anbetracht moderner Theorien, die in den Körperfaszien ein Verbundsystem sehen, über das Informationen im ganzen Körper verbreitet und die Funktionen aller Körpergewebe reguliert und harmonisiert werden, stellt dies eine bedeutsame und interessante Hypothese dar. Sie wird auch von klassischen Schriften gestützt. In seinem Kommentar zum Nan Jing schreibt Ting Chin 1736: „... das Netzwerk um das Herz (Herz-Kreislauf) ist ein kleiner Beutel, innen ein Netz und außen eine Umhüllung ... Der Dreifache Erwärmer ist ein großer Beutel, der den Organismus von außen stützt und innen zusammenhält." Das scheint eine eindeutige Beschreibung der Beziehung zwischen Perikard und oberflächlichen Faszien zu sein.
[18] Ting Chins Kommentar zum Nan Jing, S. 131
[19] The Foundations of Chinese Medicine, S. 118.

9.11 Bedeutung des Dreifachen Erwärmers in der Zen-Shiatsu-Theorie

Wenngleich Masunagas Interpretation der Funktionen des Dreifachen Erwärmers zunächst stark von der aktuellen Sichtweise der TCM abzuweichen scheint, lässt sich aus dem vorhergehenden Abschnitt doch ablesen, dass seine Betrachtungsweise in einem historischen Kontext steht und sich von klassischen Texten bzw. Kommentaren zu den klassischen Texten herleitet, die schon Jahrhunderte alt sind. In der Zen-Shiatsu-Theorie werden dem Dreifachen Erwärmer spezifischere individuelle Funktionen zugeschrieben als in der TCM. Deshalb dient dieser Meridian zur Behandlung eines breiten Spektrums von Symptomen.

Zirkulation und Schutz

Diese Schlüsselworte beschreiben die gesamte energetische Phase, die Herz-Kreislauf und Dreifacher Erwärmer im Zen Shiatsu verkörpern. Beide schützen den Körper durch Zirkulation. Masunaga verbindet den Dreifachen Erwärmer mit der peripheren Durchblutung und der Lymphe. Der periphere Blutkreislauf schützt, indem er die Zellen mit Sauerstoff versorgt und ernährt, ebenso das Lymphsystem, indem es Toxine und andere schädliche Stoffe entsorgt. Eine schlechte Durchblutung kann auf einem Ungleichgewicht des Dreifachen Erwärmers beruhen, und ein schwacher Lymphfluss führt zu geschwollenen Lymphknoten und Ödemen.

Infektionen und Allergien

Der Dreifache Erwärmer, der nach der TCM-Lehre den Körper von innen schützt, übernimmt in der Theorie des Zen Shiatsu zu einem beträchtlichen Teil die Aufgabe, die traditionell dem Lungen-Meridian beim Schutz der Körperoberfläche gegen pathogene Einflüsse von außen zukommt. Der Dreifache Erwärmer wird mit wiederholten Erkältungen, klarem Schleim, tränenden Augen und anderen Infektionen in Verbindung gebracht. Häufig stehen auf den Dreifachen Erwärmer bezogene Diagnosen am Anfang einer Erkrankung, die durch äußere pathogene Faktoren bedingt ist. Übertreibt

er seine Schutzfunktion, können in Folge eines überaktiven Immunsystems allergische Reaktionen wie Heuschnupfen oder Urtikaria auftreten.

Oberfläche und Anpassung

Über den peripheren Kreislauf und die Lymphbahnen steht der Dreifache Erwärmer in Verbindung mit der Körperoberfläche, sowohl mit der Haut als auch mit den Schleimhäuten. Die Körperoberfläche ist unsere Kontaktfläche zur Umgebung. Aber während das Metall-Element uns befähigt, Ki mit der Umgebung auszutauschen, ist es der Feuer-Meridian des Dreifachen Erwärmers, der uns dazu befähigt, mit der Außenwelt bewusst zu *kommunizieren* und uns dadurch anzupassen. Fällt diese Funktion des Dreifachen Erwärmers aus, kommt es zu einer unzureichenden Anpassung an die äußere Umgebung. Dies geht häufig mit einer emotionalen Reaktion einher, selbst wenn sie nur minimal ist.

Überempfindliche Haut, Juckreiz und empfindliche Nasen- und Rachenschleimhäute sind Beschwerden, die den oben erwähnten Infektionen und allergischen Erkrankungen vorangehen. Ein überempfindliches Peritoneum kann Schmerzen im Abdomen auslösen. Ein weiteres Zeichen bei einer auf den Dreifachen Erwärmer bezogenen Diagnose ist häufig das Unvermögen, die Körpertemperatur an die Umgebungstemperatur anzupassen: Dem Betroffenen ist trotz heißer Außentemperaturen kalt oder umgekehrt. Mitunter fällt es ihm schwer, in etwas zu kaltes oder warmes Wasser zu tauchen. Möglich ist auch eine emotionale Reaktion auf extreme klimatische Bedingungen, z. B. in Form von Reizbarkeit oder Selbstmitleid. Weil der Dreifache-Erwärmer-Meridian am Auge endet, kann es sein, dass sich die Augen nur schwer an veränderte Lichtverhältnisse gewöhnen. Der Betroffene ist leicht geblendet oder leidet unter Nachtblindheit. Die Augen sind empfindlich und ermüden schnell.

Faszien

Masunaga erwähnt zwar die Verbindung des Dreifachen Erwärmers mit dem Mesenterium, das einen wichtigen Teil der Abdominalfaszien[20] bildet, geht aber nicht näher auf eine mögliche Beziehung zum gesamten Netzwerk der Körperfaszien ein. Der momentane Trend, den Dreifachen Erwärmer als Verkörperung aller Faszienverbindungen zu interpretieren, wird noch hintan gestellt werden müssen, bis eindeutigere Beweise für die Rolle der Faszien zur allgemeinen Verfügung stehen. Anscheinend entspricht aber die Aufgabe der Informationsvermittlung zwischen allen Organsystemen, die die Faszien haben und die in Beziehung zur Zerebrospinalflüssigkeit zu stehen scheint, der Rolle, die Herz-Kreislauf und Dreifacher Erwärmer bei der Verbreitung der Wahrnehmung und des Ursprungs-Ki im ganzen Körper innehaben.

Emotionale Verteidigung

Der Dreifache Erwärmer bietet psychischen wie physischen Schutz. Zwischen dem Dreifachen Erwärmer und der Lunge gibt es Übereinstimmungen, denn beide haben mit unserer Körperoberfläche und Grenzen, die über das rein Physische hinausgehen, zu

tun.[21] Aber während das Metall-Element auf einer grundlegenden für das Leben essenziellen Ebene, die das Bewusstsein nicht unbedingt mit einbezieht, mit dem Austausch über unsere Grenzen beschäftigt ist, bezieht der Dreifache Erwärmer, als Teil des Feuer-Elements, unsere emotionalen Reaktionen auf diese Prozesse mit ein. Daher erlaubt uns der Dreifache Erwärmer, unsere Grenzen zu öffnen und uns auf Menschen und Situationen außerhalb unseres individuellen Raumes zu beziehen (beachten Sie, dass es in der TCM dem Ki des Dreifachen Erwärmers entspricht, sich zu öffnen und eine Verbindung aufzunehmen – s. S. 247) oder umgekehrt unsere emotionalen Grenzen zu verschließen, wenn das nötig sein sollte.

Masunaga beobachtete, dass eine Disharmonie im Dreifachen Erwärmer bei Menschen auftrat, die als Kinder verwöhnt worden waren und dadurch keine eigenen Anpassungs- und Schutzmechanismen entwickeln konnten. Oft wird in der ersten Shiatsu-Sitzung eine Dreifacher-Erwärmer-Diagnose festzustellen sein, weil der Empfänger unabsichtlich einen Schutzschild gegen diese vermeintlich invasive Erfahrung errichtet. Menschen mit länger anhaltendem Ungleichgewicht der Energie des Dreifachen Erwärmers sind oft übervorsichtig und auf Selbstschutz bedacht, meist weil sie sich in der Vergangenheit zu sehr geöffnet hatten. Gewöhnlich wird dies jedoch erst bei näherer Bekanntschaft deutlich, denn eine lange Erfahrung mit der Vermeidung von Kontakten zeigt sich an der Oberfläche oft als leicht zugängliche Freundlichkeit. Der Betroffene bemüht sich, sichere Distanz zu halten, daher entwickelt sich eine Spannung in den Armen und Unterarmen, als ob seine Muskeln unbeabsichtigt abwehren, wegschieben wollten. Auf Grund des Schutzes, den sie bietet, ist auch Taubheit mit einer Dreifacher-Erwärmer-Diagnose verbunden.

---

[20] *Zen Imagery Exercises*, S. 71.
[21] Eine Absolventin des Shiatsu College in London analysierte für ihre Abschlussarbeit die Hara-Diagnosen von mehreren AIDS-Patienten über einen Zeitraum von mehreren Wochen. Sie fand heraus, dass Diagnosen des Lungen- und Dreifachen-Erwärmer-Meridians gegenüber denen anderer Meridiane überwogen. In dem Ergebnis spiegelt sich die Beteiligung dieser beiden Meridiane auf veschiedenen Ebenen: 1) in der allgemeinen Schwäche der Schutzfunktion (Immunsystem), 2) in der Tendenz, dass sich physische Symptome an der Haut oder in den Lungen zeigen, und 3) in den Gefühlen der Isolierung und Unberührbarkeit, die diese Patienten durchlebten (Jane Lyons, Abschlussarbeit 1989).

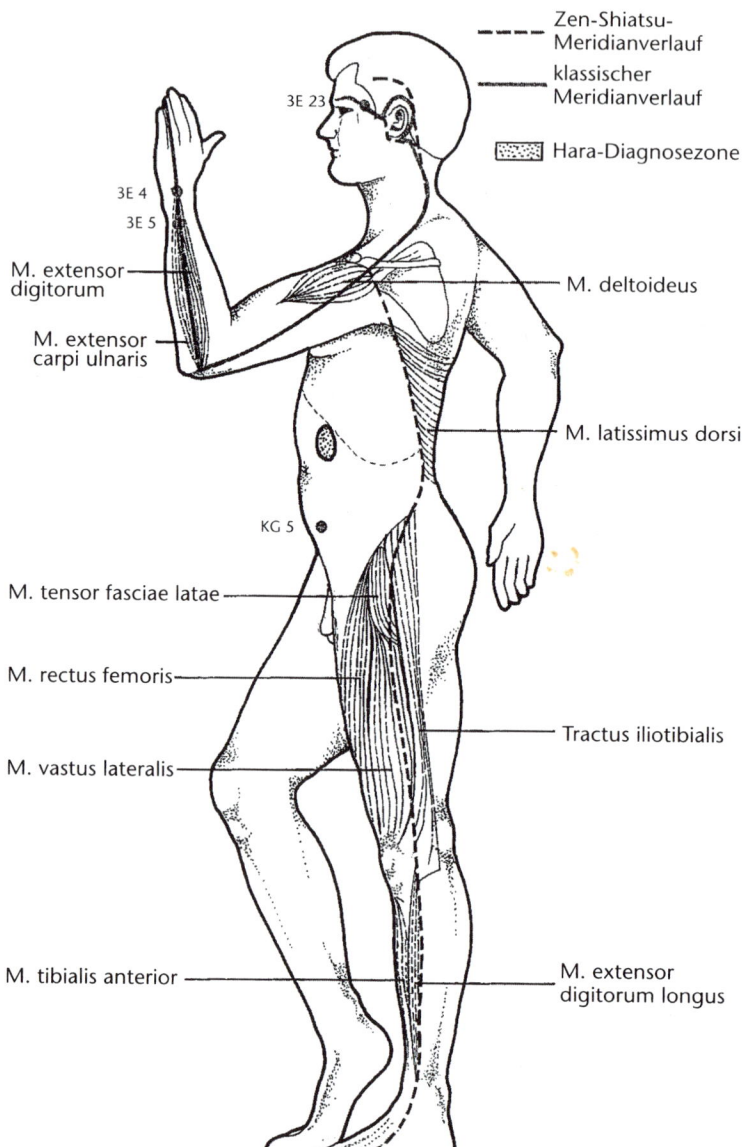

- - - - Zen-Shiatsu-
Meridianverlauf

—————— klassischer
Meridianverlauf

▦ Hara-Diagnosezone

3E 23

3E 4
3E 5

M. extensor digitorum

M. extensor carpi ulnaris

M. deltoideus

M. latissimus dorsi

KG 5

M. tensor fasciae latae

M. rectus femoris

M. vastus lateralis

Tractus iliotibialis

M. tibialis anterior

M. extensor digitorum longus

Abb. 9.22a: Dreifacher-Erwär-mer-Meridian (1) – Punkte, Hara-Diagnosezone und Bo-Punkt

Wenn wir gar nicht hören können, was die anderen sagen, werden wir weniger verletzlich.

Meridianverlauf

Wie beim traditionellen Meridian lassen sich auch im Zen Shiatsu Nacken- und Schulterschmerzen über den Dreifachen Erwärmer behandeln. Bei einem Schleudertrauma ist sehr häufig der Dreifache-Erwärmer-Meridian betroffen, weil sich der Nacken vor dem Aufprall zu schützen versucht. Da der Meridian das Ohr umkreist, stehen auch Ohrentzündungen und Hörprobleme in Beziehung zum Dreifachen Erwärmer. Auch Mandelentzündungen und geschwollene Lymphknoten werden mit dem Meridianverlauf um das Ohr und am Hals in Verbindung gebracht.

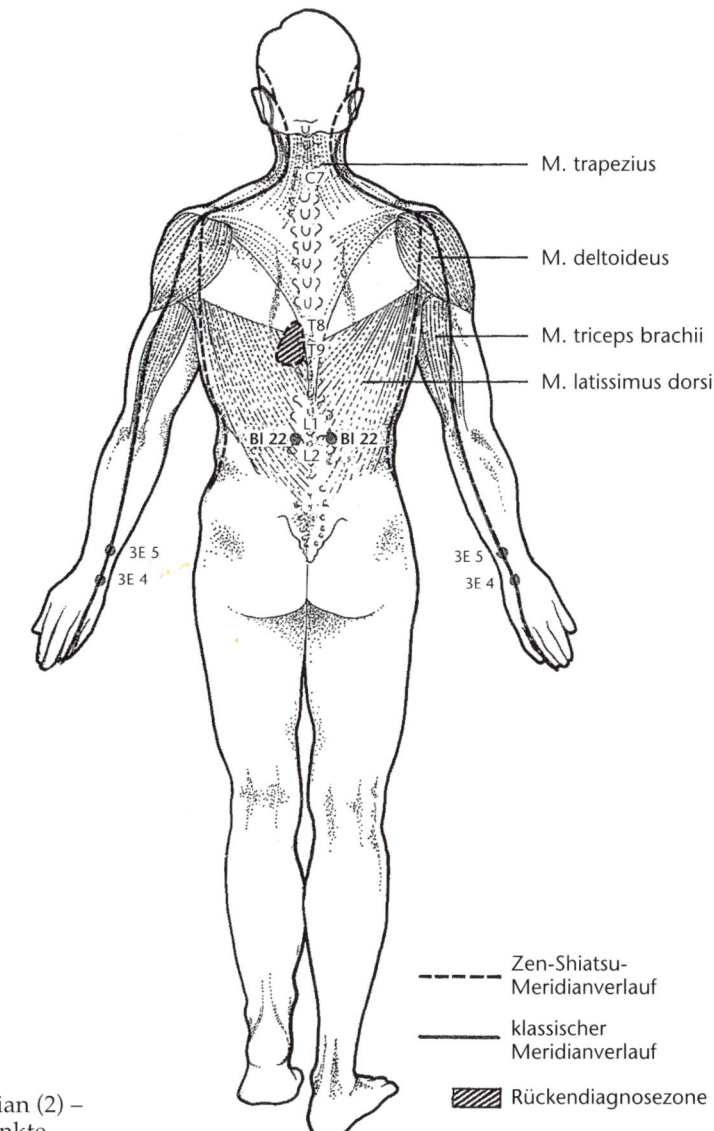

Abb. 9.22b: Dreifacher-Erwärmer-Meridian (2) – Punkte, Rückendiagnosezone und Yu-Punkte

9.12 Der Dreifache-Erwärmer-Meridian und seine Behandlung

Der klassische Dreifache-Erwärmer-Meridian beginnt auf der Ulnarseite des Ringfingers und verläuft auf dem Handrücken mitten über das Handgelenk und von dort in der Mittellinie des Unterarms über die Streckmuskeln (Extensoren) des Handge-

lenks (Abb. 9.22). Er überquert die Ellenbogenspitze (Olecranon) und zieht in einer geraden Linie auf der Rückseite des Armes zu einem Punkt direkt hinter und unterhalb der Schulterhöhe (Akromion). Dann überquert er die Schulter oberhalb der Scapula (Schulterblatt) und verläuft zum Hals in der Grube zwischen dem M. trapezius und dem M. sternocleidomastoideus nach oben zum Processus mastoideus (Warzenfortsatz des Schläfenbeins). Von dort zieht er zu der Vertiefung unterhalb der Ohrmuschel, dann am Ohrrand entlang weiter nach oben und rund um die obere Ohrmuschel, bevor er am seitlichen Ende der Augenbraue endet (Abb. 9.22).

Nach Masunaga zieht der Dreifache Erwärmer am Unterarm direkt ulnar der Mittellinie, die der Gallenblasen-Meridian einnimmt. Am Hals scheint der Meridianverlauf anders als der klassische Verlauf zu sein; während der traditionelle Meridian sich vor dem Gallenblasen-Meridian befindet, verläuft er in Masunagas Version dahinter. In der Praxis bewegen sich beide Meridiane innerhalb der Vertiefung zwischen dem M. trapezius und dem M. sternocleidomastoideus. Da es in diesem Halsabschnitt des Meridians keine Akupunkturpunkte gibt, scheint der traditionelle Verlauf hier eher theoretisch zu sein. Der Zen-Shiatsu-Meridian zweigt sich entlang dem Vorder- und Hinterrand des Ohres nach oben auf und weist außerdem noch eine Verlängerung auf, die seitlich am Kopf bogenförmig zwischen den beiden Ästen des Gallenblasen-Meridians zieht.

Von dem Punkt posterior der Schulterhöhe (Akromion) verläuft der Zen-Shiatsu-Meridian am seitlichen Rand des Rückens hinter dem Gallenblasen-Meridian nach unten, überquert die Taille und zieht am Außenrand der Vorderseiten von Hüfte und Bein zwischen dem Magen-und dem Gallenblasen-Meridian nach unten. (Dieser Meridianabschnitt stellt ein Spiegelbild des Dickdarm-Meridians dar, der am seitlichen Rand der Oberkörpervorderseite und am Außenrand der Rückseiten von Hüfte und Bein nach unten verläuft. Zwischen den beiden befindet sich der Gallenblasen-Meridian). Der Dreifache-Erwärmer-Meridian bewegt sich dann zwischen den dritten und vierten Mittelfußknochen zum dritten Zeh.

Bei Seitenlage haben Sie den besten Zugang zum Meridian.

Die Hara-Diagnosezone befindet sich unterhalb des Rippenbogens auf der linken Seite, genau unterhalb der Diagnosezone des Magens (Abb. 9.22a). Die Rücken-Diagnosezone besteht aus einem kleinen Bereich linkerhand des achten und neunten Brustwirbels auf der gegenüberliegenden Seite der Wirbelsäule von der Diagnosezone der Gallenblase (Abb. 9.22b).

Bedeutung und Funktion des Meridians

Im System des Zen Shiatsu, in dem der Verlauf eines jeden Meridians mit seiner Funktion verbunden ist, bestehen die Funktionen des Dreifachen Erwärmers und des Herz-Kreislauf-Meridians in „Zirkulation und Schutz" und der Verlauf befindet sich an der „Oberfläche". Wenn wir uns in eine Schutzhaltung zusammenrollen, liegt der Dreifache-Erwärmer-Meridian auf der äußeren Oberfläche (s. Abb. 6.6, S. 121) und seine Funktion ist deutlicher auf Schutz ausgerichtet als bei der Herz-Kreislauf-Energie, die eine weniger klar identifizierbare innere Grenzlinie beschützt.

Am Kopf umrundet der Meridian Augen und Ohren und ist für den körperlichen und energetischen Schutz der Sinnesorgane zuständig. Im Bereich von Nacken und Schultern löst er den schützenden Reflex des „Hochziehens und Zusammenrollens" aus. Am Beginn einer Erkrankung ist dieses Gebiet oft sehr schmerzhaft. Die Punkte am Arm werden traditionell häufig zur Behandlung akuter Erkrankungen verwendet und sind bei Ohrinfektionen sehr effektiv.

Bei Empfängern mit einem lang anhaltenden Ungleichgewicht der Dreifachen-Erwärmer-Energie, sitzt in Unterarmen und Handge-

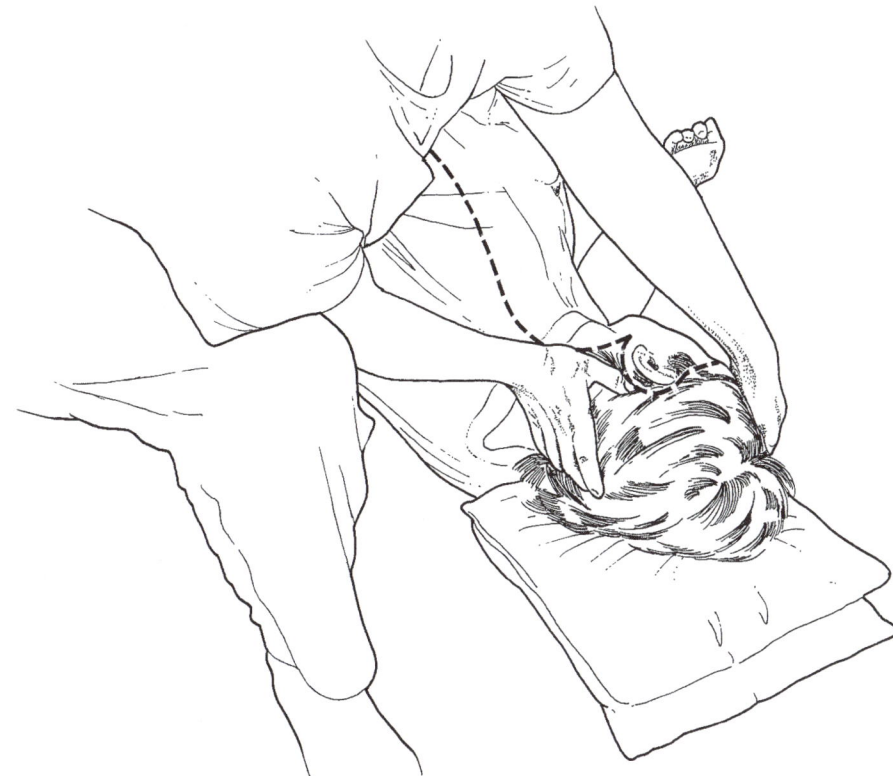

Abb. 9.23: Am Kopf

lenken oft eine deutlich wahrnehmbare Spannung, weil sich dieser Bereich durch das unbewusste Verlangen, andere Menschen von sich weg zu stoßen, unwillkürlich anspannt.

Die Zen Shiatsu-Erweiterung auf dem Rücken und auf den Hüften ist ein Spiegelbild der Dickdarm-Erweiterung: Der Dickdarm-Meridian kreuzt auf Taillenhöhe von der Vorderseite des Rumpfes zur Rückseite der Hüfte. Beide Meridian-Erweiterungen belegen Teile des traditionellen Zick-Zack-Verlaufs des Gallenblasen-Meridians. Weil alle drei den Rumpf bei seinen Drehbewegungen unterstützen, erlauben sie uns, flexibel zu sein, uns anzupassen und damit zu schützen. Andererseits bringen sie uns dazu einzurosten und Veränderung abzulehnen. Denken Sie daran, wenn Sie einen dieser

Meridiane behandeln und überlegen Sie, welche Auswirkung Steifheit in einem von ihnen auf den Rücken haben kann.

In den Beinen und Füssen verläuft der Dreifache-Erwärmer-Meridian neben dem Magen-Meridian. Lassen Sie die Mutterhand auf dem Hara ruhen und behandeln Sie eine empfindliche Verdauung entlang dieses Meridianabschnitts.

Der Behandlungsablauf

1. Am Kopf erreichen Sie den Meridian am besten in der Seitenlage. Knien Sie im Ausfallschritt und unterstützen Sie die Stirn des Empfängers mit Ihrer Mutterhand, während Sie mit der flachen Hand oder dem Daumen den Meridian rund um das Ohr behandeln (Abb. 9.23).

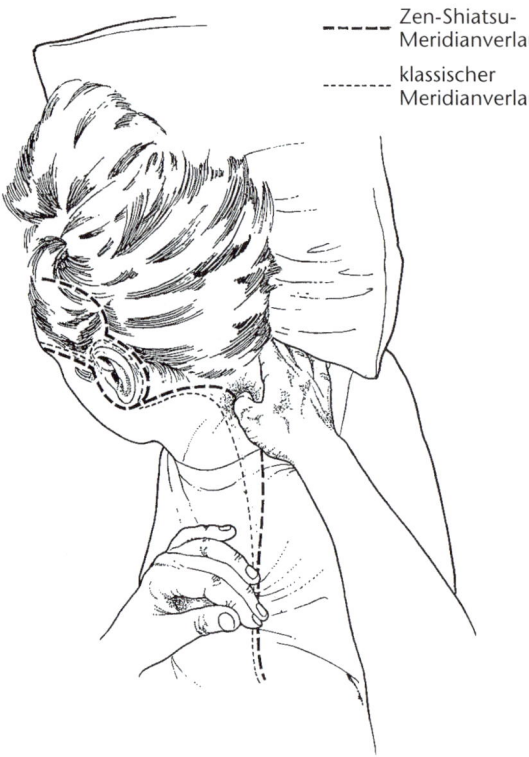

_ _ _ _ _ Zen-Shiatsu-
          Meridianverlauf

. . . . klassischer
          Meridianverlauf

Abb. 9.24: Am Nacken

2. Den Meridian im Nacken können Sie, wie abgebildet, in Seitenlage erreichen (Abb. 9.24). Dehnen Sie dabei die Schulter des Empfängers mit Ihrer Mutterhand nach unten. Möglich ist auch die Behandlung in Sitzposition oder Rückenlage. Dehnen Sie hierbei den Hals ein wenig zu einer Seite.

3. Auf der Schulter verläuft der Meridian hinter dem Gallenblasen-Meridian, der sich genau auf der Schulterhöhe befindet. Sie können den Dreifachen-Erwärmer-Meridian wie hier gezeigt in der Bauchlage (Abb. 9.25) oder in der Seitenlage bzw. in der Sitzposition mit der Handfläche, dem Daumen oder Ellenbogen behandeln.

4. In gleicher Weise kann auch der Arm, wie in Kapitel 4 beschrieben, in der Seitenlage oder Sitzposition behandelt werden. Allerdings ermöglicht die hier gezeigte Rückenlage die wirksamste Meridiandehnung (Abb. 9.26). Der Arm liegt quer über dem Zwerchfell (als einer Unterteilung der drei Brenner) und wird von Ihrer

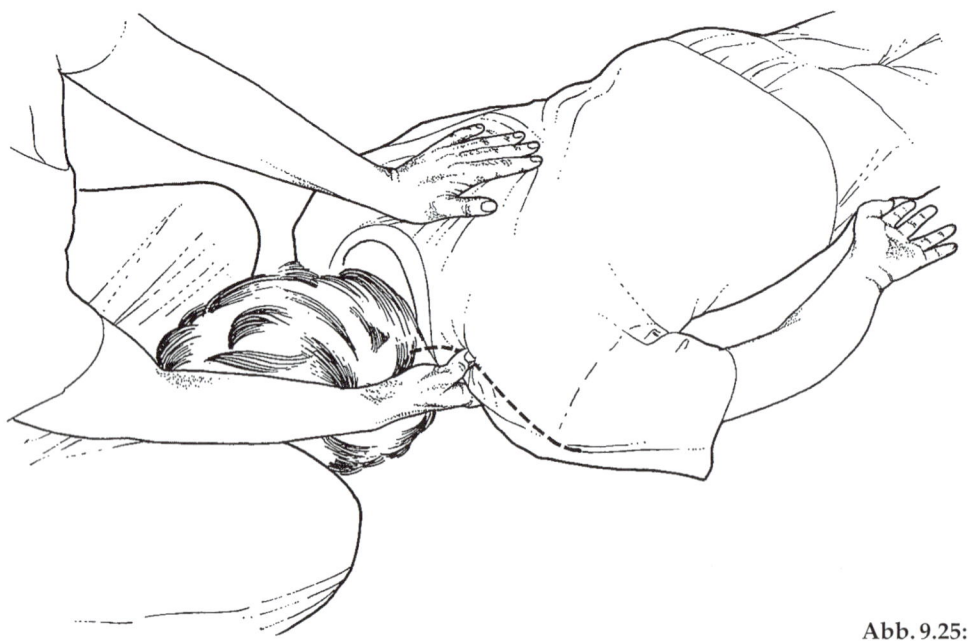

Abb. 9.25: Auf der Schulter

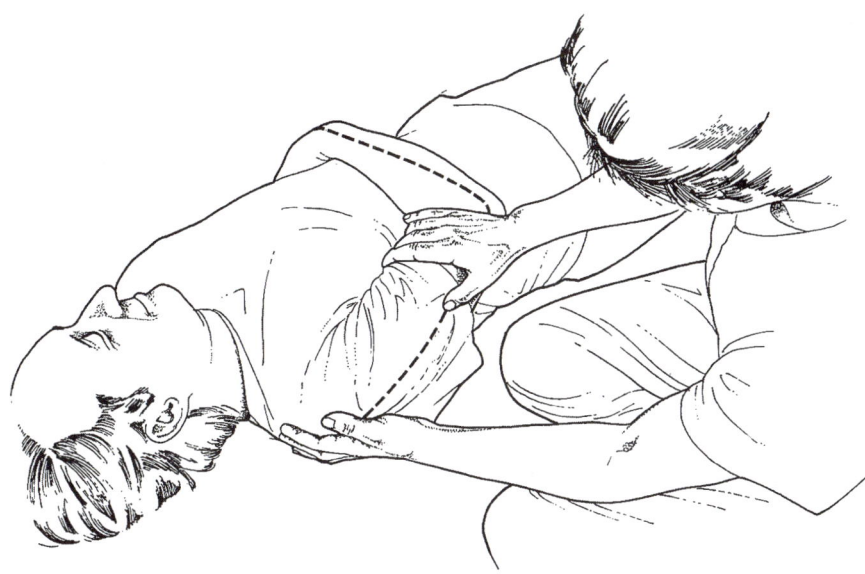

Abb. 9.26: Die Meridiandehnung am Arm

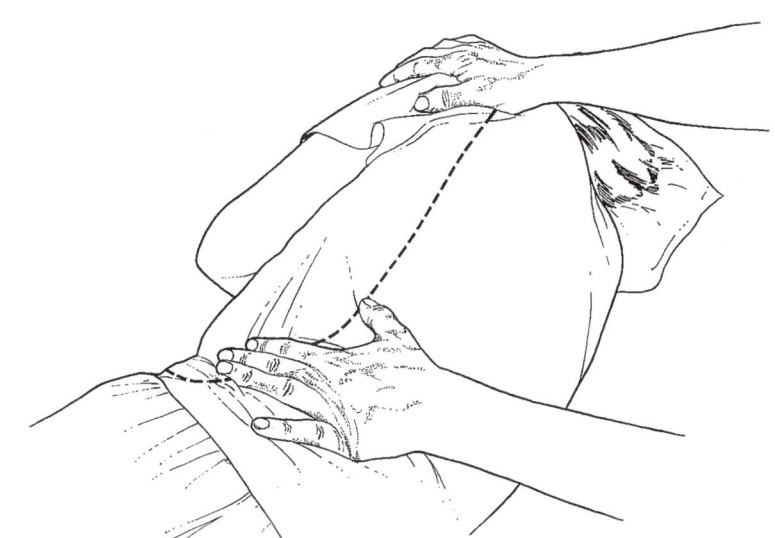

Abb. 9.27: Behandlung
am Rücken

Mutterhand an der Schulter gestützt. Die
Vertiefung hinter dem Akromion lässt sich
bei dieser Dehnung leicht lokalisieren und
der Meridian kann in einer geraden Linie
bis hinunter zum Ellenbogen behandelt
werden. Dann umrunden Sie den Ellenbogen und fahren auf der Yang-Fläche des
Unterarms fort bis hinab zum Ringfinger.
Als Gebende müssen Sie sich höher aufrichten, um am Unterarm senkrecht einsinken zu können.

5. Am Rücken verläuft der Meridian am
   äußeren Rand des Rumpfs entlang. Sie
   können ihn, wie hier gezeigt, in der Seitenlage mit Daumen, Ellenbogen oder
   Fingerspitzen behandeln (Abb. 9.27). Er
   lässt sich aber auch in der Bauchlage
   behandeln, mit der flachen Hand, dem
   Daumen oder am wirkungsvollsten mit
   dem Knie (bitte nur ganz sanft!).
6. Am Bein befindet sich der Dreifache-
   Erwärmer-Meridian zwischen dem

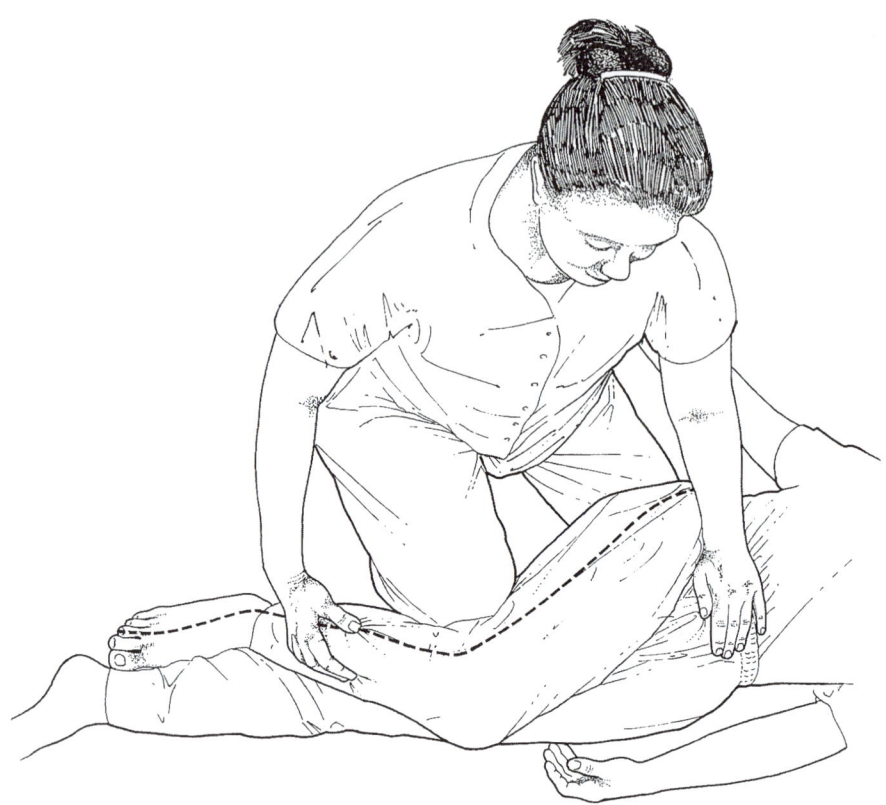

Abb. 9.28: Behandlung am Bein

Magen- und dem Gallenblasen-Meridian. Am besten erreichen Sie ihn in der Seitenlage, bei angewinkeltem und möglichst hoch an den Körper gezogenem Bein auch in der Bauchlage. Wirkungsvoller ist die Meridiandehnung allerdings in der Rückenlage, wie die Abbildung zeigt (Abb. 9.28). Der Fuß des Empfängers liegt so, dass die Zehen den Knöchel des anderen Beins berühren, wie bei der Dehnung des Milz-Meridians. Wenn Sie das Bein zur anderen Seite hinüberrollen, öffnet sich seine Yang-Seite (Lateralseite). Wenn Sie zur Unterstützung Ihr Knie unter das angewinkelte Knie des Empfängers schieben, haben Sie beide Hände frei. Legen Sie die eine Hand als Mutterhand auf das Hara und arbeiten Sie mit Handfläche oder Daumen der anderen Hand am Meridian.

Die wichtigsten Punkte auf dem Dreifachen-Erwärmer-Meridian

Dreifacher Erwärmer 3

Auf dem Handrücken, knapp proximal des vierten metacarpophalangealen Gelenks.

Funktionen
- kühlt Hitze
- leitet Wind aus
- unterstützt das Ohr
- beseitigt Blockaden im Meridian
- belebt den Geist.

Hauptanwendung: Ohrenschmerzen, Taubheit, Tinnitus, Depression, Schmerzen der Hand.

Behandlungsmethode: Der Empfänger befindet sich in Rückenlage. Legen Sie Ihre

Mutterhand auf das Hara des Empfängers und lehnen Sie sich mit dem Daumen in den Punkt. Unterstützen Sie die liegende Hand von unten mit den Fingern. Ihre Aufmerksamkeit ist ruhig und wachsam.

Dreifacher Erwärmer 4

Auf dem Handrücken am Handgelenk, wo Elle (Ulna) und Handknochen zusammentreffen, in der Vertiefung auf der Ulnarseite der Sehne des M. extensor digitorum.

Funktionen
* Ursprungs-Punkt tonisiert über das Ursprungs-Ki des Dreifachen Erwärmers das Ursprungs-Ki des ganzen Körpers
* verbindet sich über das Ursprungs-Ki mit dem Konzeptionsgefäß und dem Luo Mai über das Ursprungs-Ki
* wandelt Flüssigkeiten um und entfernt Feuchtigkeit aus dem unteren Brenner
* tonisiert den Magen
* entfernt Blockaden des Meridians.

Hauptanwendung: Chronische Müdigkeit, alle chronischen Beschwerden, unregelmäßige oder schmerzhafte Periode, Schmerzen des Nackens und der Schulter.

Behandlungsmethode: Der Empfänger befindet sich in Rücken- oder Sitzposition. Um in diesen Punkt tief einzusinken, müssen Sie das Handgelenk bewegen, dadurch wird Dreifacher Erwärmer 4 zu einem geeigneten Drehpunkt für Rotationen des Handgelenks. Ihr Fokus sollte auf den Punkt und den Bereich, den sie behandeln wollen, ausgerichtet sein nicht nur auf die Rotation des Gelenks.

Dreifacher Erwärmer 5

Drei Finger breit oberhalb von 3E 4 zwischen Elle und Speiche.

Funktionen
* öffnet die Oberfläche
* klärt Wind-Hitze
* wohltuend für das Ohr
* besänftigt das Leber-Yang.

Hauptanwendung: Ohrinfektionen, Taubheit, Tinnitus, Migräne, fiebrige Erkrankungen, Drüsenfieber, Schmerzen in Nacken oder Schulter.

Behandlungsmethode: Der Empfänger befindet sich in Seiten- oder Rückenlage, die Mutterhand ruht auf oder in der Nähe des betroffenen Areals. Die Berührung dieses Punktes löst im Empfänger keine starke Empfindung aus, verstärken Sie Ihren Fokus während Sie einsinken.

Dreifacher Erwärmer 23

In der Vertiefung am lateralen Augenbrauenende.

Funktionen
* vertreibt Wind
* klärt die Augen
* stoppt Schmerzen.

Hauptanwendung: Migräne oder Schläfenkopfschmerz, Augenbeschwerden.

Behandlungsmethode: Der Empfänger befindet sich in der Seitenlage, Ihre Mutterhand liegt auf der Stirn. Sie erreichen den Punkt auch während der Gesichtsbehandlung in der Rückenlage.

Yu-Punkt des Dreifachen-Erwärmer-Meridians

Bl 22 – zwei Finger breit lateral der Mittellinie der Wirbelsäule, in Höhe der Unterkante des Dornfortsatzes des 1. Lendenwirbels.

Funktion
- unterstützt alle Funktionen des Dreifachen Erwärmers.

Hauptanwendung: Alle Beschwerden ausgelöst durch eine Fehlfunktion des Dreifachen Erwärmers.

Behandlungsmethode: Mit beiden Daumen gleichzeitig, der Empfänger sollte sich in Bauchlage befinden.

Bo-Punkt des Dreifachen-Erwärmer-Meridians

KG 5 – drei Finger breit unterhalb des Bauchnabels.

Funktionen
- stärkt das Ursprungs-Ki
- fördert die Umwandlung und Ausscheidung der Flüssigkeiten aus dem Unteren Brenner

- öffnet die Wasserwege
- Druckempfindlichkeit bei normalem Druck deutet auf eine Pathologie des Dreifachen Erwärmers hin.

Hauptanwendung: Chronische Müdigkeit, Beschwerden der Harnwege.

Behandlungsmethode: Bei großer Druckempfindlichkeit sollte der Punkt ausgelassen werden. Sonst wird der Punkt behandelt, während der Empfänger in Rückenlage liegt und Ihre Mutterhand auf dem Hara ruht. Lehnen Sie sich nach unten in Richtung der Wirbelsäule an. Der Druckwinkel zeigt auf Ming Men in Taillenhöhe am Rücken.

Das Erd-Element –
Milz und Magen

„Wir sind Teil der Erde, und sie ist ein Teil von uns … Wir lieben diese Erde wie ein Neugeborenes den Herzschlag seiner Mutter liebt."
Häuptling Seattle, aus einer Rede, 1812

Entsprechungen: Stabilität, Unterstützung, Fruchtbarkeit, Empfänglichkeit, Nahrung

Das Erd-Element ist die Grundlage unserer körperlichen Existenz. Obwohl wir heute durch die Quantenphysik wissen, dass jegliche Materie aus Bewegungsmustern von Energie besteht, ist es die diesen Mustern innewohnende Erde-Qualität, die uns seit Millionen von Jahren den Eindruck einer stabilen, verlässlichen Realität vermittelt. Die Festigkeit der Erde – die Erde selbst ist fest, tragend und anscheinend unbeweglich, deshalb erschrecken uns Erdbeben so – ist für uns Selbstverständlichkeit geworden. In gleicher Weise verkörpert all das, was unser Leben oder das veränderliche Kaleidoskop unserer Wahrnehmungen stabilisiert oder stützt, Erde für uns, Sicherheit. Das kann ein Ort sein, eine Beziehung, eine geistige Struktur, wie z. B. eine Glaubensvorstellung oder ein moralisches Prinzip, auch ein körperlicher Vorgang wie das Essen. Alles, was uns beruhigend oder verlässlich erscheint, kann also für uns Erde sein.

In den ersten Lebenstagen ist – vorausgesetzt wir haben nicht allzu großes Pech – die Mutter das beständige, verlässliche und allgegenwärtige Objekt. Ohne Zweifel ist dies der Grund, weshalb nahezu alle Kulturen die Erde als „Mutter" bezeichnen, denn sie ist die solide Basis unseres Lebens. Sie nährt uns mit dem Reichtum des Lebens, wie eine Mutter ihr Kind nährt. Ist im Charakter eines Menschen das Erd-Element im gesunden Ausmaß vorhanden, hat dieser Mensch die Fähigkeit, Unterstützung, Trost zu spenden und zu nähren. Menschen mit starker Ausprägung dieses Charakterzugs werden im Englischen auch „earth-mother" [Erdmutter] genannt. Unsere Beziehung zu der Person, die die mütterlichen Qualitäten repräsentiert, beeinflusst in starkem Maße die dem Erd-Element zugeordneten Meridiane in uns.

Doch die „Mutter"-Assoziation ist auch in einen größeren Zusammenhang zu stellen. Denn der Begriff, mit dem wir die Erde charakterisieren, beschreibt auch eine Frau, die Kinder gebären kann. Die Erde ist „fruchtbar", eine Matrix oder eine Art Mutterboden, die die Pflanzen, die uns ernähren, die Ströme, aus denen wir trinken, und die Mineralien und Metalle, die unser Leben bereichern, hervorbringt. Diese Fähigkeit des Erdbodens, Überfluss und Vielfalt in sich selbst zu bewahren und zu fördern, entspricht der Fähigkeit des Erd-Elements. „Die Erde ermöglicht Aussaat, Wachstum und Reifung."[1] Es ist das Erd-Element im menschlichen Körper, das einen kleinen Zellhaufen unterstützt, während er zu einem Baby heranwächst. Und es ist das Erd-

---

[1] Aus dem Shang Shu, zitiert nach „The Foundations of Chinese Medicine", S. 17.

Element im menschlichen Geist, das aus einer aufkeimenden Idee intellektuelle Konzepte heranreifen lässt. Die Erde birgt also in sich selbst das Potenzial eines nicht enden wollenden Reichtums an Erscheinungsformen.

Die Fruchtbarkeit von Körper und Geist, ein Geschenk des Erd-Elements, kann aus der Yin-Qualität der Empfänglichkeit abgeleitet werden. So fängt die Erde Blitzeinschläge auf und erdet Strom; sie saugt sich voll mit Regen und Flüssigkeiten, die auf ihr ausgeschüttet werden. Sie nimmt totes, verfaultes und unbrauchbares Material in sich auf und wandelt es um, so dass es als wieder fruchtbare Erde die Grundlage für neues Wachstum und Leben werden kann, Samen aufnimmt und sie nährt. Es ist diese Fähigkeit des Aufnehmens bzw. Empfangens, die die fortwährende Fruchtbarkeit der Erde entscheidend beeinflusst. Wir werden später darauf zurückkommen, wenn wir die Meridiane des Erd-Elements, den Magen- und den Milz-Meridian, betrachten.

Indem sie empfängt, nährt sich die Erde also selbst. Dadurch wird sie fruchtbar und erzeugt neues Wachstum für die Ernährung aller Lebewesen, die sie bewohnen. Nähren – das zentrale Thema bei der Interpretation des Erd-Elements und des Magen- und Milz-Meridians – steht für unsere Fähigkeit, nicht nur physische, sondern auch emotionale und intellektuelle Nahrung zu empfangen, umzuwandeln und weiterzugeben.

Spiritualität des Erd-Elements: der Intellekt

Der spirituelle Aspekt des Erd-Elements ist Yi. Das chinesische Schriftzeichen setzt sich aus zwei Grundkomponenten mit der Bedeutung „verbal ausgedrückte Gedanken" und „Herz-Verstand" zusammen.[2] Yi legt

demnach Herz und Verstand in unsere verbal ausgedrückten Gedanken. Aus diesem Grund übersetzen manche Fachleute Yi als „Absicht", doch geläufiger ist die Übersetzung mit „Ideen" oder „Intellekt". Es lohnt sich aber, sich an den Faktor „Absicht" zu erinnern, denn unser Intellekt kann nur dann spirituelle Qualität annehmen, wenn er dem Ziel von Herz und Verstand dient, um unser menschliches Potenzial voll zu entfalten. Nach Ted Kaptchuk (Vortrag am Imperial College in London 1989) bietet Yi bzw. der Intellekt uns die Möglichkeiten oder Optionen zur Transformation und spiegelt damit das Potenzial der Erde wider, vielfältige Erscheinungsformen hervorzubringen. Ist das Erd-Element beeinträchtigt und somit das Grundgefühl physischer Sicherheit nicht vorhanden, suchen viele von uns eine beruhigendere Wirklichkeit in intellektuellen Vorstellungen und Strukturen. Daher stammt auch die traditionelle Verbindung zwischen Magen- und Milz-Energie und „zu viel Grübeln" in der TCM. Die zunehmende Betonung, die in der modernen Welt auf die Entwicklung des Intellekts auf Kosten anderer Fähigkeiten gelegt wird, verringert die physische Wirksamkeit der Magen- und Milz-Energie. Wir gewöhnen uns mehr und mehr an die „virtuelle Realität" der Welt der Ideen und fangen an, in einem mentalen Konzept oder Konstrukt unserer eigenen Körper zu leben. Shiatsu bietet eine lebensnahe Unterstützung, um uns wieder mit der physischen Realität unserer Existenz vertraut zu machen.

Bewegungsrichtung: Ruhe

Ähnlich fest und unbewegt wie die Erde anscheinend ist, ähnlich reglos zeigt sich auch das Erd-Element. Während die anderen vier Elemente ihre eigenen charakteristischen Bewegungen und Richtungen aufweisen, bietet das Erd-Element die einem Zentrum eigene Ruhe. Allerdings handelt es sich um

---

[2] *Hara Diagnosis: Reflections on the Sea*, S. 37.

eine Ruhe, die Veränderung und Bewegung zulässt. Denn die physische und energetische Beschaffenheit unseres Körpers und unsere Bewegungen auf ihrer Oberfläche werden durch die Stabilität der Erde und ihre schwerkraftbedingte Anziehungskraft beeinflusst. Unsere Beziehung zur Erde und ihrer Anziehungskraft ist in vielerlei Hinsicht von grundlegender Bedeutung für unsere Existenz, wobei uns vieles noch nicht vollständig klar ist, wie beispielsweise unsere Verbindung zum Magnetfeld der Erde. Ein ausgewogenes Erd-Element ermöglicht es uns also, „geerdet" und zentriert zu sein. Im Ungleichgewicht verursacht es Lethargie oder ziellose Überaktivität des Geistes oder des Körpers oder beides zusammen.

Emotion: Nachdenklichkeit/ Empathie

Für die dem Erd-Element zugeordnete Emotion gibt es so unterschiedliche Übersetzungen wie Sorge, Anteilnahme, Sympathie, in Erinnerungen schwelgen und mentale Überaktivität. Das Schriftzeichen für die Emotion Si, die dem Erd-Element zugeordnet wird, enthält die beiden Wortstämme „Herz" und „Gehirn" und meint also weder ausschließlich Gefühl noch ausschließlich Verstand, sondern die Verbindung von beidem. „Nachdenklichkeit" wäre eine recht gute Übersetzung für dieses Schriftzeichen, würde aber eine mögliche Bedeutungsebene nicht vermitteln, nämlich die des Intellekts, der mitfühlend und mit von Herzen kommender Motivierung agiert.

Noch eine andere Emotion wird so häufig mit dem Erd-Element in Verbindung gebracht, dass sie erwähnt werden soll, obwohl sie in den klassischen Schriften nicht genannt wird. Weil die Erde die Fähigkeit hat, sowohl aufzunehmen als auch abzugeben, können wir uns vorstellen, dass sich die dem Erd-Element zugeordnete Emotion sowohl nach innen als auch nach außen richtet. So wird ein ausgewogenes Erd-Element in der menschlichen Psyche in gleichem Maße empfangen und geben. Es wird emotionale und kommunikative Zeichen von anderen Menschen aufnehmen und ihnen dafür Unterstützung und (geistige) Nahrung geben, aber auch Nahrung für sich selbst daraus ziehen. In Anlehnung an Iona Marsaa Teeguarden verwende ich den Begriff „Empathie"[3], um diesen wechselseitigen Prozess zu beschreiben.

Gerät das Erd-Element aus dem Gleichgewicht, wird es einseitig zu einem der beiden Pole tendieren und entweder zu viel geben, ohne imstande zu sein, zu empfangen. Oder es wird sehr bedürftig sein und nicht genug Ressourcen zum Abgeben haben.

Farbe: Gelb

In weiten Teilen Chinas ist der Erdboden gelb. Die Farbe Gelb symbolisiert deshalb seit alters her Frieden und Überfluss, die beiden Qualitäten der Erde. Die Farbe Gelb zeigt sich im Gesicht allerdings nur dann, wenn ein Ungleichgewicht der Magen- oder Milz-Energie vorliegt, wobei dann um Mund oder Augen eine gelbe Schattierung auftritt. Achten Sie eher auf eine Schattierung, die kommt und geht, nicht auf die Tönung der Gesichtshaut. Wenn die Haut überall orange oder gelb aussieht, ist das gewöhnlich ein Hinweis auf Feuchtigkeit.

Klang: singend

Das Erd-Element verleiht der Stimme einen charakteristischen melodischen Klang. Bei einem Ungleichgewicht des Magen- oder Milz-Ki fällt das Singen in der Stimme eher wie ein beruhigender, gleichförmiger Sing-

---

[3] The Joy of Feeling, S. 91.

sang aus, wie ein Wiegenlied. Das übermittelt, unabhängig vom Wortinhalt, Empathie. Dieses Singen in der Stimme ist zwar angemessen, wenn wir jemanden trösten oder beruhigen möchten. Doch bei einem Ungleichgewicht im Erd-Element kann das Singen zu einem ständig vorhandenen Merkmal unserer Stimme werden und unterstreichen, dass Empathie für uns die angenehmste Art des Selbstausdrucks darstellt.

Geruch: duftend

Unter all den unangenehm klingenden Geruchsbeschreibungen, die auf ein Element-Ungleichgewicht hinweisen, scheint „duftend" noch am ansprechendsten zu sein. Keiner der Gerüche – die Qualitäten sind allerdings nur bei einem Ungleichgewicht wahrnehmbar – ist angenehm. Bei einem aus dem Lot geratenen Erd-Element hat der Geruch eine ungesund-süßliche Nuance, etwa wie der Geruch von Zahnstein auf benutzter Zahnseide.

Sinnesorgan: der Mund

Wir stehen mit jedem Element über eines unserer Sinnesorgane in Verbindung. Im Fall des Erd-Elements ist es der Mund (in Abgrenzung zur Zunge, die dem Feuer-Element zugeordnet ist). In der westlichen Psychologie gibt es das Konzept der „oralen" Persönlichkeit, die sich in erster Linie über den Mund auf die Welt bezieht. Dieser Typus verkörpert viele Themenbereiche, die die Erd-Energie nahe legt – Bedürftigkeit und Gier, Nahrungsbedarf und die Fähigkeit, ihn zu befriedigen, sowie ein Bedürfnis nach anderen Menschen, die Sicherheit geben. Als Kleinkinder entwickeln wir hauptsächlich über den Prozess des Gefüttertwerdens ein Gefühl von Sicherheit. Wird diese Phase nicht vollständig gelebt, kann es sein, dass wir von vielen Formen oraler Ersatzbefriedigung abhängig werden, wie Essen, Rauchen oder Küssen. Bei einem Ungleichgewicht im Erd-Element können Mundprobleme wie Mundtrockenheit, Zahnfleischbluten und Mundgeschwüre auftreten. Möglicherweise kann der Betroffene auch die Nahrung nicht mehr schmecken, wenn Magen oder Milz im Ungleichgewicht sind.

Geschmack: süß

Würde unser Gaumen nicht schon früh in der Kindheit an die intensive Süße von raffiniertem Zucker gewöhnt, könnten wir den Geschmack von Getreide und Wurzelgemüse als süß wahrnehmen. Denn gründlich gekaut und mit Speichelenzymen vermengt, geben sie natürliche Zucker ab, die langsam verbrennen und lang vorhaltende körperliche Energie liefern. So sieht die ausgewogene, verlässliche Süße der Erde aus. Auch Früchte liefern natürliche Zucker, mit noch intensiverem süßem Aroma. Wenn die der Erde zugeordneten Meridiane von Magen und Milz aus dem Gleichgewicht geraten, werden die Funktionen der Nahrungsaufnahme und -verarbeitung beeinträchtigt und ein starkes Verlangen nach Süßem bleibt zurück. Raffinierter Zucker trägt ganz wesentlich zu diesem Ungleichgewicht bei, weil der Körper ihn viel schneller verbrennt und dadurch ein Verlangen nach noch mehr Süße auslöst. Die Abhängigkeit von Zucker, obwohl sie nicht solch ernsthafte Folgen hat, ist der Abhängigkeit von Alkohol ziemlich ähnlich. Denn Alkohol enthält große Mengen Zucker, und auch bei Alkoholabhängigkeit besteht eine Verbindung zu einem Ungleichgewicht der Magen- oder Milz-Energie und Entstehung von Feuchtigkeit.

Jahreszeit: die letzten Tage jeder Jahreszeit

Manche Schulen betrachten den „Spätsommer" als die Jahreszeit des Erd-Elements. Einigen traditionellen Überlieferungen zufolge sind jedoch die letzten zehn Tage aller Jahreszeiten der Erde zugeordnet, denn sie stellen Ruheperioden in Vorbereitung des Wandels dar. Das Ende einer Jahreszeit ist eine Zeit der Vollendung. Die saisonalen Qualitäten des Ki sind zum Ausdruck gekommen und es ist an der Zeit, dass eine neue Jahreszeit anbricht. Die Energien dieser neuen Jahreszeit werden in der Ruhe der Erd-Phase „ausgebrütet". Menschen mit langanhaltenden Magen- oder Milz-Störungen können sich an diese Jahreszeit nur schlecht anpassen und ihre Symptome können sich verschlechtern.

Klima: Feuchtigkeit

Als Yin-Element neigt die Erde eher dazu, feucht statt trocken zu werden. Denn aufgrund ihrer Empfänglichkeit nimmt sie Feuchtigkeit auf. So kann äußere Feuchtigkeit in den Körper eindringen und vor allem die Funktion des Milz-Meridians beeinträchtigen. Im umgekehrten Fall – wenn die Milz Flüssigkeiten nicht angemessen umwandelt und weiterbefördert – kann innere Feuchtigkeit entstehen (s. Kap. 5, S. 99).

Tageszeit: 7 – 11 Uhr

In der Zeit zwischen 7 und 9 Uhr morgens erreicht die Energie des Magen-Meridians ihren Gipfel, in der Zeit von 9 – 11 Uhr die Energie des Milz-Meridians. Das bedeutet, dass unsere Verdauungsfähigkeit morgens am größten ist. Allerdings haben die meisten Menschen mit einem Ungleichgewicht im Erd-Element bis zum späten Vormittag kaum richtig Appetit. In ländlichen Gegenden, wo die Menschen bei der Arbeit mit der Erde und ihren Kreisläufen zu tun haben, ist das Frühstück, nach mehrstündiger Feldarbeit, häufig die herzhafteste Mahlzeit des Tages. In westlichen, urbanen Gesellschaften hingegen, wo das Erd-Element schon durch stundenlange geistige Arbeit im Sitzen be-

lastet wird, verstreicht häufig auch die Erde-Zeit des Tages, ohne dass sich die Verdauung mit mehr als einer Tasse Kaffee beschäftigen kann. Menschen mit einem Energie-Ungleichgewicht von Milz oder Magen müssen ermuntert werden, ein Frühstück zu sich zu nehmen!

10.1 Bedeutung der Milz in der TCM

In der Lehre der TCM untersteht der gesamte Verdauungsprozess, vom Appetit angefangen bis hin zur Ausscheidung, der alleinigen Kontrolle der Milz, die mitunter auch als Milz-Pankreas bezeichnet wird, um ihren großen Funktionsbereich anzudeuten. Die Milz ist die Quelle des aus der Nahrung gewonnenen Ki (Nahrungs-Ki), ebenso wie die Lunge die Quelle des aus der Luft gewonnenen Ki (Atmungs-Ki) darstellt. Milz und Lunge versorgen uns also mit dem Ki der Erde und dem Ki des Himmels, die zusammen das Wahre Ki bilden (s. S. 85). Auch die Verbindung zwischen der Milz und dem Blut in der TCM beruht auf dieser Funktion, denn die von der Milz aus der Nahrung gewonnene Essenz ist die Grundlage der Blut-Produktion. Außerdem ist die Milz neben der Lunge und den Nieren eines der wichtigsten Organe im Hinblick auf die Verarbeitung der Flüssigkeiten.

Umwandlung und Transport

Die Begriffe Umwandlung und Transport umschreiben die Bedeutung der Milz bei der Verarbeitung von Nahrung und Flüssigkeiten und bei der Verteilung der Endprodukte dieses Verarbeitungsprozesses im ganzen Körper. Die Milz wandelt den reinsten Anteil der Nahrung, die sie vom Magen erhält, in Nahrungs-Ki um. Dabei steigt das Nahrungs-Ki, das für den Körper nicht sofort verwertbar ist, hoch in den Brustkorb und verbindet sich dort mit dem Atmungs-Ki zu einem Ki, das der Körper verwenden kann. Gleichzeitig hilft die Milz dem Magen beim Herausziehen der substanzielleren Essenz aus der Nahrung, die dann im Herzen zu Blut weiterverarbeitet wird. Zusätzlich werden in einem weiteren Schritt aus der Nahrung reine Flüssigkeiten gewonnen. Diese werden nach oben geleitet, um die Lunge zu befeuchten und sich von dort weiter zur Haut zu verteilen. Die Reste aus diesen Verarbeitungsprozessen werden zur weiteren Aufspaltung hinab in den Darm geschickt (s. S. 92).

Die Aufgabe der Milz besteht also in der Umwandlung der Nahrung zu Ki, Blut und reinen Flüssigkeiten. Zusammen mit dem Magen ist sie auch für den Transport dieser Stoffe durch den ganzen Körper verantwortlich. Deshalb trägt sie die Bezeichnung „Wurzel des postnatalen Ki". Die Gesundheit von Milz und Magen bildet daher nicht nur die Grundlage einer guten Verdauung, sondern auch von reichlicher körperlicher Energie.

Postnatale Essenz

Jeder Überschuss an reinem Ki und Essenz, der nicht durch die Abläufe des Lebens verbraucht wurde, wird von der Milz nach unten zu den Nieren geschickt und ergänzt die dort seit der Zeugung gespeicherte pränatale Essenz. In der TCM wird die Milz als ebenso wichtig wie die Nieren für die Aufrechterhaltung einer gesunden Konstitution betrachtet. Die beiden Organ-Systeme sind bis zu einem gewissen Grad voneinander abhängig, ein Ungleichgewicht der Nieren über einen längeren Zeitraum schwächt die Milz und umgekehrt. Jede chronische Erkrankung erfordert die Behandlung von beiden Systemen.

Verdauung

In Japan und China gilt Appetitlosigkeit als erstes Anzeichen einer schwachen Milz, da die Milz die Fähigkeit verleiht, Nahrung zu schmecken und zu genießen.[4] Ist die Milz nicht fähig, Nahrung umzuwandeln, kommt es zu Symptomen wie Schläfrigkeit nach dem Essen, einem Völlegefühl oder Unwohlsein nach den Mahlzeiten, Bauchschmerzen oder Blähungen und unregelmäßigem Stuhlgang. Nach der Überlieferung sind lockere Stühle mit unverdautem Essen ein Anzeichen dafür, dass die Milz nicht genug Energie hat, um die Nahrung richtig zu verarbeiten und die Flüssigkeiten herauszuziehen. Im Westen dagegen ist Verstopfung häufig ein Zeichen von Milz-Ki-Leere, die meist mit einer sitzenden Lebensweise und geistiger Überarbeitung in Zusammenhang steht.

Flüssigkeiten, Feuchtigkeit und Schleim

Ist die Milz nicht im Stande, Flüssigkeiten ausreichend umzuwandeln, treten Symptome wie Durst, Wasserretention und Harnwegsbeschwerden auf. Dabei können nicht richtig weiterverarbeitete Flüssigkeiten als innere Feuchtigkeit in den Körpergeweben zurückbleiben – eine häufige Begleiterscheinung bei einer Milz-Ki-Leere. So ist Übergewicht als „Feuchtigkeit unter der Haut" zu verstehen, ebenso sprechen steife und geschwollene Gelenke für Feuchtigkeit, vaginaler Ausfluss entspricht Feuchtigkeit im Unteren Brenner, Schwierigkeiten beim Wasserlassen sind auf eine Blasenobstruktion

---

[4] Häufig besteht bei Milz-Leere aber gleichzeitig eine Hyperaktivität des Magens, der sich ständig bemüht, die Unfähigkeit der Milz, den Körper zu nähren, auszugleichen. Dies kann zu übermäßigem Appetit führen und dadurch die Milz noch mehr schwächen, weil sie mit Nahrung überladen wird. Bei einer Nahrungsstagnation im Magen kommt es zu Hitze. Und weil Magen-Hitze wiederum den Appetit verstärkt, entsteht ein Teufelskreis. Die Zen-Shiatsu-Diagnose ergibt dann, dass der Magen viel stärker im Jitsu ist als die Milz.

durch Feuchtigkeit zurückzuführen, Durchfall bedeutet Feuchtigkeit im Darm usw. Ist längere Zeit Feuchtigkeit vorhanden, kann sie sich in „trüben" oder „klaren" Schleim umwandeln (s. S. 99). Dabei zeigt sich von der Milz produzierter trüber Schleim nicht nur in Form von Schleim in der Lunge, sondern auch in Form von fettigen Knoten oder Schwellungen. Klarer Schleim verklebt die Meridiane und ruft Taubheit oder Lähmungen hervor. Er kann die Herz-Funktion behindern und so den Geist (Shen) verwirren, wie z. B. bei Epilepsie. Auch Halluzinationen oder ein Delirium können die Folge sein.

Körperliche Energie

Wenn die Milz die Nahrung, die wir zu uns nehmen, nicht in Ki umwandelt, fühlen wir uns müde. Obwohl eine Funktionsstörung jedes beliebigen Meridians zu Müdigkeit führen kann, macht sich die Milz-Müdigkeit besonders körperlich bemerkbar, weil das Ki nicht zu den Muskeln transportiert wird. Die Chinesen bezeichnen diese Art von Müdigkeit als „Schwäche der vier Gliedmaßen und Verlangen sich hinzulegen". Und tatsächlich sind Menschen mit einer schwachen Milz meistens sehr erleichtert, wenn sie sich in die Horizontale begeben können.

Körpergewebe

Da die Milz das Nahrungs-Ki und die Essenz bereitstellt, die von Geburt an unsere körperliche Existenz aufbaut, ist es naheliegend, sie gleichsam auch als Verantwortliche für unsere Grundsubstanz, unser Körpergewebe, zu sehen. Wenn wir sagen, die Milz beherrscht die Muskeln, beziehen wir uns dabei auf den Muskelbauch, das „Fleisch" des Körpers, und nicht auf die Sehnen, die in die Zuständigkeit der Leber fallen und die Elastizität der Muskeln bestimmen. Die Milz gibt uns die „Erde" unseres Körpers, das

Muskelfleisch mit seiner charakteristischen Beschaffenheit und seinem Tonus. Kräftiges, festes, gut durchblutetes Muskelgewebe, das nicht zu fett und nicht zu mager ist, spricht für eine gut funktionierende Milz. Lockeres, wabbeliges oder erschlafftes Gewebe, das nicht ausreichend mit Ki und Blut versorgt wird, und sein Gegenteil, knotiges, fettes oder verhärtetes Muskelgewebe, deuten darauf hin, dass Feuchtigkeit den Ki-Fluss behindert.

Blut

Das Blut wird im Herzen aus Nahrungs-Essenz und reinen Flüssigkeiten gebildet, die Magen und Milz zuvor der Nahrung entzogen haben. Wenn die Milz die Nahrungs-Essenz und Flüssigkeiten nicht umwandelt und befördert, kommt es zu Symptomen einer Blut-Leere wie z. B. schwache Menstruation, Schwindelgefühle, Schlaflosigkeit und Depressionen (s. S. 90). Man sagt auch, dass die Milz das Blut in den Gefäßen hält. Diese Funktion leitet sich daraus ab, dass die Milz eine gute Qualität des Muskelgewebes garantiert, in dem das Blut fließen kann. Das Muskelgewebe, unsere Grundsubstanz, ist wie die Uferbänke eines Wasserwegs. Und da jede Schwachstelle der Uferbänke zu einem gewissen Auslaufen von Wasser führt, kommt es in ähnlicher Weise, wenn die Milz das Blut nicht in seinen Gefäßen halten kann, zum Austreten von Blut: sei es in Form von Blut im Stuhl, Auswurf oder Urin, sei es als Nasenbluten, undichte Kapillargefäße, Krampfadern und übermäßiger oder langer Menstruationsblutung.

Kontrolle über das Aufsteigen des Ki

Die Milz gehört zum Erd-Element und unterstützt uns – der Erde gleich – mit ihrem Ki. So hält das Milz-Ki den Körper aufrecht, und wenn es schwach ist, sacken die Körpergewebe und -strukturen nach unten, bis es schließlich zum Prolaps kommt. Als Folge dieses Funktionsversagens bilden sich häufig Hämorrhoiden oder es kommt zu einem Vorfall eines inneren Organs, z. B. ein Prolaps von Blase, Vagina, Uterus oder Rektum.

Krampfadern sind ein weiterer Hinweis, dass die Milz-Funktion versagt. Die Milz kann weder das Ki anheben, noch das Blut in den Gefäßen halten. Auch äußere Strukturen können erschlaffen, vor allem diejenigen, die im Verlauf des Magen- oder Milz-Meridians liegen, wie die Wangen, Unterkiefer- und Kinnpartie, Brüste und der Bauch. Die Milz-Funktion beeinflusst die Sprungkraft unser Füße und Fußgelenke. Bei einer eingeschränkten Funktion kann es sein, dass unsere Energie absinkt und wir das Bedürfnis verspüren, uns hinzulegen (s. Körperliche Energie).

Der Mund

Die Milz öffnet sich in den Mund, und der Zustand von Mund und Lippen liefern Hinweise auf die Gesundheit der Milz. So zeigen ein trockener oder klebriger Mund, Durst und der Verlust des Geschmackssinns eine Funktionsstörung der Milz an. Dem traditionellen Verständnis zufolge werden einige Beschwerden im Mundbereich allerdings dem Magen zugeordnet (s. S. 277).

Der Intellekt

Die Milz regiert unser abstraktes Denkvermögen. Genauso wie wir körperlich die Nahrung verdauen, indem wir sie durch verschiedene komplexe Prozesse in ihre einzelnen Bestandteile zerlegen, sind wir auch imstande, Erfahrungen zu analysieren und daraus Konzepte zu entwickeln, die wir nach unterschiedlichen logischen Mustern wieder zusammenfügen und als Basis für intellektuelle Spekulationen verwenden. Da die Milz für beide Vorgänge zuständig ist, sprechen wir auch davon, „Ideen durchzukauen" oder „ein Konzept geistig zu verdauen". Jeder Meridian verwaltet einen anderen Aspekt des menschlichen Geistes, und die Milz ist für den Bereich der Ideen zuständig, für das logische Denken und die Fähigkeit, damit spielerisch umzugehen. So kann uns im ausgewogenen Zustand der Milz unser Intellekt sowohl dabei unterstützen, die praktischen Probleme des Lebens zu lösen, als auch ästhetischen Genuss zu haben. Der Intellekt, der die Fähigkeit hat, darüber hinaus Gegensätze wahrzunehmen, ist die Quelle unseres Sinns für Humor. Wenn die Milz überlastet ist, drehen sich die Gedanken unablässig im Kreis, ohne zu einem positiven Ergebnis zu kommen, und sind ein Grund für weitere Besorgnis.

10.2 Bedeutung der Milz in der Zen-Shiatsu-Theorie

Im Zen Shiatsu wie auch in der TCM stellen die Funktionen von Milz und Magen zwei Aspekte desselben Vorgangs dar, nämlich die Umwandlung und die Weitergabe der Nährstoffe. Allerdings liegt hinsichtlich der Aufgaben eine unterschiedliche Betonung vor. So ist, im körperlichen Bereich, der Magen auf die Verdauungskanäle bezogen und die Milz auf die Verdauungssäfte, die auf die Nahrung einwirken und sie in ihre Bestandteile zerlegen. Im psychischen Bereich wird im Zen Shiatsu der Magen mit Hunger und einem besitzergreifenden Verlangen assoziiert, während die Haupteigenschaft der Milz in der Fähigkeit zu halten, zu verdauen und zu analysieren besteht. Die Magen-Energie ist also mehr nach außen gerichtet, die der Milz mehr nach innen und zwar sowohl auf der physischen Ebene – die Masunaga mit „Nahrungssuche und Verdauung" nennt – als auch auf mentaler, emotionaler und spiritueller Ebene.

Verdauungssäfte und Ernährung

Die Milz stellt sicher, dass wir genährt werden, sei es durch die tatsächliche Nahrung oder von allen anderen Aspekten unseres Lebens. Die Zen-Shiatsu-Diagnosezone der Milz befindet sich um den Bauchnabel herum, dem ersten Zufuhrweg für die mütterliche Nahrung vor unserer Geburt. Später sichert uns die Fähigkeit, die Nahrung mit Hilfe der von der Milz ausgeschiedenen Verdauungssäfte verdauen zu können, unsere körperliche Ernährung. Auf der geistigen Ebene ermöglicht uns die Fähigkeit, Informationen und Lebenserfahrungen zu analysieren und weiterzuverarbeiten, dass auch sie uns nähren. Auf der Gefühlsebene ist es unsere Fähigkeit, tragfähige Liebe und Unterstützung an uns selbst wie auch an andere weitergeben zu können, die uns nährt.

Essgewohnheiten

Im Zen Shiatsu haben Milz und Magen wichtige Verbindungen zu Empfindungen beim Essen und Trinken: Durst, ein klebriger Mund, die Vorliebe für Nahrungsmittel mit hohem Flüssigkeitsgehalt und reichliche Flüssigkeitsaufnahme während einer Mahlzeit, spärlicher Speichelfluss, all dies sind Zeichen für eine Unterversorgung mit Verdauungssäften und somit ein Hinweis auf die Milz als Hauptursache. Die Symptome Appetitlosigkeit, maßloses Essen oder ständiges Herumknabbern, Herunterschlingen der Mahlzeit, starkes Verlangen nach Süßem, kein Geschmacksempfinden sind allesamt Funktionsstörungen, die auf der klassischen Zuordnung der Milz zu Appetit und Geschmackssinn beruhen.

Das Ki von Milz und Magen manifestiert sich sehr deutlich in unseren Nahrungsvorlieben und Essgewohnheiten. Ebenso beeinflussen die Essgewohnheiten ihrerseits in hohem Maß das Ki von Milz und Magen. Sowohl in der TCM als auch im Zen Shiatsu werden unregelmäßige Essenszeiten, gedankenabwesend oder mit aufgewühlten Gefühlen zu essen, zu viel oder zu wenig oder zu schnell zu essen als schädlich für das Milz-Ki und damit für die Verdauung eingestuft. Viele Frauen in der westlichen Gesellschaft schwächen ihre Milz-Energie von der Pubertät an durch Diäten und Essattacken. So treten im Westen immer häufiger Essstörungen wie Anorexia nervosa und Bulimie auf und stehen meist mit einer Magen- oder Milz-Diagnose in Verbindung.

Verdauung

Während in der TCM bei allen Verdauungsstörungen die Milz oder Magen auf irgendeine Art beteiligt ist, zeigt die Zen-Shiatsu-Diagnose eher den Meridian des tatsächlich betroffenen Verdauungsorgans auf, zum Beispiel im Bereich des Dick- oder Dünndarms oder der Gallenblase, und die Störung kann sich auch auf einer anderen als der physischen Ebene manifestieren. In der klinischen Praxis kann eine Milz-Diagnose auf Übergewicht, Reizdarmsyndrom, Kolitis, Darmgase und Blähungen, Durchfall, Verstopfung und allgemeines Unwohlsein im Bauchraum hinweisen. Obwohl diese Beschwerden auch bei anderen Meridian-Diagnosen vorliegen können, stehen sie – wenn der Milz-Meridian betroffen ist – mit Sorgen und Grübeleien oder auch mit einer unzureichenden Ausschüttung von Verdauungssäften in Zusammenhang.

Überbeanspruchung des Gehirns

Masunaga hat beobachtet, dass geistige Erschöpfung sich negativ auf die Milz auswirkt. Aber dieses Symptom kann sowohl Wirkung als auch Ursache eines Ungleichgewichts sein. Ein Aspekt der Milz-Funktion betrifft die Informationsaufschlüsselung und die geistige Analyse. So kann jede Überaktivität auf diesem Gebiet zu geistiger Erschöpfung führen, wie auch im Gegenzug durch geistige Müdigkeit das Ki der Milz erschöpft und damit ihre körperliche Funktion beeinträchtigt wird. Eine hyperaktive Milz wird häufig mit einem intellektuellen Persönlichkeitstyp in Verbindung gebracht, für den Lebenserfahrung erst akzeptabel wird, wenn sie gründlich durchstrukturiert ist und sich logisch einordnen lässt. Diese einseitige Ausrichtung auf den Intellekt führt tendenziell zu einem weiteren Ungleichgewicht im Funktionskreis der Milz.

Bewegungsmangel

Genauso wie bei den Funktionskreisen von Magen und Dickdarm wird auch bei der Milz Bewegungsmangel sowohl als Ursache wie als Wirkung eines Ungleichgewichts angesehen. „Überbeanspruchung des Geistes und Vernachlässigung des Körpers"[5] – so könnte man das Problem zusammenfassen. Körperliche Betätigung, die Spass macht, kann das Gleichgewicht wieder herstellen und ist immer eine gute Empfehlung bei Beschwerden, die im Zusammenhang mit der Milz stehen.

Müdigkeit

Da die Milz durch die Ausschüttung von Verdauungssäften die Nahrungsaufnahme im Körper vorbereitet, ist anzunehmen, dass eine Milz-Ki-Leere aufgrund des Ki-Mangels mit Müdigkeit und körperlicher Schwäche einhergeht. Diese Ki-Leere ist ein weiterer Grund für die Abneigung gegen Bewegung. Masunaga bringt auch eine Anämie mit diesem Zustand in Verbindung, denn aus schlecht verdauter Nahrung kann der Körper kein Blut produzieren.

---

[5] Zen Imagery Exercises, S. 198.

Fortpflanzungshormone

Milz und Magen haben einen Bezug zu den hormonellen Veränderungen im Menstruationszyklus und in der Schwangerschaft, in der die Mutter das Baby nährt und auch sich selbst. Masunaga schreibt von „Fortpflanzungshormonen, die eine Verbindung zu Brust und Eierstöcken haben". Die Magen- und Milz-Meridiane verlaufen genau durch diese Bereiche. Beim prämenstruellen Syndrom können mehrere Meridiane betroffen sein, doch wenn es mit empfindlichen Brüsten und Erschöpfung einhergeht, liegt oft ein Bezug zur Milz vor. Ist die Milz-Funktion beeinträchtigt, kommt es häufig zu einem unregelmäßigen Menstruationszyklus.

10.3 Der Milz-Meridian und seine Behandlung

Der klassische Verlauf des Milz-Meridians beginnt am Innenrand der großen Zehe. Von dort zieht er auf der Medialseite des Fußgewölbes und über den Innenknöchel nach oben auf der Innenseite des Unterschenkels, in der Rinne hinter dem Schienbeinknochen. Weiter hinauf verläuft er an der Innenkante der Kniescheibe und dann entlang der Begrenzung des M. rectus femoris auf der Innenseite, knapp medial der Mittellinie des Oberschenkels. Er zieht auf kürzestem Weg in der Leiste nach oben, bevor er, seitlich des Magen-Meridians, an der Außenkante des M. rectus abdominis über den Bauch nach oben steigt. Über dem Brustkorb bewegt er sich diagonal und lateral nach oben, an der Außenseite der Brust entlang, bis zum zweiten Interkostalraum. Von dort steigt er hinunter zu seinem Endpunkt auf halber Höhe an der Seite des Brustkorbs.

In seinem erweiterten Verlauf nach Masunaga weist der Milz-Meridian einen Zweig auf, der sich vom zweiten Interkostalraum aus auf der Innenseite des Arms, medial des Lungen-Meridians, nach unten bewegt und an der Ulnarkante des Zeigefingers endet. Masunagas Meridian steigt weiter nach oben als der traditionelle Milz-Meridian, indem er über das Schlüsselbein zum Ursprung des hinteren Muskelkopfes des M. sternocleidomastoideus zieht. Von dort verläuft er in der Tiefe dieses Muskels den Hals hinauf bis zum Kieferwinkel und seitlich im Gesicht, bis er im Winkel der Haarlinie endet. (Dieser Abschnitt des Zen-Shiatsu Milz-Meridians im Gesicht ist ein Zweig des Magen-Meridianverlaufs.)

Die Hara-Diagnosezone der Milz bildet einen kleinen Kreis um den Bauchnabel (Abb. 10.1a). Die Rückendiagnosezone befindet sich um den zehnten, elften und zwölften Brustwirbel herum (Abb. 10.1b).

Wie der Magen-Meridian ist auch der Milz-Meridian am besten in Rückenlage zu erreichen.

Bedeutung und Funktion des Meridians

Das Milz- und Magen-Meridianpaar verkörpert im Masunaga-System die Funktion der „Nahrungsaufnahme und Verdauung". Wenn wir diese Schlüsselworte auf jede Ebene unserer Existenz übertragen und ihnen nicht nur auf der körperlichen Ebene Gültigkeit einräumen, dann würden wir sie umformulieren zu „Suche nach Nährendem und Verarbeitung desselben". Aus diesem Grund befinden sich die Meridiane auf der Vorderseite des Körpers; so lassen sich Nahrungsquellen erspähen, die Vorwärtsbewegung, um diese zu erreichen, wird ermöglicht und sie können umschlungen und aufgenommen werden.

Der Milz-Meridian ist für die letztere Aufgabe zuständig und entsprechend verläuft er

größtenteils mehr medial und tiefer als der Magen-Meridian und drückt so die Yin-Natur seiner Beteiligung aus.

Der Meridianverlauf auf der medialen Seite des Fußes und des Unterschenkels führt uns eher vorwärts als dass er den Fuß tatsächlich anhebt. In der Behandlung werden die Punkte in diesem Abschnitt traditionell eingesetzt, um die Umwandlung und den Transport der Nährstoffe zu unterstützen und um Feuchtigkeit auszuleiten. Der Milz-Meridian im Bein hat allgemein eine stark unterstützende und erdende Funktion. Der Meridian im Bereich des Oberschenkels und der Leiste übt eine starke Wirkung auf die Verteilung von Ki und Blut in den unteren Rumpf und die Beine aus.

Der Verlauf des Milz-Meridians im oberen Rumpf verwaltet die Aufgabe des Nährens des Menschen selbst. In diesem Bereich bewegt sich der Meridian mehr lateral, um mit der Herz-Energie Kontakt aufzunehmen, die der Milz in der zeitlichen Abfolge der chinesischen Organuhr folgt. Auf seiner Bahn vom Abdomen, dem Bereich der Verdauung, zu der Brust, dem Bereich des Fütterns (Babies), und von dort zu dem Endpunkt des klassischen Meridians unterhalb des Anfangspunktes des Herz-Meridians, beschreibt der Meridian rein körperlich die Essenz der Milz-Funktionen in Hinsicht auf uns selbst und andere.

Vor allem bei Frauen spiegelt dieser Teil des Meridians Probleme, die entstanden sind, weil der Versorgung anderer Vorrang eingeräumt wurde. Ki stagniert im Brustbereich, von dem aus wir andere versorgen, anstatt sich zum Herzen, dem Kern unserer eigenen Existenz, hin zu bewegen. Bei Frauen ist es immer angebracht, diesen Teil des Meridians zu behandeln, das Ki im Fluss und den Brustraum frei von Blockierungen zu halten.

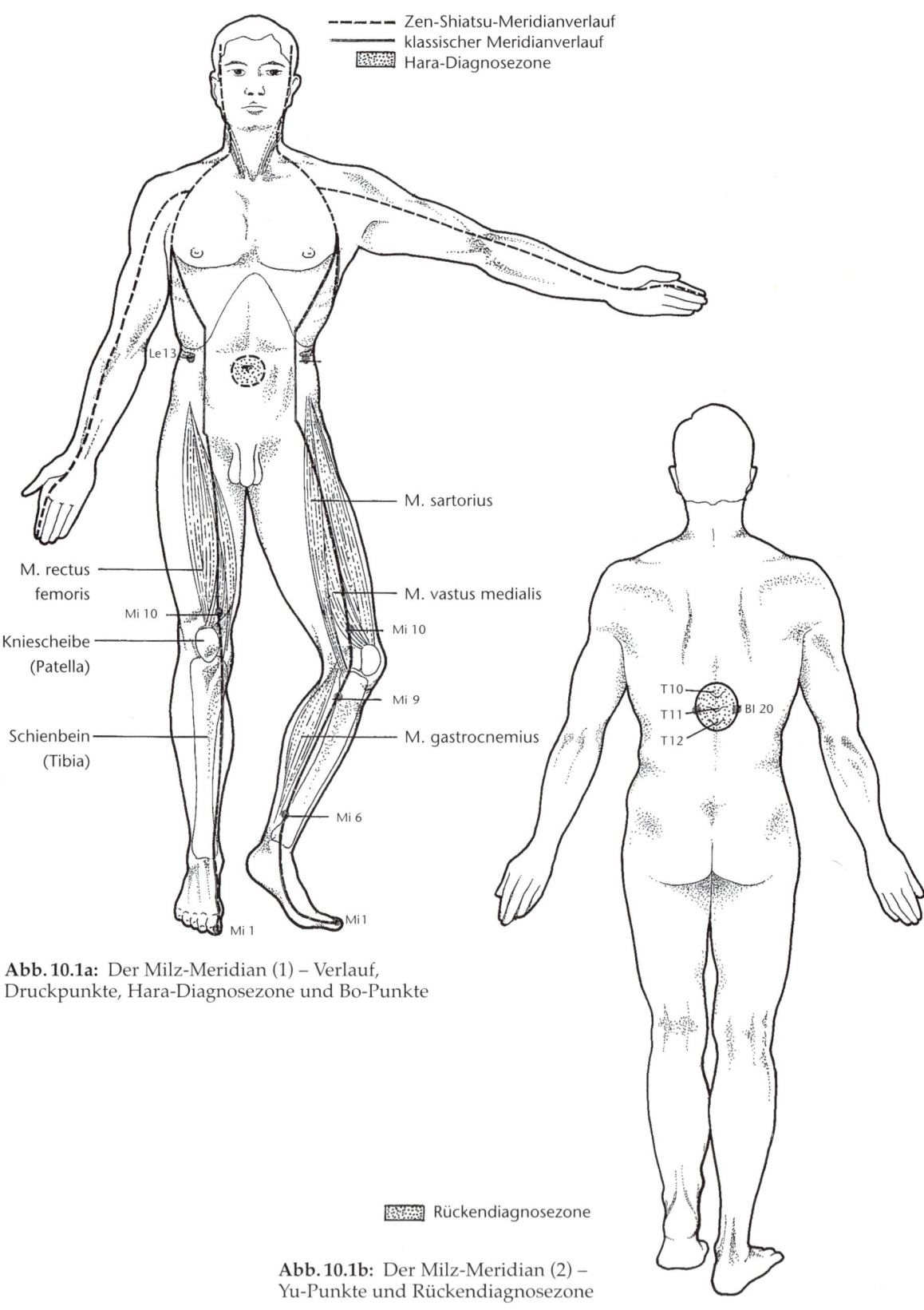

Zen-Shiatsu-Meridianverlauf
klassischer Meridianverlauf
Hara-Diagnosezone

Le 13

M. sartorius

M. rectus femoris

M. vastus medialis

Mi 10

Mi 10

Kniescheibe (Patella)

Mi 9

Schienbein (Tibia)

M. gastrocnemius

Mi 6

Mi 1

Mi 1

Abb. 10.1a: Der Milz-Meridian (1) – Verlauf, Druckpunkte, Hara-Diagnosezone und Bo-Punkte

T10
T11
Bl 20
T12

Rückendiagnosezone

Abb. 10.1b: Der Milz-Meridian (2) – Yu-Punkte und Rückendiagnosezone

Der Anschluss auf der Vorderseite der Schulter – zwischen dem klassischen Meridian und der Masunaga-Erweiterung im Arm – ist eine potentielle Quelle für Schulterbeschwerden. Dieser Bereich zieht sich zusammen, wenn wir uns vor Umarmung oder Versorgung zurückziehen, es kann helfen, diesen Bereich mit der Mutterhand auf dem Bauchnabel zu verbinden, und sicher zu stellen, dass er nach außen in den Arm hinein Kontakt hat.

Der Meridian am Hals hat einen Bezug zu unserer Akzeptanz der Nahrung (unsere Fähigkeit zu schlucken, körperlich und im übertragenen Sinn). Die Masunaga-Erweiterung verbindet sich direkt mit dem Kopf und damit der Fähigkeit der Milz zur Aufnahme geistiger Informationen. Für Empfänger, die gerne in der Welt der Gedanken leben, kann der Meridian eingesetzt werden, um Kopf, Hals und Rumpf miteinander zu verbinden.

Der Behandlungsablauf

1. Am Bein erreichen Sie den Milz-Meridian am einfachsten, wenn der Empfänger auf dem Rücken liegt und ein Bein leicht angewinkelt nach außen gedreht ist, so dass die große Zehe den Knöchel des anderen Beins berührt (Abb. 10.2). Während Ihre Mutterhand auf dem Hara des Empfängers liegt, behandeln Sie den Meridian mit der flachen Hand oder dem Daumen. Möglicherweise benötigt das Bein des Empfängers Halt zwischen Ihren Knien. Es ist jedoch anstrengend, diese Position aufrecht zu erhalten und vielleicht wollen Sie lieber das Ihnen gegenüberliegende Bein behandeln, ohne es zu strecken.

2. Der Abschnitt, in dem der Meridian am Brustkorb in einer gebogenen Linie vom Nabel bis zur Schulter nach oben steigt, lässt sich gut mit den Fingerspitzen behandeln. Wechseln Sie Ihre Hände ab und

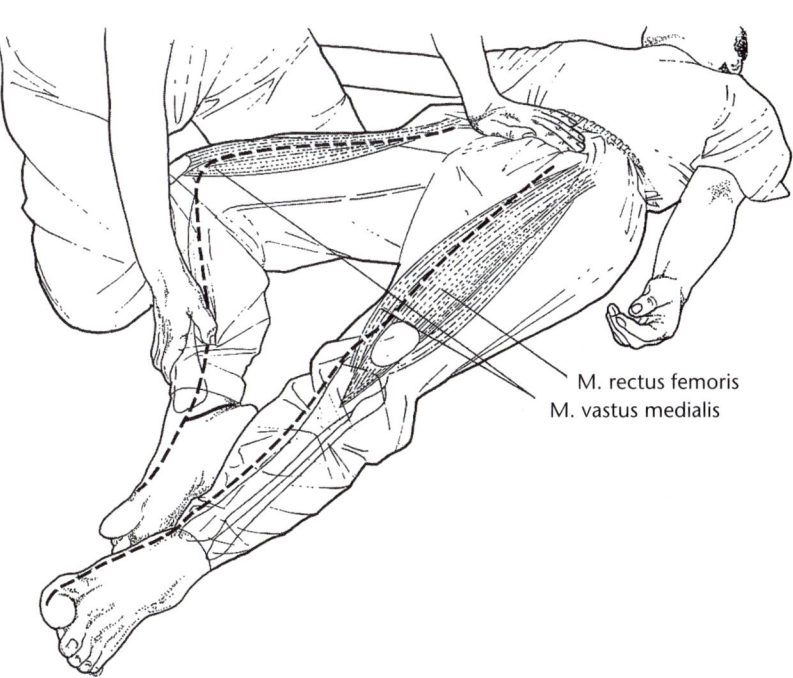

M. rectus femoris
M. vastus medialis

Abb. 10.2: Die Meridiandehnung am Bein

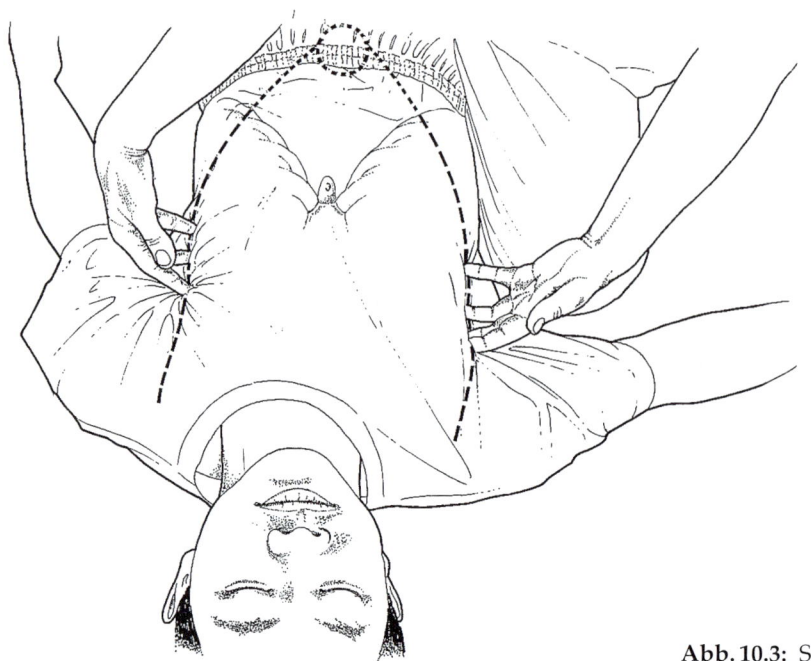

Abb. 10.3: Seitlich des Brustkorbs nach oben

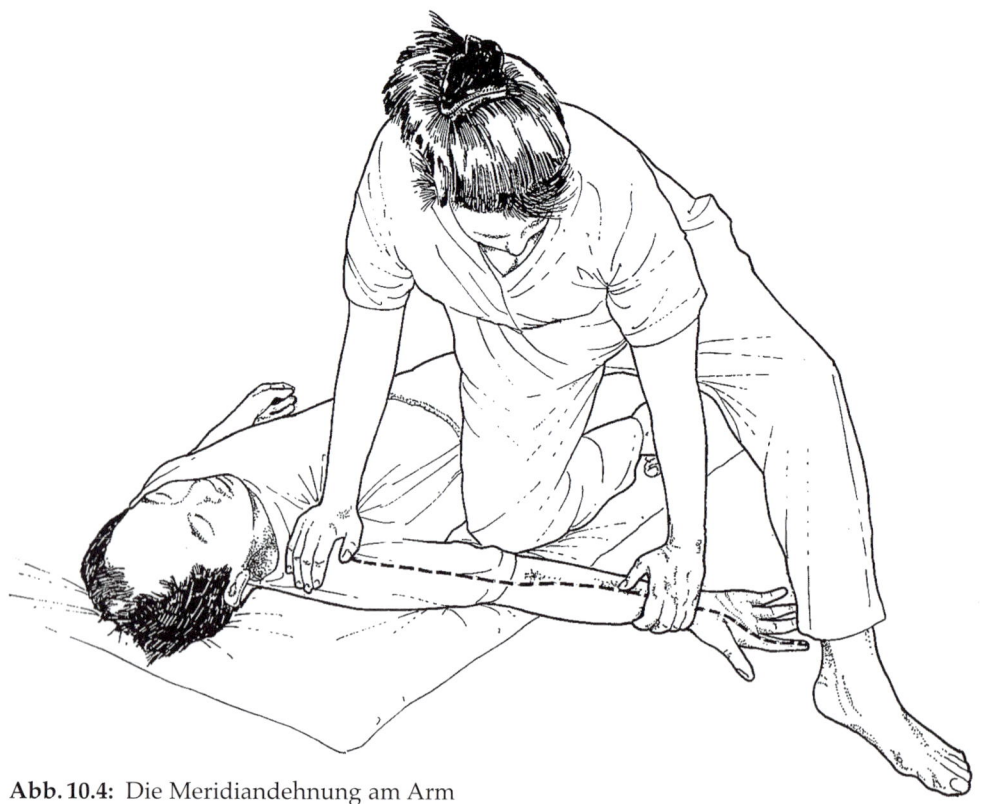

Abb. 10.4: Die Meridiandehnung am Arm

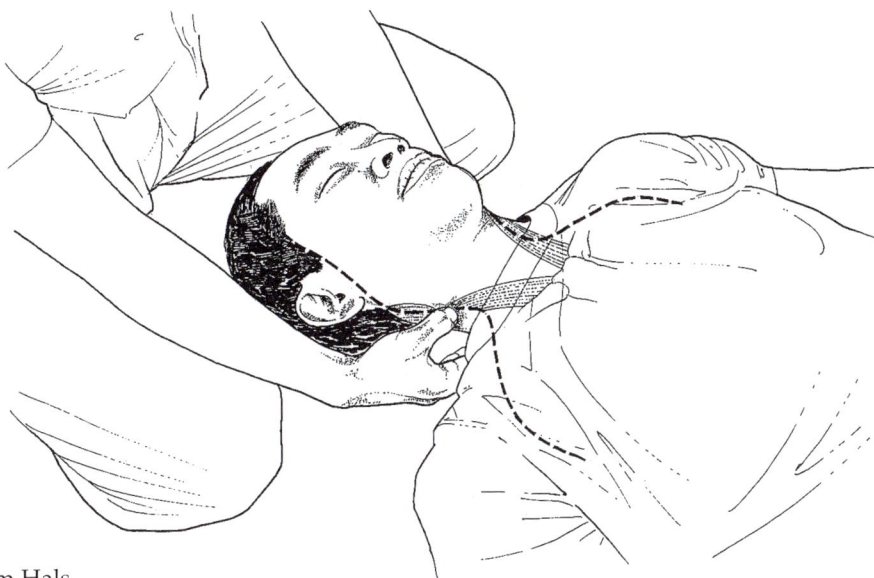

Abb. 10.5: Behandlung am Hals

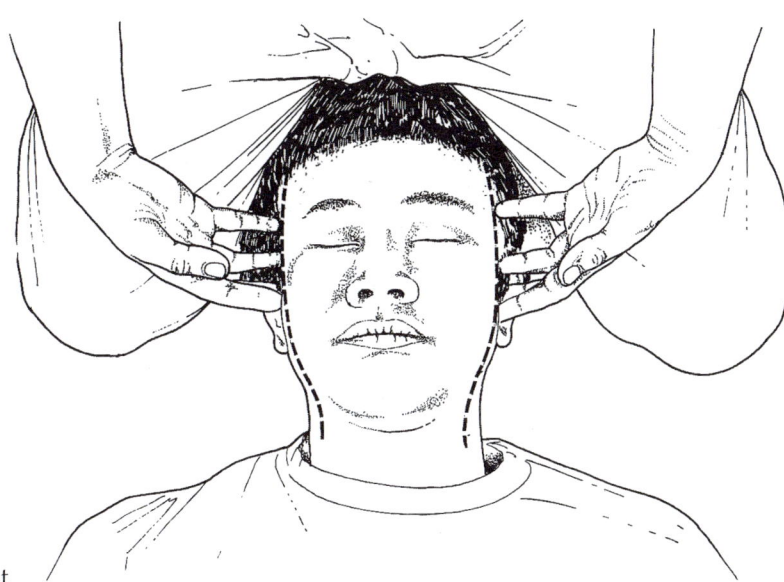

Abb. 10.6: Behandlung im Gesicht

richten Sie den Druck auf die Körpermitte (Abb. 10.3). Bei Frauen kann es notwendig sein, dass Sie erst mit den Fingerspitzen unter das empfindliche Brustgewebe schlüpfen, bevor Sie seitlich neben der Brust Druck ausüben.

3. Nach Masunaga verläuft der Milz-Meridian am Arm knapp medial des traditio-

nellen Lungen-Meridians und wird ähnlich wie dieser mit der Hand oder dem Daumen behandelt. Ihre Mutterhand ruht dabei auf der gleichseitigen Schulter (Abb. 10.4).

4. Am Hals befindet sich der Meridian unterhalb und leicht seitlich des Magen-Meridians unter dem M. sternocleidoma-

stoideus. Knien Sie hinter dem Kopf des Empfängers und unterstützen Sie ihn mit einer Hand unter dem Hinterkopf. Arbeiten Sie am vorderen Muskelrand entlang nach unten, indem Sie mit Ihrer Daumenspitze eine „hakende" Bewegung vollführen, um den Muskel wegzuschieben und den Meridian darunter zu erreichen (Abb. 10.5).

5. Um den Abschnitt zu behandeln, in dem der Milz-Meridian nach Masunaga seitlich im Gesicht nach oben verläuft, können Sie die oben beschriebene Position beibehalten. Drehen Sie den Kopf des Empfängers zur Seite und arbeiten Sie mit Daumendruck oder indem Sie, wie abgebildet, die Fingerspitzen Ihrer beiden Hände horizontal einsetzen (Abb. 10.6).

Die wichtigsten Punkte auf dem Milz-Meridian

Milz 1

An der Innenseite der großen Zehe, 2 mm medial des Nagelfalzwinkels.

Funktionen
- löst Blut-Stagnation
- hilft das Blut in den Gefäßen zu halten
- beruhigt das Bewusstsein (Shen).

Hauptanwendung: Übermäßiges Träumen, (das folgende mit Moxa) Blutung aus dem Rektum, übermäßige Menstruationsblutung oder Zwischenblutungen aufgrund von Milz-Ki-Leere

Behandlungsmethode: Leidet der Empfänger unter übermäßigem Träumen, bringen Sie ihn dazu, den Punkt in seiner freien Zeit so oft wie möglich zu drücken. Bei Blutungen setzen Sie während Ihrer Sitzung auch Moxa ein.

Milz 6

Vier Finger breit direkt über dem höchsten Punkt des Innenknöchels, in der Vertiefung hinter der Tibia.

! **Kontraindiziert in der Schwangerschaft**

Funktionen
- bewegt, kühlt und nährt das Blut
- entfernt Feuchtigkeit
- nährt das Yin, beruhigt das Bewusstsein (Shen) und fördert den Schlaf
- wohltuend für Milz, Leber und Nieren.

Hauptanwendung: Menstruationsschmerzen und alle gynäkologische Beschwerden, Schlaflosigkeit, Schmerzen im unteren Abdomen, Blasenentzündung, Nervosität, Angstzustände

Behandlungsmethode: Der Punkt ist für Gebende und Empfänger am leichtesten wahrnehmbar, wenn das Bein in der Milz-Meridian-Dehnung liegt. Am besten erreichen Sie den Punkt im Fluss der Shiatsu-Behandlung, wenn Milz in der Hara-Diagnose aufgetaucht ist. Ist dies nicht der Fall, behandeln Sie den Punkt nach der Sitzung, entweder in der Milz-Dehnung oder am gegenüberliegenden Bein, ohne es in die Dehnung zu bringen. Meiner Ansicht nach braucht dieser Punkt eine Verbindung zur Mutterhand auf dem unteren Hara. Dieser Punkt ist meistens empfindlich, achten Sie besonders darauf, das Gewebe nicht zu verletzen und ohne festen körperlichen Druck auf die Oberfläche einzusinken.

Milz 9

An der Unterkante des Condylus medialis der Tibia, in der Vertiefung zwischen dem hinteren Schienbeinrand und dem M. gastrocnemius.

Funktion
- entfernt Feuchtigkeit, vor allem aus dem Unteren Brenner.

Hauptanwendung: Blasenentzündung und alle Beschwerden der Harnwege, Diarrhö, vaginaler Ausfluss, schmerzende und ange-schwollene Knie

Behandlungsmethode: Um eine intensive Empfindung auszulösen, richten Sie den Druck nach oben gegen den Knochen. Aber Vorsicht, dieser Punkt ist meist sehr druck-empfindlich, vor allem bei Frauen, und schon leichtes Einsinken ruft eine intensive Empfindung hervor. Die Mutterhand auf dem unteren Hara ist wichtig, Sie sollten die Verbindung wahrnehmen können. Behan-deln Sie wegen einem Knieproblem, suchen Sie sich einen Tsubo oberhalb des Knies, der mit Mi 9 reagiert (in vielen Fällen löst Mi 10 eine deutliche Reaktion aus).

Milz 10

Drei Finger breit über der Innenkante des oberen Kniescheibenrands, auf dem Muskel-bauch des M. vastus intermedius.

Funktion
- kühlt, bewegt und nährt das Blut.

Hauptanwendung: Schwere abdominelle Schmerzen, die überwiegend von gynäko-logischen Beschwerden ausgelöst werden, übermäßige Menstruationsblutung, Hauter-krankungen.

Behandlungsmethode: Diesen Punkt errei-chen Sie am einfachsten, wenn Ihr Empfän-ger mit ausgestreckten Beinen auf dem Rücken liegt, ohne den Milz-Meridian in die Dehnung zu bringen. Der Punkt reagiert deutlicher, wenn er von der medialen Seite des Beines berührt wird. Die chinesischen

„Barfußärzte" suchen den Punkt, indem sie ihre Handfläche so über die Kniescheibe des Empfängers legen, dass der Daumen den M. vastus intermedius auf der Innenseite des Oberschenkels erreicht. Der Punkt befindet sich direkt unter dem Daumen. Mit Ihrer Mutterhand auf dem Hara des Empfängers, können Sie den Punkt mit dieser Methode auf dem gegenüberliegenden Bein lokalisie-ren. Zur Behandlung lehnen Sie Ihr Gewicht in den Daumen.

Milz 21

Auf der Mittellinie des seitlichen Rumpfes (mittlere Axillarlinie), auf halber Länge zwi-schen dem tiefsten Punkt der Achsel und der elften Rippe.

Funktionen
- bewegt Blut in den Netzgefäßen (Luo Mai)
- Endpunkt des Milz-Meridians (klärt die Verbindung zwischen Milz und Herz)

Hauptanwendung: Schwere, fixierte oder bohrende Schmerzen in mehr als einem Be-reich des Körpers; generalisierte Schmerzen und Schwäche; in Kombination mit He 1 bei emotionalen Beschwerden, die darauf beru-hen, dass sich zu viele Sorgen um andere gemacht werden.

Behandlungsmethode: Befindet der Emp-fänger sich in der Rückenlage, sinken Sie mit einer Fingerspitze zwischen den Rippen ein. Ihre Mutterhand bleibt dabei auf dem Ab-domen oder der Brustmitte liegen, an der Stelle, wo Sie die deutlichste Verbindung spüren. In Kombination mit He 1 sinken Sie an beiden Punkten zunächst mit einer Fin-gerspitze jeder Hand ein, richten Sie den Fokus abwechselnd auf jeden Punkt, ohne die Fingerspitzen zu lösen. Machen Sie so lange weiter, bis Sie die Ki-Bewegung zwi-schen den beiden Punkten wahrnehmen.

Yu-Punkt des Milz-Meridians

Bl 20 – zwei Finger breit lateral der Mittellinie der Wirbelsäule, in Höhe der Dornfortsatzunterkante des 11. Brustwirbels.

Funktion
- unterstützt alle Funktionen der Milz-Energie.

Hauptanwendung: Alle Beschwerden, die die Milz-Energie betreffen.

Behandlungsmethode: Mit beiden Daumen gleichzeitig, der Empfänger befindet sich in Bauchlage.

Bo-Punkt des Milz-Meridians

Le 13 – im seitlichen Bauchbereich, direkt unter dem freien Ende der 11. Rippe.

Funktionen
- Druckempfindlichkeit unter normalem Druck deutet auf eine Pathologie der Milz hin (im Sinne des Verdauungssystems und nicht des Organs Milz im Verständnis der westlichen Medizin)
- harmonisiert Leber und Milz.

Hauptanwendung: Stressbedingte Verdauungsbeschwerden, z. B. Reizkolon, „nervöse" Verdauungsbeschwerden.

Behandlungsmethode: Der Empfänger befindet sich in Rückenlage; Behandlung mit einer Fingerspitze. Lehnen Sie sich tief in Richtung der Rumpfmitte an und lassen Sie Ihre Mutterhand auf dem Abdomen liegen (der Bereich um den Nabel ermöglicht oft eine gute Verbindung).

10.4 Bedeutung des Magens in der TCM

In der TCM gilt der Magen als eines der wichtigsten Yang-Organe. Gemeinsam mit der Milz bildet er die Grundlage für unser nachgeburtliches Ki. Mit diesem Ki, das wir aus der Atmung und Nahrung beziehen, versorgen Magen und Milz die anderen Organe und den restlichen Körper. Ist also der Magen schwach, sind auch alle anderen Organe schwach. Gemäß der traditionellen Methode, ein Yin-Organ über das Yang-Organ zu behandeln, werden in der TCM Beschwerden im Funktionskreis der Milz häufig über den Magen gelindert.

Fermentieren und Reifen

So lautet die ungefähre Übersetzung des chinesischen Begriffs für den ersten Teil des Verdauungsprozesses, in dem die Nahrung durch den Magen in leichter zu verwertende Bestandteile aufgespalten und von der Milz in Nahrungs-Ki umgewandelt wird. Dieser Vorgang beginnt bereits im Mund mit dem Kauen und der Vorverdauung der Nahrung und wird im Magen selbst fortgesetzt. Erfüllt der Magen diese Aufgabe nicht richtig, wird die Milz geschwächt und typische Zeichen einer Milz-Yang-Leere sind die Folge, so vor allem lockerer Stuhl mit unverdauten Speiseresten. Umgekehrt muss sich der Magen, wenn die Milz schwach ist, mehr anstrengen, um sie mit der vorbereiteten Nahrung zu versorgen. Bei hyperaktivem Magen (besonders in Verbindung mit Sorgen, Überarbeitung oder emotionalen Schwierigkeiten und energetisch heißen Speisen oder Getränken) entwickelt sich ein Magen-Feuer mit schlechtem Mundgeruch, blutendem oder schmerzendem Zahnfleisch, Verstopfung, übermäßigem Appetit und Schlaflosigkeit als typischen Symptomen.

Transport der Nahrungs-Essenz

Der Magen ist in gleichem Maße wie die Milz dafür verantwortlich, die nährende Essenz aus den Nahrungsmitteln herauszuziehen und sie innerhalb des Körpers weiterzutransportieren. Obwohl diese Funktion eigentlich der Milz zugeschrieben wird, hat der Magen mit seiner energiegeladenen Yang-Kraft hier unter Umständen die größere Bedeutung. Wenn er versagt, ist Müdigkeit, vor allem am Morgen (Erde-Zeit), die Folge.

Abwärtsbewegung der Nahrung und des Nahrungs-Ki

Der Magen ist die wichtigste Kraft, die im Verdauungssystem die Abwärtsbewegung der Nahrung und des Nahrungs-Ki, garantiert. Ist das Magen-Ki schwach, bleibt die Nahrung länger im Magen, und es kommt zu Völlegefühl oder Blähungen nach den Mahlzeiten: Es kann auch sein, dass das Ki nach oben steigt in Form von Aufstoßen, Schluckauf, Übelkeit oder Erbrechen (dies wird als Rebellisches Ki bezeichnet).

Beziehung zu Flüssigkeiten

Der Magen ist ebenso wie die Milz auch für den Verdauungsprozess verantwortlich, der den flüssigen Anteil von Speisen und Getränken verfügbar macht und Flüssigkeiten im gesamten Körper transportiert. Aber anders als die Milz, die „Feuchtigkeit verabscheut", ist der Magen darauf angewiesen, dass ihm große Flüssigkeitsmengen für die Verdauungsvorgänge zur Verfügung stehen. Die Nieren, die ihn mit diesen Flüssigkeiten versorgen, werden deshalb auch als das „Tor zum Magen" bezeichnet. Die Yin-Qualität des Magens, die gewährleistet, dass er diese Flüssigkeiten halten kann, ist sehr empfindsam und wird vor allem durch unregelmäßiges Essen geschädigt oder durch geistige Arbeit während des Essens. Wird das

Magen-Yin auf diese Weise verletzt, entsteht eine Art Leere-Hitze im Magen (s. S. 107), die durch Magenschmerzen, Verstopfung und einen trockenen Mund gekennzeichnet ist.

Der Mund

Weil der Mund das Sinnesorgan ist, das dem Erd-Element zugeordnet wird, rufen viele Störungen des Magen-Funktionskreises dort Symptome hervor. Dazu gehören z. B. Erkältungsbläschen und Mundgeschwüre, die Hitze im Magen anzeigen. Blutendes, geschwollenes oder schmerzendes Zahnfleisch und schlechter Mundgeruch sind Anzeichen von Magen-Feuer (s. o.).

Beziehung zum Verstand

Zusammen mit der Milz ist der Magen zuständig für logische Denkprozesse des Yi oder des Intellekts. Der Magen unterstützt die Milz auch bei der richtigen Verarbeitung von Nahrung und Flüssigkeiten, damit sie weder Feuchtigkeit noch Schleim erzeugen können. Wenn Magen oder Milz an dieser Aufgabe scheitern, können Feuchtigkeit oder Schleim den Geist umwölken und ein Gefühl von Verwirrung und Desorientierung auslösen. Gerät der geistige Aspekt der Magen-Energie aus dem Gleichgewicht, können logische Denkmuster zur Ängstlichkeit oder zur Obsession werden und destruktive Neurosen auftreten. Beeinträchtigt unter bestimmten Umständen, wie z. B. bei Schleim-Feuer im Magen, zusätzlich Feuer den Geist (Shen), verbinden sich alle pathogenen Faktoren miteinander und verursachen eine schwere geistige Störung, die sich als Delirium, Verwirrung oder in Halluzinationen äußert.

Meridianverlauf

Der Magen-Meridian gehört zu den drei langen Yang-Meridianen, die für unsere aufrechte Körperhaltung zuständig sind (die beiden anderen sind der Blasen- und der Gallenblasen-Meridian). Er unterstützt die gesamte Vorderseite von Körper, Hals und Kopf. Über den Magen-Meridian lassen sich Beschwerden im Bereich von Gesicht, Kiefer, Rachen, Brüsten, Bauch, Leiste, Oberschenkeln, Knien oder Füßen behandeln.

10.5 Bedeutung des Magens in der Zen-Shiatsu-Theorie

Im Zen Shiatsu repräsentieren Magen und Milz gemeinsam die zweite Stufe des Lebenszyklus. Diese Stufe findet ihren körperlichen Ausdruck im Aufnehmen und Zerlegen von Nahrung. Ihre Energie entspricht dem Bild von Anziehung und Vorwärtsbewegung, gefolgt von Umfließen und Bewahren. Die energetische Bewegung dieser Phase des Lebenszyklus stellt eine weitere Verbindung zwischen den Meridianen des Erd-Elements und dem weiblichen Fortpflanzungssystem her, denn sie verdeutlicht die Fähigkeit der Frau, den Samen des Mannes aufzunehmen und danach einen heranwachsenden Embryo in sich zu (be)halten. Der Magen verkörpert den ersten Teil des energetischen Vorgangs, die Anziehung und die Bewegung in Richtung auf das begehrte Objekt. Auf der körperlichen Ebene beherrscht der Magen die Kanäle und Organe des Verdauungssystems, also die Strukturen, über die unsere Nahrung in der Aneignungsphase von außen nach innen gelangt. Auf der psychischen Ebene steht der Magen für unseren Hunger und unsere Bedürfnisse, für alle Schritte, die wir zu deren Befriedigung unternehmen, sowie für unsere Fähigkeit, das Ergebnis zu akzeptieren.

Verdauungskanäle

Mit diesem Begriff bezeichnete Masunaga den physischen Funktionsbereich des Magens. Der gesamte Verdauungstrakt besteht aus Strukturen, die entweder dazu dienen, Nahrung in unseren Körper zu leiten oder Nährstoffe aufzunehmen. Sie alle verkörpern die „aufnehmende" Funktion des Magen-Meridians. Bei Beschwerden im oberen Verdauungstrakt, z. B. in der Speiseröhre oder dem Zwölffingerdarm, kann sich eine Magen-Diagnose ergeben. Hin und wieder kommt es auch zu Beschwerden im Dünndarm oder Dickdarm, wenn die Magen-Funktion beeinträchtigt ist.

Appetit

Die Magen-Funktion steht für unsere Suche nach Nahrung. Sie umfasst alle Formen von Appetit und Hunger, auch den Hunger nach Sicherheit, nach Wissen oder nach Liebe. Wann immer ein Grundbedürfnis unbefriedigt bleibt, wird sich der Magen-Meridian um einen Ausgleich bemühen, denn sein wichtigstes Ziel ist die Erfüllung. Wenn Sie bei einem Klienten immer wieder zu einer Magen-Diagnose kommen, sollten Sie einen Lebensbereich erfragen, in dem sich die Bedürfnisse des Klienten nicht erfüllen. Denn häufig führen Frustrationen zur Ersatzbefriedigung durch Essen – ein Zusammenhang der ebenfalls mit dem Magen assoziiert ist. So wird im Zen Shiatsu eine Verbindung zwischen Magen- und Milz-Problemen und übermäßigem oder zu hastigem Essen hergestellt.

Annehmen

Der Magen verkörpert auch unsere Fähigkeit, Nährendes auf allen Ebenen anzunehmen. Wird der Magen-Meridian schon früh im Leben beeinträchtigt, sei es durch körperliche oder emotionale Unterernährung, kann danach die individuelle Fähigkeit zur Annahme von Nahrung dauerhaft eingeschränkt sein. Denn der Organismus lernt es nicht, anzunehmen, sondern er lernt stattdessen Ablehnung. Dieses Verweigerungsmuster kann auf der körperlichen Ebene als Appetitmangel oder Übelkeit auftreten. Wird Nahrung mit dem Verstand abgelehnt, sind Essstörungen wie Anorexia nervosa und Bulimie die Folge, die wiederum zu einer eingeschränkten Verdauungsfunktion führen. Eine weit verbreitete emotionale Erscheinungsform einer Magen-Diagnose ist die Unfähigkeit, Hilfe oder Anerkennung von anderen anzunehmen. Mental bleiben wir dann neuen Ideen gegenüber unaufgeschlossen und spirituell öffnen wir uns nicht der Möglichkeit der Ernährung durch die Umwelt.

Die Vorderseite und das Bedürfnis zu gefallen

Hinter dem Drang zu geben, verbirgt sich häufig die Unfähigkeit zu empfangen. Anderen einen Gefallen zu erweisen, ist auch eine Möglichkeit, unser eigenes Bedürfnis nach Liebe und Anerkennung zu befriedigen. Die mütterliche Frau, die bis zur eigenen Erschöpfung anderen hilft, oder der nette, freundliche Mann, der allzeit bereit steht, sind typische Beispiele für dieses Muster, das sich aber noch in einer Vielzahl anderer Persönlichkeitszüge äußern kann. Gewöhnlich wird beträchtliche Energie in dieses nach außen gerichtete Verhalten investiert, und die Betroffenen unternehmen große Anstrengungen, um unterhaltsam, humorvoll, ausdrucksstark oder einfach nur „nett" zu erscheinen.

Der Magen- und Milz-Meridian verlaufen auf der Vorderseite des Körpers und ein Ungleichgewicht in einem der beiden zeigt sich als vordergründiges Verhaltensmuster, das darauf abzielt, zu gefallen. Dahinter verbergen sich allerdings ganz andere Bedürfnisse bis hin zur Ablehnung.

Körperliche Symptome und Befunde eines Magen-Ungleichgewichts sind häufig auf der Vorderseite des Körpers zu finden (s. u.).

Grübeln

Sowohl in der TCM als auch im Zen Shiatsu gilt Grübeln als typische Folge einer Unausgewogenheit von Magen oder Milz. Eine gesunde Magen-Energie verleiht uns Wissbegierde und die Fähigkeit, neue Informationen aufzunehmen. Ist der Magen überaktiv, nehmen wir jedoch mehr Informationen auf, als wir sinnvoll verarbeiten können. So kann ein lang andauerndes Ungleichgewicht dieser Art unter Umständen zu einem unersättlichen Verlangen nach geistigem Input führen, wie bei einem Menschen mit geistig sehr fordernder Tätigkeit, der selbst im Urlaub noch zwanzig Taschenbücher zum Lesen mitnimmt. Ist die Magen-Energie schwach, kann es sein, dass neue Ideen eher abgelehnt und lieber alte Erinnerungen „wiedergekäut" werden. Auch wenn wir uns Sorgen machen und Gedanken sich ständig im Kopf drehen, ohne dass wir sie annehmen oder verwerfen können, ist das als Hinweis auf eine Disharmonie der Magen-Energie zu sehen. Auf jeden Fall bringt eine solche Disharmonie geistige Ruhelosigkeit mit sich. Bewegungsmangel stellt häufig eine weitere Facette dieses Problems dar, denn während dem Verstand immer mehr Priorität eingeräumt wird, findet der Körper immer weniger Beachtung.

Menstruationszyklus

Obwohl die westliche Physiologie keine Verbindung zwischen dem Magen und den weiblichen Hormonen herstellt, gibt es zweifellos eine Beziehung zwischen Ernährung, körperlicher Bewegung und dem Menstruationszyklus. Bei Frauen hat das Verhältnis zwischen Fett- und Muskelgewebe Einfluss auf die Regelmäßigkeit ihrer Periode, die bei Sportlerinnen oder an Anorexie erkrankten Frauen oft ganz aussetzt. Diesen Zusammenhang kennt die TCM schon seit langem und auch die Theorie des Zen Shiatsu greift ihn wieder auf. Für sie wird eine Magen-Diagnose häufig von Unregelmäßigkeiten des Menstruationszyklus und „Funktions-störungen der weiblichen Organe" begleitet.

Meridian

Viele Symptome, die im Zen Shiatsu einer Störung des Magen-Funktionskreises zuge-schrieben werden, haben einen direkten Be-zug zum Meridianverlauf, genau wie in der TCM. So treten Spannungen in Kiefer und im Bereich des M. sternocleidomastoideus kombiniert auf und verursachen häufig eine schmerzhafte Nackensteife. Eine Überan-strengung der Augen durch zu viel Lesen steht mit der Tatsache, dass der Meridian unterhalb des Auges beginnt, in Zusammen-hang. Eine verstopfte Nase und Schnupfen lassen sich auf die Überschneidung von Dickdarm- und Magen-Meridian im Bereich zwischen der Nase und dem Auge zurück-führen. Verspannungen und Schmerzen im mittleren bis unteren Rückenbereich gehen oft mit schwachen Bauchmuskeln einher. Auch Schmerzen und Unbehagen im Bereich des Solarplexus und im Abdomen treten häufig auf. Zu den Beschwerden im Verlauf des Magen-Meridians gehören Schwerege-fühle in den Oberschenkeln und Beinen, Kniebeschwerden und schwache Füße oder Fußgelenke. Weil der Meridian durch die Brustwarzen läuft, können auch Brustpro-bleme ein Magen-Ungleichgewicht beglei-ten.

10.6 Der Magen-Meridian und seine Behandlung

Der traditionelle Magen-Meridian ist einer der längsten Meridiane im Körper. Er zählt zu den drei großen Yang-Meridianen „der aufrechten Körperhaltung" und unterstützt die Vorderseite des Körpers auf die gleiche Art und Weise, wie der Blasen-Meridian den Rücken und der Gallenblasen-Meridian die Körperseiten unterstützt. Er beginnt unter-halb des Auges und läuft dort an der Wange hinunter und am Mundwinkel vorbei zur Linie des Unterkiefers. Dort zweigt ein wei-terer Ast nach außen zum Kieferwinkel ab und dann nach oben zum Kreuzungspunkt mit dem Haaransatz (Abb. 10.7). Dann zieht der Meridian auf beiden Seiten der Speise-röhre nach unten und horizontal an der Oberkante des Schlüsselbeins entlang. In der Mitte des Schlüsselbeins bewegt er sich nach unten zur Brustwarze. Von dort läuft er den Brustkorb hinab und nähert sich der Mittel-linie, um in einer geraden Linie über das Abdomen senkrecht nach unten bis knapp oberhalb des Schambeins zu ziehen. Hier bewegt er sich diagonal über die Leiste zur Außenseite des Oberschenkels. Am lateralen Rand des M. rectus femoris (knapp neben der Mittellinie des Oberschenkels) zieht er weiter nach unten bis zur Außenkante der Kniescheibe. Von dort verläuft er den M. tibialis anterior hinunter, knapp lateral der Schienbeinkante, zur Mitte der Knöchel-vorderseite und am Fußrücken entlang zwi-schen dem zweiten und dritten Mittel-fußknochen zur Außenkante des zweiten Zehennagels.

Masunaga ordnete den Ast des traditionel-len Magen-Meridians, der vom Kiefer zum Haaransatz verläuft, der Milz zu. In Masu-nagas erweitertem System gibt es einen Zweig des Magen-Meridians, der unter dem Mund entlang zieht, genau zwischen der Unterlippe und dem Kinn. Nach Masunaga führt der Magen-Meridian vom Punkt auf der Mitte des Schlüsselbeins aus weiter bis LG 14, dem Treffpunkt der Yang-Meridiane knapp unterhalb des siebten Halswirbels auf dem Rücken, und verläuft von dort entlang der Oberkante des Schulterblatts (nicht ent-lang der Schulterblattgräte, sondern an der Knochenkante darüber; s. Punkt 10 weiter unten) und auf der Rückseite des Arms, zwischen Dreifachem Erwärmer- und Dünndarm-Meridian, hinunter zur Innenkante des Ringfingers.

Die Hara-Diagnosezone des Magens befindet sich neben dem oberen Rand des linken Rippenbogens über dem eigentlichen Organ Magen (Abb. 10.7a).

Die Rückendiagnosezone liegt links neben der Wirbelsäule, etwa in Höhe des siebten bis elften Brustwirbels, und unterhalb Spitze des linken Schulterblatts (Abb. 10.7b).

Weil er auf der Vorderseite des Körpers verläuft, wird der Magen-Meridian meistens in Rückenlage behandelt.

Bedeutung und Funktion des Meridians

Nach Masunaga verkörpert der Magen-Meridian zusammen mit seinem Partner, dem Milz-Meridian, die Funktion „Nahrungserwerb und Verdauung". Entsprechend befinden sich die Meridiane beide auf der Vorderseite des Körpers, im Falle des Magens, um Nahrung zu suchen und sich darauf zu zu bewegen, im Falle der Milz, um die Nahrung zu umschließen und zu verdauen.

Der Magen-Meridian sucht die Nahrung aus und nimmt sie in den Körper (den Geist oder die Seele) auf – von da an ist es die Aufgabe der Milz, die Nahrung zu verarbeiten.

Augen und Mund sind deshalb wichtige Bereiche entlang des Meridians, genauso wie die Kiefer, deren Öffnungsvermögen bestimmen, wie viel wir aufnehmen können. Bei einer Disharmonie der Magen-Energie ist es wichtig, das ganze Gesicht in die Behandlung mit einzubeziehen. Die Stirn

spannt sich mit den Sorgen an; die Augen strengen sich an, Ausschau zu halten; Wangen und Kiefer sind fest, weil sie ein tapferes Lächeln aufsetzen,; die Nase ist am Kreuzungspunkt von Dickdarm- und Magen-Meridian verstopft und der Bereich um den Mund verdeutlicht die Beschäftigung mit der Nahrung. Egal wie die Diagnose ausfällt, Sie sollten immer das Gesicht behandeln, aber bei einer Disharmonie der Magen-Energie ist das sogar besonders wichtig.

Alle Meridiane an Hals und Kehle bilden wichtige Übergänge zwischen Kopf und Körper; der Magen-Meridian folgt den Wegen der Nahrungsaufnahme. Ein steifer Hals kann durch die Behandlung des Magen-Meridians entlang des M. sternocleidomastoideus gelindert werden, weil die Blockade, die eine Unfähigkeit aufzunehmen begleitet, sich in einer Verhärtung dieses Muskels manifestieren kann, die in Folge zu Schwierigkeiten führt, den Kopf zu drehen. Diesen kräftigen Muskel können Sie recht energisch behandeln, ganz im Gegensatz zu den feineren Strukturen um die Kehle.

Weit verbreitet bei Menschen mit einer Disharmonie der Magen-Energie ist eine Verspannung im Bereich der Meridian-Erweiterung in den Schultern. Die Anstrengung, die es mit sich bringt, Ki im Kopf zu halten, wo sich dieser Mensch sicher fühlt, um mit der Realität umzugehen, kann dazu führen, dass die Schultern einen Buckel bilden. Behandeln Sie den Meridian in den Schultern, um diesen Empfänger mehr in seinem Körper zu verankern. Leiten Sie das Ki dabei nach unten weg vom Kopf.

Der Bereich um Leiste und Hüfte, wo sich der Meridian horizontal vom Schambein nach außen zum Bein bewegt, ist wichtig für die Behandlung. Verspannung in diesem Bereich wird meist begleitet von einer

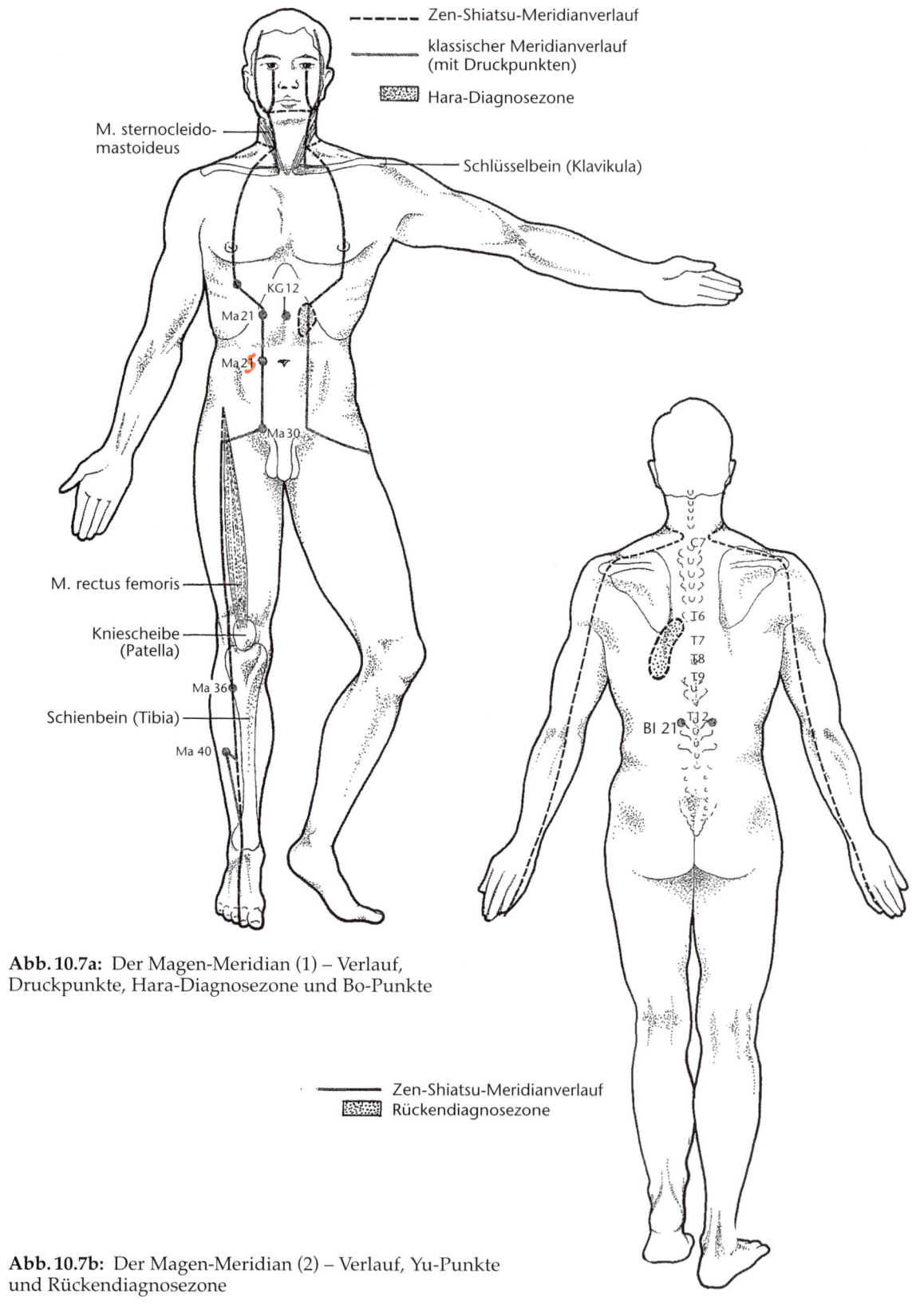

Abb. 10.7a: Der Magen-Meridian (1) – Verlauf,
Druckpunkte, Hara-Diagnosezone und Bo-Punkte

Abb. 10.7b: Der Magen-Meridian (2) – Verlauf, Yu-Punkte
und Rückendiagnosezone

schlechten Zirkulation im Becken und Müdigkeit, und kann im Zusammenhang mit gynäkologischen Beschwerden oder Schmerzen im unteren Rücken stehen. Nicht ungewöhnlich ist eine Verbindung mit einem überwiegend sitzenden Lebensstil, einem der Probleme des grüblerischen Empfängers. Die Oberseite des Oberschenkels, besonders der Punkt Ma 31, wird von Akupunkteuren häufig in der Behandlung von Schwäche oder Lähmung des Beines verwendet. Shiatsu-Praktiker überspringen diesen Bereich oft wegen seiner Nähe zu Leiste und Schambein. Wenn er behandelt wird – ich empfehle die Behandlung mit dem Ellenbogen, um Kontakt mit der Leistengegend zu vermeiden – leistet er einen großen Beitrag für Zentrierung, Entspannung und Beweglichkeit. Ein klarer Fokus auf die Mutterhand auf dem unteren Hara hält die Verbindung zum Magen-Meridian am Rumpf aufrecht. Eine wichtige Empfehlung für einen Empfänger mit einer Verspannung in diesem Bereich und einer Magen-Diagnose ist regelmäßiges Walking, um den Magen-Meridian in der Hüfte zu öffnen und zu mobilisieren.

Die Punkte im unteren Abschnitt des Meridians am Bein sind für die Behandlung von Verdauungsbeschwerden von Bedeutung. Allgemeines Arbeiten an Füßen und Fußgelenken und Meridian-spezifisches Arbeiten, helfen dem Empfänger, sich zu erden und eignen sich auch zur indirekten Behandlung von Kopf und Nacken. Setzen Sie sich dazu an die Füße Ihres Empfängers, während er auf dem Rücken liegt (s. S. 60) und beobachten Sie die Bewegung im Körper bei der Rotation und Behandlung der Füße und Fußgelenke (Setzen Sie Achtsamkeit und Ki-Projektion im ganzen Körper ein). Während Sie an den Füßen arbeiten, richten Sie Ihren offenen Fokus auf Kopf und Hals des Emp-

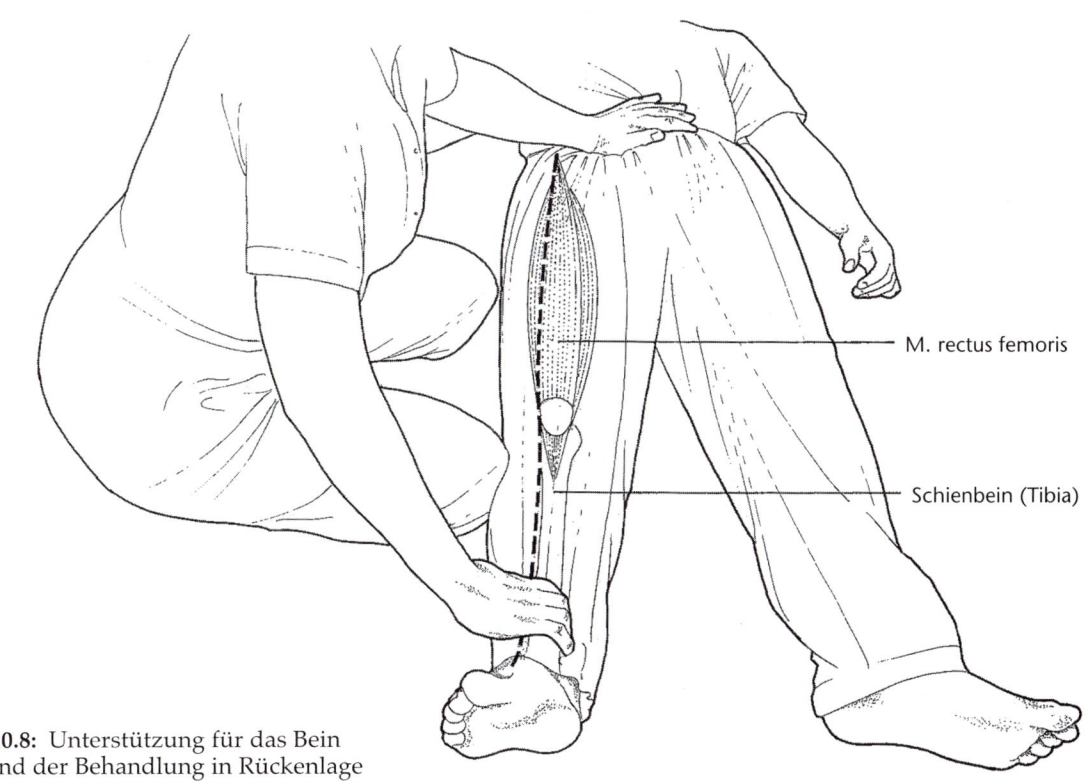

M. rectus femoris

Schienbein (Tibia)

Abb. 10.8: Unterstützung für das Bein während der Behandlung in Rückenlage

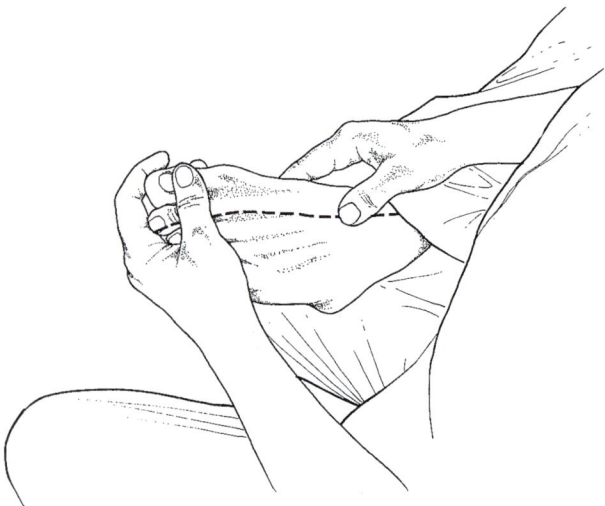

Abb. 10.9: Behandlung am Fuß

fängers, dadurch entstehen Verbindung und Ausgewogenheit zwischen den beiden Polen.

Der Behandlungsablauf

1. Am Bein erreichen Sie den Magen-Meridian am besten in Rückenlage. In diesem Bereich verläuft der Meridian direkt seitlich neben der Mittellinie. Da sich das Bein in den meisten Fällen etwas nach außen dreht, ist es notwendig, ihm mit Ihrem Knie oder Fuß ein wenig Halt zu geben, damit Sie senkrechten Druck anwenden können. In dieser Position können Sie den Meridian mit der Handfläche oder dem Daumen behandeln, indem Sie direkt nach unten einsinken, während die Mutterhand auf dem Hara ruht (Abb. 10.8).
Sie sollten keinesfalls den oberen Teil des Meridians im Bereich des Oberschenkels auslassen (s. o.).

2. Den Magen-Meridian auf dem Fußrücken können Sie meistens in Weiterführung der Beinbehandlung erreichen. Wenn die Beine des Empfängers jedoch sehr lang sind oder Ihre Arme ein bisschen zu kurz, behandeln Sie den Magen-Meridian am

besten im Rahmen einer kompletten Vorderfußbehandlung (s. S. 59) (Abb. 10.9). Es ist auf jeden Fall gut, eine vollständige Fußbehandlung zu machen (s. o.).

3. Setzen Sie Ihre Daumen oder die Fingerspitzen ein, um den Meridian am Rumpf zu behandeln, wo er genau auf einer Linie durch die Brustwarzen verläuft. Knien Sie für den Abschnitt unterhalb der Brust neben dem Hara des Empfängers (a) und für den oberen Brustbereich hinter seinem Kopf (b). Bitte vermeiden Sie es, am empfindlichen Brustgewebe von Frauen zu arbeiten (Abb. 10.10a und b).

4. Am Hals verläuft der Magen-Meridian entlang dem Vorderrand des M. sternocleidomastoideus und ist oft eine Hauptursache von Nackensteife. Behandeln Sie ihn mit dem Daumen, indem Sie vorsichtig in Richtung Boden einsinken (Abb. 10.11). Das untere Drittel dieses Meridianabschnitts sollten Sie möglichst auslassen, damit Sie keinen Hustenreflex und keine Reizung der Armnerven auslösen.

5. Wenn die Vorderseite des Halses verspannt ist, ist es manchmal nötig, den Meridian in der Vertiefung über dem Schlüsselbein zu behandeln. Lassen Sie Ihren Daumen tief, aber mit sanftem Druck in die Mulde zwischen dem Knochen und dem Weichgewebe einsinken (Abb. 10.12).

6. Auch der Kieferabschnitt des Meridians steht in direktem Bezug zu einem steifen Hals. Hier verläuft der Meridian entlang der Oberkante des Unterkieferknochens. Arbeiten Sie mit beiden Daumen, während Sie mit Ihren Finger die Unterkante stützen. Gehen Sie ruhig in die Tiefe, aber nicht mit zu starkem Druck (Abb. 10.13).

7. Die Behandlung des Magen-Meridians im Gesicht wird normalerweise in eine allgemeine Gesichtsbehandlung integriert (s. S. 65).

8. Sie können den Magen-Meridian am Arm in einem Durchgang behandeln, aber es ist

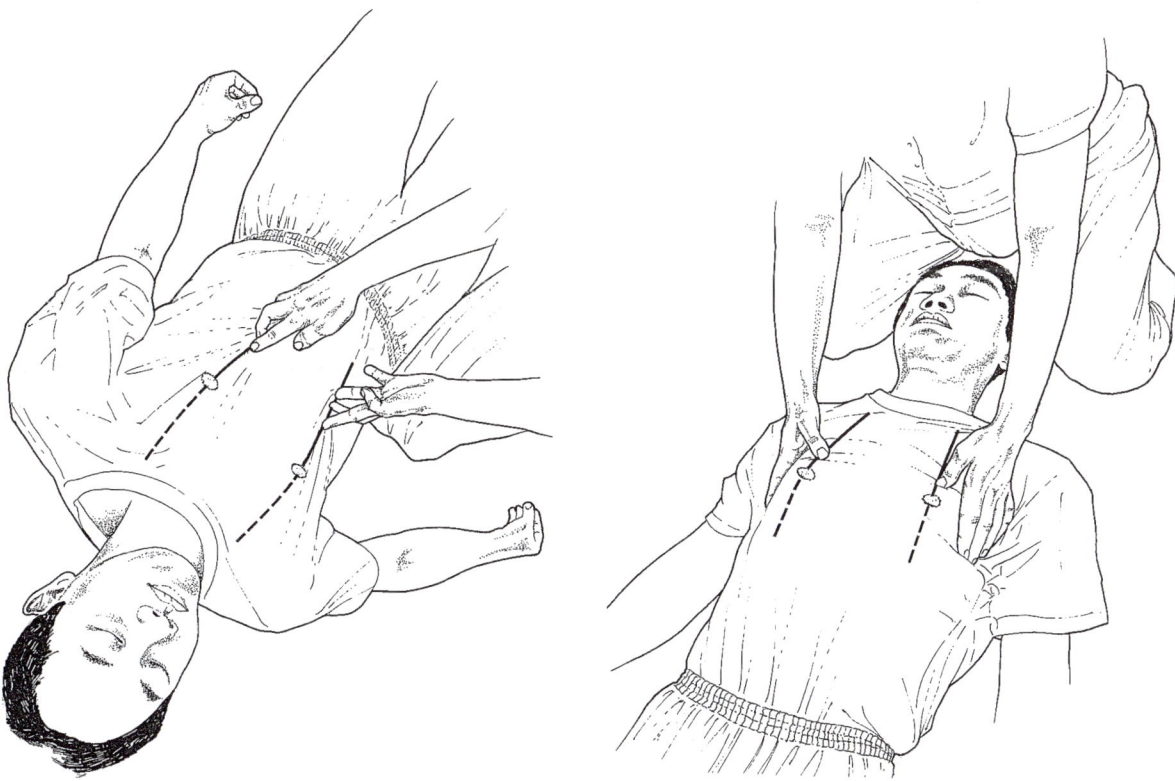

Abb. 10.10a: Behandlung am unteren Brustkorb

Abb. 10.10b: Behandlung oberhalb der Brust

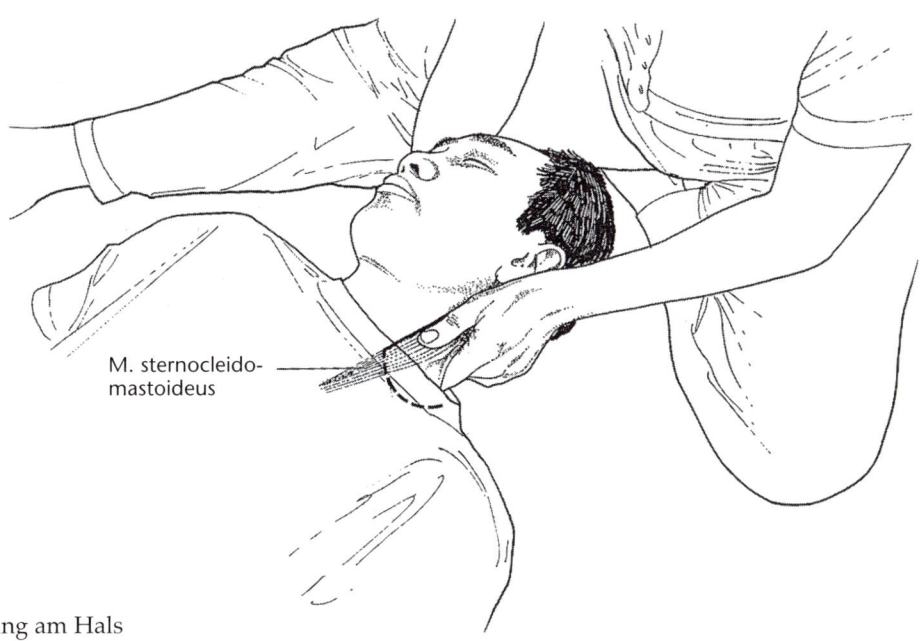

M. sternocleido-
mastoideus

Abb. 10.11: Behandlung am Hals

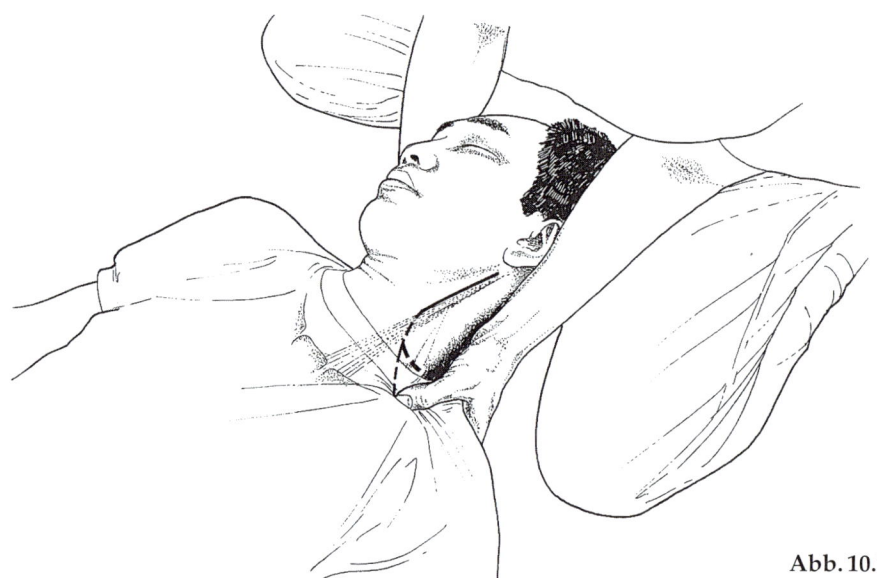

Abb. 10.12: Die Behandlung in der Mulde oberhalb des Schlüsselbeins

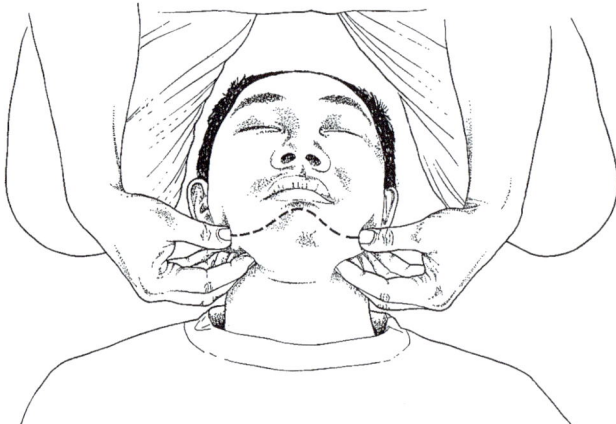

Abb. 10.13: Die Behandlung entlang des Unterkiefers

leichter, wenn Sie diesen Abschnitt in zwei Schritten angehen. Der erste Schritt besteht in der Behandlung des Oberarms. Sie erreichen den Meridian am besten, wenn der auf dem Rücken liegende Empfänger seinen Arm dicht am Oberkörper hält und den Unterarm quer über die Magen-Diagnosezone gelegt hat. Der Magen-Meridian verläuft zwischen dem Dreifachen-Erwärmer- und dem Dünndarm-Meridian und

wird am Oberarm mit der flachen Hand oder dem Daumen in einer geraden Linie vom Hinterrand des M. deltoideus bis zu der Vertiefung am Ellenbogen (Olecranon) behandelt. Unterstützen Sie dabei die Schulter des Empfängers mit der Mutterhand und seinen Ellenbogen mit Ihrem Knie (Abb. 10.14a).

9. Der zweite Schritt besteht in der Behandlung des Unterarms. Legen Sie dazu den Arm des Empfängers mit der Handfläche nach unten seitlich neben den Körper. Der Magen-Meridian, der den Ellenbogen überquert, um auf der Oberseite des Arms zwischen Dünndarm- und Dreifachem-Erwärmer-Meridian bis hinunter zum Handgelenk zu laufen, kann hier mit der flachen Hand, dem Daumen oder dem Tigermaul behandelt werden (Abb. 10.14b). Der letzte Abschnitt, zwischen dem vierten und fünften Mittelhandknochen und den Ringfinger hinunter, wird dann mit dem Daumen behandelt, während Sie mit der anderen Hand das Handgelenk stützen. Der Unterarm lässt sich auch in der unter Punkt 8 beschriebenen Position behandeln, ist dabei aber nicht so gut zugänglich.

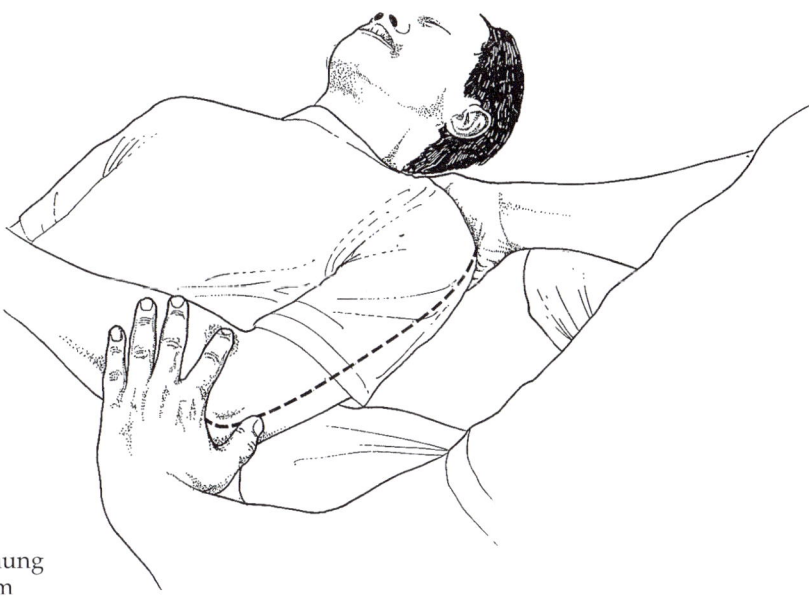

Abb. 10.14a: Die Meridiandehnung
für die Behandlung am Oberarm

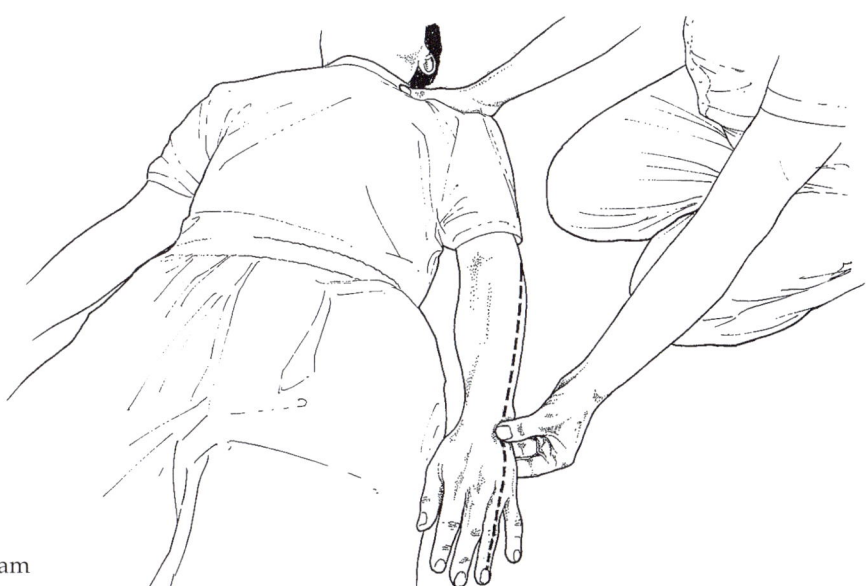

Abb. 10.14b: Behandlung am
Unterarm

10. Auf den Schultern verläuft der Magen-
Meridian an der Oberkante des Schulterblatts entlang und nicht an der Oberkante der Schulterblattgräte, die zum
Dünndarm-Meridian gehört (s. S. 227).
Bei tieferer Palpation fühlen Sie den
Magen-Meridian als eine parallel darüber liegende Vertiefung. In sitzender
Position können Sie hier mit dem Daumen oder dem Ellenbogen arbeiten
(Abb. 10.15), wobei der Druck senkrecht
zum Boden gerichtet ist. Behandeln Sie
entweder beide Schultern gleichzeitig
oder hintereinander, bei einseitigem Vorgehen unterstützen Sie die Schulter mit
der Mutterhand (Abb. 10.15).

11. Auch in der Bauchlage können die
Schultern behandelt werden, entweder

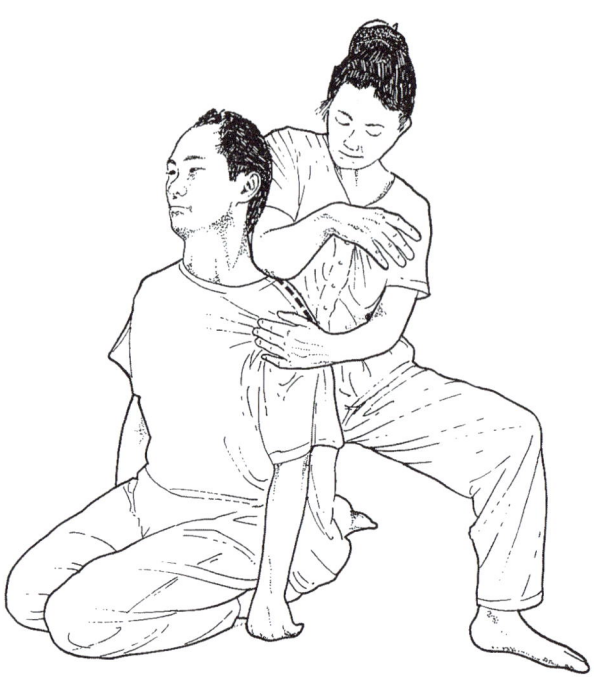

Abb. 10.15: Behandlung der Schultern in der Sitz-position

auf beiden Seiten gleichzeitig mit ab-wechselndem Druck der Daumen oder nacheinander, wobei die Mutterhand auf der gegenüber liegenden Schulter ruht.

Der Druck geht in Richtung der Füße des Empfängers (Abb. 10.16).

Die wichtigsten Punkte auf dem Magen-Meridian

Magen 1

Auf der Unterkante der Augenhöhle, genau unterhalb der Pupille, wenn der Empfänger geradeaus schaut.

Funktionen
* klärt die Augen
* leitet Wind aus.

Hauptanwendung: Müde Augen, tränende Augen, Tic (unwillkürliche Muskelzuckungen)

Behandlungsmethode: Legen Sie eine Fin-gerspitze leicht auf die Knochenkante genau unterhalb des Auges und halten Sie die Stirn mit der Mutterhand. Der Empfänger kann diesen Punkt in Kombination mit Di 20 selbst drücken, wenn er unter allergischer Rhinitis mit Niesen und juckenden oder trä-nenden Augen leidet.

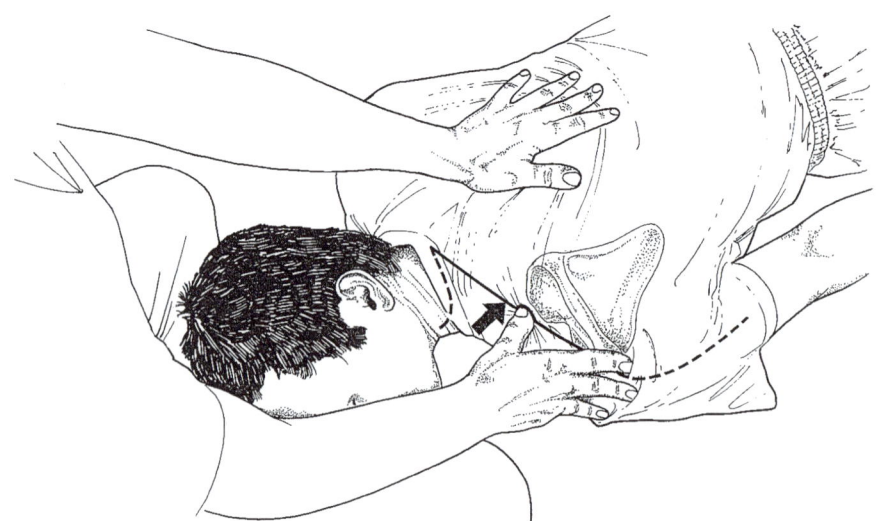

Abb. 10.16: Behandlung der Schultern in Bauchlage

Magen 3

In der Nasolabialfalte, direkt unterhalb der Pupille des Auges.

Funktionen
* leitet Wind aus
* beseitigt Blockaden aus dem Meridian.

Hauptanwendung: Allergische Rhinitis, Sinusitis, Trigeminusneuralgie. Nach meiner Erfahrung wirkt dieser Punkt allgemein beruhigend und entspannend

Behandlungsmethode: Lehnen Sie sich mit den Spitzen beider Mittel- oder Zeigefinger gleichzeitig an, der Druck ist nach oben auf die Wangenknochen gerichtet.

Magen 8

Auf der vorderen Haarlinie, eine Daumenbreite hinter der Haarlinie am Rand der Stirn.

Funktionen
* leitet Wind, Hitze und Feuchtigkeit aus
* lindert Schmerzen und Schwindelgefühl
* klärt die Augen.

Hauptanwendung: Stirnkopfschmerzen, Schwindelgefühl, Benommenheit, tränende Augen.

Behandlungsmethode: Befindet der Empfänger sich in der Rücken- oder Seitenlage, lehnen Sie sich senkrecht in Richtung Kopfmitte an. Ihre Mutterhand unterstützt die Stirn oder die andere Seite des Kopfes. Im Wechsel mit Ma 41 ist dieser Punkt besonders wirkungsvoll, weil auch Ma 41 Feuchtigkeit und Hitze aus dem Kopf ableitet.

Magen 21

Ungefähr sechs Finger breit über dem Bauchnabel und drei Finger breit neben der Mittellinie.

Funktionen
* reguliert den Magen und stillt Schmerzen
* beruhigt Rebellisches Ki.

Hauptanwendung: Sodbrennen, Übelkeit, Erbrechen.

Behandlungsmethode: In Rückenlage, Ihre Fingerspitze ist nach unten gerichtet, um eine Verbindung mit der Mutterhand auf dem Nabel oder dem unteren Hara herzustellen, je nachdem wo die bessere Verbindung entsteht.

Magen 25

Drei Finger breit seitlich neben der Mitte des Bauchnabels.

Funktionen
* Bo-Punkt des Dickdarms
* reguliert den Darm
* klärt Hitze
* stoppt Schmerzen
* beruhigt den Geist.

Hauptanwendung: Verstopfung, Diarrhö, Bauchschmerzen, mentale Verstörung verursacht durch eine Disharmonie der Magen-Energie.

Behandlungsmethode: Der Empfänger befindet sich in Rückenlage, eine Fingerspitze sinkt nach unten in Richtung Boden ein, die Mutterhand ruht auf dem Hara oder dem Solarplexus-Bereich. Lehnen Sie sich langsam und vorsichtig an, dieser Punkt ist sehr empfindlich, wenn ein physisches Problem des Dickdarms vorliegt. Bei Diarrhö aufgrund

290 de TCM und Zen Shiatsu

von Kälte oder Yang-Leere empfiehlt sich eine Moxa-Behandlung dieses Punktes.

Magen 30

An der Oberkante des Schambeins, zwei Daumen breit neben der Mittellinie.

Funktionen
* löst Ki- und Blut-Stagnationen im Unteren Brenner auf
* nährt die Essenz
* regt die Verdauungsfunktion von Magen und Milz an.

Hauptanwendung: Prostatabeschwerden, Hernie, Impotenz, Bauchschmerzen, chronische Müdigkeit aufgrund einer Schwäche der Essenz.

Behandlungsmethode: Lehnen Sie sich mit einer Fingerspitze nach unten auf den Schambeinrand, der Empfänger befindet sich in Rückenlage. Die Mutterhand ruht in tiefer Verbindung auf dem unteren Hara.

Magen 36

Vier Finger breit unter dem unteren Rand der Kniescheibe, lateral einen Finger breit neben der Tibiakante.

Funktionen
* tonisiert Ki und Blut und stärkt den Körper
* lässt das Yang hochsteigen und leitet Fülle-Kälte aus
* leitet Wind und Feuchtigkeit aus
* tonisiert Magen und Milz und reguliert den Darm.

Hauptanwendung: Müdigkeit, Schwäche, Kältegefühl, alle Verdauungsbeschwerden.

Behandlungsmethode: Der Empfänger liegt auf dem Rücken, Ihre Mutterhand ruht auf dem Hara, sinken Sie mit dem Daumen ein. Dieser Punkt eignet sich hervorragend für die Behandlung mit Moxa. Zeigen Sie Ihrem Empfänger, wie er diesen Punkt finden und drücken kann, denn dieser Punkt eignet sich bei allen Beschwerden, er ist ein richtiger „Allround-Punkt".

Magen 40

Auf halber Strecke zwischen dem Außenknöchel und der Kniegelenksfalte, einen Finger breit nach außen neben dem Schienbein.

Funktionen
* leitet trüben und klaren Schleim aus
* beruhigt und klärt das Bewusstsein (Shen)
* öffnet den Thorax.

Hauptanwendung: Schleim in der Brust, Knoten aus Fettgewebe (Lipome) unter der Haut, Schwellungen, Schwindelgefühl und Benommenheit, Angst oder mentale Verstörung aufgrund einer Magen-Disharmonie.

Behandlungsmethode: Mit dem Daumen während der Empfänger auf dem Rücken liegt. Auch wenn das Ihre Reichweite zu überschreiten scheint, empfiehlt es sich, die Mutterhand auf das Hara zu legen und Ihre Achtsamkeit so weit wie möglich zu öffnen. Schleim ist eine haftende, schwere Energie, die nicht leicht auszuleiten ist. Setzen Sie Ihre Vorstellungskraft ein, um Schleim zu zerstreuen. Stellen Sie sich vor, Sie arbeiten mit Zitronensaft, weißem Licht, magischem Waschpulver, jeder Art von reinigender Qualität, die Sie Ihrer Berührung hinzufügen können, damit diese sich im Körper des Empfängers verteilt und den Schleim auflöst.

Magen 41

In der Mitte des vorderen Knöchels, etwa auf der Höhe der Spitze des lateralen Malleolus, zwischen den Sehnen des langen Zehenstreckers (M. extensor digitorum longus) und des langen Großzehenstreckers (M. extensor hallucis longus).

Funktionen
* leitet Wind, Hitze, Kälte und Feuchtigkeit aus dem Meridian ab
* klärt den Geist.

Hauptanwendung: Kopfschmerzen aufgrund einer Magen-Disharmonie, Beschwerden des Fußgelenks.

Behandlungsmethode: Lassen Sie den Daumen zwischen den Sehnen einsinken, unterstützen Sie den Fuß mit Ihrer Hand und bewegen Sie ihn dabei, um die beste Position für tiefes Einsinken zu finden. Der Empfänger befindet sich in Rückenlage. Wenn Sie diesen Punkt bei Kopfschmerzen einsetzen, schauen Sie zum Kopf, während Sie sich in den Punkt lehnen. Ma 41 eignet sich als Drehpunkt für Rotationen bei Beschwerden des Fußgelenks.

Yu-Punkt des Magen-Meridians

Bl 21 – zwei Finger breit neben der Mittellinie der Wirbelsäule, in Höhe der unteren Dornfortsatzkante des 12. Brustwirbels.

Funktion
* unterstützt alle Funktionen der Magen-Energie.

Hauptanwendung: Alle Beschwerden, die den Magen betreffen.

Behandlungsmethode: Mit beiden Daumen gleichzeitig, während der Empfänger auf dem Bauch liegt.

Bo-Punkt des Magen-Meridians

KG 12 – auf der Mittellinie des oberen Abdomens, auf halber Strecke zwischen dem Nabel und dem Treffpunkt von Rippenbogen und Brustbein.

Funktionen
* diagnostischer Punkt bei physischen Beschwerden des Magens
* tonisiert die Magen-Energie
* leitet Feuchtigkeit aus.

Hauptanwendung: Müdigkeit, dumpfe Magenschmerzen, die durch Essen oder Wärme gemildert werden; alle Symptome von Feuchtigkeit (s. S. 99).

Behandlungsmethode: Der Empfänger liegt in Rückenlage, lehnen Sie sich sanft aber tief mit einer Fingerspitze in den Punkt, Ihre Mutterhand ruht auf dem unteren Hara.

11 Das Metall-Element – Lungen und Dickdarm

„Wenn Sie sich einen idealen menschlichen Behälter vorstellen … einen idealen energetischen Behälter, der sich unendlich ausdehnen und unendlich zusammenziehen, unendlich zerstreuen und unendlich verdichten könnte, mit Begrenzungen von stahlartiger Härte bis hin zu nebelgleicher Durchlässigkeit. Das Wunder liegt darin, wie nah wir dieser Bandbreite schon kommen können.“
Julie Henderson, 1986[1]

Entsprechungen: Wert, Leitfähigkeit, Stärke, Genauigkeit

Die richtige Übersetzung des chinesischen Schriftzeichens, üblicherweise als „Metall“ angegeben, lautet eigentlich „Gold“. Diese Bezeichnung ergänzt die Bedeutung des Metall-Elements um eine weitere Ebene, weil sie etwas sehr Kostbares beschreibt, das makellos bleibt und dessen Wert nicht gemindert werden kann. Metall in Form von Gold war seit Anbeginn der Zivilisation ein Symbol für Wert, und in dieser Eigenschaft ist es immer ein Mittel des Tauschs oder des Handels zwischen Individuen, Gruppen und Nationen gewesen. Wir können leicht eine Verbindung zwischen dieser Bedeutung und den beiden dem Metall zugeordneten Meridianen herstellen, denn die Funktion der Lunge besteht darin, die reinste und wertvollste Komponente der Außenwelt aufzunehmen, das Ki des Universums, und der Dickdarm hat die Aufgabe, alles, was keinen Wert mehr für den Lebensprozess eines

Menschen besitzt, aus dem Körper und dem Geist auszuscheiden. So arbeiten beide Meridiane gemeinsam für den Austausch.

Eine weitere wesentliche Eigenschaft des Metalls besteht in seiner Leitfähigkeit Temperaturveränderungen, elektromagnetische Wellen, elektrischer Strom übertragen sich, wenn sie durch Metall geleitet werden, schnell auf das Metall selbst und von ihm auf jeden anderen empfänglichen Stoff. Das Metall wirkt gewissermaßen als ein Medium, das Botschaften vermittelt, Botschaften, für deren Übertragung eine Zustandsveränderung nötig ist. Das Shang Shu spricht vom Metall als etwas, „das geformt und gehärtet werden kann“. Damit wird die grundlegende Eigenschaft der Metall-Energie beschrieben: dass sie ihren Zustand verändern und doch zu ihrer früheren Struktur zurückkehren kann. In unserem eigenen energetischen Gefüge ist durch das Metall-Element unsere Fähigkeit angesprochen, Botschaften zu empfangen und zu übertragen, mit unserer Umgebung zu kommunizieren und trotzdem wir selbst zu bleiben. Es leitet und verbindet.

Weitere, naturgegebene Merkmale des Metall-Elements sind Biegefestigkeit, Dichte und Schärfe oder Präzision. Es eignet sich also zur Herstellung von Formen und Werkzeugen, die Präzision in der Ausführung verlangen. Metall sorgt für die Genauigkeit von Messungen und für Präzision beim Bauen. Das trifft auch für das Metall-Element in unserer Körper-Geist-Einheit zu.

---

[1] Julie Henderson, „The Lover Within“; Station Hill Press; 1986.

„Die Lunge hat die Aufgabe eines Ministers und Gehilfen, von ihr stammen gut geregelte Rhythmen."[2] Der Atemrhythmus ist das verlässlichste Geschehen in unserem Leben. Mit diesem gleichmäßigen Rhythmus als Ausgangspunkt können wir fortfahren, Symmetrie und Vorhersehbarkeit zu erkennen und zu erschaffen und unsere Realität zu strukturieren. In psychologischen Begriffen befähigt uns die Metall-Energie dazu, starke und doch flexible Glaubenssysteme zu bilden, um unser Leben zu stützen und auszurichten. Erst durch diese Ordnung entsteht Harmonie zwischen unserer inneren und unserer äußeren Welt.

Mit einer gesunden Metall-Energie fühlen wir uns als Menschen, die im Austausch mit dem Universum stehen. Wir empfinden nicht nur unseren eigenen Wert, sondern wissen instinktiv, dass wir auch mit allem Wertvollen außerhalb unserer eigenen Grenzen verbunden sind. Wir haben ein starkes Selbstwertgefühl und sind fähig, uns zu verändern und doch in Harmonie mit unserer Umgebung zu bleiben. Qualität, Wert, was immer wir am meisten schätzen, ist „hier drin", aber auch „da draußen" im Übermaß vorhanden und wir sind uns sicher, uns damit verbinden zu können.

Ist unsere Metall-Energie aber aus dem Gleichgewicht geraten, besteht keine solche Gewissheit. Vielleicht verstärken wir sogar unsere Grenzen, um das Wenige, das wir zu besitzen glauben, noch zu behalten und weitere Verluste zu vermeiden. Das schränkt jedoch unsere Fähigkeit, aufzunehmen oder abzugeben ein, und führt zu einem Zustand körperlicher und geistiger Entbehrung oder zu Verstopfung. Vielleicht suchen wir aber auch außerhalb unserer Grenzen nach Perfektion, einem Ideal, das wir unablässig verfolgen, weil wir uns innerlich leer und wertlos fühlen.

---

[2] Su Wen, Kap. 8.

Geistiges Potenzial des Metall-Elements: die Körperseele

Das Metall-Element gibt durch unseren ersten und unseren letzten Atemzug die Begrenzungen unseres irdischen Daseins vor. Zwischen dem ersten und dem letzten Atemzug wohnt in unseren Körpern die „Körperseele" des Metall-Elements mit dem chinesischen Namen Po. Sie ist das Gegenstück der Wanderseele Hun, die dem Holz-Element zugeordnet ist und eine Art „Seelenpersönlichkeit" ist. Die Körperseele aber kehrt wie unser irdischer Leib nach dem Tod in die Erde zurück und steht eher für eine Art instinktive, körperliche Intelligenz. Unsere angeborene Fähigkeit, auf unsere Umgebung zu reagieren, und vor allem unsere Fähigkeit des Ki-Austauschs mit dem Universum über die Atmung sind uns von Po gegeben. Der Geruchssinn (s. u.) und der Tastsinn, die mit dem Metall-Element über die Haut in Verbindung treten, sind Beispiele für die Art und Weise, wie die Seele Po ihre Erfahrungen sammelt. Diese Erfahrungen sind nonverbal, nicht-begrifflich und dennoch außerordentlich lebhaft und lebendig, weil wir durch sie wieder eine Verbindung zwischen dem uns innewohnenden Ki und dem Ki des Universums herstellen. Denken Sie an die Unmittelbarkeit, mit der sich eine Berührung auf unsere innersten Gefühle übertragen kann, oder wie ein Duft eine Erinnerung wachrufen und uns direkt in die Wirklichkeit einer vergangenen Situation zurückversetzen kann dann bekommen Sie eine Vorstellung davon, wie die Körperseele arbeitet.

Bewegungsrichtung: nach innen und unten

Im Kreislauf der Bewegung der Elemente-Energien, den die Jahreszeiten verkörpern, entspricht die Phase des Metall-Elements dem Herbst, wenn der Höhepunkt der sommerlichen Yang-Energie anfängt, sich ins Gegenteil zu verkehren. Die Blätter fallen, die Pflanzen sterben ab, und in Vorbereitung auf die Ruheperiode des Winters bewegt sich das Ki nach unten und innen. Die natürliche Bewegungsrichtung des Ki der Lunge ist ebenfalls nach unten, da sie das Himmels-Ki in sich aufnimmt und hinunter zu den Nieren (ins Hara) sendet; erst dann kann es sich wieder mehr ausbreiten, hin zu den anderen Organen und Geweben. Der Dickdarm bewegt die Abfallprodukte ebenfalls nach unten zur Ausscheidung.

Die Bewegung der Energie in der Metall-Phase wird manchmal als „Rückzug" bezeichnet. Und tatsächlich scheinen die sichtbaren Manifestationen des Ki im Rückzug begriffen zu sein, denn es bewegt sich ja nach innen. Aber wenn wir das regenerierende (Yin-)Potenzial dieser Bewegung zurück zum Ursprung begreifen, gelingt es uns, diesen scheinbaren Rückzug zuzulassen und zu akzeptieren.

Emotion: Trauer

Die dem Metall-Element zugeordnete Emotion ist Trauer. In dem natürlichen Kreislauf von Geburt, Wachstum, Rückbildung, Tod und Wiedergeburt, den auch die Jahreszeiten verkörpern, steht das Metall für die Zeit des Dahinschwindens im Herbst. In dieser Zeit ist es ganz natürlich, eine existenzielle Trauer zu spüren. Traurigkeit gehört zur menschlichen Existenz. Wir sind traurig über den Verlust von Jugend, Kraft, Beziehungen und Freunden oder des Lebens selbst. Ein gesundes und anpassungsfähiges Metall-Element ist jedoch im Stande, solche Veränderungen aufzufangen und Verluste zuzulassen, um Raum für Neues in unserem Leben zu schaffen. Alte Menschen, die den Herbst ihres Lebens erfolgreich gemeistert haben, können uns zeigen, was dieses Neue ist: Hinnahme, die Weisheit der (Le-

bens-)Erfahrung, eine gereifte Persönlichkeit, Humor, Leichtigkeit des Seins und echte Lebensfreude. Eine gesunde Metall-Energie verhindert nicht, dass wir Trauer erleben, wohl aber, dass wir darin gefangen bleiben. Sie macht uns offen für neue Möglichkeiten.

Bei einer Schwächung des Metall-Elements ist es für uns viel schwerer, von Trauer- und Verlustgefühlen wieder loszulassen. Jegliche Art von Verlust kann dann zu einem Dauerzustand von Melancholie oder Depression führen, die unter Umständen mit einer körperlichen Krankheit einhergeht. Die Metall-Energie kann auch durch eine allzu strenge Erziehung in der Kindheit beeinträchtigt sein, die Traurigkeit und einen Mangel an Selbstwertgefühl verursacht. Oder das Ungleichgewicht ist angeboren und äußert sich von Geburt an in einem ständigen Gefühl der Entbehrung oder der Isolation. Trauer ist eine natürliche Reaktion auf das Unvermögen, Kontakt mit dem Universum um uns herum aufzunehmen oder – im umgekehrten Fall – Kontakt zuzulassen. Und wenn wir zu sehr trauern, fühlen wir uns einsam und sind außerstande, Kontakt aufzunehmen.

Weniger auffällig, aber ebenso Ausdruck von Unausgewogenheit im Metall-Element, ist die Unfähigkeit zu trauern. Obwohl das zum Ausdruck bringen der Trauer ein ganz wesentlicher Teil der Selbsterneuerungsfähigkeit von Körper und Geist ist, kann diese Tatsache von Einzelnen oder von einer ganzen Kultur nicht angenommen werden. So können wir Gefühle der Trauer, die uns zu überwältigen drohen, vollständig unterdrücken. Dabei schneidet uns die Unterdrückung von Trauer, die häufig gekoppelt ist an die Suche nach Perfektion im Leben, nicht nur von einem wichtigen Teil unseres Seins ab. Es geht uns auch der Lebensfluss zwischen uns und dem universellen Ki verloren, wenn wir uns gegen die natürliche Trauererfahrung wappnen.

Sinnesorgan: die Nase

Man sagt, die Lunge öffne sich in die Nase, obwohl es der Dickdarm-Meridian ist, der direkt mit der Nase in Verbindung steht. Beide wirken mit an der Aufnahme und der Abgabe des Atems durch die Nase. So erzeugen sie die für das Metall-Element charakteristische Balance zwischen Aufnehmen und Loslassen.

Die Nase ist auch der Ursprung des Geruchssinns, der uns ermöglicht, auf eine direkte körperliche und nicht intellektuelle Weise mit der Umwelt Kontakt aufzunehmen. Das Riechepithel, der schmale Streifen von Geruchsrezeptoren hinten in den beiden Nasenflügeln, ist der einzige Teil des Gehirns, der direkt der Luft ausgesetzt ist. Über die Riechkolben (Bulbi olfactorii) ist es mit dem limbischen System im Gehirn verbunden, in dem spontane emotionale und instinktive Reaktionen entstehen. Dies ist ein gutes Beispiel für die Arbeitsweise der Körperseele Po, der körperlichen Intelligenz, die auf Sinneseindrücke reagiert.

Wenn die Lunge in schlechter Verfassung ist, sind auch die Nase und die Nasennebenhöhlen betroffen, egal ob es sich um akute (Erkältung, Grippe) oder chronische Beschwerden (Heuschnupfen, Sinusitis) handelt. Eine gereizte, juckende Nase, Schnupfen und Katarrh sind häufig Anzeichen für ein Problem im Verlauf des Lungen- oder Dickdarm-Meridians.

Farbe: Weiß

Die Verbindung zwischen der Farbe Weiß und dem Metall-Element stammt möglicherweise daher, dass Weiß in der fernöstlichen Tradition die Farbe der Trauer ist, oder bezieht sich auf den Glanz von Metall. Allerdings gibt es auch einen klinischen Bezug durch die diagnostische Bedeutung eines „weiß" wirkenden Gesichts. Eine glänzend weiße Gesichtsfarbe ist in der TCM Zeichen einer Ki-Leere, da die Lungen das Ki beherrschen. Aber selbst die dunkelste Haut kann in subchronischen Fällen einer Störung der Metall-Energie weißlich aussehen. Sogar bei akuten Disharmonien der Metall-Energie, wie z. B. bei einer Erkältung, kann eine durchscheinende Blässe um die Augen herum auftreten. Manchmal haben die Betroffenen eine Vorliebe für weiße Kleidung.

Klang: weinend

Selbst der Klang, der einem Ungleichgewicht im Metall-Element zugeordnet wird, hängt noch mit dem Gefühl von Trauer zusammen. Auch wenn die Trauer nicht bewusst ist oder unterdrückt wird, klingt die Stimme des Betroffenen nach Weinen und sinkt oft am Ende eines Satzes kläglich ab. Eine Stimme, die wir instinktiv als „weinerlich" oder „jammernd" beschreiben, weist uns häufig hörbar auf ein Ungleichgewicht im Metall-Element hin.

Geruch: verrottet

Gerüche sind schwer zu beschreiben und nicht immer hilfreich für die Diagnose. Der Geruch des Metall-Elements lässt sich aber häufig deutlich wahrnehmen, weil er dem Geruch von altem Blumenkohl oder faulenden Pflanzen ähnelt.

Geschmack: scharf

Typisch für ein Ungleichgewicht der Metall-Energie ist das Gefühl, vom Leben abgetrennt zu sein. Daher ist es verständlich, dass ein Geschmack bevorzugt wird, der einen gewissen „Biss" hat, um die Sinne wiederzuerwecken, wie z. B. Knoblauch, kräftiger Käse oder die scharfen Gewürze Chilli oder Cayennepfeffer. Die Schärfe wirkt eher Ki-zerstreuend und damit der Metall-Energie entgegen, die nach innen gerichtet ist und dazu neigt, sich zu verdichten oder träge zu werden. Liegt allerdings auf Grund einer schwachen Lungen-Funktion bereits eine Ki-Leere vor, wird sie durch den scharfen Geschmack noch verstärkt.

Jahreszeit: Herbst

Der Herbst ist die Jahreszeit von Rückzug und Verlust. Das Leben in einer landwirtschaftlich strukturierten Gesellschaft verläuft nach der Ernte ruhiger und lässt Zeit zum Nachdenken und für eine Neuausrichtung. „Die drei Herbstmonate werden als Ruhezeit der Lebensführung bezeichnet."[3] In unserer städtisch geprägten Gesellschaft hingegen markiert der Herbst den Anfang eines neuen akademischen Jahres und einer wichtigen Wirtschaftsperiode. Und dementsprechend baut sich mit zunehmender Arbeitsbelastung Spannung auf. Vielleicht ließen sich Grippe-Epidemien und ähnliche mit dem Lungen-Funktionskreis zusammenhängende Erkrankungen, die so häufig später im Winter auftreten, vermeiden, wenn wir dem Herbst sein Recht zubilligen und unser Leben gemächlicher gestalten würden.

Klima: Trockenheit

Was der Herbst mit Trockenheit zu tun hat, ist für Menschen der westlichen Welt, wo der Herbst ausgiebige Regenfälle mit sich bringt, nicht unmittelbar einleuchtend. Doch in China, wo diese Zuordnung entstanden ist, war der Herbst schon immer eine trockene Jahreszeit. Allerdings bleibt die Zuordnung zu den Lungen weiterhin gültig, weil Trockenheit schädlich für die Lungen ist. Die zarten Membranen der Lunge und die Passage durch die Nase benötigen Feuchtigkeit, um ihre Funktion ausüben zu können. Trockenes Klima, Zentralheizung und Klimaanlagen trocknen sie aus und machen sie so anfällig für Infektionen.

Tageszeit: 3–7 Uhr

Die Tageszeit des Lungen-Meridians ist morgens von 3–5 Uhr und die des Dickdarm-Meridians von 5–7 Uhr. Die Zeitspanne um die Morgendämmerung ist durchaus angemessen für diese Meridiane, mit denen der Zyklus der Organuhr beginnt (s. S. 117). Im Fernen Osten steht man in der Morgendämmerung auf und beginnt den Tag gewöhnlich mit Atemübungen. In China ist es schon immer die Zeit gewesen, in der man sich zu Tai-Chi-Übungen in den Parks trifft. Die zweite Aktivität des Tages besteht vermutlich in der Darmentleerung während der Zeit des Dickdarm-Meridians. Wenn die Metall-Energie aus dem Gleichgewicht geraten ist, sind die Symptome häufig genau in dieser Zeit am schlimmsten. Es kann sein, dass Asthmakranke während der Zeit des Lungen-Meridians von einem Anfall geweckt werden. Ein klassisches Zeichen einer klinischen Depression ist das frühe Aufwachen, meist gegen 5 Uhr morgens, mit einem Gefühl der Verzweiflung, die auf Trauer beruht, der dem Metall-Element zugeordneten Emotion.

11.1 Bedeutung der Lunge in der TCM

Im Modell der TCM umfasst der Lungen-Funktionskreis den gesamten Respirationstrakt, die Nase und ihre Nebenräume und die Kehle. Die Lunge ist Hauptquelle unseres nachgeburtlichen Ki, denn sie nimmt das Ki des Himmels auf, das keine Weiterverarbeitung benötigt. Gemeinsam

---

[3] Nei Jing, S. 102.

mit dem Herzen bilden sie einen Teil des Zong Ki, oder auch „Großes Ki der Brust", das die Zirkulation von Ki und Blut durch den ganzen Körper beherrscht. Die Lunge gilt auch als das „zarte Organ", das heißt das am stärksten durch äußere pathogene Einflüsse verletzliche. Daher besagt ein altes chinesisches Sprichwort, dass es bei allen Krankheiten mit externer Ursache am Anfang zu Erkältungssymptomen kommt.

Atmung

Die Lunge ist in erster Linie zuständig für die Aufnahme des Ki mit der Atmung. Folglich betreffen alle Atemwegserkrankungen in irgendeiner Weise auch die Lunge. Das heißt aber nicht, dass alle Atemwegserkrankungen von der Lunge ausgehen. Entsprechend den unterschiedlichen Symptomen und Befunden kann die Hauptursache von Erkrankungen wie z. B. Asthma auch in jedem anderen Meridian bzw. Organ liegen.

Ki-Aufnahme

Die Aufgabe der Lunge besteht in der Aufnahme des Ki aus der Atemluft und in seiner Verteilung nach unten und außen. Sie beherrscht also das Ki des ganzen Körpers. So kann Erschöpfung oder mangelnde Lebenskraft eines beliebigen Körpersystems auf einem Ungleichgewicht der Lungen-Energie beruhen. Schlechte Durchblutung ist ein häufiges Symptom, wenn nicht genügend Ki vorhanden ist, um Wärme oder Blut in die Extremitäten zu befördern. Bei Lungen-Ki-Leere kommt es oft zu Blässe, Schwäche und Kurzatmigkeit.

Schutzschild

Die Lunge herrscht nicht nur über das Ki und verteilt es nach außen, sondern bildet auch unser Abwehr-Ki, das nach der Überlieferung in dem Raum zwischen Haut und Muskeln zirkulieren soll. Wir können uns das Abwehr-Ki als ein „Kraftfeld" auf und knapp über der gesamten Körperoberfläche vorstellen. Es schützt uns vor schädlichen äußeren Einflüssen wie z. B. extremen Wetterbedingungen. Ist die Lunge und damit das Abwehr-Ki schwach, wird die Widerstandskraft gegen Infektionen herabgesetzt sein. Da das Abwehr-Ki eine Verbindung zu den Hautporen hat, können wir – die Hautporen öffnen und schließen sich dann – Erkältungen und Fieber „ausschwitzen". Ist unser Ki z. B. nach einer Grippe-Erkrankung geschwächt, brechen wir bei der leichtesten Anstrengung in Schweiß aus.

Unser Abwehr-Ki schützt uns auch auf der psychischen Ebene, obwohl dieser Aspekt in der TCM nicht hervorgehoben wird. Flache Atmung oder Atemanhalten sind Ausdrucksformen des psychischen Selbstschutzes in Bezug auf die Lunge. Rauchen (heiß und trocken) erschöpft das Yin, das empfangende Prinzip der Lunge, und führt so zu einem relativen Überschuss an Yang, dem schützenden Prinzip, so dass wir uns psychisch weniger verletzlich fühlen.

Verteilung nach unten

In den klassischen Texten wird die Lunge oft mit einem „Dach" oder „Deckel" auf dem energetischen Gefüge des menschlichen Körpers verglichen, weil sie das Organ ist, das am weitesten oben und am nächsten zum Ki des Himmels liegt. Daher besteht ihre Aufgabe darin, das Ki im Körper nach unten zu leiten und zu verteilen; mit anderen Worten, Energie nach unten und außen zu senden. Sind das Ki und die Wirkung der Lunge auf seine Abwärtsbewegung zu schwach, kommt es zur Verstopfung. Auf der psychischen Ebene kann eine schwache Lungen-Energie der Grund dafür sein, dass wir uns nervös und „nicht-geerdet" fühlen, weil unsere ganze Energie „oben" ist. Wenn die

Lunge z. B. bei einer Erkältung durch äußere pathogene Faktoren angegriffen ist, fühlt es sich an, als wäre das Ki im ganzen Körper blockiert und als würde das Lungen-Ki nach oben statt nach unten steigen, was sich in Husten und Niesen äußert. Die Lunge verteilt auch Flüssigkeiten nach unten, und bei einem chronischen Ungleichgewicht der Lungen-Energie kommt es häufig zu einer Flüssigkeitsretention im oberen Bereich des Körpers mit Schwellungen im Gesicht oder um die Augen, tränenden Augen und Stauung in den Nasennebenhöhlen.

Wasserregulierung

Die Lunge erhält gereinigte Flüssigkeiten von der Milz und verteilt sie dann, wie oben schon erwähnt, im ganzen Körper. Man spricht davon, dass „die Lunge die Wasserwege reguliert". Das bedeutet, dass Vorgänge wie das Wasserlassen oder Schwitzen häufig beeinträchtigt sind, wenn das Lungen-Ki schwach oder blockiert ist. Wird die Lungen-Energie durch Wind-Kälte angegriffen und blockiert (s. Kap. 5), so dass sie die Flüssigkeiten nicht zur Haut weiterleiten kann, werden die Betroffenen z. B. trotz einer Grippe nicht schwitzen. Aus dem gleichen Grund führt eine chronische Schwäche der Lungen langfristig zu trockener Haut und trockenem Haar.

Die Haut

Die Lunge beherrscht die Haut, die wegen ihrer ähnlichen Rolle beim Austausch von Gasen auch im Westen als „dritte Lunge" bezeichnet wird. Chronische Hauterkrankungen wie Ekzeme und Psoriasis treten daher oft im Rahmen einer Lungen-Disharmonie auf. Dagegen stellen ausschlagartige Hautprobleme wie Furunkel oder Akne wahrscheinlich eher den Versuch dar, etwas auszuleiten, und werden daher der Dickdarm-Funktion zugeordnet (s. S. 310).

Die Nase

Die Lunge öffnet sich in die Nase. Symptome wie eine verstopfte oder laufende Nase, Nebenhöhlenbeschwerden, Schnupfen und ähnliches werden meistens als auf die Lunge bezogen betrachtet und entsprechend behandelt. Aber sie können auch auf einer Überproduktion von Schleim durch die Milz oder auf der Unfähigkeit des Dickdarms, den Schleim zu eliminieren, beruhen. Der Lunge verdanken wir auch unseren Geruchssinn.

Der Rachen

Lungenerkrankungen beeinträchtigen auch den Rachen, so dass der Hals entzündet ist oder kratzt und Husten auftritt. Im Verständnis der TCM ist der Rachen zwar kein Sinnesorgan, er wird aber durch die Bezeichnung „Tor der Lunge" aufgewertet, so dass doch eine Verbindung zwischen Rachen und Atemtrakt hergestellt wird. Die Kehle ist darüber hinaus der Sitz der Stimme, deren Kraft durch das Lungen-Ki bestimmt wird. Bei akuten Lungenbeschwerden kann es daher zum Verlust der Stimme kommen, während sich ein chronisches Lungen-Ungleichgewicht in einer leisen, schwachen Stimme ausdrückt.

Die Körperseele

Da die Lunge das Ki beherrscht, ist sie für die Vitalität des Körpers verantwortlich. Und die der Lunge untergeordnete Körperseele Po ist zuständig für die Reaktionsfähigkeit des Körpers. Das beinhaltet unsere Reaktion auf körperliche Wahrnehmungen und auf Sinneseindrücke aus unserer Umgebung. Zu den Körperempfindungen, die unsere Körperseele aufnimmt, gehört der Schmerz – eine (über)lebensnotwendige Reaktion, um uns vor Verletzungen zu bewahren. Man sagt, dass Anästhetika, die bei einer Allgemeinnarkose oder einer örtlichen Betäubung zur Schmerzausschaltung angewendet werden, über die Körperseele negative Auswirkungen auf die Lunge haben.

11.2 Bedeutung der Lunge in der Zen-Shiatsu-Theorie

Nach der Zen Shiatsu-Theorie sind der Lungen-Meridian und der Dickdarm-Meridian zuständig für die energetische Funktion der „Ki-Aufnahme und –Elimination". Ihre wichtigste Aufgabe ist es, den Prozess des Ki-Austausches zwischen Individuum und Umwelt zu erleichtern. Nach westlichen Kategorien bildet die Lunge eine hauchdünne innere Oberfläche, über die der lebensspendende Prozess des Austauschs zwischen Sauerstoff und Kohlendioxid stattfindet. Masunaga brachte die traditionelle Beziehung der Lunge zur Haut und zum Abwehr-Ki, in anderen Worten zur Körperoberfläche und zum oberflächlichen „Feld", mit der tatsächlichen physiologischen Durchlässigkeit der Lunge in Verbindung. So entstand ein Bild, in dem das Lungen-Ki eine Art energetische „Grenze" bildet, innen wie außen, durch die hindurch ein Austausch stattfinden kann. Es ist die Lunge, dieden Einzelnen – durch die Hautoberfläche – sowohl von seiner Umwelt abgrenzt als auch – über den Atem – mit ihr verbindet. Aus einem größeren Blickwinkel betrachtet markieren unser erster und unser letzter Atemzug die Grenzen unserer Lebensspanne, so dass die Lunge selbst in Bezug auf unser Schicksal für unsere „Grenzen" verantwortlich ist.

Durchlässige Oberfläche

Die Lungen-Energie beherrscht (wie in der TCM) die Haut, eine Oberfläche, die zur Aufnahme und zur Abgabe fähig ist. Die Lunge selbst besteht größtenteils aus einer Epithelschicht, deren Oberfläche in direktem Kontakt zur Umgebungsluft steht und zur Aufnahme und Abgabe geeignet ist. Auch der Dickdarm, der sich direkt nach außen öffnet, hat eine große Oberfläche, und seine Hauptaufgaben sind Aufnahme und Ausscheidung. Dieser Austausch über die verschiedenen Körperoberflächen, die dem Metall-Element zugeordnet sind, ist der Schlüssel für das Verständnis der Funktionen von Lunge und Dickdarm im Zen Shiatsu.

Der Gasaustausch in der Lunge und der Stoffaustausch im Dickdarm sind verschiedene Aspekte des Ki-Austauschs, der über die Grenzen hinweg stattfindet, über Grenzen, die den Menschen ausmachen und ihn vom Rest des Universums unterscheiden.

Grenzen ziehen

Auf Grund der Beziehung der Lunge zu unseren Grenzen, kann ein Ungleichgewicht des Lungen-Ki auf psychischer Ebene das Gefühl von Isolation auslösen, entweder in Form einer Depression oder eines allgemeinen Gefühls von Entfremdung, als befände man sich „hinter einer Glaswand" oder in einem Aquarium. Sobald die Lungen-Funktion beeinträchtigt ist, sind wir vom Ki des Universums abgeschnitten und es entsteht ein Teufelskreis von Niedergeschlagenheit und mangelndem Selbstwertgefühl. Wir lernen unsere Atmung einzuschränken, um uns vor schmerzlichen Gefühlen zu schützen, und schwächen damit unsere Verbindung zum Ki des Himmels noch weiter.

Aufnahme von Ki

Die aktive Aufnahme des universellen Ki von außerhalb unserer eigenen Grenzen über den Atem erfordert auch die Bereitschaft, neue Erfahrungen zu machen, offen zu sein. Neues Ki bedeutet neue Vitalität, die für das Wachstum auf körperlicher wie auch auf psychischer Ebene benötigt wird. Die Aufnahme von neuem Ki ist die eine Hälfte des Austauschprozesses mit der Umwelt. Die andere Hälfte besteht im Freisetzen von Produkten, die der Organismus nicht länger braucht. Dabei arbeitet die Lunge mit ihrem Funktionskreis-Partner, dem Dickdarm, zusammen, der unerwünschte Substanzen, Muster, Strukturen und Gefühle herauslässt und dadurch Platz schafft, um Neues aufzunehmen. Beide arbeiten mit vereinter Energie („synergistisch") daran, „neuen Atem" in unser Leben zu bringen.

Atmung

Physiologisch betrachtet ist die Lunge im Zen Shiatsu genau wie im westlichen Modell in erster Linie mit der Atmung beschäftigt. Seufzeratmung, tränende Augen, häufige Erkältungen mit Husten, Atemnot oder Beklemmung in der Brust und eine verstopfte Nase sind ganz offensichtlich Lungen-Symptome. Auch Verspannungen und Schmerzen im oberen Rücken liegen im Rahmen einer Lungen-Diagnose vor. Wie in der TCM weisen alle Atemwegsbeschwerden auf eine Beteiligung des Lungen-Meridians hin.

Vitalität – nicht Immunität

Nach der Lehre des Zen Shiatsu wie auch der TCM wird die Fähigkeit des Körpers, Ki zu erzeugen, von den Lungen regiert. Blässe, Müdigkeit, kalte Hände und Füße kennen wir aus der TCM als mögliche Lungen-Symptome, doch Masunaga nennt außerdem noch das Übergewicht, weil zu geringe Vitalität eine geeignete Nahrungsverarbeitung durch den Körper behindert.

Masunaga vertrat die Ansicht, das Selbstverteidigungssystem des Körpers gehöre weniger zum Funktionsbereich der Lungen-Ener-

gie als zu dem des Dreifachen Erwärmers, weil dieser mit der Oberflächenzirkulation und darüber hinaus mit dem Ki der Körperoberfläche in Verbindung steht. Im Anfangsstadium einer Erkältung weist die Hara-Diagnose häufig auf den Dreifachen Erwärmer hin. Bei Hautausschlägen infolge einer allergischen Überempfindlichkeitsreaktion handelt es sich eher um Beschwerden im Bereich des Dreifachen Erwärmers, während chronische Hauterkrankungen weiterhin der Lunge zugeordnet bleiben.

11.3 Der Lungen-Meridian und seine Behandlung

Der traditionelle Lungen-Meridian zieht ausgehend vom oberen Brustbereich lateral auf der Innenseite des Arms hinunter bis zum Daumen. Masunaga erweitert seinen Verlauf nach oben über den Rachen und nach unten über den Brustkorb zu den beidseitigen Hara-Diagnosezonen unterhalb der Rippen. Von dort verläuft er in der Mittellinie der Beinrückseite weiter nach unten, knapp neben dem Blasen-Meridian, bis zur unteren Hälfte der Zehenballen (Abb. 11.1a)*.

Die Hara-Diagnosezone der Lunge befindet sich bilateral auf der Hara-(= Bauch-)Seite, unter dem tiefsten Punkt der beiden Rippenbögen. Sie wird in einem horizontal nach innen gerichteten Winkel getastet (Abb. 11.1b).

Die Rückendiagnosezone umrundet die ersten drei Brustwirbel und liegt in der Nähe der traditionellen Lungen-Yu-Punkte (Abb. 11.1c).

---

* Die Meridianerweiterung auf den Beinen stimmt überein mit Symptomen, die in den klassischen Texten erwähnt werden: „Wenn die Lunge erkrankt ist, leidet man unter Atemnot, Husten … Schmerzen auf der Rückseite des Oberschenkels und der Waden." Su Wen, Kap. 2.

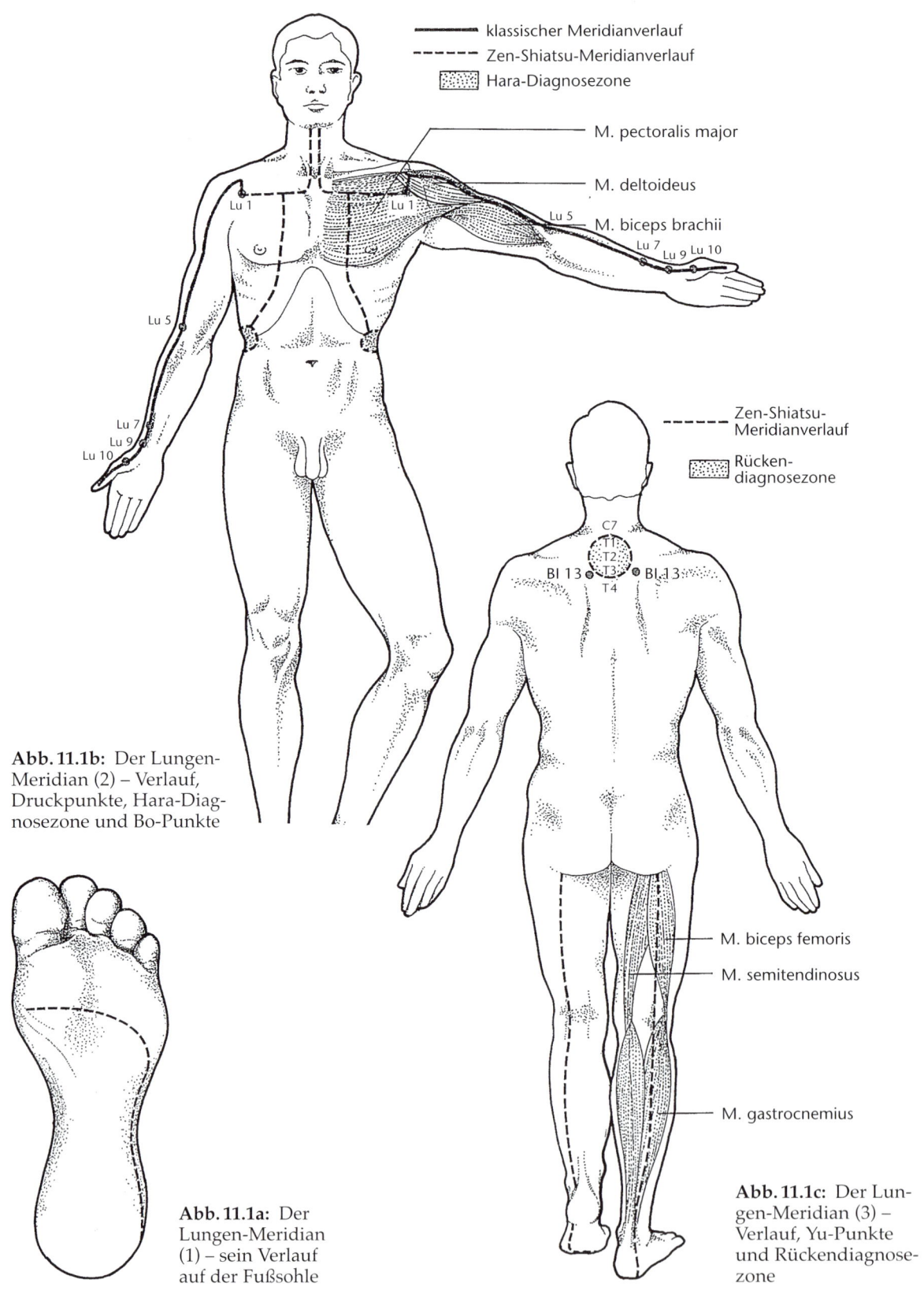

klassischer Meridianverlauf
Zen-Shiatsu-Meridianverlauf
Hara-Diagnosezone

M. pectoralis major

M. deltoideus

M. biceps brachii

Lu 1

Lu 1

Lu 5

Lu 7 Lu 9 Lu 10

Lu 5

Lu 7
Lu 9
Lu 10

Zen-Shiatsu-
Meridianverlauf

Rücken-
diagnosezone

C7
T1
T2
BI 13   T3   BI 13
T4

Abb. 11.1b: Der Lungen-
Meridian (2) – Verlauf,
Druckpunkte, Hara-Diag-
nosezone und Bo-Punkte

M. biceps femoris

M. semitendinosus

M. gastrocnemius

Abb. 11.1a: Der
Lungen-Meridian
(1) – sein Verlauf
auf der Fußsohle

Abb. 11.1c: Der Lun-
gen-Meridian (3) –
Verlauf, Yu-Punkte
und Rückendiagnose-
zone

Bedeutung und Funktion des Meridians

Gemeinsam mit der Dickdarm-Energie verkörpert die Lunge die erste Phase im Lebenszyklus der Amöbe, der Moment in dem sie sich als individuelle Lebensform in der Ursuppe manifestiert. Die Ursuppe ist ein undifferenzierter fließender Ozean, all dessen was existiert, und die erste Handlung der Amöbe, sich davon zu trennen und ein individuelles Wesen zu werden, entspricht unserem Impuls, den ersten Atemzug zu nehmen. Die Lunge verwaltet die Aufnahme von Ki und somit auch den ersten Atemzug mit dem wir unser Leben beginnen; ihr Partner, der Dickdarm, ist für die Ausscheidung zuständig und den letzten Atemzug, mit dem unser Leben endet. Lungen- und Dickdarm-Energie ermöglichen uns eine Existenz als separate Individuen, indem sie uns vom Universum differenzieren, und uns gleichzeitig über den ununterbrochenen Fluss des universellen Ki in Gestalt des Atems, der in unseren Körper hinein und hinaus fließt, mit dem Universum verbinden.

In seinen Aufzeichnungen aus dem Lokai-Institut sagte Masunaga von beiden, Lunge und Dickdarm, dass sie „eine Begrenzung bilden" und dass ihre Meridiane sich an der „Außenseite" befinden. Wenn wir in einer offenen und empfangsbereiten Haltung stehen, in der die Handflächen nach oben zeigen, befinden sich der Lungen- und der Dickdarm-Meridian auf der Außenseite unserer Körperkontur. Eine der Haltungen mit denen Masunaga die Meridianfunktion verdeutlichte, ist die Dehnung beim Gähnen. Dabei stellen wir uns auf die Fußballen, spannen die Rückseite der Beine und Hüften leicht an, um uns zurückzulehnen, und öffnen dadurch Brustkorb und Kehle. Hände und Arme werden nach oben und hinten gestreckt, diese Haltung wirkt anregend auf den gesamten Meridianverlauf und die Meridianfunktionen.

Die Erweiterung des Lungen-Meridians in den Beinen und Füßen unterstützt die Ki-Bewegung nach unten. In der Behandlung bildet die Mutterhand auf dem Kreuzbein den mittleren Punkt, über den wir die Ki-Bewegung vom Oberkörper nach unten spüren können.

Die Meridianerweiterung am Brustkorb verbindet das Zwerchfell mit dem Bereich um Lu 1 und dem Anfangspunkt des klassischen Lungen-Meridians. Dieser Abschnitt ist in der Behandlung wichtig, wenn emotionale Probleme zu einer Verspannung des Zwerchfells geführt haben (eine häufige Begleiterscheinung von Leber-Ki-Stagnation in den Begriffen der TCM). Die Behandlung beseitigt Blockaden zwischen dem Leber-Meridian (an letzter Stelle im Meridianzyklus) und dem Lungen-Meridian (dem ersten Meridian im folgenden Meridianzyklus).

Der obere Brustkorb und der Bereich um Lu 1 sind bei einer langzeitigen Disharmonie der Lungen-Energie meist leer und eingesunken. Als Folge ist der Hals nach vorne gestreckt und trägt das Gewicht des Kopfes, statt ihn ganz natürlich auf der Wirbelsäule zu balancieren. Bei Schmerzen im oberen Rücken und Nacken erlauben Sie dem Brustkorb, sich zu öffnen, indem Sie Lu 1 mit den Handflächen behandeln und den Nacken mit der Mutterhand auf dem oberen Sternum sanft nach hinten dehnen.

Der klassische Meridianverlauf an den Armen hat eine immense Wirkung, wenn der Winkel des Einsinkens richtig gewählt wird und die Mutterhand gut platziert ist. Der Druckwinkel muss senkrecht zur Oberfläche des Arms sein, im Normalfall entspricht das eher einem 60°-Winkel zum Boden als einem vertikalen. Nach meiner Erfahrung ist der Meridian eng und tief und unterscheidet sich dadurch von der breiten Bahn des Milz-Meridians, der im Masunaga-System direkt

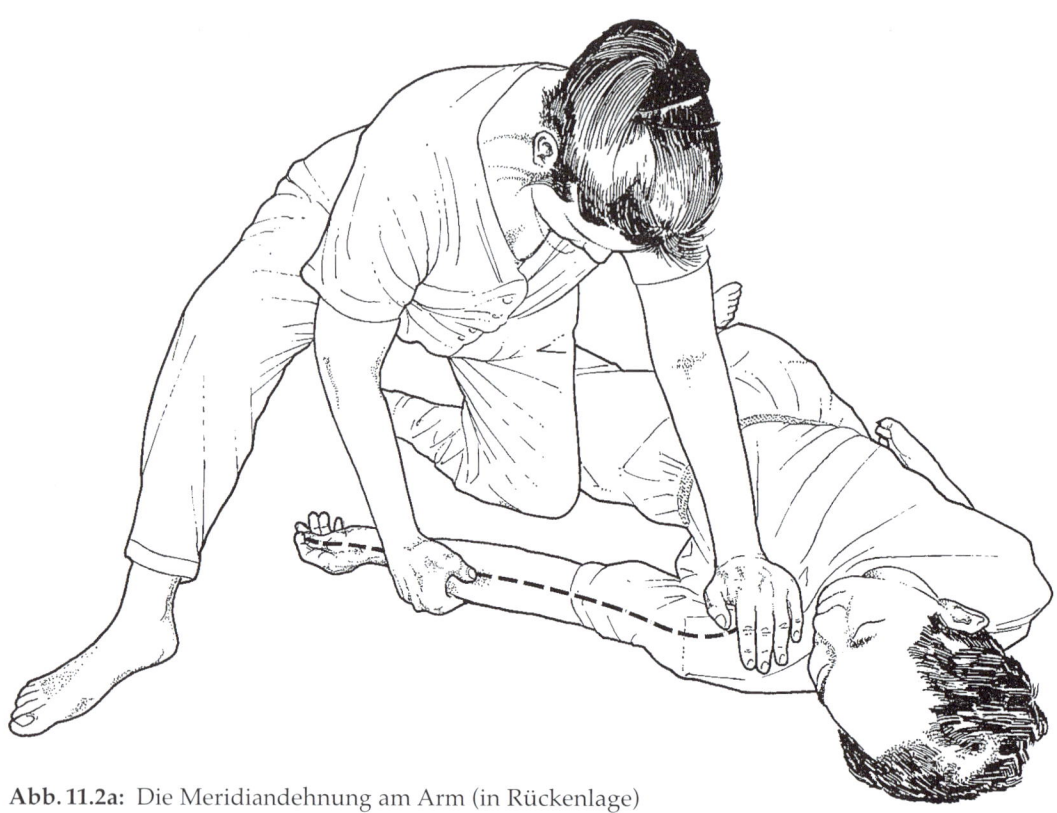

Abb. 11.2a: Die Meridiandehnung am Arm (in Rückenlage)

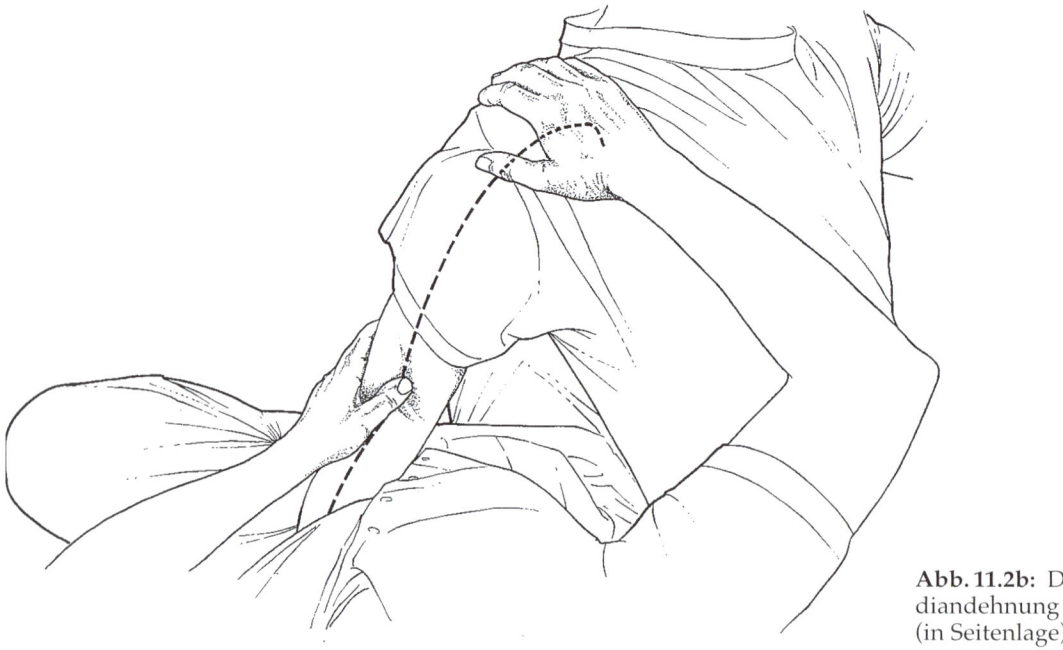

Abb. 11.2b: Die Meridiandehnung am Arm (in Seitenlage)

daneben verläuft und mit dem er oft verwechselt wird. Gute Stellen für die Mutterhand sind Lu 1 oder die Mitte des Brustbeins oder die Lungen-Diagnosezone auf dem Rücken (möglich in Sitzposition, Seiten- und Rückenlage; am einfachsten in Rückenlage, setzen Sie sich neben den Empfänger und lassen Sie Ihre Mutterhand unter seinen Rücken gleiten).

Am Hals, entlang der Kehle, dürfen Sie den Meridian nur ganz vorsichtig berühren, aber die Behandlung ist sehr wirksam, um Körper und Geist über den Atem miteinander zu verbinden. Ihre innere Ausrichtung zielt darauf ab, Ki nach unten in den Brustraum zu leiten.

Der Behandlungsablauf

1. Bei einem Empfänger in Rückenlage erreichen Sie den Lungen-Meridian im Armbereich am besten, wenn Sie in einem nach medial zur Armmitte gerichteten Winkel Druck nach unten ausüben. Legen Sie zur Dehnung des Meridians den Arm mit der Handfläche nach oben in einem Winkel von etwa 30° vom Körper weg (Abb. 11.2a).
2. Bei Seitenlage des Empfängers können Sie den Arm nach einer Drehung abduzieren und in einer Dehnung nach hinten, wie auf S. 68 gezeigt, auf Ihre andere Körperseite legen. So wird der Lungen-Meridian zugänglich und kann von Ihnen mit der flachen Hand, dem Ellbogen oder dem Daumen behandelt werden. Mit Ihrer Mutterhand unterstützen Sie dabei die Schulter (Abb. 11.2b) oder die Diagnosezone der Lunge am Rücken.
3. Beidseitiger Handflächen-Druck auf den Punkt Lu 1 – in der Rinne zwischen Brust und Schultern – ist sehr wohltuend für die Lunge. Liegt der Empfänger auf dem Rücken, können Sie diese Behandlung aus einer Position hinter seinem Kopf, wie in Kapitel 4 gezeigt, oder aus einer Posi-

tion neben seinem Hara durchführen (Abb. 11.3). Diese Bewegung öffnet die Brust, fördert die Bewegung der Atemluft in den oberen Brustbereich und tonisiert Lu 1.
4. Im Brustbereich steigt der Lungen-Meridian aus der Hara-Diagnosezone auf der Vorderseite des Oberkörpers nach oben und verläuft dabei zwischen dem Nieren- und dem Magen-Meridian bis knapp unterhalb der zweiten Rippe. Dort bewegt er sich seitlich zum Meridianpunkt Lu 1. Gewöhnlich wird er aus der unter 3. beschriebenen Position heraus behandelt, beide Seiten nacheinander, mit den Fingerspitzen oder dem Daumen, während Ihre Mutterhand auf der Hara-Diagnosezone ruht. Berühren Sie das Brustgewebe bei Frauen bitte nur ganz leicht (Abb. 11.4).

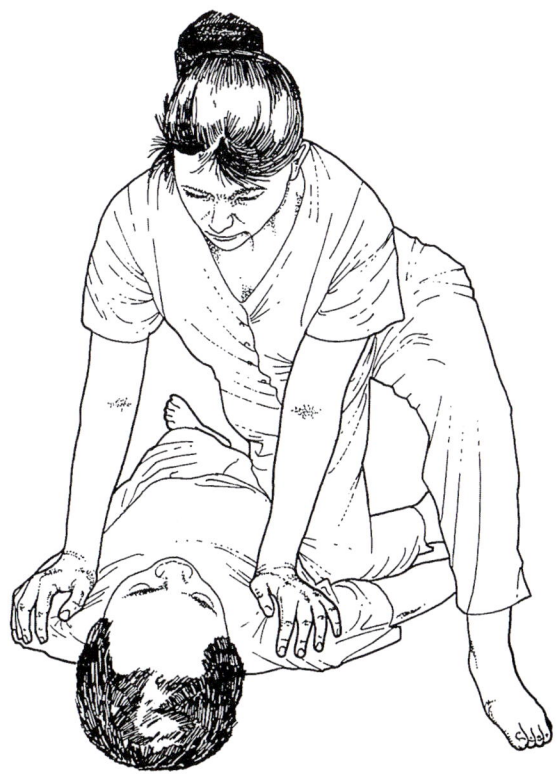

Abb. 11.3: Einsinken in Lu 1

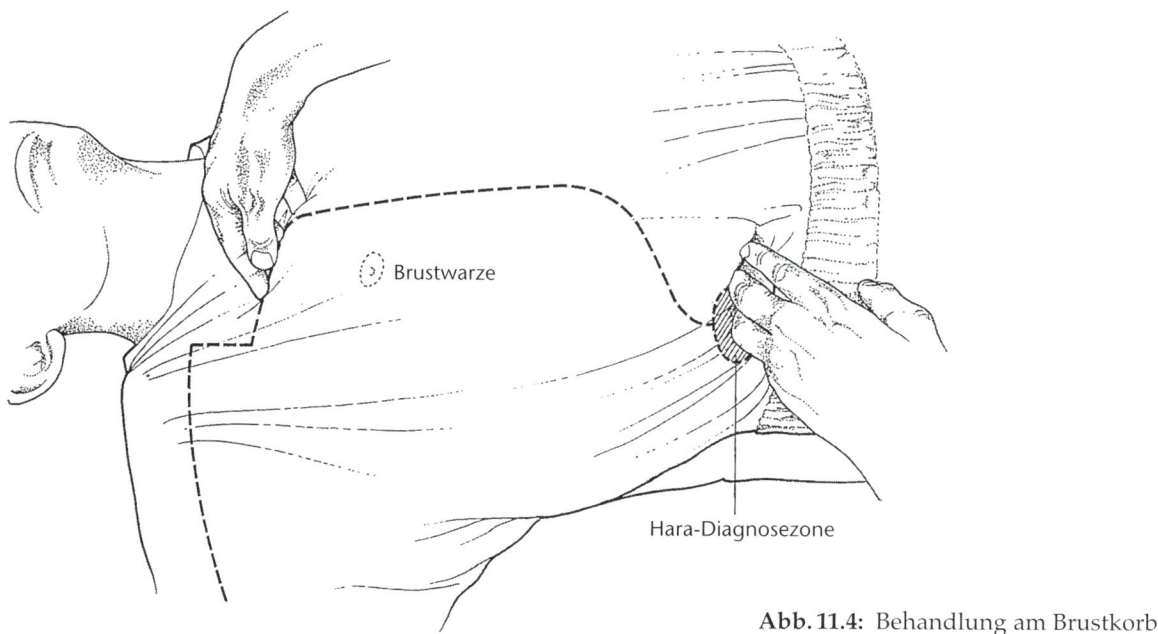

Brustwarze

Hara-Diagnosezone

Abb. 11.4: Behandlung am Brustkorb

5. Nach Masunaga verläuft der Lungen-Meridian auch die Kehle hinauf. Der Empfänger liegt auf dem Rücken. Setzen Sie sich hinter seinen Kopf und üben Sie mit Ihren Daumen auf beiden Seiten knapp neben der Mittellinie des Halses über dem Kehlkopf äußerst sanften Druck aus. Arbeiten Sie mit beiden Daumen abwechselnd, damit sich der Empfänger nicht so verletzlich fühlt (Abb. 11.5). Halten Sie den Hinterkopf und fokussieren Sie sich auf einen freien Ki-Fluss zwischen Kopf und Brust. Ist die Sitzung auf die Behandlung der Lungen-Energie ausgerichtet, empfiehlt sich die Behandlung des Nackens, denn durch das eingeschränkte Atmen werden die Schultern schlaff und der Nacken in einer unbequemen Position gehalten.

6. Nach Masunaga zieht der Lungen-Meridian im Beinbereich direkt lateral neben dem Blasen-Meridian in der Mitte der Beinrückseite nach unten. Behandeln Sie den Meridian bei Bauchlage des Empfängers mit nach unten gerichtetem Druck Ihrer gestreckten Handfläche oder Ihres Daumens, während Ihre Mutterhand wie

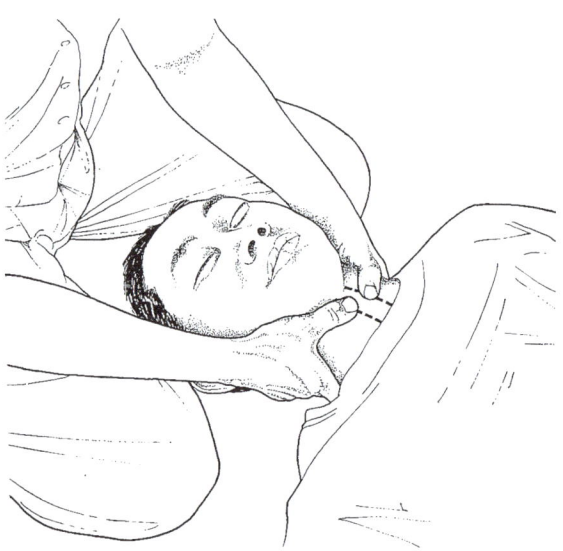

Abb. 11.5: Behandlung am Hals

bei der Behandlung des Blasen-Meridians auf dem Kreuzbein ruht (Abb. 11.6). Ebenso wie beim Blasen-Meridian können Sie auch den Lungen-Meridian im oberen Beinbereich mit Ihrem Knie behandeln, wenn der Empfänger auf dem Rücken liegt (s. S. 43, Abb. 3.15b).

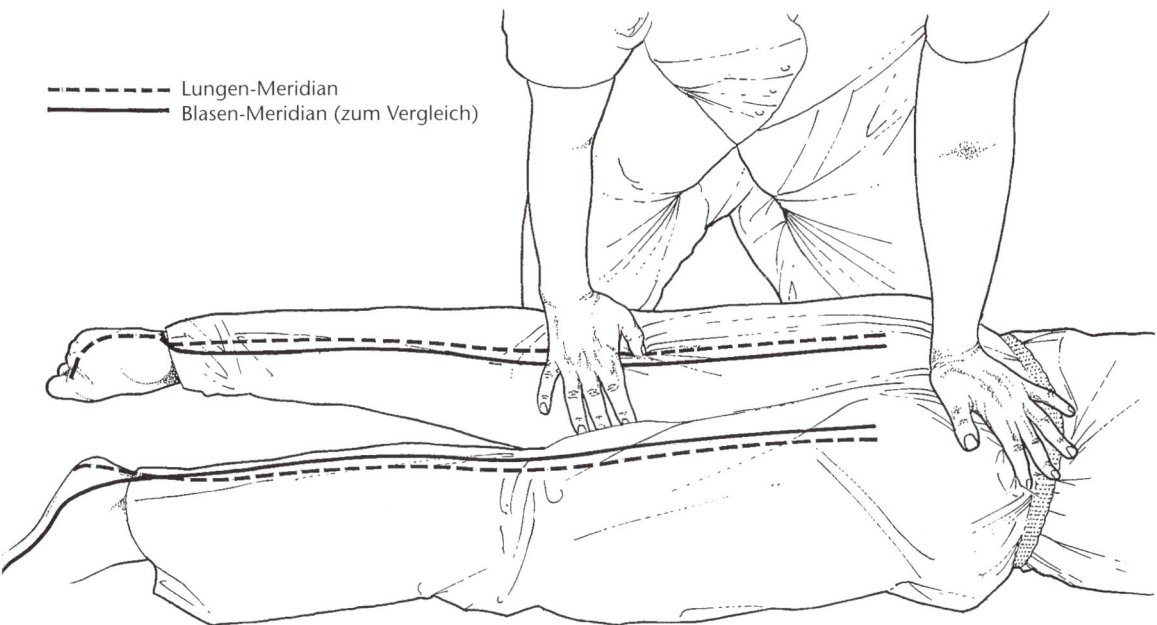

Lungen-Meridian
Blasen-Meridian (zum Vergleich)

Abb. 11.6: Behandlung an der Beinrückseite

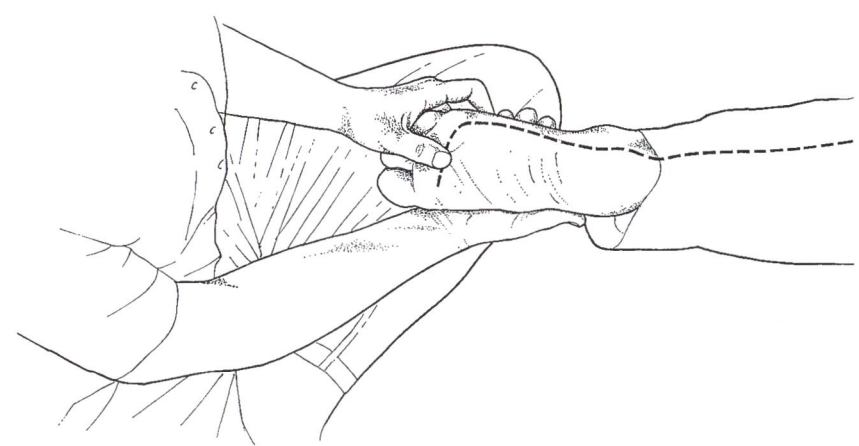

Abb. 11.7: Behandlung
am Fuß

7. Am Fuß verläuft der Lungen-Meridian im unteren Teil quer über die Fußsohle der Zehenballen. Um den Meridian in diesem Abschnitt zu erreichen, können Sie entweder wie gezeigt (Abb. 11.7) eine Position zu Füßen des auf dem Bauch liegenden Empfängers einnehmen oder, wenn er auf dem Rücken liegt, seinen Fuß auf Ihren Oberschenkel legen (s. S. 60, Abb. 4.12).

Die wichtigsten Punkte auf dem Lungen-Meridian

Lunge 1

Etwa einen Daumen (2,5 cm) breit unterhalb der Vertiefung unter dem äußeren Ende des Schlüsselbeins.

Funktionen
- Bo-Punkt der Lungen
- leitet Fülle, Schleim, Flüssigkeiten etc. aus der Brust ab
- lindert Schmerzen im Brustkorb und im oberen Rücken
- unterstützt die absenkende Funktion der Lunge.

Hauptanwendung: Husten, alle Lungenbeschwerden mit Schleim und Blockaden, Schmerzen in Brustkorb, Rücken und Schulter.

Behandlungsmethode: Setzen Sie sich hinter den Kopf des Empfängers in Rückenlage und lehnen Sie entweder Ihr Gewicht nach vorne auf die Handflächen oder benutzen Sie Ihre Daumen senkrecht zu der Neigung des Brustkorbs und lehnen Sie sich mit Ihrem Gewicht nur am Oberkörper an. Dieser Punkt löst eine starke Empfindung aus, es ist aber schwierig, ihn zu finden. Fragen Sie Ihren Partner, ob er den Punkt auf beiden Seiten spürt.

Lunge 5

In der am weitesten außen befindlichen Vertiefung der Ellenbeuge.

Funktionen
- leitet Schleim aus der Lunge
- leitet Hitze und Kälte aus der Lunge
- hilft der Lunge, Ki und Flüssigkeiten nach unten zu schicken.
- gibt dem Arm seine Beweglichkeit zurück.

Hauptanwendung: Husten mit Schleim, Schmerzen und Steifheit des Arms.

Behandlungsmethode: Winkeln Sie den Arm des Empfängers leicht an, um den Punkt des tiefsten Einsinkens zu finden. Wenn Sie ihn gefunden haben, lassen Sie den Arm gebeugt

und unterstützen ihn mit Ihrem Knie während Sie sich in den Punkt lehnen. Ihre Mutterhand bleibt dadurch frei und kann die Verbindung mit Lu 1 herstellen.

Lunge 7

Auf der Außenkante des Radius, proximal des Processus styloideus, in der Vertiefung, die sich etwa zwei Finger breit über dem Ende der Handgelenksfalte befindet.

> **!** **Anmerkung: Dieser Punkt weicht etwas lateral vom restlichen Lungen-Meridian ab, wie sein Name „Unterbrochene Reihe" andeutet. Er befindet sich ganz nahe an der Kante der Speiche in einer flachen Einbuchtung zwischen zwei Sehnen.**

Funktionen
- befreit die Oberfläche (leitet Wind-Hitze oder Wind-Kälte im Anfangsstadium aus)
- regt das Abwehr-Ki an und führt zum Schwitzen
- unterstützt die absenkende Funktion der Lunge
- wohltuend für Gesicht und Kopf
- wirkt erleichternd bei Trauer und Anspannung.

Hauptanwendung: Anfangsstadien akuter Erkrankung, wie z. B. Erkältung oder Grippe; Husten; Kopfschmerzen; Schnupfen; verborgene Trauer.

Behandlungsmethode: Zielen Sie mit der Daumenkante in die schmale Einbuchtung zwischen den Sehnen. Verbinden Sie den Punkt mit der Mutterhand auf Lu 1. An diesem Punkt werden Sie keine starke Reaktion auslösen können, fordern Sie deshalb Ihren Partner auf, auf sein allgemeines Befinden zu achten. Lassen Sie sich Rückmeldung geben, welche Wirkung der Punkt hat.

Lunge 9

Am äußeren Ende der Handgelenksfalte, in der Vertiefung lateral der Speichenarterie (A. radialis).

Funktionen
- Ursprungs-Punkt der Lungen
- tonisiert das Lungen-Ki und das Lungen-Yin
- tonisiert das Ki der Brust und beeinflusst die Zirkulation
- löst Schleim auf.

Hauptanwendung: Traditionelle Anzeichen einer Lungen-Ki-Leere (schwacher Kreislauf, blasses Gesicht, flache Atmung, geringe Vitalität etc.), schwache Lungenfunktion, geringe Widerstandskraft gegen Infektionen (behandeln Sie zwischen den Erkältungen, nicht währenddessen), chronischer Husten mit wenig oder zähem, gelbem Schleim.

Behandlungsmethode: Dieser Punkt befindet sich in der Nähe der Arteria radialis, deshalb ist starker Druck nicht empfehlenswert. Nutzen Sie jedoch die Verbindung dieses Punktes mit dem Blutkreislauf zur Harmonisierung des Brust-Ki und Stärkung der Lungenfunktion. Setzen Sie sich dicht an die Seite des Empfängers in Rückenlage und legen Sie Ihre Mutterhand auf den oberen Brustkorb, damit Sie die Bewegung des Atems verfolgen können. Suchen Sie dann den Punkt und spüren Sie in ihn hinein, bis der Pulsschlag wahrnehmbar wird. Beide Rhythmen sind deutlich wahrnehmbar. Entspannen Sie sich, lassen Sie beide Rhythmen gleichzeitig auf sich wirken, warten Sie und bleiben Sie so lange in Kontakt, bis beide Rhythmen harmonisch (aber nicht gleich!) sind.

Lunge 10

Auf halber Strecke an der Speichenseite des ersten Mittelfingerknochens, „am Übergang zwischen roter und weißer Haut".

Funktionen
- leitet Hitze ab
- wohltuend für den Rachen.

Hauptanwendung: Akute Halsschmerzen.

Behandlungsmethode: Legen Sie Ihre Mutterhand in die Nähe unterhalb des Halses und konzentrieren Sie sich wiederholt darauf, Hitze nach unten und vom Hals weg „abzuleiten". Eine starke Reaktion sollte wahrnehmbar sein.

Yu-Punkt des Lungen-Meridians

Bl 13 – zwei Finger breit neben der Mittellinie der Wirbelsäule, in Höhe der Dornfortsatzunterkante des 3. Brustwirbels.

Funktion
- unterstützt alle Funktionen der Lungen-Energie.

Hauptanwendung: Alle Lungenbeschwerden

Behandlungsmethode: Beidseitig, mit beiden Daumen. Der Empfänger befindet sich in Bauchlage oder Sitzposition.

Bo-Punkt des Lungen-Meridians

Lu 1 – siehe oben.

11.4 Bedeutung des Dickdarms in der TCM

Wie alle anderen Yang-Meridiane gilt der Dickdarm-Meridian in der TCM als der energetische oder bewegliche Aspekt des mit ihm gepaarten Yin-Meridians, in diesem Fall also des Lungen-Meridians. Obwohl die Organe selbst unterschiedliche Funktionen haben, drückt sich das nicht immer bei den Meridianen aus. Der Yang-Meridian dient also häufig dazu, die Energie des Yin-Organs zu bewegen.

Darmfunktion

Die TCM schreibt dem Dickdarm als Organ die gleichen Funktionen zu wie die westliche Physiologie, nämlich den Faeces überschüssige Flüssigkeit zu entziehen und sie zur Ausscheidung in Richtung Darmausgang zu befördern. Allerdings führt der Dickdarm diese Funktionen unter Leitung der Milz aus. Deshalb werden vor allem der Milz- und Magen-Meridian zur Behandlung von Darmbeschwerden herangezogen. Dies insbesondere auch aus dem Grund, da beide in der unteren Körperhälfte lokalisierten Meridiane einen direkteren Bezug zum Abdomen haben als der traditionell am Arm verlaufende Dickdarm-Meridian.

Eliminierung

Die energetische Funktion des Dickdarms bezieht sich auf alle Aspekte der Eliminierung: auf die Ausscheidung über die Haut, den Darm, den Atem und den Geist. Die Behandlung dieses Meridians hilft auch bei der Zerstreuung äußerer pathogener Faktoren zu Beginn einer Erkrankung. Seine zerstreuende, verteilende Funktion hängt mit derjenigen der Lunge zusammen. Auf Grund dessen eignet er sich zur Tonisierung des Ki, denn er zerstreut alles, was den freien Ki-

Fluss behindert. Ein speziell zu diesem Zweck verwendeter Druckpunkt ist Di 4, der schon in alten Zeiten „Großer Eliminator" genannt – wurde die stark ausleitende Wirkung dieses Punktes bedeutet aber, dass er bei Schwangeren nicht verwendet werden darf!

Nase und Gesicht

Der Dickdarm-Meridian endet direkt neben der Nase und hilft deshalb bei einer Sinusitis und entsprechenden Kopfschmerzen, bei Heuschnupfen oder Erkältung. Der Dickdarm-Meridian wird aber auch zur Behandlung von Hautausschlägen wie Akne oder Furunkeln eingesetzt. Diese beiden Anwendungsgebiete stehen auch im Zusammenhang mit der Ausscheidungsfunktion des Meridians.

Beschwerden entlang des Meridianverlaufs

Ansonsten dient der Dickdarm-Meridian in der TCM hauptsächlich zur Behandlung lokaler Beschwerden, die im Verlauf des Meridians auftreten, z. B. bei Schmerzen in den Armen, den Schultern oder im Nacken.

11.5 Bedeutung des Dickdarms in der Zen-Shiatsu-Theorie

Wie bei allen anderen Meridianen, weitete Masunaga entsprechend den Empfindungen und Reaktionen seiner Patienten auch den Verlauf des Dickdarm-Meridians auf den ganzen Körper aus. Da der traditionell am Arm verlaufende Dickdarm-Meridian eine eher schwache Wirkung auf die untere Körperhälfte hat, ist sein Einfluss auf die tatsächliche Darmtätigkeit relativ gering. Masunaga wusste nicht nur, wie wichtig die Eliminierungsfunktion für die Gesundheit der Körper-Geist-Einheit und der Seele ist, sondern erkannte auch, welche physiologische Bedeutung ein so großflächiges Organ wie der Dickdarm für die gesunde Funktionsweise der gesamten Bauchregion hat. Der von ihm auf Hüften und Beine ausgedehnte Verlauf des Dickdarm-Meridians gibt diese Bedeutung wieder. Der Dickdarm-Meridian ruft äußerst starke Empfindungen bei der Behandlung hervor und hat einen großen Einfluss auf die energetischen Vorgänge im unteren Teil des Körpers.

Eliminierung

In der Zen-Shiatsu-Theorie wird dem Dickdarm-Meridian die gleiche ausleitende Funktion zugeschrieben wie in der TCM. So sind eine verstopfte Nase und Husten die Folgen einer schlechten Ausscheidung im Bereich der Atemwege. Wie in der TCM kann es sich entweder um eine unzureichende Ausleitung von Schleim handeln oder um das Unvermögen, pathogene Einflüsse von außen abzuwehren, denn zu den damit verbundenen Symptomen gehört z.B. die Anfälligkeit für Erkältungen. Wenn die Eliminierungsfunktion ausfällt, kann sich das auch in der Haut widerspiegeln: Die Haut juckt oder neigt zu Entzündungen und Eiterbildung, mit anderen Worten, es kommt zu Furunkeln, Akne oder sonstigen Hautproblemen mit Ausschlag. Natürlich gibt es auch noch die Ausscheidung über den Darm, die der folgenden Funktion zugeordnet ist.

Zirkulation des Ki im unteren Hara, im Rücken und in den Beinen

Masunaga fiel auf, dass sich eine Funktionsträgheit des Dickdarms wegen der Größe des Organs sowohl auf den gesamten Bauchraum, als auch auf die untere Körperhälfte auswirkt. Kälte oder eine schwache Zirkulation im unteren Hara, die wiederum den

Uterus, die Ovarien oder die Blase und den Darm in Mitleidenschaft ziehen können, sowie Kreuzschmerzen infolge einer Stauung oder Stagnation der Dickdarm-Energie, sind weitere gängige Symptome. Dabei werden die Schmerzen im unteren Rückenbereich meist rund um den Yu-Punkt und die Rückendiagnosezone des Dickdarm-Meridians gespürt. Obwohl in der TCM lediglich dem Funktionskreis Niere/Blase zugeordnet werden, gehen Kreuzschmerzen in der klinischen Praxis oft mit einer Dickdarm-Diagnose einher. Ein Kältegefühl in Verbindung mit einer schwachen Zirkulation in den Beinen, das auf einer allgemeinen Trägheit des Ki im unteren Teil des Körpers beruht, ist ein anderes häufig vorkommendes Symptom.

Loslassen

Die meisten psychischen Charakteristika, die sich einer Dickdarm-Diagnose zuordnen lassen, haben ihren Ursprung in der Unfähigkeit loszulassen. Loslassen können spielt eine entscheidende Rolle im Prozess des Austauschs mit der Umwelt, der im Abschnitt über die Lunge beschrieben wurde (s. S. 300). Denn Geist und Körper können überladen werden mit Unerwünschtem, z.B. mit alten Verhaltensmustern, die ihren ursprünglichen Zweck nicht länger erfüllen und möglicherweise jede neuen Erfahrung noch stärker behindern. Das kann z.B. bedeuten, dass ein Mensch, der nicht fähig ist, sich von einer Enttäuschung freizumachen, gegenüber der Möglichkeit verschlossen bleibt, eine Erfahrung zu wiederholen, eben weil sie zu dieser Enttäuschung geführt hat. Die Angst zu versagen, abwehrender Stolz und die Vorwegnahme einer möglichen Ablehnung sind weitere Beispiele für Verhaltensmuster, die den Spielraum für neue Erfahrung einschränken und den Einzelnen in unerwünschten Lebensstrukturen gefangen halten. „Ich möchte davon weg, aber ..." ist ein Thema, das im Zusammenhang mit einer Dickdarm-Diagnose häufig auftaucht.

Dieses Unvermögen, loszulassen, ist die Ursache für manche Stagnation im körperlichen wie im psychischen Bereich. Obwohl im Verständnis der TCM eher eine schwache Leber-Funktion für Stagnation verantwortlich ist, zeigen sich im Zen Shiatsu bei einer Dickdarm-Diagnose häufig begleitende Symptome mit einem Anteil von Stagnation, wie z. B. Verstopfung, Menstruationsschmerzen, Steifheit im unteren Rücken oder Sinusitis.

Entfremdung und Depression

Seine Gefühle auszudrücken hat einen wichtigen Anteil an dem Prozess der Loslassens. Und somit geht eine unausgewogene Dickdarm-Energie oft mit einer mangelnden Ausdrucksfähigkeit einher. Auf der körperlichen Ebene lässt sich dies an einer Ausdruckslosigkeit des Gesichts ablesen, auf der sozialen Ebene am Fehlen von Freunden. Masunaga fasst das Dickdarm-Dilemma als „ständige Unzufriedenheit und keinen Freund, mit dem man sich beraten könnte" zusammen. Unzufrieden mit den unerwünschten Lebensumständen, haben die Betroffenen keine Freunde, mit denen sie über diese Unzufriedenheit sprechen könnten, denn wegen ihrer Isolation, die jeder empfindet, wenn er vom lebendigen Austausch mit der Umwelt abgeschnitten ist, neigen sie dazu, sich ungesellig zu verhalten. Dieser Teufelskreis ist ein Hauptmerkmal einer Depression.

Atmung und Bewegung

Es ist kennzeichnend für die Zen-Shiatsu-Theorie, dass – einer Anordnung im Kreis entsprechend – die Symptome eines Ungleichgewichts auch die Ursachen dieses Ungleichgewichts sein können. So ist es auch mit der Dickdarm-Energie. Weil sich die Betroffenen nur zögernd auf den Austausch mit der Umgebung einlassen, werden ihre Atemmuster eher flach oder eingeschränkt sein. Bei solchen Atemmustern bleibt der Austausch mit der Umgebung auf einer sehr niedrigen Stufe, und die ursprüngliche Schwäche der Lungen- und Dickdarm-Funktionen wird durch sie aufrechterhalten. Dieser Zusammenhang zeigt seine Gültigkeit auch im Bereich Sport und körperliche Übungen. So haben Menschen mit einem Dickdarm-Ungleichgewicht aufgrund ihrer mangelnden Bereitschaft zur Veränderung wenig Lust, sich sportlich zu betätigen. Folglich bleibt ihre Atmung flach und ihre Darmfunktion träge, weil sie nicht durch körperliche Bewegung angeregt werden. Und das Ergebnis ist, dass die Lungen-Energie und Dickdarm-Energie weiterhin im Ungleichgewicht verharren. Deshalb sind regelmäßige, sanfte Körperübungen die beste Empfehlung für Menschen mit einer Disharmonie im Metall-Element.

11.6 Der Dickdarm-Meridian und seine Behandlung

Traditionell verläuft der Dickdarm-Meridian von der Spitze des Zeigefingers auf der vorderen Seitenfläche des Armes nach oben, überquert das Akromioklavikulargelenk bis zur Schulterhöhe und zieht dann diagonal über die Vorderseite des Halses und den Kiefer zum Nasenflügel. Er kreuzt unter der Nase und endet an der Seite des anderes Nasenlochs (Abb. 11.8). Nach Masunaga verläuft der erweiterte Meridian von der Schulter im vorderen-seitlichen Bereich des Rumpfes hinunter zur Hüfte, wo er sich sowohl mit der Hara- als auch mit der Rückendiagnosezone verbindet. Von der Rückendiagnosezone, oberhalb des Beckenkamms, bewegt er sich auf der hinteren-seitlichen Fläche des M. gluteus medius und des M. gluteus maximus hinunter und folgt dann im seitlichen Bereich der Oberschenkelrückseite dem hinteren Rand des iliotibialen Muskelzugs nach unten. Der Meridian setzt sich im hinteren-seitlichen Wadenbereich nach unten fort und verläuft unter der Außenkante des Fußes zum Fußballen, horizontal entlang den Polstern unter den Zehen (Abb. 11.8a).

Die Hara-Diagnosezone ist ein Streifen, der auf beiden Seiten quer zur Leiste gleich innerhalb der Hüftknochen verläuft (Abb. 11.8b).

Die Rückendiagnosezone befindet sich auf beiden Seiten des Körpers gleich über dem Beckenkamm (Abb. 11.8c).

Bedeutung und Funktion des Meridians

Zusammen mit seinem Partner, dem Lungen-Meridian, verkörpert der Dickdarm-Meridian einen Vorgang, der allen Lebewesen eigen ist: den Austausch von Ki mit dem Universum. Die Lunge nimmt auf, der Dickdarm gibt ab. Gemeinsam belegen die Meridiane die „Außenseite" des Körpers, um dieser Funktion des Austausches gerecht zu werden.

Wenn Sie sich die Teile des Körpers als rechteckige Formen und nicht zylindrisch vorstellen, dann verläuft der Dickdarm-Meridian an Gliedmaßen und Rumpf entlang der Kante, an der „Vorderseite" und „Rückseite" zur „Seite" werden. Damit drückt er seine Funktion der Bildung einer Begrenzung an der Außenseite vollständiger aus als der Lungen-Meridian, der weiter medial über Brustkorb und Beine läuft.

Über seinen Verlauf an Rumpf, Hals und Beinen schafft er einen Bezug zu der Meridian-Erweiterung des Dreifachen Erwärmers, der

die „Oberfläche" im Gegensatz zu der „Außenseite" verwaltet. Auf ihrer Bahn beiderseits des Gallenblasen-Meridians sind die beiden Meridiane wie Spiegelungen voneinander, bis sie sich an der Taille überkreuzen. Diese drei Meridiane arbeiten zusammen, um die Drehung des Körpers zu ermöglich und uns so Beweglichkeit zu verleihen. Anpassung erfordert Beweglichkeit. Die Anpassungsfunktion des Dreifachen Erwärmers wird von der Dickdarm-Energie insofern unterstützt, als er unerwünschten Ballast los wird. Bei der Drehung des Körpers öffnen wir uns in jeder Millisekunde neuen Perspektiven. In jeder Millisekunde muss der Dickdarm eine alte Sichtweise loslassen, entscheidet die Gallenblase sich für eine neue und der Dreifache Erwärmer passt sich daran an. Auf diese Weise symbolisiert die Drehung des Körpers unsere Beteiligung an dem immerwährenden Lebensprozess des sich Öffnens für Veränderung. Der Dickdarm bildet den Eckpfeiler dieses Vorgangs; ist er nicht imstande, Altes loszulassen, wird unsere Beweglichkeit und die Fähigkeit, Neues anzunehmen, sofort bedroht. Steifheit und Stagnation im Meridian, vor allem Schwierigkeiten bei der Drehbewegung, sind ein Hinweis auf ein Problem mit dem Loslassen.

Der Fluss des Ki ist grundlegend für das Leben und die Funktion des Dickdarms, loslassen zu können, ist von großer Bedeutung. Bereiche, in denen Dickdarm-Energie stagniert, entsprechen leblosen Bereichen in Körper und Geist. Die Behandlung des Meridians unterstützt den ungehinderten Energiefluss, der in der TCM mit der Leber-Energie verbunden wird, und verringert Schmerzen, die durch Stagnation hervorgerufen wurden.

Nahezu jeder Teil des Meridians kann mit Stagnation und ihren Folgeschmerzen in Verbindung gebracht werden. Im Gesicht hat der Meridian einen Bezug zu Beschwer-

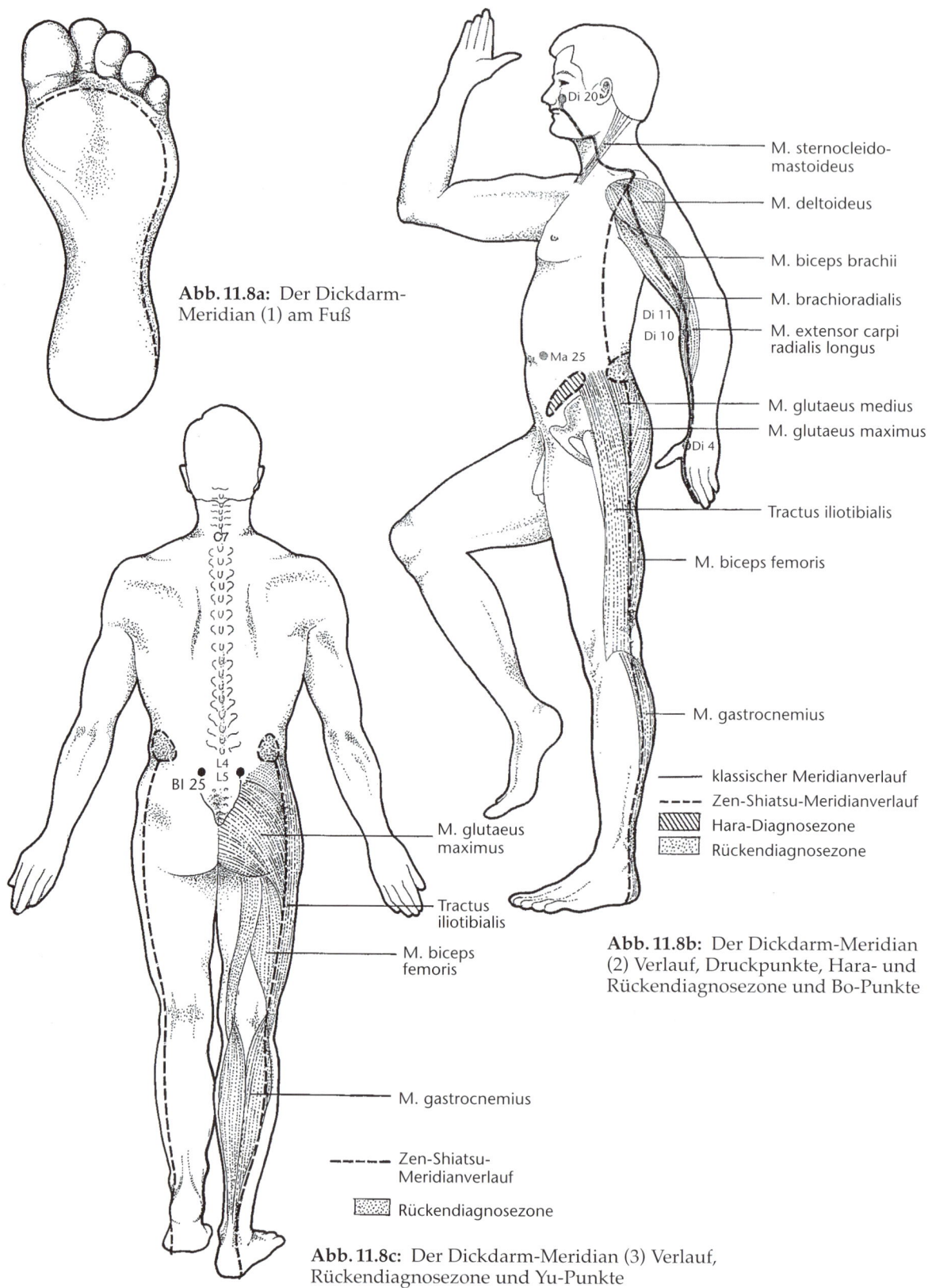

Abb. 11.8a: Der Dickdarm-Meridian (1) am Fuß

M. sternocleido-mastoideus

M. deltoideus

M. biceps brachii

M. brachioradialis

M. extensor carpi radialis longus

M. glutaeus medius

M. glutaeus maximus

Tractus iliotibialis

M. biceps femoris

M. gastrocnemius

—— klassischer Meridianverlauf
---- Zen-Shiatsu-Meridianverlauf
▨ Hara-Diagnosezone
▦ Rückendiagnosezone

Abb. 11.8b: Der Dickdarm-Meridian (2) Verlauf, Druckpunkte, Hara- und Rückendiagnosezone und Bo-Punkte

M. glutaeus maximus

Tractus iliotibialis

M. biceps femoris

M. gastrocnemius

----- Zen-Shiatsu-Meridianverlauf

▦ Rückendiagnosezone

Abb. 11.8c: Der Dickdarm-Meridian (3) Verlauf, Rückendiagnosezone und Yu-Punkte

den der Nasennebenhöhlen oder Zahnschmerzen (Di 4 eignet sich als Fernpunkt
für die Behandlung). Am Hals unterstützt
der Dickdarm die freie Rotation und Öffnung oder im Gegenzug Starrheit. Die
Schultern sind anfällig für Steifheit, Panzerung, reduzierte Atmung und Einschränkung der Bewegungsfreiheit.

Am Oberkörper durchläuft der Meridian
einen Bereich der steif, starr und eng für die
Atmung ist, ohne so zu erscheinen – selbst
in gelenkigen Yoga-Lehrern ist er manchmal
fest und blockiert. Wird dieser Teil des Meridians in Kombination mit dem Abschnitt um
Darmbeinkamm und Hüfte behandelt, löst
er Schmerzen des unteren Rückens und eingeschränkte Beweglichkeit bei der Drehung.
Behandlung der Beine und Füße wirkt lö-
send auf die Diagnosezonen im Hara und
auf dem Rücken, die häufig verantwortlich
sind für Schmerzen des unteren Rückens mit
Dickdarmbeteiligung. Bei Verdauungsbeschwerden wie Obstipation und Diarrhö

hilft die Behandlung des Meridians an Hüften und Beinen.

Der Behandlungsablauf

1. Der klassische Dickdarm-Meridian verläuft über die Vorderseite der Schulter
   und auf der Radiusseite den Arm hinunter, knapp posterior der „Grenze zwischen
   roter und weißer Haut". Er kann in Rückenlage behandelt werden, der Arm des
   Empfängers liegt im 30-Grad-Winkel zum
   Körper, der Punkt Di 4 befindet sich ganz
   oben. Richten Sie den Druck leicht nach
   unten und innen, während Ihre Mutterhand auf der Schulter liegt. Gearbeitet
   wird mit der Handfläche, dem Daumen
   oder dem Tigermaul (Abb. 11.9).
2. Der Dickdarm-Meridian am Arm kann
   auch in der Sitzposition erreicht werden,
   wenn die Therapeutin ihr Knie aufstellt
   und den Arm des Empfängers darüber
   legt. Der Meridian lässt sich dann bequem
   mit dem Ellbogen behandeln (Abb. 11.10a).

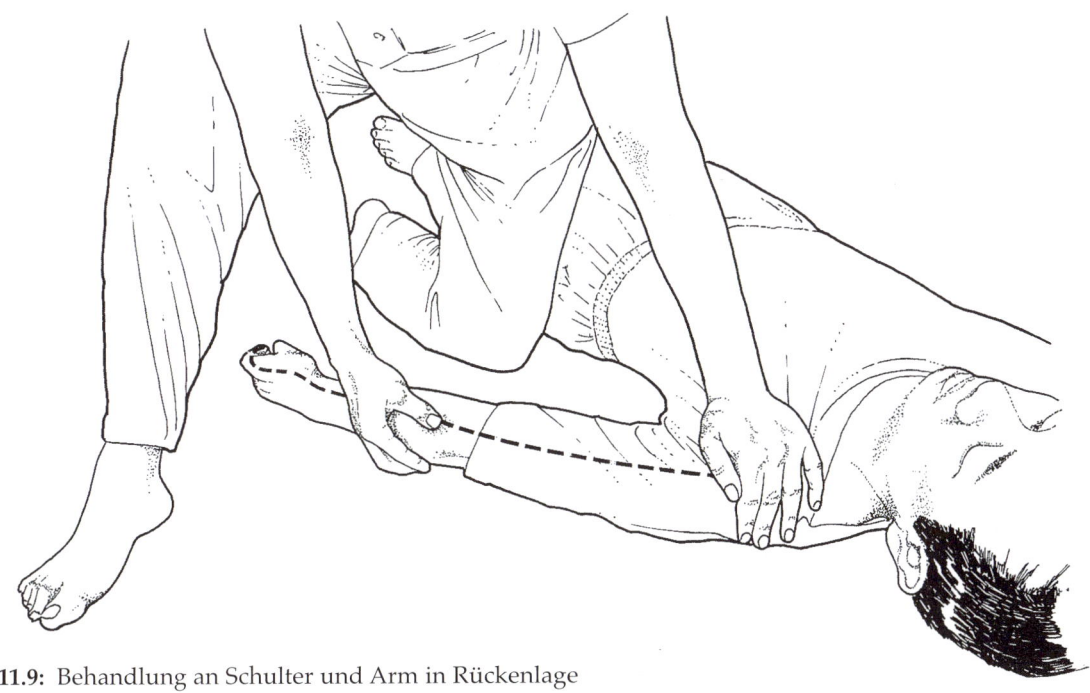

Abb. 11.9: Behandlung an Schulter und Arm in Rückenlage

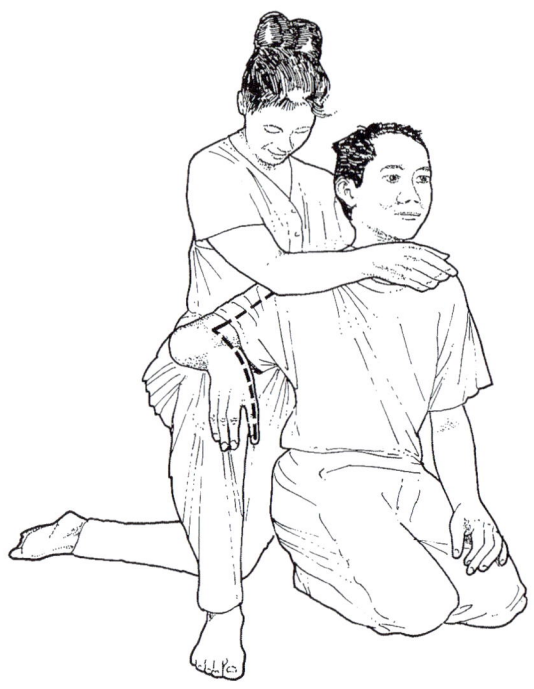

Abb. 11.10a: Behandlung am Arm in Sitzposition

3. Der Dickdarm-Meridian am Arm ist bei Seitenlage zugänglich, wenn der Arm abduziert ist und gestützt vom Oberschen-

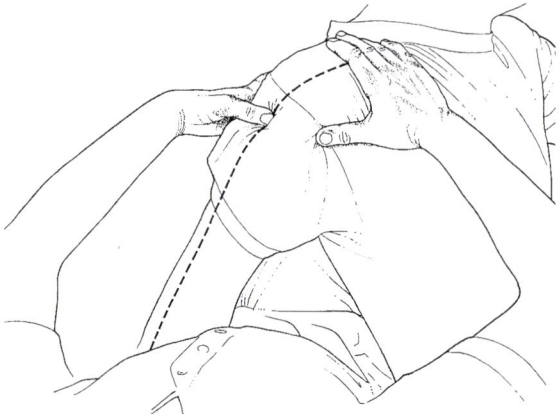

Abb. 11.10b: Behandlung am Arm in Seitenlage

kel der Therapeutin auf ihrer anderen Körperseite ruht (s. S. 68). Der Meridian kann dann mit der Handfläche, dem Daumen oder Ellbogen behandelt werden, während die Mutterhand die Schulter leicht nach hinten drückt (Abb. 11.10b).

4. Diese Position eignet sich auch, wenn Sie die Vorderseite der Schulter behandeln wollen. Setzen Sie Ihren Ellenbogen oder die Kante Ihrer Hand ein wie in der

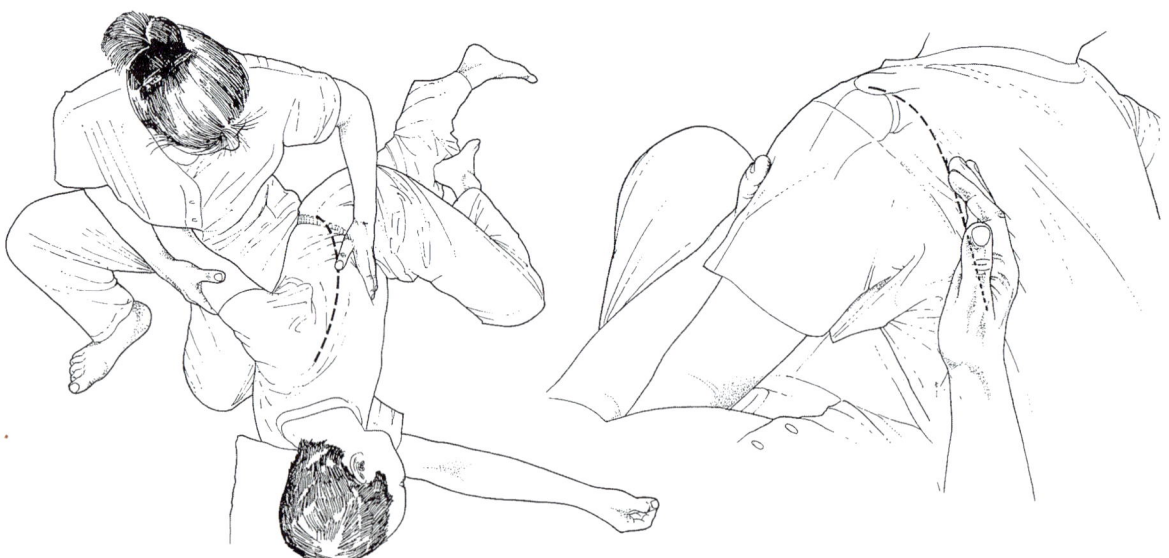

Abb. 11.11a: Behandlung am Rumpf mit dem Arm in Meridiandehnung

Abb. 11.11b: Behandlung an der Schulter mit dem Arm in Meridiandehnung

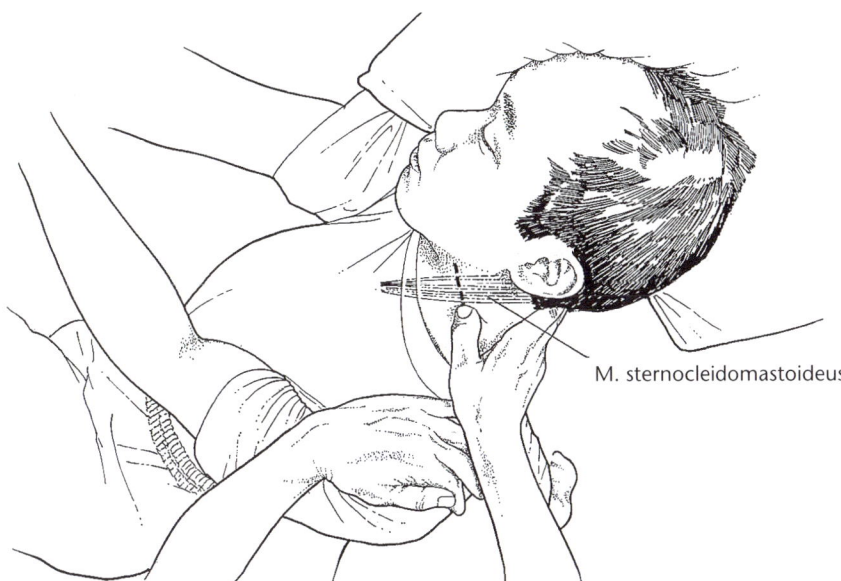

M. sternocleidomastoideus

Abb. 11.12a: Behandlung
am Hals (in Seitenlage)

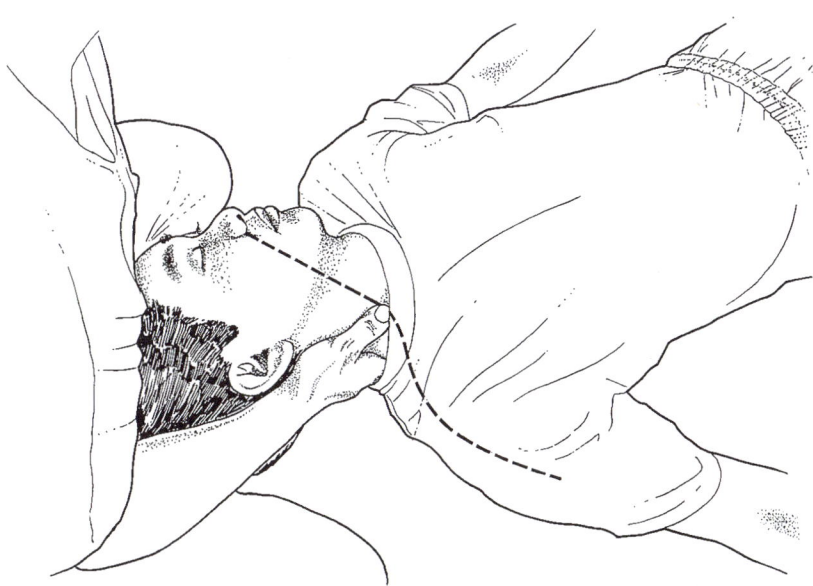

Abb. 11.12b: Behandlung
am Hals (in Rückenlage)

Abbildung (Abb. 11.10b). Der Druck ist
dabei vertikal nach unten gerichtet.

5. In derselben Position kann der Dickdarm-
Meridian auch seitlich-vorn am Körper,
wo er anterior des Gallenblasen-Meridians nach unten verläuft, mit der Handfläche, dem Daumen oder den Fingerspitzen behandelt werden, während die

Mutterhand die Schulter oder den Arm
unterstützt (Abb. 11.11b).

6. Der traditionelle Dickdarm-Meridian am
Hals kann mühelos in der Seitenlage
behandelt werden. Wenden Sie *sanften*
Druck nach unten auf einer Linie an,
die diagonal vom Kiefer über den M. sternocleidomastoideus läuft. Die Mutter-

hand sollte die Schulter unterstützen (Abb. 11.12a).

7. Auch die Rückenlage eignet sich gut für die Behandlung des Dickdarm-Meridians mit dem Daumen am Hals (Abb. 11.12b). Dabei sollte der Kopf des Empfängers von der Mutterhand der Therapeutin unterstützt werden und leicht zur Seite gedreht sein. Im untersten Drittel des Meridians im Nackenbereich sollte nicht gearbeitet

werden, da dieser Bereich sehr empfindlich ist. Der Meridian kann in dieser Position mit dem Daumen von der Nackenbasis aus nach außen zu den Schultern behandelt werden.

8. Nach Masunaga verläuft der Dickdarm-Meridian im Hüftbereich weder seitlich noch hinten am Körper, sondern „auf der Kante", gleich posterior des Gallenblasen-Meridians. Er kann in der Bauchlage er-

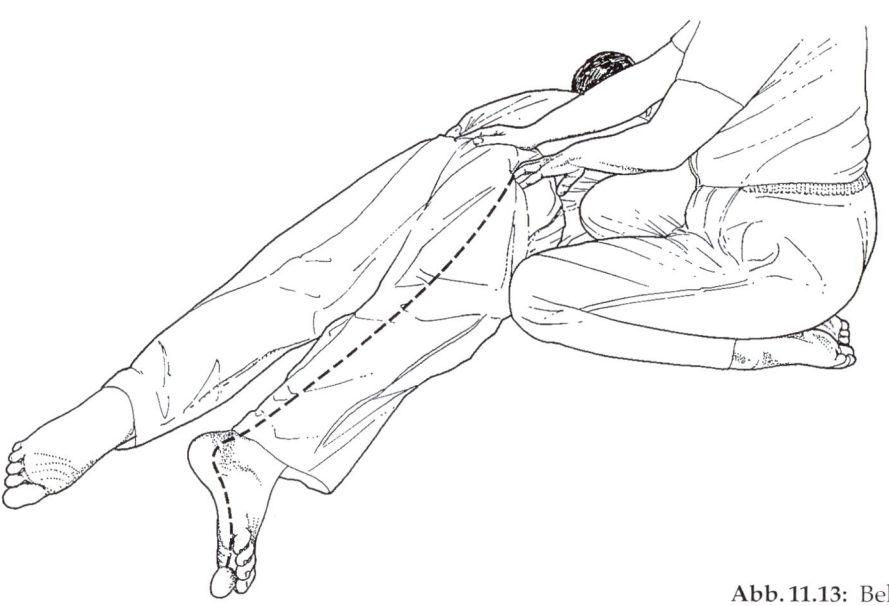

Abb. 11.13: Behandlung an den Hüften

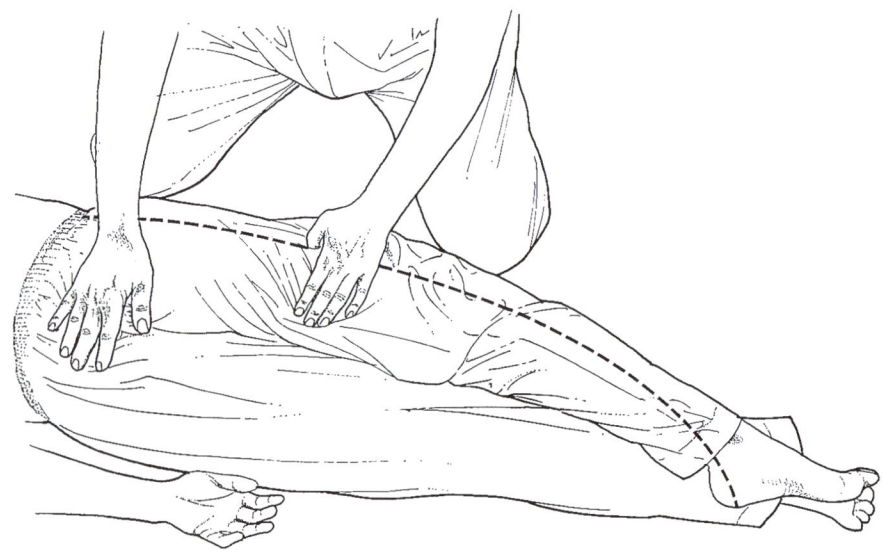

Abb. 11.14: Behandlung am Bein

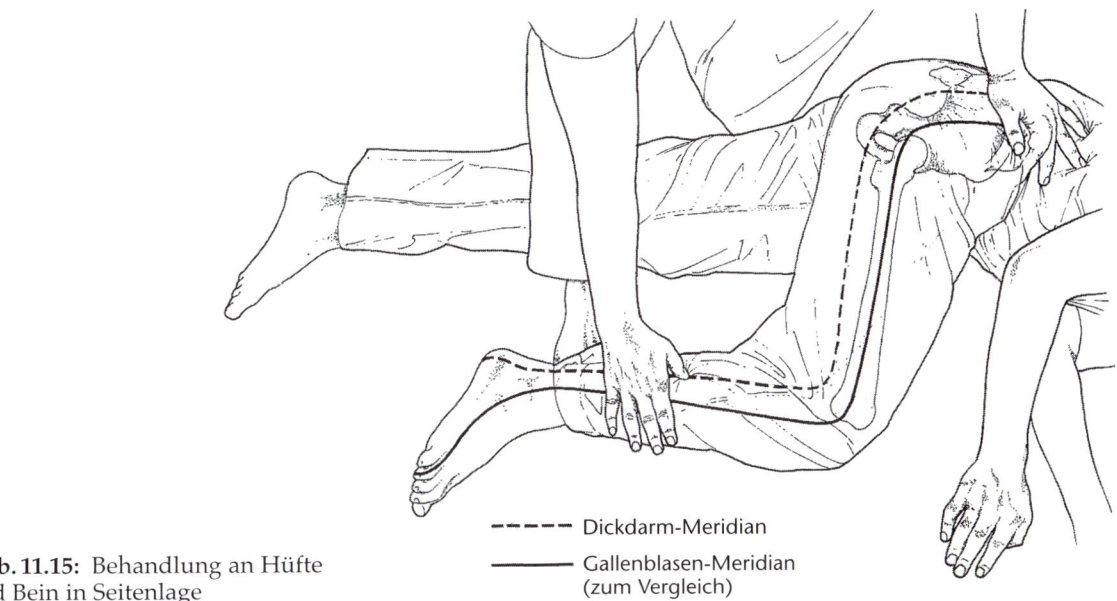

- - - - - Dickdarm-Meridian
———— Gallenblasen-Meridian
(zum Vergleich)

Abb. 11.15: Behandlung an Hüfte und Bein in Seitenlage

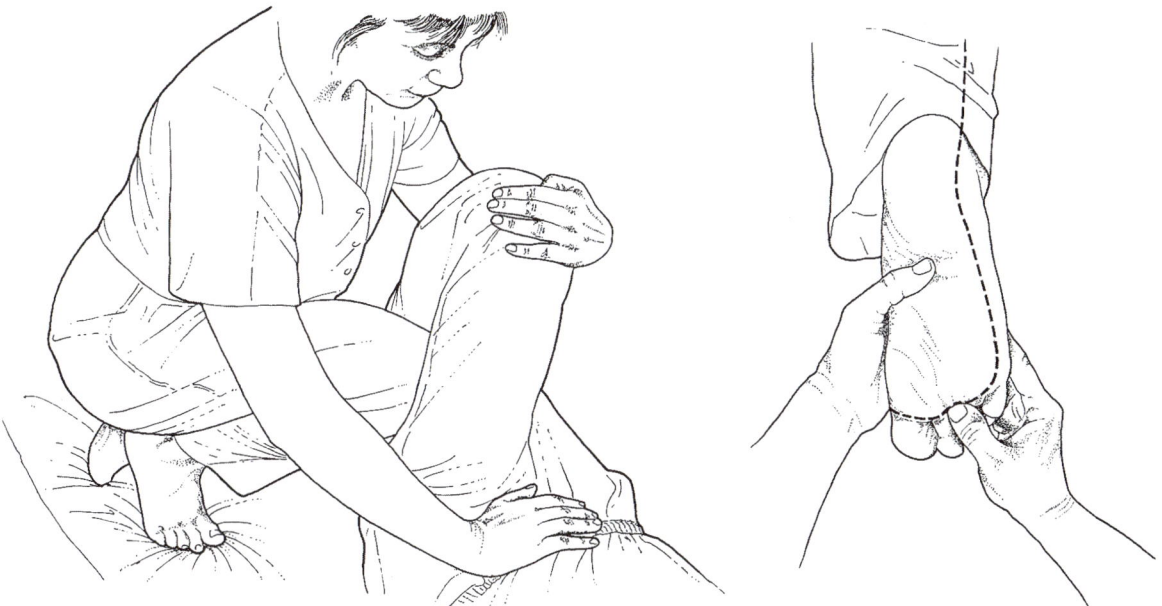

Abb. 11.16: Behandlung des Meridians am Oberschenkel mit dem Knie (in Rückenlage)

Abb. 11.17: Behandlung am Fuß

reicht werden und mit dem Daumen, Knie, Ellbogen, der Handfläche oder den Fingerspitzen behandelt werden, während Sie mit der Mutterhand den Lendenbereich unterstützen. Der Druck sollte in

horizontalem Winkel ausgeübt werden (Abb. 11.13).

9. Der Dickdarm-Meridian am Bein verläuft in Fortsetzung seiner Lage im Hüftbereich „auf der Kante" bzw. der hinteren-seit-

lichen (posterolateralen) Fläche des Oberschenkels und der Wade nach unten. Wenn Sie diesen Teil des Meridians in der Bauchlage bearbeiten, ist es hilfreich, dass der Empfänger den Ihnen zugewandten Fuß, wie dargestellt, hinter dem anderen einhakt (Abb. 11.14). Der Meridian ist dann offen und stabil und lässt sich in Weiterführung der Hüftarbeit mit denselben Methoden wie unter Punkt 7 genannt behandeln. Der Druck ist dabei zur Beinmitte gerichtet.

10. Der Dickdarm-Meridian an Hüften und Beinen ist auch in der Seitenlage erreichbar, wobei sehr präzise mit den Daumen gearbeitet werden kann (Abb. 11.15). Der Druck sollte vertikal nach unten gerichtet sein.

11. Am Oberschenkel kann der Dickdarm-Meridian in der Rückenlage behandelt werden (Abb. 11.16). Bringen Sie Ihr Knie an den Dickdarm-Meridian am Oberschenkel, während Ihre andere Hand auf dem Hara liegt und Ihre Kindhand das gebeugte Bein des Empfängers unterstützt. Üben Sie mit Ihrem Knie Druck auf den Meridian aus, indem Sie das Bein des Empfängers aus der Drehung heraus wieder zu sich zurückführen.

12. Der Dickdarm-Meridian verläuft am Außenrand der Fußsohle hinunter und dann horizontal an den Ballen unter den Zehen entlang. Am einfachsten lässt er sich mit dem Daumen erreichen, wenn der Empfänger auf dem Bauch liegt (Abb. 11.17).

Die wichtigsten Punkte auf dem Dickdarm-Meridian

Dickdarm 4

Am höchsten Punkt in dem fleischigen Gewebe zwischen dem ersten und zweiten Mittelhandknochen.

Funktionen
- Quellpunkt des Dickdarms
- befreit die Oberfläche und treibt äußere Einflüsse aus
- Hauptpunkt für das Gesicht, z. B. bei Sinusitis, Zahnschmerzen, Stirnkopfschmerzen usw.
- stillt Schmerzen
- beruhigt den Geist
- fördert die Wehentätigkeit.

! **Kontraindiziert in der Schwangerschaft**

Hauptanwendung: In der Anfangsphase einer akuten Erkrankung, bei Erkältung, Heuschnupfen, Zahnschmerzen, Kopfschmerzen, Bindehautentzündung, Angstzuständen, Schmerzen an einer beliebigen Stelle im Körper (in Kombination mit Le 3), zur Einleitung der Wehenaktivität.

Behandlungsmethode: Der Punkt entfaltet eine größere Wirksamkeit, wenn er separat und nicht als Teil des Meridians behandelt wird; er erfordert einen speziellen Fokus und eine sichere Position der Hand. Üben Sie mit dem Daumen Druck auf diesen Punkt aus, während Ihre Finger die Hand des Empfängers von unten stützen, oder nehmen Sie ihn zwischen Daumen und Zeigefinger in einen Zangengriff. Bei speziellen Beschwerden im Bereich des Kopfes und des Gesichts, wie z. B. Sinusitis, legen Sie Ihre Mutterhand auf den Meridianverlauf auf der Schulter und richten Ihren Blick wie eine dritte Hand auf den Bereich, in dem Sie Blockaden lösen wollen; pressen Sie dann wiederholt Di 4 mit einer pumpenden Bewegung, als wollten Sie Zahnpasta aus der Tube drücken. Sie können diesen Punkt auch in Kombination mit Le 3 verwenden (s. S. 185)

Dickdarm 10

Drei Finger breit unter der Ellbogenfalte, etwas posterior der Grenze zwischen „der roten und der weißen Haut", auf der Wölbung des M. brachioradialis.

Funktionen
- tonisiert Ki und Blut
- wohltuend für den Arm (Hauptpunkt für alle körperlichen Armprobleme).

Hauptanwendung: Allgemeine Erschöpfung und Schwäche, Schmerzen, Steifheit, Verletzung oder Lähmung des Armes oder der Hand.

Behandlungsmethode: Wenn der Empfänger sich in Rückenlage befindet, legen Sie Ihre Mutterhand auf das untere Hara, seien Sie aufmerksam und offen und sinken Sie mit Ihrem Daumen tief in den Punkt ein. Sollte der Arm bei einer Verletzung zu empfindlich sein, um direkt behandelt zu werden, arbeiten Sie mit dem anderen Arm. Dieser Punkt eignet sich bei allgemeiner Erschöpfung und Schwäche zur Selbstbehandlung, weil er leichter zu erreichen ist als Ma 36 und eine ähnliche Wirkung hat (er befindet sich an einer ähnlichen Stelle am Arm wie Ma 36 am Bein).

Dickdarm 11

Am seitlichen Ende der Ellbogenfalte, auf halber Strecke zwischen Lu 5 und dem lateralen Epikondylus des Oberarmknochens.

Funktionen
- treibt Hitze, Wind und Feuchtigkeit aus
- kühlt das Blut
- unterstützt den Sehnen und Gelenke.

Hauptanwendung: Fieber, Bluthochdruck, Verdauungsbeschwerden aufgrund von Hitze, Hauterkrankungen, Beschwerden des Ellenbogens, Arms oder der Schulter.

Behandlungsmethode: Wenn sich der Empfänger in Rückenlage befindet, sitzen Sie so, dass Sie zu seinem Gesicht blicken. Sein Arm ist gebeugt und sein Ellenbogen ruht auf der Handfläche Ihrer äußeren Hand (d.h. die Hand die weiter von dem Empfänger entfernt ist). Legen Sie Ihren Daumen auf den lateralen Epicondylus des Oberarmknochens, rollen Sie dann die Daumenspitze zum Ende der Ellenbogenfalte und lehnen Sie sich in die Gelenkspalte. Setzen Sie Ihre unterstützende Hand ein, um den Arm leicht zu rotieren, damit Sie den Punkt des tiefsten Einsinkens finden können. Während dem tiefen Einsinken legen Sie seinen Arm an seinen Körper als Stütze in der gebeugten Haltung und Ihre freie Hand als Mutterhand auf sein unteres Hara, während Sie den Punkt weiter halten.

Dickdarm 20

In der Nasolabialfalte, in Höhe des Mittelpunkts der Nasenflügel.

Funktionen
- treibt äußeren Wind aus
- Übergang vom Dickdarm- zum Magen-Meridian.

Hauptanwendung: Erkältung, Heuschnupfen, allergische Rhinitis, Verlust des Geruchssinns, Tic (unwillkürliche Muskelzuckungen), Gesichtslähmung.

Behandlungsmethode: Als Teil der Gesichtsbehandlung. Sie sitzen hinter dem Kopf des Empfängers und benutzen eine Fingerspitze auf jeder Seite. Lenken Sie den Druck mehr auf die Nase, wenn diese ununterbrochen läuft, und in Richtung Wange, wenn die Nase verstopft ist.

Yu-Punkt des Dickdarm-Meridians

Bl 25 – zwei Finger breit von der Mittellinie der Wirbelsäule entfernt, auf der Höhe der Unterkante des Dornfortsatzes des 4. Lendenwirbels (einen Wirbel tiefer als der Darmbeinkamm).

Funktion
* unterstützt alle Funktionen der Dickdarm-Energie

Hauptanwendung: Alle Beschwerden des Dickdarms, Schmerzen des unteren Rückens.

Behandlungsmethode: Beidseitig mit beiden Daumen gleichzeitig, der Empfänger liegt auf dem Bauch. Befindet sich der Empfänger in der Rückenlage, behandeln Sie eine Seite nach der anderen, indem Sie eine Hand unter den Rücken schieben und den Punkt mit einer Fingerspitze drücken, während Sie gleichzeitig mit einer Fingerspitze Ihrer freien Hand in den Punkt Ma 25 sinken (s. unten). Die Fingerspitzen schauen zueinander, als ob sie durch den Empfänger hindurch gleiten könnten, um sich in der Mitte zu treffen.

Bo-Punkt des Dickdarm-Meridians

Ma 25 – drei Finger breit seitlich der Nabelmitte.

Hauptanwendung, Behandlungsmethode: s. S. 289.

Zusammenführen von Theorie und Praxis

12 Die vier Methoden der Diagnose

Die vier traditionellen diagnostischen Methoden der fernöstlichen Medizin sind (Zu-) Hören, Betrachten, Ertasten und Befragen. Wenn wir Syndrome der TCM diagnostizieren wollen, dürfen wir uns nicht nur auf eine dieser Methoden verlassen, vielmehr sollten mindestens drei von ihnen auf eine bestimmte Diagnose hinweisen. Auch bei der Diagnosefindung mit den Methoden des Zen Shiatsu – hier steht das „Erspüren" oder Palpieren im Vordergrund – lässt sich mit jeder der drei anderen Methoden die Tastdiagnose bestätigen und mögliche Ursachen und die Prognose ermitteln.

Wir können vom ersten Moment an, wenn wir den Empfänger sehen oder hören, mit der Diagnose beginnen. Die Diagnose ist ein fortlaufender Prozess, der durch unsere eigenen – durch losgelöstes und entspanntes Einwirken lassen entstandenen – Sinneseindrücke sowie unsere Deutung der Symptome und Befunde des Empfängers bestimmt wird.

12.1 Zuhören

Beim „Zuhören" liegt der Schwerpunkt nicht darauf, sich die Geschichte des Empfängers anzuhören, sondern ihm zuzuhören.

Der Klang der Stimme

Sobald der Klang der Stimme unsere Aufmerksamkeit erregt, ist dies als wichtiger Hinweis auf ein zeitweiliges oder langfristiges Ungleichgewicht in einem der Fünf Elemente zu werten. Obwohl sich nicht jedes Ungleichgewicht in der Stimme niederschlägt, ist die Stimme häufig ein wichtiges diagnostisches Hilfsmittel. So kann es sinnvoll sein, während Sie die Anamnese erheben, dass Sie an einem bestimmten Punkt Ihre Aufmerksamkeit absichtlich davon lösen, was der Empfänger sagt, und für kurze Zeit Ihren Fokus auf die Wahrnehmung des Feinsinnigen ausweiten. Oder anders ausgedrückt: dass Sie Ihr Hörfeld weiter öffnen und der Stimme des Empfängers lauschen, als würden Sie Musik hören. Manchmal ist es dann möglich, eine der bei den einzelnen Elementen beschriebenen Klangqualitäten (s. Kap. 7 bis 11) herauszuhören.

Echtheit der Stimme

Die Echtheit bzw. die Nicht-Authenzität der Stimme kann einen Schlüsselhinweis auf ein Element-Ungleichgewicht liefern. Sind Sie es gewohnt, so wie oben beschrieben zuzuhören, dann sind Sie auch in der Lage, bei einem Klienten gleichzeitig auf den Klang seiner Stimme und auf seine Inhalte zu hören. Viele Empfänger drücken mit einem Lachen in ihrer Stimme aus, dass sie glücklich sind, mit lautstarker Stimme, dass sie zornig sind, mit weinerlicher Stimme, dass sie sich über etwas beklagen etc. Wenn allerdings der Klang der Stimme überhaupt nicht zu den Inhalten passt, die der Klient mitteilt, lässt das auf ein Ungleichgewicht in dem Element schließen, dem dieser Stimmklang zugeordnet wird.

Auf Untertöne achten

Auf Untertöne zu achten ist eine Technik, die manchen Therapeuten besser gelingt als anderen. Hier geht es nicht darum, den Klang der Stimme wahrzunehmen, sondern eher darum, wie sich der Klient ausdrückt, ob er Sprechpausen macht oder ob er ganz konsequent über ein bestimmtes Thema hinweggeht. All diese Zeichen deuten darauf hin, dass etwas ganz wichtig für den Empfänger ist. Selbst wenn sie nicht unmittelbar auf ein bestimmtes Element oder einen Meridian hinweisen, können diese Zeichen dazu beitragen, die Ursache eines Ungleichgewichts auszumachen oder den Zeitpunkt dessen Beginns herauszufinden.

Anmerkung: Es wäre völlig unangemessen, mit dem Empfänger über die versteckte Bedeutung des von ihm Gesagten diskutieren zu wollen.

12.2 Betrachten

Es gibt vier leicht zu erkennende Zeichen für die Blickdiagnose bei einem Klienten: die Gesichtsfarbe und den Gesichtsglanz, den Ausdruck und das Auftreten, die Zunge und das Energie- oder Haltungsmuster.

Gesichtsfarbe und -glanz

Die Farbe und der Glanz des Gesichts sind zwei unterschiedliche Dinge. Die Gesichtsfarbe steht im Zusammenhang mit dem Hautton. Obwohl sich die Gesichtsfarbe über einen längeren Zeitraum ändern kann, wenn das auslösende Disharmonie-Muster nach und nach ausgeglichen wird, ist es höchst unwahrscheinlich, dass sie sich innerhalb kurzer Zeit wesentlich verändert. Der TCM zufolge können folgende Gesichtsfarben auf ein ganz bestimmtes Ungleichgewicht hinweisen:

- **glänzend-blass oder strahlend-weiß** – bei Ki-Leere: Ist die Haut aufgedunsen und teigig, liegt vermutlich eine Milz-Ki-Leere, andernfalls eine Beteiligung der Lunge vor.
- **matt-blass oder „blutleer"** – bei Blut-Leere: Dieses Aussehen kann häufig mit dem folgenden Hautton kombiniert sein.
- **fahle Haut mit braunem oder olivfarbenem Ton** – bei Beteiligung der Leber, meist bei Leber-Blut-Leere (wenn dieser Hautton nicht ethnisch bedingt ist): Manchmal ist es nur eine braune oder olivfarbene Schattierung um die Augenpartie, die ein Leber-Ungleichgewicht anzeigt.
- **roter Hautton** – bei Hitze oder Feuer (pathogenes Feuer, nicht notwendigerweise in den Meridianen, die dem Feuer-Element zugeordnet sind).
- **rote Flecken auf den Wangen:** Anzeichen einer Leere-Hitze (Yin-Leere).
- **schwarz-blaue Ringe unter den Augen:** Anzeichen einer Nieren-Leere.

Diese Hauttönungen sind natürlich am deutlichsten in den Gesichtern der kaukasischen Bevölkerungsgruppen zu erkennen und auf der Haut von Asiaten oder Afrikanern nur in begrenztem Maße unterscheidbar.

Der Gesichtsglanz ist dagegen bei jeder Hautfarbe sichtbar. Da er kein Bestandteil der Haut ist, überzieht er diese wie eine durchscheinende Schicht. Die Schattierungen dieses Glanzes entsprechen den Farben der Elemente, wie in den Kapiteln über die einzelnen Elemente und Meridiane beschrieben. Zur Erinnerung eine Zusammenfassung:

- rot – Feuer
- gelb – Erde

- weiß – Metall
- schwarz-blau – Wasser
- grün – Holz.

Eine solche Schattierung lässt sich unmöglich erkennen, wenn man aus der Nähe in das Gesicht des Empfängers blickt. Genauso wie der den Elementen zugeordnete Klang nur zu hören ist, wenn man mit entspannter Aufmerksamkeit die „Ohren aufmacht", sind die den Elementen zugeordneten Farben am besten mit weit geöffnetem Blickfeld zu sehen. Betrachten Sie also das Gesicht des Empfängers mit dieser Offenheit, ohne sich zu sehr auf Details zu konzentrieren. Dann zeigen sich die Farben, wie ein flüchtiger Eindruck, den Sie nur aus dem Augenwinkel erhaschen. Die den Elementen zugeordneten Farben erscheinen und verschwinden wieder und bedecken nur selten das ganze Gesicht. Sie lassen sich am ehesten um die Augen und den Mund wahrnehmen.

Ausdruck

Mit Ausdruck ist hier gemeint, wie sich das Ki des Empfängers in seinen Bewegungen, seiner Mimik und seiner Körpersprache äußert. Die TCM versteht darunter die Kraft der Bewegungen, den Grad der Aufmerksamkeit, die Energie und Angemessenheit des Verhaltens und die Kraft der Stimme:

- Kräftige Bewegungen und eine laute Stimme sind Zeichen der Fülle.
- Langsame Bewegungen, Lethargie, Gedankenverlorenheit oder Geistesabwesenheit und eine schwache Stimme sind Hinweise auf eine Leere.
- Verwirrung, ununterbrochener Redefluss und auffälliges Verhalten sind Zeichen eines gestörten Geistes (Shen).

Aus westlicher Sicht gibt es im Hinblick auf den Ausdruck und das Auftreten eines Menschen viel subtilere Beobachtungs- und Interpretationsmöglichkeiten, vor allem wenn sich Verbindungen zu bestimmten Elementen und Meridianen herstellen lassen. So können Sie die zugrunde liegenden Gefühle durch den Tonfall des Klienten oder durch seinen Augenausdruck wahrnehmen. Ebenso hilfreich ist es, Ihre eigenen subjektiven Reaktionen auf den Klienten zu überprüfen. Denn sobald die Behandlung länger als ein oder zwei Sitzungen dauert, wird sich in der Interaktion mit der Shiatsu-Therapeutin auch in gewissem Umfang eine emotionale Beziehung entwickeln. Diese zu beobachten, kann aufschlussreich sein. Nicht, um sich näher darauf einzulassen oder darüber zu reden, wie bei einer Psychotherapie, sondern um einen diagnostischen Orientierungspunkt für die Gefühlslage des Klienten zu gewinnen.

Es ist wichtig, dass wir nicht unsere gesamte Diagnose auf diese Art der Verhaltensbeobachtung stützen, falls wir sie anwenden, sondern sie nur dazu benutzen, eine auf Grund von anderen Befunden und Symptomen erhobene Diagnose zu bestätigen. Denn die Verhaltensbeobachtung eignet sich eher dazu, den für einen Klienten besten Behandlungsansatz festzulegen, als zur Diagnose.

Auftreten

Zum Auftreten eines Klienten gehört die Art, wie er sich kleidet und pflegt, sowie sein Sozialverhalten. Das Auftreten ist gleichsam der äußere Eindruck bzw. das Erscheinungsbild, wodurch sich der Klient der Welt bewusst oder unbewusst mitteilt. Von einem neutralen Standpunkt betrachtet, können all diese Zeichen wertvolle diagnostische Hinweise geben.

Allerdings ist das nicht immer einfach, weil wir konditionierte (bedingte) Reaktionen zeigen, die fast ausnahmslos von einem beliebigen Aspekt im Auftreten eines Klienten ausgelöst werden: Ein Klient, der uns nervös macht, ein Klient, der sich beklagt, ein Klient, der uns mit seinen Forderungen strapaziert, ein Klient, der uns verwirrt, ein Klient, der sich nicht wäscht. Sie alle sagen durch ihre Art des Auftretens etwas aus über das Element/den Meridian, das/der aus dem Gleichgewicht geraten ist.

Von uns als Therapeuten wird erwartet, dass wir unsere eigene Reaktion auf den Klienten beobachten und deren Ursache herausfinden. So bekommen wir – wenn wir gereizt auf einen Klienten reagieren, weil er uns an unseren Grundschullehrer erinnert oder wenn wir uns ständig über Menschen ärgern, die Krawatten tragen – eine günstige Gelegenheit geboten, die Haltung der Unvoreingenommenheit einzuüben. Reagieren wir gereizt auf einen Klienten, weil er z. B. ständig zu spät zu Behandlungsterminen kommt, müssen wir darauf achten, welche Bedeutung dieses Zu-spät-Kommen in Verbindung zu seinen sonstigen Symptomen hat. Hat er schlichtweg zu viel zu tun, und wenn ja, warum gönnt er sich nicht mehr Zeit? Handelt es sich um ein übertriebenes Verantwortungsgefühl, das der Gallenblase zugeordnet ist, oder um einen Mangel an Selbstwertgefühl, für das der Dickdarm zuständig ist? Oder steckt einfach allgemeine Gedankenlosigkeit und ein schlechtes Gedächtnis dahinter, als Teilaspekt eines Zustands der Blut-Leere? Solche Zeichen können besonders nützlich sein, um sich über die Motivation und Lebenseinstellung eines Klienten klar zu werden, wenn er selbst, aus welchen Gründen auch immer, nicht viele Informationen über seinen psychischen oder emotionalen Zustand preisgibt.

Die Zunge

Die Betrachtung der Zunge zählt in der TCM zu den wichtigsten Punkten der visuellen (Blick-)Diagnose. Und obwohl manche Shiatsu-Therapeuten davor zurückschrecken, ihre Klienten zu bitten, die Zunge zu zeigen, ist die Zungendiagnose unverzichtbarer Bestandteil zur Bestimmung des TCM-Syndroms. Falls Sie es Ihnen schwer fällt, den Klienten darum zu bitten, so zeigen Sie ihm, dass es gar nicht so schwer ist, indem Sie Ihre Zunge herausstrecken!

Betrachten Sie die Zunge möglichst in der Nähe einer natürlichen Lichtquelle. Der Klient sollte seine Zunge nicht länger als eine Minute ohne Pause herausstrecken müssen, denn bei Anstrengung verändert die Zunge ihre Farbe. Da warmes Essen und Getränke wie Tee oder Kaffee die Farbe der Zunge und den Belag beeinflussen, ist es besser, nach dem Verzehr von Mahlzeiten oder Getränken eine halbe bis eine ganze Stunde zu warten, bevor die Zunge begutachtet wird.

Im Allgemeinen gilt, dass die Form und Farbe des Zungenkörpers Hinweise auf den Zustand des ursprünglichen Ki, auf den des Blutes und der inneren Organe geben. So lässt sich an der Dicke und Farbe des Belags ablesen, ob ein Fülle-Zustand vorliegt. Bestimmte Organe lassen sich mit Hilfe der in Abbildung 12.1 gezeigten „Zungen-Karte" genauer beurteilen. Sie gibt an, welche Stellen auf der Zunge Organen oder Körperbereichen entsprechen.

Das für Shiatsu erforderliche Niveau der Zungen-Diagnose setzt voraus, dass Sie auf Folgendes achten, auf die:

* Farbe des Zungenkörpers
* Form und mögliche Bewegungen des Zungenkörpers sowie Stellen mit Rissen
* Dicke und Farbe des Belags bzw. sein Fehlen
* Feuchtigkeit von Zunge und Belag.

Farbe des Zungenkörpers

- Eine normale Zunge ist blass mit frischer, roter Farbe „wie ganz frisches Fleisch".
- Eine blasse Zunge weist auf einen Zustand der Yang- oder Blut-Leere hin, unter Umständen begleitet von innerer Kälte.
- Ein roter Zungenkörper ist ein Zeichen von Hitze.
- Eine violette Zunge zeigt eine Ki- oder Blut-Stagnation an.
- Eine tiefrot-violette Zunge zeigt eine Stagnation mit Hitze an.
- Eine bläulich-violette Zunge zeigt eine Stagnation mit Kälte an.
- Rote Punkte in einem Zungenareal stehen für Hitze in diesem Bereich.
- Blasse oder orangefarbene Zungenseiten deuten auf eine Blut-Leere der Leber hin.
- Jede besondere Färbung eines Areals entspricht einem pathologischen Zustand eines speziellen Körperbereichs oder Organs. Eine rote Zungenspitze bedeutet z. B. pathogene Hitze im Herz-Funktionskreis.

Die Farbe des Zungenkörpers zeigt üblicherweise an, dass ein Zustand schon längere Zeit anhält. Sie kann sich aber innerhalb von Wochen oder Monaten verändern, wenn sich der Zustand bessert oder verschlechtert.

Form des Zungenkörpers

- Eine lange Zunge weist auf Hitze-Fülle im Inneren hin. Lange Zungen sind meist auch spitz.
- Eine geschwollene (verdickte oder aufgedunsene) Zunge zeigt, wenn sie gleichzeitig blass ist, gewöhnlich eine Yang-Leere an, die Feuchtigkeit verursacht. Zahnabdrücke an den Rändern einer geschwollenen Zunge können bedeuten, dass es sich um eine Milz-Yang-Leere handelt.

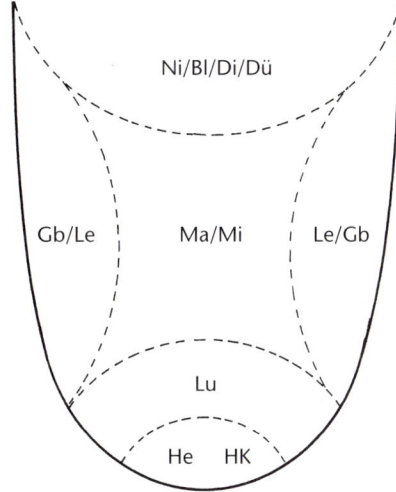

Abb. 12.1: Die „Zungen-Karte"

- Eine rote, geschwollene Zunge ist ein Zeichen von Hitze, die allgemeine Feuchtigkeit begleitet.
- Eine dünne oder schlaffe Zunge zeigt einen Zustand der Blut-Leere an.

Die Zungenform geht meist mit einer konstitutionellen Veranlagung für bestimmte (pathologische) Zustände einher. Es ist daher unwahrscheinlich, dass sie sich im Lauf der Behandlung wesentlich verändert.

Bewegung des Zungenkörpers

- Eine blasse und zitternde Zunge weist auf eine Ki-Leere hin.
- Eine rote, zitternde Zunge zeigt an, dass Hitze inneren Wind erzeugt.
- Eine Zunge, die sich langsam und unkontrolliert von einer Seite zur anderen bewegt, spricht für inneren Wind.

Risse im Zungenkörper

- Kurze Risse entlang den Zungenrändern sind Anzeichen einer Milz-Yang-Leere.

- Risse beidseits der Zungenmittellinie, knapp hinter der Zungenspitze, weisen auf ein Lungenproblem hin oder auf eine frühere Lungenerkrankung, wie z. B. Keuchhusten, die die Lunge dauerhaft geschädigt hat.
- Ein Riss in der Mitte, der bis zur Zungenspitze reicht, deutet auf ein konstitutionelles Ungleichgewicht der Herz-Energie hin. Allerdings muss keine körperliche Erkrankung vorliegen, sondern die Neigung zu psychischen Eigenschaften, die dem Feuer-Element entsprechen.
- Ein breiter Riss in der Mitte, der nicht bis zur Zungenspitze reicht, ist Zeichen einer Magen-Ki-Leere. Ein pelziger, gelber Belag in dem Riss weist auf Hitze und Schleim im Magen-Funktionskreis hin.
- Viele kleine Risse überall auf der Zungenoberfläche, wie bei gebrochenem Glas oder Eis, sind Zeichen einer Yin-Leere.

Risse bedeuten gewöhnlich, dass ein Zustand sehr tiefgreifend und langwierig ist. Oft verschwinden sie zwar nicht ganz, können sich jedoch abschwächen.

Der Zungenbelag

- Ein fest haftender Zungenbelag ist eher ein Zeichen von Gesundheit als ein puderiger und leicht abwischbarer Belag.
- Ein dünner, weißer Belag ist physiologisch.
- Ein dicker Belag bedeutet, dass ein pathogener Faktor im Überschuss vorhanden ist. Je dicker der Belag, desto größer die Fülle.
- Ein weißer Belag in einem bestimmten Zungenareal steht für Kälte in dem entsprechenden Körperbereich oder Organ.
- Ein gelber Belag in einem bestimmten Zungenareal steht für Hitze in dem entsprechenden Körperbereich oder Organ.
- Ein trockener, schwarzer Belag zeigt extreme Hitze an.

- Ein feuchter, grauer oder schwarzer Belag extreme Kälte.
- Ein glitschiger oder klebriger Belag in einem bestimmten Zungenareal steht für Feuchtigkeit und Schleim in dem entsprechenden Körperbereich oder Organ.
- Fehlt der Belag, ist der Hinweis auf einen Leere-Zustand gegeben. Erscheint eine Zunge enthäutet oder fleckförmig geschält, spricht das für eine Yin-Leere, entweder im ganzen Körper (mit Ursprung in den Nieren) oder in dem Körperbereich, der den geschälten Bezirken entspricht. Eine rote, geschält wirkende Zunge ist ein klares Zeichen für eine Nieren-Yin-Leere.

Die Dicke des Zungenbelags kann sich von Tag zu Tag verändern und eher auf kurzzeitige oder akute Zustände hinweisen, solange Farbe und Form des Zungenkörpers normal sind. Das Fehlen des Zungenbelags ist immer ein Zeichen für eine länger bestehende Veränderung.

Qualität des Zungenbelags

- Eine feuchte Zunge ist ein Zeichen einer Yang-Leere oder Kälte.
- Eine trockene Zunge ist ein Zeichen einer Yin-Leere oder Hitze.

Energieverteilungs- und Körperhaltungs-Muster

Den Zustand und die Bewegung des Ki bei einem Klienten wahrzunehmen, ist erstaunlich einfach. Die meisten meiner Schüler sind bereits dazu imstande, wenn sie ein oder zwei Beispiele gezeigt bekommen haben, und darin nach einer Unterrichtsstunde recht geübt. Es lässt sich allerdings einfacher im Unterricht zeigen als auf Papier erklären und sollte möglichst von einer erfahrenen Lehrerin vermittelt werden. (Ich selbst bekam diese Technik von Pauline Sasaki beigebracht, und sie machte es mit Leichtigkeit und mit Spass.) Es empfiehlt sich, dass Sie erst nachdem Sie mindestens ein Jahr lang Shiatsu angewandt und Ihr Hara entwickelt haben, den Versuch unternehmen, das Ki zu beobachten.

Beim Erlernen der Grundlagen der Ki-Wahrnehmung ist es ideal, zwei oder mehr Empfänger gleichzeitig beobachten zu können. Denn die Unterschiede, die sich durch den Vergleich ergeben, erleichtern uns zu erkennen, wonach wir eigentlich suchen. Das ist jedoch nicht immer möglich, und deshalb werde ich so weitermachen, als stünde nur ein Empfänger zur Verfügung.

Wie sich das Ki beobachten lässt

Liegt der Empfänger auf dem Bauch oder dem Rücken, stehen Sie an seinen Füßen. Wenn er sitzt, setzen oder knien Sie sich hinter ihn. Das Licht sollte sich nach Möglichkeit gleichmäßig über den Körper verteilen, ohne eine Seite stärker hervorzuheben. Achten Sie darauf, dass Sie einen guten Kontakt zum Boden haben, entspannt sind und in das Hara atmen. Öffnen Sie dann Ihr Gesichtsfeld ganz weit, wie bei der Betrachtung der (Element-)Schattierung des Gesichts. Nehmen Sie aus diesem weiten Winkel den Empfänger in Augenschein, ohne ihn detailliert mustern zu wollen, Nehmen Sie ihn mit entspannter Aufmerksamkeit wahr.

1. Beginnen Sie mit der Frage: „Befindet sich die Energie des Empfängers mehr im oberen oder im unteren Bereich seines Körpers?" Auch wenn die Antwort nicht sofort klar ist, sollten Sie nicht der Versuchung nachgeben, die Frage aus nächster Nähe und mehr ins Detail gehend zu untersuchen. Gehen Sie stattdessen lieber zum Fenster oder zur Tür, atmen Sie ein paarmal tief ins Hara, entspannen Sie sich wieder und sagen Sie sich selbst, dass es nichts ausmacht, und meinen Sie es auch so. Dann kehren Sie zurück und versuchen es mit einem offenen, unvoreingenommenen Blick. Wenn Ihnen immer noch nicht klar wird, ob die Energie mehr oben oder mehr unten konzentriert ist, kann es sein, dass dieser Empfänger kein ausgeprägtes Oben/unten-Muster der Energieverteilung aufweist, und Sie können zum nächsten Schritt übergehen. Wenn die Antwort eindeutig ist, Sie selbst diese aber in Frage stellen oder das anzweifeln, was Sie sehen, gibt es nur einen Weg: Tun Sie das einfach nicht. Machen Sie mit dem nächsten Schritt weiter.

2. Während Sie den weiten und entspannten Blick beibehalten, fragen Sie sich als Nächstes: „Ist das Ki des Empfängers kräftig oder schwach?" Es wäre gut, bei dieser Frage der Verbindung zwischen Ihrem eigenen Hara, dem Zentrum Ihrer Wahrnehmung, und dem Hara des Empfängers – dem Ursprung seines Ki – nachzuspüren. (Konzentrieren Sie Ihren Blick in diesem Stadium nicht direkt auf das Hara des Empfängers!) Wenn die Antwort sich nicht sofort ergibt (und ohne eine Vergleichsperson ist es wirklich schwierig, die relative Ki-Stärke abzuschätzen), gehen Sie zur nächsten Stufe über.

3. Fragen Sie sich jetzt: „Ist das Ki des Empfängers im Fluss oder blockiert?" Aus dem weiten, entspannten Blickwinkel kann die Ki-Bewegung wie das Fließen von Wasser auf der Körperoberfläche erscheinen, durchsichtig, aber dennoch wahrnehmbar.

Bei den Blockierungen handelt es sich entweder um eine Jitsu-Blockierung, weil das Ki sich in einem Bereich konzentriert, oder um eine Kyo-Blockierung, da es durch einen Bereich, der den Fluss behindert, zur Ki-

Schwäche kommt. Die Ki-Bewegung ist unerheblich, solange sie nicht zu stark ist, z. B. bei kräftigem Aufsteigen oder Absinken. Im ausgewogenen Zustand scheint die Ki-Bewegung einfach der ruhigen, aber dynamischen Lebendigkeit des Körpers oder eines Körperteils zu entsprechen. Bewegung lässt sich auch gut durch Vergleich mit einem Bereich von Schwäche oder Stagnation beurteilen.

Wenn es auf keine der drei Fragen eine spontane Antwort gibt, müssen Sie es noch einmal versuchen, entweder mit einem anderen oder noch besser mit zwei Klienten. Wenn zwei oder drei Versuche immer noch nichts ergeben, haben Sie drei Möglichkeiten zu handeln:

- bei einem Lehrer zu lernen
- geduldig zu warten und an Ihrem Hara, Ihrem Selbstvertrauen und Ihrer Entspannung zu arbeiten, indem Sie immer daran denken, dass Sie, wenn Sie das Ki endlich wahrnehmen, sicher sein können, dass Sie es sich nicht nur einbilden
- nicht mehr zu versuchen, das Ki zu sehen und sich stattdessen darauf zu konzentrieren, es zu fühlen (s. Abschnitt über das Tasten, S. 333).

Die Vorteile der Ki-Wahrnehmung

Sind Sie sich Ihrer Wahrnehmung und dem, was Sie sehen, sicher, können Sie entscheidende Disharmonien im Ki-Fluss des Empfängers auswählen, um diese als Indikatoren für den Erfolg (oder ähnliches) Ihrer Behandlung heranziehen. Sie könnten sich z. B. sagen: „Ich möchte gern eine größere Verbindung zwischen den Armen und dem Körper sehen und die Fülle in der Brust verringern." Wenn Sie nach der Behandlung noch einmal das Ki betrachten, wird sich in den meisten Fällen zeigen, dass sich diese

Indikatoren mehr oder weniger stark verändert haben, je nachdem wie der Empfänger reagiert hat.

Das Gesamtbild, das Sie sich von der Ki-Verteilung im Körper des Empfängers machen, erlaubt es Ihnen, die Behandlung ganz auf die Bedürfnisse des Empfängers zuzuschneiden. Indem Sie mit den Meridianen, auf die die Hara-Diagnose hingewiesen hat, und mit den Tonisierungs- und Sedierungstechniken, die in Kapitel 14, S. 360, 362 beschrieben werden, arbeiten, können Sie sich darauf konzentrieren, das Ki entweder in geschwächte Bereiche hineinzubringen oder es in Bereichen mit Fülle oder Blockierung besser zu verteilen, um so den Ki-Fluss auszubalancieren (s. Fallbeispiele S. 333).

Haltungsmuster

Da körperliche Fehlhaltungen so eng mit Störungen des Ki-Flusses verknüpft sind, ist es fast unmöglich, beides auseinander zu halten. Beruhen die schlechten Haltungsgewohnheiten nicht auf einer Verletzung oder einer Körperbehinderung, sind sie häufig Folge und zugleich Kristallisationsform eines Ki-Ungleichgewichts. Diese Ungleichgewicht lässt sich über den Ausgleich des Ki-Flusses in den Meridianen korrigieren ein Grund dafür, dass Shiatsu bei strukturellen Problemen so effektiv ist. Es ist jedoch hilfreich, wenn Sie erkennen können, ob sich ein Problem gleichzeitig auf der körperlichen wie auf der energetischen Ebene manifestiert hat. In diesem Fall ist voraussichtlich von einer längeren Behandlungsdauer auszugehen.

Häufige Muster körperlicher Fehlhaltungen sind:

- Schiefstand der Hüften
- schräge (Links-rechts-)Körperasymmetrie, mit Hochziehen der linken Schulter im

---

Fallbeispiele

1. Eine Klientin mit flachem Kreuzbein weist nur wenig Ki im unteren Teil des Körpers auf, abgesehen von einer Konzentration auf den Vorderseiten der Oberschenkel, die durch die Ki-Fülle wie blockiert wirken. Ihre Hara-Diagnose lautet: Jitsu-Zustand des Magen- und Kyo-Zustand des Blasen-Meridians. Die Therapeutin tonisiert den Blasen-Meridian im Bereich des Rückens, des Kreuzbeins und der Beine und verteilt das Magen-Ki aus den Oberschenkeln.
2. Ein Klient scheint ein stark im ganzen Körper aufsteigendes Ki aufzuweisen, mit einer Ki-Konzentration im Kopf, aber relativer Schwäche im oberen Brustkorb. Die Diagnose lautet: Jitsu-Zustand des Leber- und Kyo-Zustand des Lungen-Meridians. Die Therapeutin konzentriert sich auf die Tonisierung der Lungen-Yu-Punkte am oberen Rücken und auf den Bereich um Lu 1 auf dem Brustkorb, um diesen Bereich zu stärken, sowie den Lungen-Meridian in Beinen und Füßen, um das Ki nach unten zu leiten. Da der Leber-Meridian nicht bis zum Kopf verläuft, verteilt sie das Ki des Gallenblasen-Meridians in Kopf und Schultern und konzentriert sich dabei vor allem darauf, das Ki nach unten zu leiten. Und während sie die Leber-Energie in den Schultern verteilt, tonisiert sie gleichzeitig den Bereich um Lu 1. Sie beendet die Behandlung damit, dass sie die Füße hält und sich darauf konzentriert, das Ki in sie hinunterzuleiten.

Ausgleich zur rechten Hüfte (und umgekehrt)
- Hohlkreuz (Lordose)
- übermäßige Krümmung der Brustwirbelsäule (Kyphose) verbunden mit eingefallenem Zwerchfell oder Brustkorb und Überstreckung des Nackens.

Wenn Sie Haltungsprobleme mit einer Links-rechts-Asymmetrie per Blickdiagnose beurteilen, empfiehlt es sich, darauf zu achten, welche Körperseite die schwächere zu sein scheint. Denn im Zen Shiatsu steht zuallererst die Tonisierung des Kyo oder der Leere im Vordergrund. Erst danach wird das Jitsu, oder die Fülle, verteilt. Ausgehend davon ist es also besser, zuerst mit der Behandlung der schwachen Seite zu beginnen.

Im Zusammenhang mit Haltungsfehlern gibt es eine weitere Beobachtung, mit der sich die Wirkung einer Behandlung beurteilen lässt: das Messen der Beinlängen des Empfängers vor und nach der Behandlung. Umfassen Sie die Fußgelenke des Empfängers so, dass Ihre Daumen auf den höchsten Punkten der Innenknöchel liegen, und führen Sie dann die Daumen zusammen. Jeder Höhenunterschied der Daumen bedeutet, dass ein Bein kürzer ist als das andere. Dies ist fast immer auf eine Tonusstörung der Muskeln von Becken, Rücken oder Nacken zurückzuführen und normalerweise durch Shiatsu auszugleichen.

Haltungsfehler lassen sich leicht erkennen, wenn wir den Empfänger genau betrachten, während gestörte Energiemuster nur aus einem offenen, weiten Blickwinkel zu erkennen sind. In Ihren Fallnotizen können Sie beides durch eine kleine Skizze festhalten. Verwenden Sie Ihre eigenen Symbole zur Verdeutlichung von Bewegung oder Blockierung. Abbildung 12.2 zeigt einige Beispiele aus meinen eigenen Fallstudien.

12.3 Tasten

Die heutige TCM-Lehre versteht unter Tastdiagnose lediglich das Fühlen des Pulses. In früheren Zeiten hingegen war die Palpation des ganzen Körpers ein so wichtiger Bestandteil der Diagnose, dass Akupunkteure als Vorübung für ihre Ausbildung in

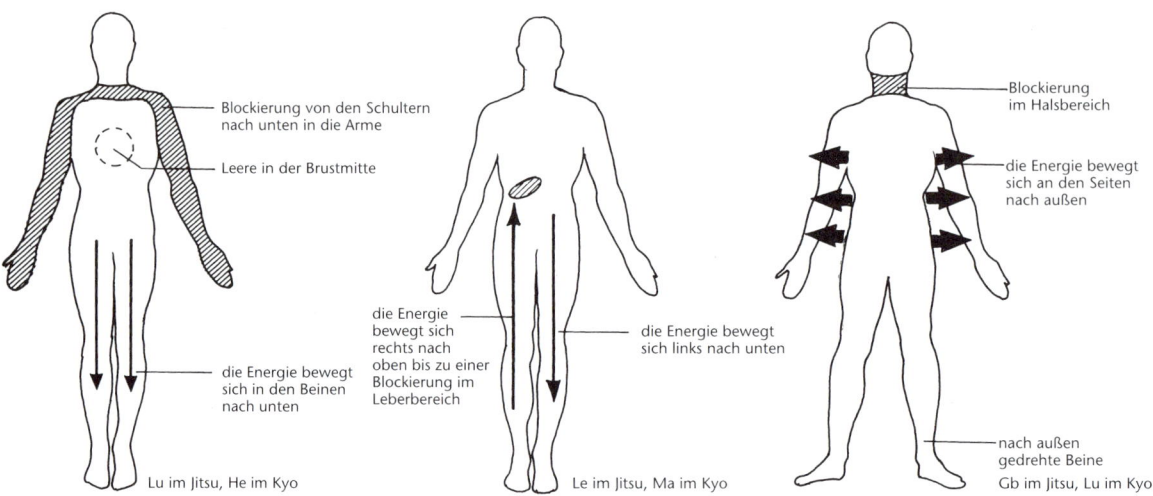

Abb. 12.2: Skizzierte Beispiele von Energieverteilungsmustern

Akupunktur Massagetechniken anwenden mussten.

„Man muss das Linke und das Rechte, das Obere und das Untere untersuchen ... den Körper fühlen und ertasten, um mit den Händen etwas zu finden, danach soll man Übungen machen und die Krankheit über die Punkte ausleiten ..."
Yang Ji Zhou, 1601[1]

Eigentlich ist die gesamte Shiatsu-Behandlung eine Art erweiterte Diagnose. Denn wir machen uns mit den charakteristischen Ki-Mustern des Empfängers und seinen speziellen Bereichen von Stärke und Schwäche vertraut. Für alle Shiatsu-Lernenden ist es faszinierend zu erleben, wie sich die eigenen Tastfähigkeiten verbessern, um in den Behandlungen eine immer größere Bedeutung zu erlangen. Als diagnostische Methode ist das Tasten leider zu aufwendig, da bei professioneller Arbeit das Ziel darin besteht, den wirkungsvollsten Punkt auf einem oder zwei der zwölf Meridiane zu finden, um das Ki des Klienten wieder auszugleichen.

---

[1] Yang Ji Zhou, Compendium of Acupuncture and Moxibustion [Kompendium der Akupunktur und Moxibustion], 1601; zitiert nach: Matsumoto und Birch: *Extraordinary Vessels*, Paradigm Publications, 1986, S. 60.

Meridian-Diagnose

Die Meridian-Diagnose ist eine gebündeltere Form der Ganzkörperdiagnose und somit das Endergebnis eines kompletten Behandlungsablaufs. So berühren Sie zu Beginn der Behandlung an einer Gliedmaße oder einem Körperteil, wie z. B. am Brustkorb oder Rücken, jedes Mal den gesamten Bereich mit der flachen Hand, um herauszufinden, welche Meridiane in diesem Bereich des Körpers am meisten beeinträchtigt sind. Die Störungen, nach denen Sie Ausschau halten, sind Kyo und Jitsu.

Kyo-Eigenschaften der Gewebe entsprechen den Qualitäten der Leere:

- Steifheit von hölzerner Qualität (Widerstand ohne Elastizität)
- Schlaffheit
- Mangel an Substanz (der Meridian fühlt sich wie ein tiefes Loch an)
- Hohlheit.

Diese körperlichen Merkmale werden von der Grundeigenschaft des Kyo begleitet, dem *Fehlen jeglicher Reaktion*. Ein Kyo-Zustand ist träge und energetisch leer.

Jitsu-Eigenschaften der Gewebe entsprechen den Qualitäten der Fülle:

- erhöhte Spannungsbezirke
- gummiartige und prall-elastische Stellen von Muskelbündeln
- Reaktionsbereitschaft.

Ein Jitsu-Bezirk reagiert spürbar auf das Einsinken. Das Ki dieses Bezirkes ist dicht und aktiv und fühlt sich häufig so an, als würde das Ki des Empfängers „sich wehren".

Mit zunehmender Übung und Erfahrung und durch Ihre Kenntnis der Meridianverläufe sind Sie imstande, in jedem Bereich des Körpers die Meridiane mit dem meisten Kyo und dem meisten Jitsu zu finden. Hierzu wandern Sie einmal mit der flachen Hand über den gesamten Körper. Behandeln Sie dann den Meridian, der am stärksten beeinträchtigt ist.

Die Meridian-Diagnose lässt sich heranziehen, wenn Unsicherheiten mit der Hara-Diagnose bestehen oder wenn die Beschwerden des Empfängers überwiegend struktureller Natur, d. h. Körperbau-bedingt, sind.

Die Nachteile sind:

- Sie erhalten ein fragmentiertes Bild des energetischen Zustandes, das sich nicht so leicht in einen Zusammenhang bringen lässt, wie das Bild, das durch eine Hara-Diagnose gewonnen wurde
- Die Anwendung ist eher körperlicher Natur und konzentriert sich auf die Aspekte der Fülle oder Leere bei Kyo und Jitsu, ohne auf die feineren Schwingungsfrequenzen aus dem Hara einzugehen.

Eine Variante der Meridian-Diagnose besteht darin, den Meridian in seiner Länge von einem bestimmten Punkt aus abzuhorchen, zu „lauschen". Am verbreitetsten ist das

„Lauschen" entlang der Wirbelsäule nach unten oder an den Beinen nach oben. Halten Sie – um die Wirbelsäule hinunter zu „lauschen" – den Blasen-Meridian an dem Punkt Bl 10 unterhalb der Schädelbasis. Während Sie sich in diesen Punkt einfühlen, stellen Sie sich die ganze Länge der Wirbelsäule bildlich vor. Liegen blockierte oder beeinträchtigte Stellen an der Wirbelsäule vor, lassen sie sich häufig auf diese Art wahrnehmen. Ähnlich „lauschen" Sie die Beine hinauf. Halten Sie beide Füße des Empfängers an dem Punkt Ni 1 und stimmen Sie sich über diese Punkte auf das Ki ein. Mit Hilfe dieser Technik können Sie feststellen, in welchem Bein eher Kyo herrscht oder ob die Hüften eine Fehlstellung aufweisen. Oft lassen sich auch Probleme weiter oben im Körper wahrnehmen.

Lokale Diagnose

Die lokale Diagnose ist eine weitere Form der Meridian-Diagnose. Wenn Sie einen Körperbereich, in dem möglicherweise in Folge eines Traumas oder vielleicht in Folge eines externen pathogenetischen Faktors wie Wind oder Feuchtigkeit Schmerzen oder sonstige Beschwerden aufgetreten sind, behandeln, werden Sie mitunter feststellen, dass einer der dort verlaufenden Meridiane lokal aus dem Gleichgewicht geraten ist, nicht aber im restlichen Körper. Der Hals ist z. B. ein Bereich, in dem sich der örtliche Zustand der Meridiane von dem im restlichen Körper unterscheidet. In einer solchen Situation behandeln Sie die betroffenen Meridiane in dem jeweiligen Körperteil nach Bedarf mit tonisierenden oder sedierenden Techniken und kehren dann zum Behandlungsabschluss wieder zur allgemeinen Diagnose zurück.

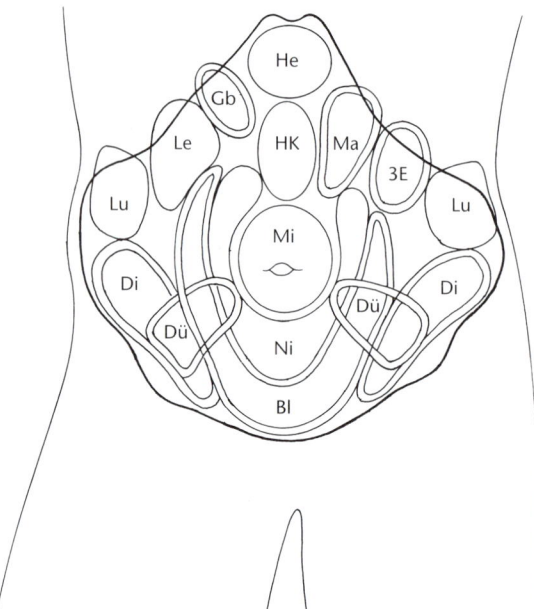

Abb. 12.3: Die Hara-Diagnosezonen

12.4 Hara-Diagnose

Die wichtigste Form der Tastdiagnose ist in Japan die Hara-Diagnose, die dort nicht nur von Shiatsu-Therapeuten eingesetzt wird, sondern auch von Akupunkteuren zur Ergänzung der Pulsdiagnose. Es gibt unterschiedliche Arten der Hara-Diagnose, je nachdem welches Modell oder welche Hara-Karten der Entsprechung zwischen Hara-Zonen und Meridianen gewählt werden. Jedes diagnostische Modell gehört zu einer bestimmten Behandlungsmethode. Und da ich in diesem Buch die Behandlungsmethode des Zen Shiatsu beschreibe, beschränke ich mich auf das entsprechende Zen-Shiatsu-Modell der Hara-Diagnose, wie es von Pauline Sasaki unterrichtet wird, einer der wichtigsten Lehrerinnen dieser Methode. Für Leser, die hoffen, die Hara-Diagnose mit diesem Buch zu erlernen, muss ich aber hinzufügen, dass sich diese ausgeklügelte und vielschichtige Herangehensweise meiner Meinung nach nur bei einem qualifizierten Lehrer erlernen lässt.

Grundlagen der Hara-Diagnose

Druck
Die Hara-Diagnose nach Art der Zen-Shiatsu-Methode wird mit entspannten Fingerspitzen und sehr leichtem Druck ausgeführt. Ihre Fingerspitzen sollten die Oberfläche des Körpers nur ganz minimal eindrücken, da Sie nicht die Organe selbst, sondern ihr Ki berühren wollen.

Der Hara-Bereich
Die „Landkarte" des Hara wird nach oben von den Rippenbögen und nach unten von den schrägen Linien zwischen dem oberen Darmbeinstachel (Spina iliaca anterior superior) und dem Schambein begrenzt. Der Nabel bildet den Mittelpunkt. Da die Größenverhältnisse in diesem Bereich bei jedem Klienten anders sind, sollten Sie sich, wenn Sie noch nicht viel praktische Erfahrung haben, zunächst mit diesen Orientierungshilfen vertraut zu machen. Danach können Sie sich darauf konzentrieren, die Hara-Zonen den einzelnen Meridianen zuzuordnen. Diese sind im Text der jeweiligen Meridian-Kapitel beschrieben und in Abbildung 12.3 als Diagramm dargestellt.[2]

Die Diagnosezonen
Normalerweise werden die Nieren- und die Blasenzone nicht in ihrer Gesamtheit getastet, es sei denn, eine Voruntersuchung hätte die Möglichkeit eines Ungleichgewichts ergeben. Die Nierenzone lässt sich als ein hufeisenförmiges Gebiet palpieren. Dabei befinden sich die unterschiedlich hohen Enden knapp über dem Nabel und der Bauch (des Hufeisens) schließt sich direkt unterhalb des Nabels an (entspricht dem energetischen Zentrum des Haras). Die Blasenzone ist gewöhnlich in einer Ebene mit dem Bauchnabel und seitlich von den Rän-

---

[2] Mein Dank für die Abbildungen 12.3 bis 12.5 gilt Clifford Andrews von Shiatsu College, England.

dern des M. rectus abdominis zu tasten, auch
an ihrem tiefsten Punkt, knapp über dem
Schambein.

Einhändiges Vorgehen
Damit Sie lernen, die Diagnosezonen richtig
zu lokalisieren, sollten Sie sich angewöhnen,
immer in der gleichen Reihenfolge zu tasten.
In Abbildung 12.4 finden Sie eine Nummerierung für die Hara-Palpation mit einer
Hand.

Während Sie so mit einer Hand vorgehen,
ruht Ihre zweite Hand als Mutterhand auf
einer der Diagnosezonen. Die Mutterhand
und die palpierende Hand können sich abwechseln, um auf beiden Seiten des Haras
leichter zu arbeiten. Während der Diagnose
am oberen Hara legen Sie die Mutterhand
auf die Herzzone, bei der Diagnose am unteren Hara ist die Milzzone besser geeignet.

Beidhändiges Vorgehen
Sobald Ihnen die Lage der Diagnosezonen
geläufig ist, können Sie zum Palpieren mit
beiden Händen übergehen. Das beidhändige
Vorgehen hat den Vorteil, dass es schneller
geht, und dass es ohne zu viel nachzudenken (s. u.) ausgeführt werden kann. In Abbildung 12.5 ist die Abfolge für beide Hände
im Wechsel durchnummeriert. Ist Ihnen die
Lage der Diagnosezonen vertraut, können
Sie diese neue Abfolge an einem Kissen mitt-
lerer Größe und an echten Partnern üben.

Wie geht man bei der Hara-Diagnostik vor?

Alle oben erwähnten Schritte sind Vorübun-
gen für die Kunst der Diagnose. Sie können
nicht eher mit der Hara-Diagnose beginnen,
bis Ihnen das Vorgehen vollkommen selbstverständlich geworden ist. Sie sollten beim
Üben entspannt sein und nicht viel nachdenken. Die Ausrichtung unserer Aufmerksamkeit bei der Diagnose ist offen, uneinge-

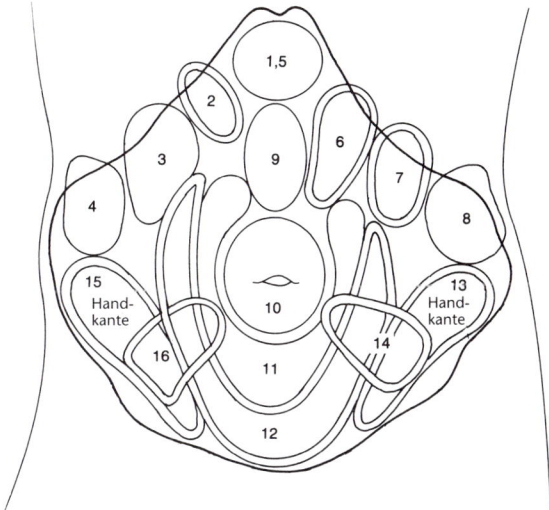

Abb. 12.4: Vorgehen bei der Hara-Palpation mit
einer Hand

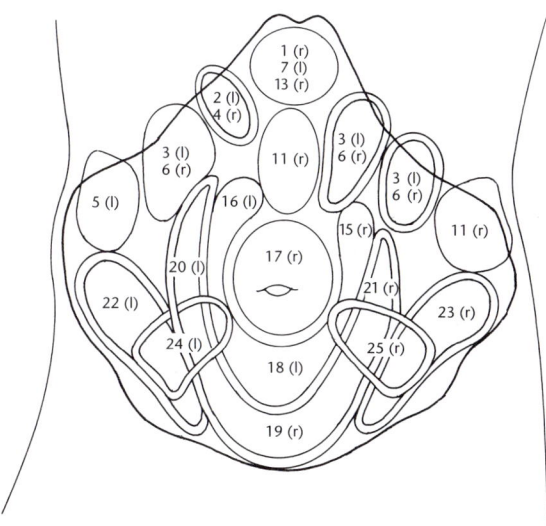

Abb. 12.5: Vorgehen bei der Hara-Palpation mit
beiden Händen (r: rechte Hand, l: linke Hand)

schränkt und empfangsbereit. Viele Schüler
verlieren das Vertrauen in ihre Diagnose-
fähigkeit, weil sie sich zu sehr bemühen, sich
nur auf das Hara konzentrieren und schon
bei der Berührung Ki aussenden. Damit bleiben 90 % der verfügbaren Information unbeachtet. Für die Diagnose sind Sie ausschließlich darauf eingestellt zu empfangen, und

die beste Ausrichtung besteht darin, offen zu sein und während der Palpation auf die Information zu warten, die Ihnen entgegenkommt. Versuchen Sie damit zu spielen, als ob der Vorgang ein Kinderspiel ist und Sie auf eine Botschaft aus dem All warten. Das folgende Zitat habe ich in einem Kinderbuch gefunden, es beschreibt einen Vorgang der dem „Lesen" des Hara ähnelt.

Ich lasse einfach mein Bewusstsein leer werden, dann ist es, wie wenn ich auf Wasser schaue. Du musst deine Augen den richtigen Abstand finden lassen, nur dann erhältst Du ein klares Bild. Northern Lights, Philip Pullman, 1995

Bevor Sie mit der Diagnose beginnen, setzen Sie sich neben das Hara des Klienten, entspannen Sie sich, atmen Sie tief in Ihr Hara und legen Sie eine Hand leicht auf den Bauch des Empfängers. Während Sie so ruhig sitzen, nehmen Sie zunächst Ihr eigenes Ki und Ihre Gedanken wahr. Egal, ob Sie aufgeregt, ruhig, müde oder nervös sind, nehmen Sie sich einen Moment lang Zeit, um zu spüren, wie sich dieser Zustand in Ihrem Körper anfühlt. Der Zustand wird dadurch nicht schlimmer und auch nicht unbedingt besser. Doch die Einstimmung ermöglicht es Ihnen, Kontakt zu Ihrem eigenen Ki aufzunehmen und festzustellen, dass es in Ihnen ein waches Zentrum gibt, das die Fähigkeit zur Beobachtung hat.

Erweitern Sie Ihren Fokus, als ob Sie Farben und Klänge der Elemente sehen bzw. hören wollten. Doch dieses Mal geht es um Ihren Tastsinn, und Ihr ganzer Körper wird zu einem Empfänger für die Botschaften, die Ihre Fingerspitzen vom Hara des Klienten an Sie übermitteln.

Suchen Sie nach dem Meridian mit dem meisten Jitsu!
Stellen Sie sich jetzt die Frage: „In welchem Meridian des Empfängers fühlen Sie in diesem Moment am meisten Jitsu?" Nachdem Sie sich das gefragt haben, kehren Sie zum Zustand entspannter Aufmerksamkeit und Losgelöstheit von Gedanken zurück, um das Hara des Empfängers mit beiden Händen zu palpieren. Legen Sie keine Pause zum Nachdenken ein. Suchen Sie nicht bewusst nach irgendetwas und beurteilen Sie auf keinen Fall die unterschiedlichen Qualitäten der verschiedenen Diagnosezonen mit Ihrem rationalen Verstand. Warten Sie nur, mit so viel wacher Aufmerksamkeit wie möglich – ohne diese gezielt auf einen Punkt auszurichten –, ob Sie die Jitsu-Qualitäten bemerken.

Unveränderliche Jitsu-Eigenschaften im Hara sind:

- Offensichtlichkeit
- energetische Aktivität, das Empfinden von Präsenz und Bewegung
- Elastizität oder Reaktion.

Über die genannten Empfindungen hinaus, berichten viele Shiatsu-Gebende noch über weitere, so z. B. über ein Gefühl von Hitze, über ein Pulsieren, ein Kribbeln in den Fingern oder über den Eindruck, man würde weggestoßen (allerdings kann auch das Gefühl, stark angezogen zu werden, wenn es deutlich genug ist, Jitsu sein). Da es sich hierbei um individuelle und subjektive Reaktionen handelt, ist es jedoch besser, sich an die drei unveränderlichen Kennzeichen zu halten, vorausgesetzt Sie üben ohne die Anleitung eines Lehrers.

Welcher Meridian am deutlichsten im Jitsu-Zustand ist, zeigt sich sehr unmittelbar dann, wenn Sie Ihren Empfindungen vertrauen. Wenn Sie eine Unsicherheit spüren, sollten Sie noch mehr entspannen und darauf achten, dass Sie gut in Ihrem eigenen Hara verwurzelt sind, bevor Sie erneut palpieren. Wenn zwei Durchgänge kein Ergebnis bringen, raten Sie! Diese Empfehlung für den

Fall, dass keine eindeutige Diagnose zu stellen ist, stammt von Pauline Sasaki, einer der anerkanntesten Zen-Shiatsu-Lehrerinnen. Dieser Vorschlag meint aber nicht, dass Sie Ihre Shiatsu-Behandlung unbekümmert aufs Geratewohl durchführen, sondern er ermöglicht Ihnen einen verlässlichen Zugang zu Ihrer Intuition, Ihrem „siebten Sinn".

Wir haben ein Syndrom entdeckt, dem wir den Namen Halbseitenblindheit gegeben haben. Seine Ursache liegt in einer Läsion des Okzipitallappens des Gehirns. Bei diesem Syndrom nimmt der Patient keinerlei visuelle Stimuli innerhalb eines bestimmten Teils des Blickfeldes wahr. Bittet man ihn aber zu „raten", dann zeigt der Patient ganz genau in die Richtung, in der kurz ein schwaches Licht aufgeleuchtet hat. Oder er ist imstande ein Kreuz von einem Kreis zu unterscheiden. Auf Nachfrage beschrieb ein Patient dieses Erlebnis als eine „Empfindung" von etwas „Glattem" (das O) oder etwas „Spitzem" (das X). Er betonte aber, dass er nichts, aber auch gar nichts gesehen hatte.
Weiskrantz et al., 1974[3]

Finden Sie den Meridian mit dem meisten Kyo!
Ein Jitsu-Zustand lässt sich viel leichter bestimmen, weil er als Bote für den Zustand des Kyo fungiert. Nach einem eigenständigen Kyo zu suchen ist schwieriger, denn seinem Wesen nach ist es verborgen und entzieht sich der Entdeckung. Eine Diagnosezone im Hara weist daher vielleicht folgende Kyo-Eigenschaften auf:

* Leere
* Inaktivität
* passiver Widerstand (Starre).

Und doch muss es nicht der Bereich mit dem meisten Kyo sein. Das meiste Kyo im Hara findet sich in dem Bereich, der spürbar mit dem Bereich des meisten Jitsu verbunden ist. Und der schnellste Weg, dies herauszufinden, besteht darin, das Jitsu-Areal leicht mit den Fingerspitzen zu halten und mit der anderen Hand weiter im Hara zu tasten, bis eine Verbindung zu spüren ist. Die Verbindung zwischen den beiden Bereichen mit dem meisten Kyo und dem meisten Jitsu führt zu einem sehr subjektiven Sinneseindruck bei der Gebenden, und diese Empfindung ist höchst individuell. Verschiedene Therapeutinnen beschrieben sie als:

* ein Gefühl wie ein „Blubb" zwischen beiden Händen
* ein Gefühl, als würde der Jitsu-Bereich kleiner
* ein Gefühl, als würde das Kyo-Areal anschwellen
* ein Brummen (eine Resonanz) im Kopf der Gebenden
* ein tief im Inneren empfundenes Gefühl von Vollendung bei der Gebenden.

Es gibt sicher noch viel mehr Empfindungen, die dabei auftreten können. Wenn Sie jedoch auf sich selbst achten, statt sich völlig auf den Klienten zu konzentrieren, werden Sie bald Ihren eigenen Maßstab entwickeln, um zu wissen, ob diese Verbindung, die auch „das Echo des Lebens" beschrieben wurde, zustande gekommen ist.

Nicht im Zweifel bleiben

Manchen westlichen Shiatsu-Therapeuten bereitet es Schwierigkeiten, den wissenschaftlichen Ansatz aufzugeben und ihren eigenen Empfindungen zu vertrauen. Dabei kann der wissenschaftliche Ansatz, der für eine treffsichere Diagnose unerlässlich ist, darin bestehen, unserer subjektiven Empfindungen auf objektive Art und Weise zu beobachten. Damit dies erfolgen kann, ist es wichtig:

---

[3] Weiskrantz et al., aus einem Artikel in der Fachzeitschrift Brain 1974; zitiert aus: A Lexicon of Psychology, Psychiatry and Psychoanalysis, J. Cooper, Routledge, 1988, S. 94.

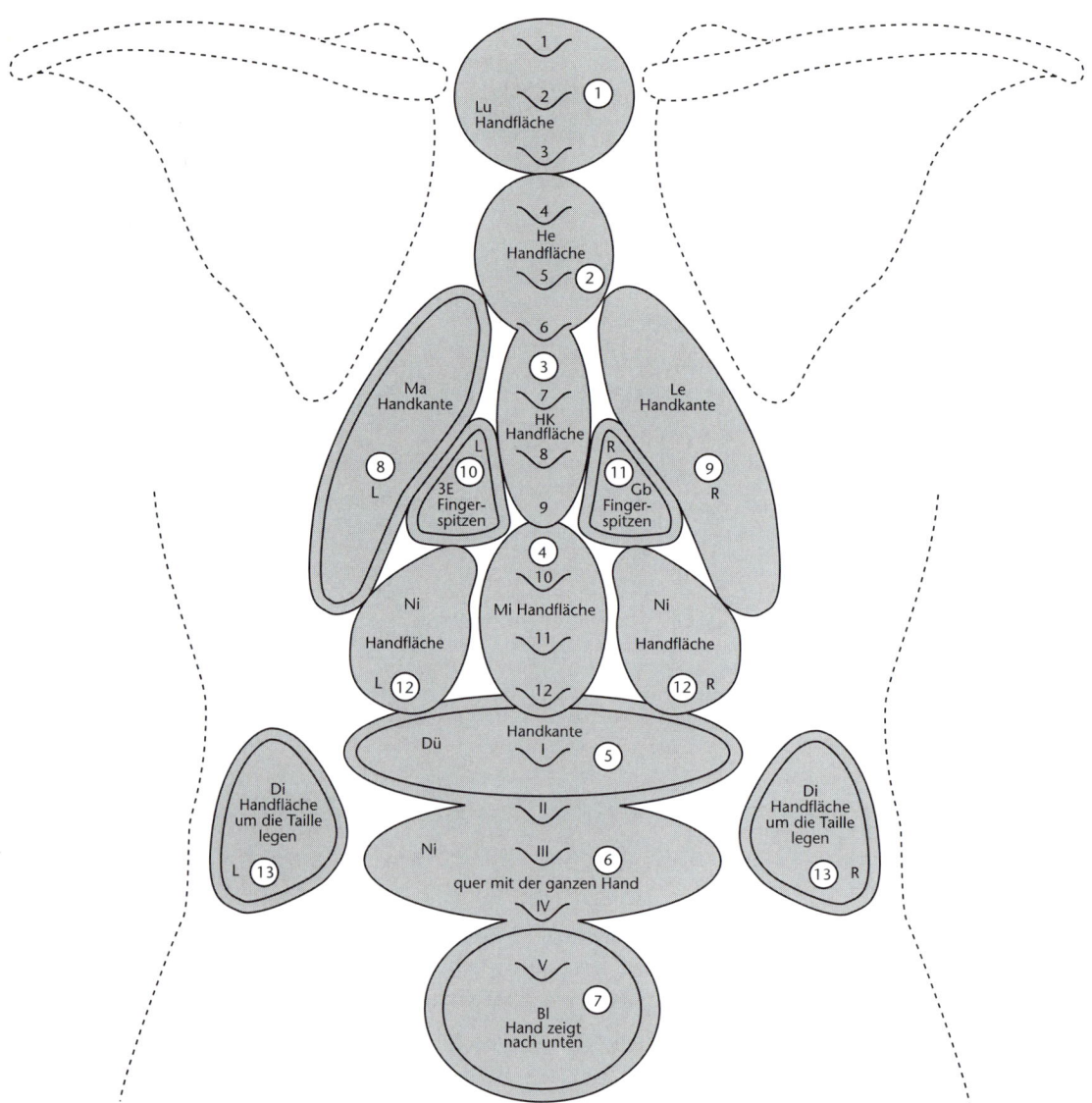

Abb. 12.6: Die Rückendiagnosezonen (mit freundlicher Genehmigung von Clifford Andrews)

- vor der Diagnosestellung das eigene Befinden zu beobachten und damit den Ausgangspunkt festzulegen
- während des gesamten Ablaufs einen Zustand von Entspannung und weiträumiger Aufmerksamkeit beizubehalten, um die eigene Empfänglichkeit nicht einzuschränken
- die eigenen Reaktionen nicht anzuzweifeln, wenn sie eindeutig sind und die beiden ersten Voraussetzungen erfüllt sind.

Das Hara sollte nicht öfter als zweimal palpiert werden. Wenn Sie es mit dem Palpieren übertreiben, wird das Ihre Diagnose wahrscheinlich eher durcheinander bringen, weil das Hara des Klienten zu reagieren beginnt. Und Sie werden sich selbst verwirren, wenn Sie Ihre spontanen Wahrnehmungen anzweifeln oder versuchen, eine andere Kyo-Jitsu-Reaktion zu bekommen, nachdem sich die erste schon gezeigt hat.

Rückendiagnose

Eine Diagnose lässt sich genauso gut am Rücken erstellen, denn auch er hat Diagnosezonen, die den Meridianen entsprechen. Sie sind in Abbildung 12.6 aufgezeigt.

Die Palpation des Rückens wird mit beiden Händen ausgeführt. Meist sitzt der Klient, denn die Sitzposition garantiert, dass die Schultern entspannt sind und die Wirbelsäule gerade ist. Die Berührung ist nicht ganz so zart wie bei der Hara-Diagnose, und Sie arbeiten nicht nur mit den Fingerspitzen, sondern auch mit anderen Bereichen der Hand. Ansonsten ist das Verfahren genau gleich.

Der Rücken ist eine Struktur mit Yang-Charakter, er schützt und stützt. Deshalb zeigen sich an ihm eher langfristige Disharmonien, die neben dem aktuellen energetischen Bild auch die Ausrichtung der Wirbelsäule oder die Haltung beeinflusst haben. Dies ist auch der Grund, warum die Rückendiagnose nicht unbedingt mit der Hara-Diagnose des Empfängers übereinstimmen muss. Entscheiden Sie sich daher für die eine oder die andere als Ausgangspunkt Ihrer Behandlung.

Diagnose über die Yu-Punkte

Die Yu-Punkte können wertvolle Hinweise auf den Zustand der Organe liefern, ganz gleich, ob Sie nach TCM- oder Zen-Shiatsu-

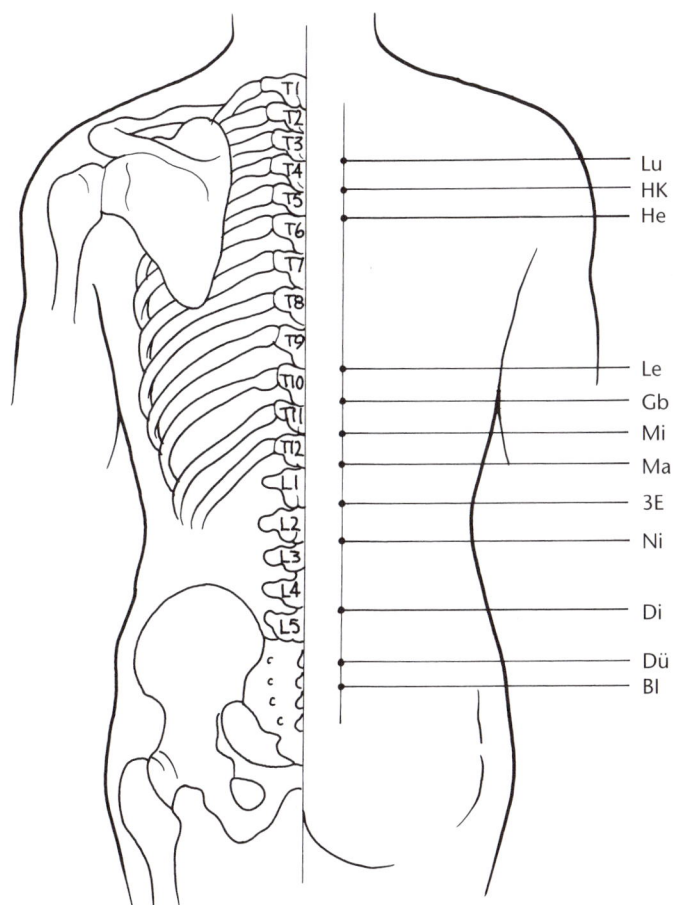

Abb. 12.7: Die Yu-Punkte

Gesichtspunkten vorgehen. Allerdings zeigen sich an ihnen eher langfristige Funktionsstörungen oder akute Erkrankungen der inneren Organe statt der zeitweiligen energetischen Veränderungen, die mit der Hara-Diagnose wahrzunehmen sind. Nach der Überlieferung gilt die Berührungsempfindlichkeit dieser Punkte als diagnostisches Zeichen, doch es ist durchaus möglich, dass sich die entsprechenden Yu-Punkte für Sie auf irgendeine Art „anders anfühlen". Wo sich die Yu-Punkte befinden, wird in den Kapiteln 7 bis 11 erläutert, eine Übersicht zeigt Abbildung 12.7.

Diagnose über die Bo-Punkte

Auch die Bo-Punkte, deren Positionen in den Kapiteln 7 bis 11 beschrieben sind, werden als diagnostische Hilfsmittel betrachtet. Nach Überlieferung der TCM weist die Druckempfindlichkeit eines Bo-Punkts auf eine krankhafte Veränderung in dem entsprechenden Organ hin. Da bei den meisten Klienten einige der Bo-Punkte bereits bei normalem Shiatsu-Druck empfindlich reagieren, haben die Bo-Punkte nur dann eine diagnostische Aussagekraft, wenn eine extreme Empfindlichkeit auf relativ leichten Druck vorliegt. Die Bo-Punkte dienen normalerweise nicht zur Erstdiagnose im Shiatsu, können diese aber zusätzlich bestätigen.

12.5 Befragen

Wir kommen nun zum vierten der klassischen diagnostischen Hilfsmittel der fernöstlichen Medizin, das Erheben der Anamnese oder der Fallgeschichte. Bei der Technik, die Fallgeschichte aufzunehmen, handelt es sich um eine Fertigkeit, die erfahrene Shiatsu-Therapeuten auszeichnet. Obwohl viele Shiatsu-Schüler vor dem Gedanken zurückschrecken, Klienten über deren Lebensstil und körperliche Vorgänge zu befragen, ist diese Fertigkeit es wert, dass man sie beherrscht. Die Therapeuten haben natürlich unterschiedliche Befragungstechniken. So erscheint vielen ein Fragebogen zu unpersönlich und sie ziehen es vor, eine ausführliche Fallgeschichte grob zu skizzieren und sie im Laufe der Zeit oder bei Bedarf mit weiteren Einzelheiten zu ergänzen. Andere wiederum bevorzugen einen formaleren und sehr detaillierten Ansatz. Clifford Andrews, einer der führenden Zen-Shiatsu-Therapeuten in England, lässt seine Klienten gewöhnlich einen Fragebogen ausfüllen, aber manchmal beschränkt er sich auch auf zwei Fragen. Diese beiden Fragen lauten:

* Was passiert mit Ihnen im Moment?
* Hat sich irgendetwas in der Vergangenheit ereignet, von dem Sie mir erzählen möchten?

Wenn nur wenig Zeit zur Verfügung steht, können Sie mit diesen beiden Fragen die größtmögliche Information gewinnen.

Diese Anamnese-Erhebung dient verschiedenen Zwecken: Sie soll

* Hintergrundinformationen über den Lebensstil und seinen möglichen Einfluss auf den aktuellen Zustand des Klienten liefern
* den gesundheitlichen Allgemeinzustand des Klienten abklären, um seine Konstitution bestimmen und irgendwelche länger bestehende Unausgewogenheiten aufdecken zu können
* dazu dienen, im Einzelnen herauszufinden, was für die aktuelle Gesundheitsstörung von Bedeutung sein könnte, und falls überhaupt ein Problem vorliegt, ob es hierfür mögliche Ursachen in der Vergangenheit oder in der Gegenwart gibt.

Ein Fragebogen wird erforderlich sein, wenn Sie umfassende Informationen über den Lebensstil und den allgemeinen Gesundheitszustand erhalten wollen. Um Zeit zu sparen, können Sie ihn dem Klienten vor der Behandlung aushändigen oder zuschicken. Fragen zum aktuellen Befinden beziehen sich viel stärker auf die spezifische Situation des einzelnen Klienten und sollten deshalb in einem Gespräch vor der Behandlung gestellt werden.

Fragen zum Lebensstil

Sie sollten herausfinden:

- in welchem Maße sich der Klient körperlich bewegt
- wie er sich ernährt und wie viel er trinkt
- ob er raucht und wie viel
- in welchem Umfang er Alkohol, Tee und Kaffee konsumiert.

Angaben und Fragen zur Gesundheit im Allgemeinen

- Es ist üblich, Einzelheiten zu schweren Erkrankungen, Operationen und Krankenhausaufenthalten aufzunehmen.
- Sie müssen wissen, ob der Klient Medikamente einnimmt.
- Wichtig sind die Schlafgewohnheiten. Wenn der Klient häufig aufwacht, ist es wichtig, die Zeiten in Erfahrung zu bringen. So weisen leichter oder kaum erholsamer Schlaf, Einschlaf- oder Durchschlafschwierigkeiten auf Disharmonien hin (zu den Syndromen siehe Kapitel 5 bis 11).
- Sie müssen wissen, wie oft Ihr Klient zur Toilette geht, um Wasser zu lassen oder den Darm zu entleeren. Wenn sich bei den Antworten auf diese Fragen Abweichungen von der Norm (Wasserlassen 3- bis 5-mal am Tag, nachts aber nur, wenn der Klient schon älter ist, und 1–2 Stuhlgänge

am Tag sind normal) ergeben, oder wenn der Klient gerade wegen Beschwerden im Zusammenhang mit diesen Funktionen gekommen ist, müssen Sie genauer nach Farbe, Geruch, Menge und Konsistenz fragen.
- Auch der Zustand seiner Energie ist wichtig: Ist das Niveau normal hoch, dauernd zu niedrig oder sinkt es zu bestimmten Tageszeiten ab?
- Sie sollten die normale Körpertemperatur des Klienten kennen: Ist ihm eher kalt oder heiß, oder mag er keine extremen Temperaturen? Oder empfindet er nur bestimmte Körperbereiche als heiß oder kalt?
- Schwitzen kann wichtig sein: Schwitzt er am Tag oder in der Nacht, bei Anstrengung oder nie und an welchen Körperstellen?
- Bei irgendwo vom Kopf bis zu den Füßen bestehenden Schmerzen ist zu prüfen, wie häufig sie auftreten und welche Ursachen sie haben könnten. Ferner ist ihre Qualität und genaue Lokalisation auszumachen und ob sie durch Druck, Hitze, Kälte, Bewegung oder Ruhe gebessert werden.
- Fragen Sie Frauen nach ihrer Menstruation, wie regelmäßig sie ist, ob sie dabei Schmerzen haben. Fragen Sie auch ob spezifische Symptome des prämenstruellen Syndroms (PMS), vorliegen, nach der Dauer der Blutung und der Blutmenge. Bei Menstruationsstörungen sind unter Umständen die Konsistenz und die Farbe des Blutes von Bedeutung.
- Bei Frauen sind auch die Umstände von Schwangerschaft(en) und Geburt(en) wichtig. Fragen Sie nach empfängnisverhütenden Methoden wie der Pille oder der Spirale und nach Hormontherapien.
- Finden Sie heraus, welche Art von Erkrankung der Klient am häufigsten hat, z. B. Erkältungen, Migräneattacken, Magenbeschwerden.

Fragen zur momentanen Situation

Sie sollten Folgendes in Erfahrung bringen:

- Unter welchen spezifischen Symptomen der Erkrankung leidet dieser spezielle Klient, ganz genau? Denn eine schulmedizinische Etikettierung wie „Arthritis" oder „PMS" reicht nicht aus, da sich die Symptome im Rahmen einer Erkrankung sehr stark unterscheiden können.
- Wodurch bessern oder verschlimmern sich die Beschwerden?
- Wie lang dauert die Erkrankung schon und unter welchen Umständen ist sie zum ersten Mal aufgetreten?
- Wie wurde sie bislang behandelt und mit welchem Erfolg?

Diese drei (Frage-)Kategorien vermitteln Ihnen eine Vorstellung, welche Informationen Sie benötigen, um sich ein klares Bild von den körperlichen Beschwerden im Sinne der TCM oder des Zen Shiatsu zu machen. Natürlich ist es nicht in allen Fällen erforderlich, die Anamnese zu erheben, z. B. wenn ein gesunder Klient eine Shiatsu-Behandlung geschenkt bekommen hat. Bei vielen anderen Gelegenheiten reicht eine kürzere und weniger umfassende Anamnese völlig aus, z. B. wenn ein Klient zur Entspannung oder aus präventiven Gründen zu Ihnen kommt.

Die erste Erhebung der Fallgeschichte kann die Grundlage einer Datensammlung bilden, in der alle Details der Behandlungen festgehalten werden. Bei nachfolgenden Sitzungen genügt dann ein etwa fünf Minuten langes Gespräch, um festzustellen, welche Veränderungen eingetreten sind. Wenn Sie professionell praktizieren, ist es in Ihrem eigenen Interesse, dass Sie sich vor und nach jeder Behandlungssitzung möglichst umfassende Aufzeichnungen zum Befinden des Klienten machen, ergänzt durch die Hara-Diagnose und eine Zusammenfassung dessen, was Sie durchgeführt haben. Das belegt Ihr professionelles Arbeiten für den Fall, dass besondere Umstände Nachforschungen in Ihren Aufzeichnungen nach sich ziehen.

13 Interpretation der Diagnose

Für die richtige Interpretation der Informationen, die Sie mit den „Vier Diagnosemethoden" gesammelt haben, ist eine Kombination aus intuitivem Feingefühl und logischem Denken erforderlich. Jeder Klient zeigt ein einmaliges Muster aus Symptomen, Befunden, seinem Auftreten und Verhalten. Ihre eigenen Reaktionen als Therapeutin stellen einen weiteren Faktor dar, der die Sachlage entweder erhellen oder verschleiern kann. All das in Übereinstimmung zu bringen, scheint zu Beginn nahezu unmöglich zu sein, doch mit zunehmender Erfahrung verbessert sich auch die Interpretationsfähigkeit. Und je mehr Praxis Sie bekommen, desto eher werden Sie feststellen, dass Sie zwar nicht immer absolut sicher, aber doch flexibler und zuversichtlicher mit verschiedenen Interpretationsmöglichkeiten umgehen.

Die Palpation des Hara oder des Rückens – die wichtigste Form der Diagnose im Zen Shiatsu – lässt Sie erkennen, welche beiden Meridiane im Mittelpunkt der Sitzung stehen sollten, nämlich der Meridian, der sich zum Zeitpunkt der Behandlung am meisten im Kyo befindet, und der Meridian mit dem meisten Jitsu. Diese beiden Meridiane garantieren die größtmögliche Wirkung einer Shiatsu-Behandlung in der momentanen Situation des Empfängers. Es ist möglich, dass diese beiden Meridiane, die Sie durch die Hara-Diagnose bestimmt haben, nicht in das allgemeine Bild zu passen scheinen, das Sie mit den anderen Diagnose-Methoden des Fragens, Betrachtens und Hörens gewonnen haben. Doch das stellt kein Problem dar.

Denn Sie werden – nachdem Sie Ihre Behandlung auf der Grundlage der beiden Meridiane mit dem meisten Kyo und Jitsu begonnen haben – möglicherweise feststellen, dass eine zweite Hara- oder Rückendiagnose ein Muster ergibt, das viel deutlicher zu erkennen ist.

In jedem Fall ist es besser, offen für etwas Unerwartetes zu sein, als der Situation mit einer vorgefassten Meinung oder rein theoretischen Sichtweise zu begegnen. Da Menschen von Natur aus komplexe Wesen sind, treffen neue Informationen erst nach und nach im Laufe der Behandlung bei uns ein und erweitern so allmählich unser Verständnis der Diagnose.

Die Deutung der Diagnose ist für den Heilungsprozess nicht unbedingt notwendig; sie begleitet ihn und ist Ergebnis von jahrtausendelanger Erfahrung mit und Studium von Heilungsvorgängen. Sie ist eine Möglichkeit, die mentalen Fähigkeiten mit in die Shiatsu-Sitzung einzubeziehen. Wenn sich in Ihrer Reaktion auf den Empfänger der Verstand zu Gefühl und Intuition gesellt, dann entsteht eine mentale Struktur oder ein Zusammenhang, in die Sie das Befinden des Empfängers und Ihre Absicht, ihn zu unterstützen, einbetten können. Diese mentale Struktur, die Deutung der Diagnose, beinhaltet „was die Diagnose bedeutet" und daraus resultierend „was zu tun ist". Sie bildet einen stabilen Bezugsrahmen im Fluss der Interaktion zwischen Ihnen und dem Empfänger. Das ist der Vorteil, der jedoch auch zum Nachteil werden kann, sobald dieser Bezugsrahmen zu starr und dogmatisch wird.

Was Sie verstehen, stärkt Ihr Selbstvertrauen und als Folge davon das Vertrauen des Empfängers; daraus entsteht gegenseitige Unterstützung und Ermutigung für die Dauer der Behandlung. Verständnis erwächst aus subjektiven und objektiven Eindrücken, es ist weder verschwommen noch dogmatisch, sondern basiert auf der Beobachtung der Phänomene und die Wahrnehmung ihrer Bedeutung innerhalb des theoretischen Rahmens der Östlichen Medizin. Vor allem aber beruht es auf Respekt, Mitgefühl und Bescheidenheit.

Die Interpretation der diagnostischen Informationen dient dem Zweck:

* den aktuellen Zustand des Klienten zu erfassen
* die dauerhaften Bedingungen des Klienten zu erkennen, dazu gehören die Stärke seines Ursprungs-Ki und seine Konstitution ebenso wie Störungen des (Energie-)Gleichgewichts
* eine mögliche Ursache für die aktuellen, aber auch für die langfristigen Beschwerden herauszufinden
* einen angemessenen Behandlungsansatz festzulegen.

Damit dies gelingt, müssen wir das gesamte diagnostische Material, das sich aus unserer Beobachtung und unseren intuitiven Reaktionen ergeben hat, mit unserem theoretischen Wissen über die Zen-Shiatsu- und die TCM-Modelle (oder anderen Konzepten, mit denen Sie vertraut sind) abgleichen. Dabei ist es wichtig, dass Sie sich darüber im Klaren sind, auf welches Modell sich Ihre diagnostischen Schlussfolgerungen beziehen, und dass Sie Hinweise aus den unterschiedlichen Lehren nicht vermischen!

13.1 Interpretation der Hara-Diagnose

In der Zen-Shiatsu-Behandlung dreht sich alles um die Hara- (bzw. Rücken-)Diagnose. Als Therapeutin können sie diese ganz pragmatisch einsetzen, um sich auf die zwei der zwölf Meridiane zu konzentrieren, die zum Zeitpunkt der Sitzung am behandlungsbedürftigsten sind. Sie können die Ergebnisse der Hara-Diagnose aber auch in ihrer ganzen Bandbreite interpretieren, die von der strukturellen bis zur spirituellen Ebene reicht.

Eine Interpretationsmöglichkeit für die Hara-Diagnose bezieht sich auf die Ebene der akuten körperlichen Symptome, wie z. B.:

* Magen-Jitsu – Zahnfleischbluten
* Lungen-Kyo – Husten.

Dieses Vorgehen gelingt nur, wenn tatsächlich akute körperliche Symptome vorhanden sind. Auf der körperlichen Ebene zeigen sich auch die typischen körperbau-bezogenen Eigenschaften eines Klienten. Lässt sich für einen oder beide Diagnose-Meridiane eine Verbindung zu bestimmten Aspekten der Körperstruktur herstellen, weist das im Allgemeinen darauf hin, dass die Diagnose schon länger zutrifft. Beispiele hierfür wären:

* Magen-Jitsu – kräftige Oberschenkel, dicker Bauch
* Lungen-Kyo – hängende Schultern.

Bei einer solchen Langzeit-Diagnose kann meist die Anamnese bestätigen, dass es Erkrankungen in der Vergangenheit gab, wie z. B.:

* Magen-Jitsu – ein Zwölffingerdarmgeschwür vor sechs Jahren
* Lungen-Kyo – häufige Erkältungen in der Kindheit.

Schließlich können die Diagnose-Meridiane auf der körperlichen Ebene auch mit dem Lebensstil und Gewohnheiten, soweit sie bekannt sind, in Verbindung gebracht werden, wie z. B.:

- Magen-Jitsu – isst ständig
- Lungen-Kyo – raucht seit kurzem nicht mehr.

Es ist möglich, die Diagnose ausschließlich auf der Grundlage von körperlichen Symptome zu interpretieren. Allerdings würde dabei das Ki in seiner umfassenderen Bedeutung – das Ki umfasst alle Wesensaspekte eines Klienten, die psychischen wie die physischen – außer Acht gelassen. Und das viel tiefer reichende Potenzial einer Shiatsu-Behandlung würde ebenfalls unterschätzt werden. Es ist allerdings nicht notwendig, die Psyche Ihres Klienten tiefgründig zu erforschen. Denn Ihre Beobachtung oder die Angaben, die der Klient macht, liefern genügend Stoff zur Bestätigung der Diagnose. Die folgenden Beispiele zeigen, welche Art von psychologischer Grundbeobachtung Sie anstellen können:

- Magen-Jitsu – sorgt sich immerzu um andere
- Lungen-Kyo – ist deprimiert.

Das höchste Niveau der Interpretation einer Zen-Shiatsu-Diagnose ist erreicht, wenn sich Ihr Verständnis der Meridiane daran orientiert, dass die Meridiane eine bestimmte Phase der Ki-Aktivität, wie sie der Zyklus darstellt (s. Kapitel 6) zum Ausdruck bringen. Die Aktivität des Jitsu-Meridians ist darüber hinaus an den Kyo-Meridian gekoppelt – die beiden sind komplementäre Hälften des energetischen Zustandsbildes. Auf diese Weise müssen wir uns nicht an Symptomlisten festhalten oder den Klienten klischeehaft typisieren. Stattdessen sehen wir den Zustand des Klienten als Ausdruck sei-

nes Ki in den Meridianen. Wenn wir jetzt die Diagnose und die oben erwähnten Symptome zusammenbringen wollen, könnten wir folgende Überlegungen dazu anstellen:

Magen-Jitsu

- Die Schlüsselbegriffe sind *Hunger und Befriedigung*, d. h. Bedürfnisse stehen im Vordergrund.
- Ständiges Essen – kräftige Oberschenkel, dicker Bauch: Ein lange bestehendes Bedürfnis hat die Körperform beeinflusst.
- Ständiges Besorgtsein. Haben Sorgen und das viele Essen zu dem Zwölffingerdarmgeschwür geführt?
- Es bestehen nach wie vor körperliche Beschwerden im Bereich des Magen-Meridians – Zahnfleischbluten.
- Der Klient braucht eine beruhigende Behandlung.

Lungen Kyo

- Die Aufnahme von frischem Ki wird vernachlässigt; der Klient ist deprimiert.
- Hängende Schultern und häufige Erkältungen in der Kindheit – ein seit langem bestehendes Problem (vielleicht durch Essen kompensiert?).
- Der Klient hat gerade aufgehört zu rauchen; seine Lunge ist zur Zeit besonders empfindlich, momentan auch Husten.
- Der Klient sollte sich auf die Aufnahme von frischem Ki konzentrieren – vielleicht zeigen Sie ihm ein paar einfache Atemübungen?

Dies ist ein Beispiel für zwei länger bestehende Disharmonien, die sich in der Hara-Diagnose zeigen. Es ist allerdings auch möglich, dass sich in einem oder in beiden Meridianen eine kürzer zurückliegende Situation wiederspiegelt oder sogar eine aktuelle, emotional bedingte Problematik zum Ausdruck kommt, die mit der Sitzung selbst in Zusammenhang steht (dem Klienten jedoch u. U. nicht bewusst ist).

- Magen-Jitsu braucht eine beruhigende und verwöhnende Sitzung.
- Lungen-Kyo fühlt sich ausgeschlossen und ist der Hoffnung müde. Denkt, dass die Sitzung wahrscheinlich nicht helfen wird.

Sie sollten also die Zeitdauer als Faktor im Kopf behalten, wenn Sie die Hara-Diagnose interpretieren, denn diese kann sich innerhalb von Minuten ändern. Grundsätzlich gilt, dass die Hara-Diagnose um so variabler sein wird, je gesünder ein Klient ist und je mehr er sich im Gleichgewicht befindet. Denn Bewegung und Veränderung gehören zum Wesen des Ki. Je länger ein festes Ki-Verteilungsmuster bei einem Klienten vorliegt, desto größer ist die Wahrscheinlichkeit, dass sich bei ihm Symptome einer Disharmonie entwickeln.

Es gibt nur eine Situation, in der die Hara-Diagnose unzutreffend sein könnte, und zwar, wenn der Meridian mit dem meisten Kyo und der mit dem meisten Jitsu ein Meridianpaar bilden, z. B. wenn sich der Dickdarm-Meridian im Jitsu und der Lungen-Meridian im Kyo befindet. Solch eine diagnostische Konstellation ist eigentlich unmöglich oder nur in den allerseltensten Fällen gegeben, weil die einem Element zugeordneten Meridianpaare zusammenarbeiten. Allerdings ist es durchaus möglich, dass sich in dem oben genannten Beispiel der Dickdarm-Meridian viel *mehr* im Jitsu befindet als der Lungen-Meridian. Würde der Dickdarm-Meridian jedoch das *meiste* Jitsu aufweisen, könnte der Lungen-Meridian nicht der mit dem meisten Kyo sein. Wenn Sie bei der Diagnose wie in Kapitel 12 beschrieben vorgehen, wird

sich eine solche Situation vermutlich gar nicht zeigen.

Erweitern Sie das diagnostische Bild

Für eine geübte Therapeutin sind der reinen Zen-Shiatsu-Lehre zufolge die Hara-Diagnose und das Symptombild völlig ausreichend, um eine Interpretation vornehmen zu können. Einige zusätzliche Kenntnisse der TCM können das Ziel der Behandlung und die Empfehlungen noch erweitern durch Informationen, die durch die Vier Diagnosemethoden zur Verfügung stehen (Kap. 12). Wichtig ist nur, die Systeme der TCM und des Zen Shiatsu nicht zu vermengen. Wenn Sie die Hara-Diagnose, wie oben, als Magen-Jitsu und Lungen-Kyo interpretieren, arbeiten Sie mit der diagnostischen Methode des Zen Shiatsu und sollten sich bei der Interpretation auch so eng wie möglich an das Zen-Shiatsu-Modell halten, nämlich an die Schlüsselbegriffe für die Meridian-Funktionen.

Eine Interpretation nach der Fünf-Elemente-Lehre sollte aus der Hara-Diagnose nicht erstellt werden; ebenso sollten daraus keine TCM-Schlüsse gezogen werden. Diese werden nur durch Zuhören, Beobachtung, Tasten und Befragen gewonnen.

13.2 Wann ist ein TCM-Syndrom wichtig für die Diagnose?

Die Zunge

Die Zunge gibt nach Auffassung der TCM zuverlässige Hinweise auf das Befinden des Klienten. Wie schwer eine Störung ist, lässt sich am Aussehen der Zunge erkennen. Generell ist ein TCM-Syndrom relevant für die Diagnose und behandlungsbedürftig, wenn:

- die Zunge sich schält, abgeschälte Stellen aufweist oder von kleinen Rissen bedeckt ist, die Anzeichen einer Yin-Leere sind

- der Zungenkörper dunkelrot ist, als Zeichen extremer Hitze, oder deutlich violett, als Zeichen für eine Ki- oder noch wahrscheinlicher für eine Blut-Stagnation,

---

Fallbeispiel – Zen Shiatsu

Der Klient kann nicht schlafen, und fühlt sich beim Aufwachen unausgeruht. Er leidet an Hüftschmerzen und Nackenverspannung. Er hat Schwierigkeiten, Entscheidungen in Bezug auf zwischenmenschliche Beziehungen zu treffen. Er unterdrückt seine Gefühle. Die Hara-Diagnose zeigt: Herz-Kreislauf-Jitsu und Gallenblasen-Kyo.
Hier stimmen alle Symptome mit der Hara-Diagnose überein und es bedarf keiner weiteren Interpretation.

Fallbeispiele – TCM

1. Schweres PMS mit Schwellung der Brüste, geblähtem Abdomen, Reizbarkeit. Schmerzen zu Beginn der Periode. Violette Zunge. Hara-Diagnose: Mi-Jitsu, Le-Kyo.
   In diesem Fall sind die Symptome und das Zungenbild dem TCM-Syndrom Leber-Ki-Stagnation zuzuordnen. Lockerung durch Shiatsu unabhängig von der Hara-Diagnose. Da die Klientin für drei Monate verreist und nicht zur Behandlung kommen kann, wird ihr geraten, regelmäßig Le 3 zu pressen und regelmäßig leichte Übungen zu machen.

2. Der Klient fühlt sich müde und antriebslos, er hat Bauchschmerzen und Durchfall (drängend, brennend, mit Blut und Schleim). Er nimmt Medikamente gegen stressbedingte Kolitis. Die Hara-Diagnose lautet: Magen-Jitsu und Dickdarm-Kyo.
   In diesem Fall leidet der Klient an Feuchte-Hitze im Dickdarm, und es empfiehlt sich, Druckpunkte einzusetzen, die Feuchtigkeit und Hitze ausleiten, z. B. Di 11, Bl 40, Ma 36, Mi 6.
   Es wird ihm geraten, Currygerichte, Kaffee, Alkohol und Milchprodukte zu meiden. Auch wenn die die Hitze emotional bedingt ist, können Nahrungsmittel, die Hitze oder Feuchtigkeit produzieren, den Zustand verschlimmern.

3. Der Klient leidet an juckenden, roten Ekzemen in der Leistengegend, die sich im Sommer verschlimmern. Er mag am liebsten Fisch und Chips und Bier (in großen Mengen). Die Hara-Diagnose ergibt: Leber-Jitsu und Blasen-Kyo.
   In diesem Fall hat der Klient Hitze im Blut, die vermutlich auf Hitze in der Leber beruht, die wiederum durch die fette Ernährung und den Alkohol verursacht wird. Er benötigt eine Behandlung über Druckpunkte, die das Blut kühlen. Eine ergänzende Ernährungsumstellung kann die Wirkung der Shiatsu-Behandlung verbessern und wenn das nicht reicht, braucht er eine chinesische Kräutertherapie.

Fallbeispiele – Kombination aus TCM und Zen Shiatsu

Eine Klientin mit stressbedingten Kopfschmerzen, fühlt sich sehr erschöpft. Sie kann sich nicht entspannen und hat starke Schmerzen bei der Periode. Sie ist sehr ehrgeizig und hatte eine schwierige Kindheit. Die Hara-Diagnose lautet: Blasen-Jitsu und Dünndarm-Kyo.
In diesem Fall handelt es sich um eine Kombination von Symptomen, die eine Leber-Beteiligung nahelegen, möglicherweise ein aufsteigendes Leber-Yang (Kopfschmerzen) oder eine Leber-Blut-Stagnation (heftige Menstruationsschmerzen) oder beides. Eine Shiatsu-Behandlung des Blasen- und Dünndarm-Meridians wird bei diesen Beschwerden sicherlich gut helfen, doch eine genauere Befragung könnte bestätigen, dass ein TCM-Syndrom vorliegt, und zusätzliche Punkte zur Selbstbehandlung nahelegen.

oder blau, als Zeichen einer Kälte-Stagnation
- ein ausgeprägter Zungenbelag vorhanden ist, der eine Anhäufung von Feuchtigkeit, Schleim, Hitze oder Kälte anzeigt
- die Zunge stark geschwollen und blass ist, möglicherweise auch zittert, was auf eine ernst zu nehmenden Ki- und Yang-Leere hinweist
- die Zunge sich langsam von einer Seite zur anderen bewegt, einem Zeichen für inneren Wind.

Das Symptommuster

Fügen sich diese Symptome in ein erkennbares Muster ein, deuten sie auf ein TCM-Syndrom hin. Offensichtlich sind die Syndrom-Muster nur zu erkennen, wenn sie zu einem gewissen Grad auswendig gelernt wurden. Manchmal erwähnt ein Klient ein Symptom, dass Ihnen als Teil eines Syndroms bekannt ist. In diesem Fall können Sie nach anderen möglichen Symptomen und Zeichen fragen. Zur Bestätigung einer Syndrom-Diagnose sollten mindestens drei Symptome und Zeichen vorliegen oder ein Zungenbild, das die Syndromdiagnose bestätigt. Ein Beispiel hierfür ist die unten geschilderte Fallgeschichte. So lässt sich jedes akute Krankheitsbild, z. B. die Symptome einer Erkältung, einer Grippe oder einer Magenverstimmung, bei den TCM-Syndromen wiederfinden und wirksam mit den Methoden der chinesischen Medizin behandeln. Doch auch andere als die akuten Erkrankungen können einer TCM-Interpretation und -behandlung zugänglich sein.

Eines der nachfolgenden Fallbeispiele ist nur nach den Regeln des Zen Shiatsu zu interpretieren, drei laden auch zu einer Deutung nach der TCM ein, und eine weitere Fallgeschichte lässt ein TCM-Syndrom vermuten, auch wenn es nicht ganz offensichtlich ist.

Fallgeschichte

Ein Mann kommt wegen der Zerrung einer Sehne im Bereich der Schulter zum Shiatsu. Er macht seinen Beruf dafür verantwortlich, für den er Marionetten heben und bewegen muss. Während der Sitzung erwähnt er, dass er häufig „Mückensehen" hat (mouches volantes). Dabei handelt es sich um ein Symptom der Blut-Leere. Weiteres Nachfragen ergibt, dass er viele Stunden auf einen Computerbildschirm schaut, sein Gedächtnis in letzter Zeit nachgelassen hat und er im letzten Jahr einige Verletzungen wegen Überlastung erlitten hatte. Ein Blut-Leer-Syndrom wird bestätigt durch die folgenden drei Symptome:
- Kraftlosigkeit der Sehnen
- Gedächtnisschwäche
- Mückensehen

Seine Gesichtsfarbe ist glanzlos und blass, die Zunge blass und kraftlos. Die mögliche Ursache für die Blut-Leere ist das lange Starren auf den Computerbildschirm, dadurch erschöpft sich das Blut in den Augen. Die Empfehlung an ihn besteht darin, während der Computerarbeit regelmäßig zu pausieren und ein Patentmittel zur Tonisierung des Blutes einzunehmen.

13.3 Diagnostische Informationen zusammenfügen

Insgesamt steht folgendes diagnostische Material zur Verfügung:

- *Die Hara- oder Rücken-Diagnose.* Sie zeigt an, welcher Meridian des Klienten zum Zeitpunkt der Diagnose das meiste Kyo und das meiste Jitsu aufweist. Die Hara- oder Rückendiagnose lässt sich, wie oben beschrieben, entweder auf der Grundlage von körperlichen oder psychischen Symptomen oder beidem interpretieren.
- *Die Gesichtsfarbe und das Aussehen der Zunge.* Diese Befunde der Blickdiagnose

weisen bei einer Interpretation nach TCM-Gesichtspunkten auf das momentane Befinden des Klienten und die mögliche Dauer seiner Beschwerden hin.

- *Angaben zu Symptomen, zum Lebensstil und zur Krankengeschichte des Klienten*, die er bei der Befragung gemacht hat. Diese Angaben liefern nach Zen-Shiatsu- und TCM-Gesichtspunkten Erklärungsmöglichkeiten sowohl für die aktuellen als auch für länger bestehende Beschwerden. Aus ihnen lässt sich auch eine mögliche Erkrankungsursache ableiten.
- *Die vorherrschende Gesichtsfarbe und der typische Klang der Stimme* weisen darauf hin, welches Element am stärksten im Ungleichgewicht ist.
- *Das „Ki-Bild" des Klienten*, das Sie durch Beobachtung des Klienten-Ki herausgefunden haben, d. h. das Muster des Ki-Flusses, und die Bereiche, in denen eine relativ Stärke (Ki-Fülle) oder relative Schwäche (Ki-Leere) vorliegt. Das „Ki-Bild" zeigt Ihnen, an welchen Stellen Ihre Behandlung am wirkungsvollsten sein wird. Das energetische Bild kann zwar helfen, die Diagnose zu bestätigen. Doch der Nutzen des „Ki-Bilds" ist in erster Linie ein praktischer. Es hilft festzulegen, welche Art der Behandlung angewandt wird. Weitere Erläuterungen finden Sie in Kapitel 14.

Je nach Ausbildung haben Sie vielleicht noch andere Befunde mit Methoden wie der Gesichts- oder Pulsdiagnose sammeln können, die Ihre Information über einen Klienten erweitern.

Ihr Ziel ist es nun, aus all diesen Informationen das Wichtigste auszuwählen, um Ihren Behandlungsansatz und Ihre Empfehlungen ganz spezifisch auf die Bedürfnisse des Klienten auszurichten. Dabei sollten die unterschiedlichen Informationen möglichst zu einem in sich stimmigen Ganzen gefügt wer-

den, das allerdings auch den Unterschieden zwischen den Modellen von TCM und Zen Shiatsu gerecht wird.

1. Aus dem energetischen Bild und der Hara- oder Rückendiagnose erhalten Sie Hinweise auf den Zustand des Ki zum momentanen Zeitpunkt: Sie haben Informationen über seine relative Stärke, über die Meridiane mit dem meisten Kyo und Jitsu und die Körperbereiche, in denen sich Ki angesammelt hat oder fehlt. Das hilft Ihnen herauszufinden, welche Meridiane und welche Bereiche Sie behandeln müssen und die Vorgehensweise für die gesamte Shiatsu-Behandlung festzulegen.

2. Symptome und Befunde, den Eindruck in Bezug auf den Lebensstil, das Auftreten und das Erscheinungsbild eines Klienten können Sie, wie oben dargestellt, zur Bestätigung der Hara- oder Rückendiagnose heranziehen.

3. Die Gesichtsfarbe und das Aussehen der Zunge können in Verbindung mit den Symptomen und der früheren Krankengeschichte auf ein Syndrom oder eine Kombination von Syndromen nach dem Verständnis der TCM hinweisen, so z. B. auf eine Milz-Yang-Leere, Feuchte-Hitze im Darm oder Stagnieren des Leber-Ki. Auch das kann die Hara- oder Rückendiagnose bestätigen oder ausschließen (zu Widersprüchen zwischen TCM-Syndromen und Zen-Shiatsu-Diagnose s. u.). TCM-Syndrome werden nicht mit Methoden des Zen Shiatsu behandelt, sondern mit einer Akupressur- oder Moxa-Behandlung bestimmter Punkte bzw. Empfehlungen zum Lebensstil. Weitere Erläuterungen dazu finden Sie in Kapitel 14.

4. Passen der Glanz der Gesichtsfarbe und der Klang der Stimme perfekt zur Hara-/ Rückendiagnose oder zum Symptom-/ Zungenbild, zeigt das an, welches Element sich am stärksten im Ungleichgewicht befindet, und hilft Ihnen dabei, die

mögliche Ursache für die Beschwerden des Klienten nach der Lehre der Wandlungsphasen zu ermitteln.

Im Idealfall würden Hara-Diagnose, Zungen- und Symptombild, Gesichtsfarbe, Klang der Stimme, Haltung und Glanz der Haut sich gegenseitig bekräftigen und auf einen oder zwei Meridiane hinweisen. Leider trifft das nur selten zu. Selbst wenn Sie nur nach einem einzigen medizinischen Modell, wie z. B. der TCM arbeiten, werden Ihnen Abweichungen und scheinbare Widersprüche begegnen. Sobald Sie mit zwei verschiedenen Ansätzen arbeiten, ergeben sich noch mehr Möglichkeiten der Verwirrung. Im Folgenden finden Sie eine Liste der Widersprüche, die am häufigsten auftreten, die möglichen Gründe dafür und was Sie tun können.

13.4 Scheinbare Widersprüche und ihre Auflösung

Die Hara-Diagnose stimmt nicht mit dem Symptom- oder Zungenbild der TCM überein

Dieser scheinbare Widerspruch taucht sehr häufig auf, weil beide Systeme unterschiedliche Schwerpunkte setzen und nach unterschiedlichen Grundsätzen arbeiten. Folgende Probleme können Ihnen begegnen.

Leere eines Organs erscheint im Hara als Jitsu

Jitsu und Kyo bedeuten nicht dasselbe wie Fülle und Leere in der TCM. Das wurde im 6. Kapitel, bereits ausführlich erläutert, aber es lohnt sich, an dieser Stelle noch einmal darauf einzugehen, weil es für viele Shiatsu-Schüler verwirrend ist, dass eine Nieren-Yin-Leere oder eine Milz-Yang-Leere im Hara als Nieren- bzw. Milz-Jitsu erscheint.

Kyo und Jitsu sind wie Yin und Yang veränderliche und miteinander in Beziehung stehende (Energie-)Zustände. Der einem Organ, das sich nach der TCM im Zustand der Leere befindet, zugeordnete Meridian kann sich im Kyo oder im Jitsu darstellen. Dabei bedeutet Jitsu, dass mehr Energie in die Aspekte des Seins gesteckt wird, die der Meridian verkörpert. Kyo steht eher für einen Bereich der Körper-Seele-Einheit, der vernachlässigt oder übergangen wird und deshalb im Verborgenen bleibt.

Die folgende Fallgeschichte veranschaulicht ein typisches Beispiel.

Fallbeispiel

Eine Frau mittleren Alters kommt wegen Schlaflosigkeit zur Behandlung. Außerdem ist ihr Urin dunkelgelb und spärlich und das Wasserlassen schmerzhaft. Sie wirkt extrem angespannt und ängstlich, immer auf dem Sprung, kann sich nicht entspannen und hat eine tiefsitzende Angst vor Wasser. Ihre Wangen sind gerötet, ihre Zunge sieht rot und vollständig geschält aus. Alle Symptome und Befunde weisen nach den Kategorien der TCM auf eine schwere, lange bestehende Nieren-Yin-Leere mit daraus resultierender Leere-Hitze hin. Bei der Hara-Diagnose ergibt sich allerdings meistens ein Jitsu des Nieren- oder Blasen-Meridians und ein Kyo des Herz- oder Dünndarm-Meridians. Dies zeigt, dass sich die Aktivität ihres Ki überwiegend in Bereichen konzentriert, wo die dem Wasser zugeordneten Meridiane zum Ausdruck kommen. Sie investiert ihre Energie zum großen Teil in den Antrieb zum Handeln als Reaktion auf die Angst. Daher befindet sie sich unablässig in einem Zustand der Anspannung, im Stress. Vernachlässigt ist in ihrem Leben die Energiephase, in der es zur Assimilierung in ihr emotionales Zentrum kommt. Sie ist ständig damit beschäftigt, die Assimilation unerwünschter emotionaler Situationen zu vermeiden.

Von TCM-Syndromen betroffene Organe erscheinen nicht in der Hara-Diagnose

Dafür kann einer von drei Gründen verantwortlich sein.

- Die TCM und das Zen Shiatsu bieten unterschiedliche Interpretationsmöglichkeiten für spezifische Meridianfunktionen sowie für die energetischen oder physiologischen Muster an (s. Kapitel 7 bis 11 zu den einzelnen Meridianen). So ist die Fähigkeit des Körpers, sich gegen schädigende Einflüsse von außen zu verteidigen, in der TCM durch die Lungen und das Abwehr-Ki repräsentiert, in der Zen Shiatsu Hara-Diagnose hingegen durch die Schutzfunktion des Dreifachen Erwärmers. Eine Blut-Stagnation ist in der TCM oft mit der Leber assoziiert, im Zen Shiatsu hingegen mit dem Dünndarm.

- Die Hara-Diagnose erfasst eher das spezifische Körperorgan, in dem die Energie aus dem Gleichgewicht geraten ist, während die TCM in örtlichen Beschwerden nur einen Teilaspekt eines weitreichenderen Syndroms sieht. Das gilt besonders für Beschwerden, die dem Verständnis der TCM zufolge mit den besonders wichtigen Energien der Milz und der Nieren – von denen wir mit Vor- und Nachgeburtlicher Essenz und Ursprungs-Ki versorgt wer-

---

Fallbeispiel

Ein Mann mittleren Alters leidet schon lange an chronischen Rückenschmerzen und Asthma. Sein Gesicht ist weiß, mit einem bläulichen Schimmer um Mund und Augen. Seine Zunge ist geschwollen, blass und feucht, fast ohne Belag. In seinem Beruf sitzt er viel, und er erwähnt auch, dass er schon seit zwanzig Jahren in derselben Firma arbeitet. Sonst gibt er nur sehr wenig über sein Leben preis, er wirkt ruhig und zurückhaltend. Bei den ersten beiden Behandlungssitzungen lautet die Diagnose Magen-Jitsu und Gallenblasen-Kyo, in den folgenden dann vorwiegend Lungen- und Dickdarm-Jitsu und Nieren-Kyo.

Im weiteren Verlauf der Behandlung stellt sich heraus, dass ihm zu Beginn der Shiatsu-Behandlungen die Beförderung auf einen besseren Posten in seiner Firma verweigert wurde und er darüber nachgedacht hatte, sich nach einer anderen Stelle umzusehen. In der Diagnose Magen-Jitsu spiegelt sich sein Bedürfnis nach Anerkennung und Belohnung wider, im Gallenblasen-Kyo seine Unentschlossenheit und Mangel an Vertrauen. Nachdem sich die erste Aufregung gelegt hatte, kam wieder eine Diagnose zum Vorschein, die typischer für seine Langzeit-Beschwerden war. Das entsprechende TCM-Syndrom ist eine Leere des Nieren-Ki und Nieren-Yang (Kreuzschmerzen, geschwollene, blasse und feuchte Zunge, bläulicher Schimmer), die dazu führt, dass kein Lungen-Ki aufgenommen werden kann (weiße Gesichtsfarbe). Es steigt deshalb wieder nach oben und verursacht Asthma. Dass dieses Problem schon so lange besteht, weist entweder auf eine schwache Konstitution (Nieren-Energie) oder eine schwierige familiäre Situation in der frühen Kindheit hin (Nieren = Angst, vielleicht vor einem strengen und autoritären Elternteil = Metall-Element) bzw. auf beides.

Das TCM-Syndrom steht nicht im Widerspruch zu den späteren Hara-Diagnosen, auch wenn die Interpretation der Symptome und des Verhaltens im Zen-Shiatsu-Modell etwas anders aussehen mag, etwa wie folgt: Der Klient hat nur eine geringe Motivation (Nieren-Kyo = Mangel an Antrieb) und Angst vor Veränderung und eigenem Versagen (Lungen-/Dickdarm-Jitsu = klammert sich an Grenzziehungen, fehlender Austausch mit seiner Umgebung). Diese Faktoren haben wahrscheinlich zu seiner langjährigen sitzenden Tätigkeit geführt, die wiederum zu seinen Rückenschmerzen und dem Asthma beigetragen hat, Symptome, die auch auf der Disharmonie der Nieren- und Lungen-Energie beruhen. Auf Grund seiner Antriebslosigkeit und seines mangelnden Selbstwertgefühls hat er sich noch mehr abgekapselt, ist still und zurückhaltend und vermutlich auch depressiv geworden (Metall = Trauer).

den – in Zusammenhang stehen. Ein Beispiel: Eine Milz-Yang-Leere steht in der TCM für ein generelles Unvermögen, Nahrung zu verdauen und umzuwandeln. Ein Mensch mit Milz-Yang-Leere hat vermutlich lockere Stühle und reichliche Mengen Urin, weil Nahrung und Flüssigkeiten nicht genügend umgewandelt werden. Diese Symptome lassen sich auch in der Hara-Diagnose erfassen, aber eher als Störungen des Dickdarm- und Blasen-Meridians, also der Bereiche, in denen diese Symptome tatsächlich auftreten.

- Die Hara-Diagnose kann auch einen momentanen psychischen Zustand wiedergeben, der die mit den körperlichen Symptomen zusammenhängenden, langzeitigen Gewohnheiten / Verhaltensmuster überdeckt. Ein typisches Beispiel finden Sie in der folgenden Fallgeschichte.

Gesichtsfarbe und Klang der Stimme passen nicht zur Hara-Diagnose und / oder zum Zungen- / Symptombild der TCM

Die Gesichtsfarbe und der Klang der Stimme als Element-Entsprechungen weisen normalerweise auf eines der Elemente in der Hara-Diagnose oder auf das zentrale Element des TCM-Syndroms hin. Sollten sie aber weder dem einen noch dem anderen entsprechen, deuten sie wahrscheinlich auf das Element hin, das die Hauptursache für die Beschwerden des Klienten ist und das sich möglicherweise im weiteren Verlauf der Behandlung doch noch in der Hara-Diagnose zeigen wird.

Welche Beziehung zwischen dem Element, das in der Hara-Diagnose oder dem Symptombild zutage tritt, und dem Element, das sich in der Gesichtsfarbe oder der Stimme ausdrückt, besteht, lässt sich in den meisten Fällen über einen der Elemente-Zyklen, entweder den erzeugenden (Sheng-) oder den

kontrollierenden (Ko-)Zyklus (S. 110), erschließen. Wenn z. B. ein Klient mit einer Hara-Diagnose des Lungen-Meridians und zähschleimigem Husten eine gelbliche Gesichtsfarbe oder eine Singsang-Stimme hat, ist vielleicht das Erd-Element an seinen Beschwerden beteiligt, weil es das Metall-Element im erzeugenden (Sheng-)Zyklus nicht ausreichend mit Nahrung versorgt. Es muss dann behandelt werden, eventuell durch eine regelmäßige Moxatherapie von Punkt Ma 36.

Eine andere Möglichkeit könnte sich aus der Verbindung der betroffenen Elemente über den Kontroll-(Ke-)Zyklus ergeben, wie die folgende Fallgeschichte zeigt.

Fallbeispiel

Eine junge Frau kommt wegen starker Migräne zur Behandlung. Die Kopfschmerzen treten entlang dem Gallenblasen-Meridianverlauf auf, meistens während der Periode und begleitet von Sehstörungen. Häufig beschwert sie sich verärgert über andere Leute. Ihre Gesichtsfarbe ist weiß und ihre Stimme schwankt zwischen Schluchzen und Schreien. Da sie gerade eine einschneidende Veränderung in ihrem Leben durchmacht, spiegeln sich in den Hara-Diagnosen häufig vorübergehende Gefühlsaufwallungen. Dem Metall- und Holz-Element zugeordnete Meridiane tauchen zwar regelmäßig in der Diagnose auf, aber nicht immer nur im Kyo oder im Jitsu. Obwohl sich die Symptome in diesem Fall überwiegend dem Holz-Element zuordnen lassen, das auch ganz aktiv an den Planungs- und Entscheidungsprozessen in ihrem Leben beteiligt ist, legen Gesichtsfarbe und Klang der Stimme die Vermutung nahe, dass auch das Metall-Element tiefer einbezogen ist. Das Metall ist zu schwach, um das Holz zu kontrollieren, und steht außerdem unter starker Belastung durch die Ablösungsprozesse, die im Rahmen der Veränderung in ihrem Leben erforderlich sind. Neben der Shiatsu-Behandlung der Meridiane in der aktuellen Hara-Diagnose braucht sie eine Anleitung, wie sie ihr geschwächtes Metall-Element durch Atemübungen und regelmäßige Selbstbehandlung der Punkte Lu 9 und Di 4 tonisieren kann.

14 Die Behandlung

"*Das Bewusstsein des Behandelnden soll frei von Verlangen und Wünschen sein. Denn nur durch eine aufnehmende und zustimmende Haltung kann der Geist zu Shen werden. Das Bewusstsein des Behandelnden und das Bewusstsein des Patienten sollen sich auf einer Ebene und in Harmonie befinden und gemeinsam den Bewegungen folgen ...*"
Zhen Jiu Da Cheng, 1601 n. Chr.[1]

Nachdem Sie die Krankengeschichte aufgenommen und die Diagnose gestellt haben, skizzieren Sie sich einen groben Plan für die sich anschließende Behandlung. Mit Hilfe der Hara-Diagnose haben Sie auch die zu behandelnden Meridiane bestimmt. Und nun gilt es nur noch zu entscheiden:

- welche Position für die Behandlung gewählt wird
- welche Körperbereiche besonderer Aufmerksamkeit bedürfen
- welche Art der Behandlung und des Drucks für den Empfänger angemessen ist.

14.1 Wahl der Behandlungsposition

Die Wahl der Behandlungsposition wird durch die nachfolgenden Überlegungen beeinflusst.

Körperstruktur und Symptome des Empfängers

Es ist am allerwichtigsten, dass sich der Klient während der Behandlungsdauer wohlfühlt. Achten Sie vor allem bei älteren Menschen und schwangeren Frauen darauf, dass diese eine bequeme Behandlungsposition einnehmen können. Nutzen Sie Ihre Kreativität und passen Sie Ihre Techniken beispielsweise so an, dass ein alter Mensch sitzend im Stuhl behandelt werden kann oder eine Schwangere auf den Knien in einer halbliegenden Krabbelposition mit aufgestapelten Kissen unterstützt wird. In den meisten Fällen ist die Seitenlage die bequemste der klassischen Positionen und fast alle Klienten können so liegen – wenn auch mit der nötigen Unterstützung von Kissen.

Zu behandelnde Meridiane

Während einer Behandlung sollte Ihre Aufmerksamkeit darauf gerichtet sein, das Ki des Klienten in den Kyo-Meridian hinein zu bringen und es aus dem Jitsu-Meridian weg zu leiten. Es ist also wichtig, beide Meridiane zu behandeln, obwohl Sie mehr auf das Kyo eingehen. Bei der Auswahl der Behandlungsposition sollten Sie deshalb darauf achten, dass Sie den größten und bestmöglichen Zugang zu dem Kyo-Meridian haben. Der Jitsu-Meridian sollte ebenfalls gut zugänglich sein. Im folgenden sind Beispiele für Diagnosen und die daraus resultierenden Behandlungspositionen aufgezeigt:

---

[1] Zitiert in „Hara Diagnosis: Reflections on the sea", S. 38.

- 3E-Jitsu, Le-Kyo – Seitenlage
- Ma-Jitsu, Gb-Kyo – erst Seitenlage, dann Rückenlage
- Bl-Jitsu, Di-Kyo – erst Seitenlage, dann Bauchlage
- Le-Jitsu, Lu-Kyo – erst Rückenlage, dann Bauchlage
- Dü-Jitsu, Ni-Kyo – erst Bauchlage, dann Rückenlage.

Anmerkung: Setzen Sie die Sitzposition zur Lockerung und Öffnung des oberen Brustkorbs, der Schultern, Arme und des Nackens ein, wenn Symptome und Körperstruktur des Klienten dies erlauben.

Die meisten Shiatsu-Praktiker lernen als Schüler eine Routinebehandlung und bleiben lange Zeit bei diesem Behandlungsablauf und ihrer favorisierten Behandlungsposition. Das ist ein wichtiger Bestandteil des Lernens, denn der einmal gelernte Behandlungsablauf wird selbstverständlich und Intuition und Ki-Wahrnehmung können unbeeinträchtigt von unserem Verstand funktionieren. Im Anschluss an dieses Stadium, nachdem die Sensibilität für Ki sich entwickelt hat, beginnen Sie die Techniken Ihrer Kunst zu entwickeln. Dazu zählt der professionelle Einsatz aller Behandlungspositionen, die Shiatsu zu bieten hat. Sobald Sie alle Behandlungspositionen flüssig und ohne großes Nachdenken einsetzen können, haben Sie Kunst und Technik erfolgreich miteinander verschmolzen.

14.2 Zu beachtende Körperbereiche

Auf welche Körperbereiche Sie besondere Aufmerksamkeit richten, wird durch folgende Faktoren bestimmt.

Energetisches Bild des Empfängers

Der Körperbereich, der sich in der visuellen Diagnose als der bedürftigste ausdrückt, bestimmt den Schwerpunkt Ihrer Behandlung. So lässt sich beispielsweise bei westlichen Klienten häufig eine Schwäche im Hara-Bereich und im unteren Rücken feststellen. In diesem Fall liegt der Schwerpunkt Ihrer Behandlung darin, das Ki dabei zu unterstützen, in diesen Bereich des Körpers zu fließen. Hierzu halten Sie das Hara und setzen die Meridiane der Hara-Diagnose oder ihre Elementen-Partner ein, um den unteren Rücken und die Hüften zu tonisieren (s. S. 360).

Mitunter ist es aber auch notwendig, das Ki aus den Bereichen, in denen es im Übermaß vorhanden oder zu stagnieren scheint, zu verteilen (s. S. 362). Mit wachsender Erfahrung gelingt es Ihnen, diese Bereiche zu unterscheiden von den Arealen, in denen das Ki zwar im Übermaß auftritt, aber dennoch beweglich bleibt. Im letzten Fall muss das Ki kaum verteilt werden, denn es wird sich leicht zu den bedürftigen Körperbereichen hin bewegen, wenn diese tonisiert werden. Es kommt hin und wieder vor, dass blockierte Bereiche das Ki aufhalten und es daran hindern, zu den bedürftigen Stellen weiterzufließen. In solchen Fällen muss zunächst die Stagnation aufgelöst und danach die bedürftige Stelle tonisiert werden.

Symptome und Bedürfnisse des Empfängers

Im Normalfall kommt Ihr Klient mit einer bestimmten Absicht zu Ihnen zur Shiatsu-Behandlung. Vielleicht möchte er seine Knieschmerzen loswerden oder er sucht Linderung für seine chronische Muskelverspannung im Schulterbereich. Meist hat er auch die Erwartung, dass der betroffenen Stelle besondere Aufmerksamkeit geschenkt wird.

Es empfiehlt sich, diesem Wunsch nachzukommen, obwohl Sie möglicherweise bei der visuellen Diagnose feststellen, dass die Knieschmerzen durch eine Nackendistorsion verursacht wurden oder dass sich die Verspannung der Schultern ganz selbstverständlich löst, sobald das Ki im Hara gestärkt wird.

Das Körperempfinden des Klienten ist Bestandteil seines Ki-Musters. Beziehen Sie dieses also in Ihre Behandlung mit ein, indem Sie bestimmte Stellen beruhigen, während Sie das Ki verteilen oder – je nach Bedarf – unterstützen, während Sie tonisieren. Teilen Sie Ihre Zeit so ein, dass Sie sowohl an den für den Klienten wichtigen Stellen als auch an den Bereichen des Körpers arbeiten können, deren Behandlung Ihnen selbst wichtig erscheint.

14.3 Stärke und Art des Behandlungsansatzes

Da es eine überraschend große Bandbreite im Hinblick darauf gibt, wie viel Druck einzelne Klienten aushalten können, ist es schwierig, einen allgemeingültigen Behandlungsansatz zu formulieren. Es ist bekannt, dass Klienten, die eher dem Leere-Typus entsprechen, häufig eine tiefe und kräftige Berührung wünschen, während robuste und stabile Klienten mitunter extrem empfindlich sind.

Ich empfehle Ihnen, sanft mit der Behandlung zu beginnen, wenn Ihre Klienten:

- besonders dünn, schwächlich oder alt sind
- übergewichtig sind und eher Flüssigkeit eingelagert haben, als tatsächlich über festes Muskelgewebe zu verfügen
- unter Osteoporose oder hohem Blutdruck leiden

- über ständige Erschöpfung klagen
- bei der visuellen Diagnose ein schwaches Ki zeigen
- unter großer emotionaler Anspannung stehen.

Einen sanften Behandlungsansatz zu wählen, heißt die Betonung mehr auf das Einsinken und auf den Ki-Kontakt zu legen, als auf den physischen Druck. Setzen Sie kräftige Techniken, wie Rotationen oder Dehnungen, sehr sparsam ein. Und richten Sie Ihre Aufmerksamkeit auf die Berührung mit der flachen Hand oder auf das Halten bedürftiger Körperstellen. Sie können den mangelnden Druck mit Rhythmus und Geschwindigkeit ausgleichen. Dennoch sollten Sie die Dauer der Sitzung so kurz wie möglich halten, um den Klienten nicht zu erschöpfen.

Fragen Sie bei solchen Patienten während der ersten Behandlung immer wieder nach, ob der Druck angenehm ist. Vielleicht ist Ihre erste Einschätzung falsch und der Empfänger braucht mehr Druck, aber es ist immer besser, sanft zu beginnen, als einen empfindlichen Klienten durch ein kraftvolles Vorgehen zu erschrecken. Es ist schwer, verloren gegangenes Vertrauen wiederzugewinnen.

Sollte das Ki-Bild des Empfängers auf eine besondere Qualität des Ki hinweisen, ist es hilfreich, den hierfür geeigneten Behandlungsansatz festzulegen. Behalten Sie diese Ausrichtung während der Behandlung bei. Hier sind einige Beispiele:

- kompaktes Ki lösen
- erschöpftes Ki unterstützen
- ein uneinheitliches Ki-Bild verbinden
- aufgewühltes Ki beruhigen.

Von diesem Ausgangspunkt aus, kann die Behandlung beginnen. Bitten Sie Ihren Klienten, die gewünschte Position einzunehmen und sorgen Sie dafür, dass er es so bequem wie möglich hat – wenn nötig mit der Unterstützung von Kissen. Da die meisten Klienten während einer Shiatsu-Behandlung sehr schnell auskühlen, sollten Sie eine Decke bereithalten und immer wieder nachfragen, ob dem Empfänger noch warm genug ist.

14.4 Behandlungsablauf und Richtung des Ki-Flusses

Die Behandlung bis zu einem gewissen Grad auch von Ihrem Behandlungsschwerpunkt bestimmt. Um ein Beispiel zu geben: Die Diagnose ergibt bei einem Klienten ein Gallenblase-Jitsu und ein Blasen-Kyo. Das Ki-Bild zeigt eine stagnierte Ki-Ansammlung um die Schultern sowie eine Ki-Leere im unteren Rücken und in den Beinen. In diesem Fall behandeln Sie zunächst in der Sitzposition, um die Blockade im ganzen Schulterbereich und vor allem im Gallenblasen-Meridian mit Rotationen und zerstreuenden Techniken zu lösen. Erst dann bitten Sie den Klienten, sich auf den Bauch zu legen, um den Blasen-Meridian im unteren Rücken und den Beinen zu tonisieren. Eine dringende Indikation dieser Art liegt jedoch selten vor. Möglicherweise bevorzugen Sie auch ein bestimmtes Behandlungsschema und integrieren Störungen in die Behandlung, sobald diese spürbar werden.

Die allgemeine Regel im Zen Shiatsu lautet, dass der Körper nach unten, d. h. von kranial nach kaudal und die Extremitäten vom Rumpf nach außen, d. h. von medial nach dorsal, behandelt werden. Es ist jedoch nicht notwendig, die Behandlung von einem vorbestimmten Punkt aus zu beginnen. Sie können auch Ihren eigenen Behandlungsablauf festlegen und – um ein Beispiel zu geben –

mit der Hara-Diagnose beginnen, dann in Rückenlage an den Beinen entlang nach unten arbeiten. Danach werden der Brustkorb und die Arme bis zu den Händen behandelt, anschließend der Nacken und Kopf. Wechseln Sie dann von der Rückenlage in die Seiten- oder Bauchlage und arbeiten Sie vom Kopf bis nach unten zu den Füßen entlang der ausgewählten Meridiane oder ihrer Partner-Meridiane.

Aufbauend auf der Hara-Diagnose ergibt sich eine logische Behandlungsabfolge bei der Meridianbehandlung in allen Körperteilen, wenn Sie mit dem größten Kyo-Meridian oder dessen Partner-Meridian beginnen, um dann im gleichen Körperteil den Meridian mit dem größten Jitsu bzw. dessen Partner-Meridian zu behandeln. Falls im Meridian eine lokale Störung (s. S. 335) vorliegt, sollten Sie auf diese eingehen. Da eine Shiatsu-Behandlung nicht immer nach logischen Gesetzmäßigkeiten verlaufen kann, werden Sie sich häufig für einen anderen Ablauf entscheiden. Wenn Sie sich darüber im Klaren sind, was Sie tun und mit Ihrer Aufmerksamkeit nicht abschweifen, ist eine Behandlung, die Ihrer Intuition folgt, ausgesprochen wohltuend.

In der makrobiotischen Tradition des Shiatsu werden die Meridiane in die Richtung ihres Ki-Flusses, und somit als Yin- oder Yang-Meridian, behandelt. Das heisst, dass der Milz-Meridian ausgehend vom Fuß nach oben zur Leiste und der Magen-Meridian vom Bein abwärts nach unten bis zum Fuß behandelt werden. Diese Technik eignet sich für die Arbeit an den klassischen Meridianen, bei denen die Richtung des Ki-Flusses durch die Überlieferung festgelegt ist. Bei den Meridian-Erweiterungen des Zen Shiatsu – hier ist die Richtung des Ki-Flusses formal nicht festgelegt – kann der Meridian-Fluss nicht in der selben Weise verfolgt werden.

Sie sollten in eine Shiatsu-Behandlung, unabhängig davon welche Meridiane in der Hara-Diagnose hervortreten auch folgendes miteinbeziehen:

- eine allgemeine Behandlung der Hände und Füße
- ein Behandlungsschema für Gesicht und Kopf
- eine Behandlung entlang der Wirbelsäule nach unten (im Verlauf des Blasen-Meridians, sofern der Nieren- oder Blasen-Meridian in der Hara-Diagnose nicht hervorgetreten sind)
- das Ausbalancieren am Schädelrand und/oder eine Nacken-Behandlung.

Diese Behandlungsabschnitte können durchaus gründlich ausgeführt werden, ohne dass sie sich in die Länge ziehen müssen. Den Nacken und Rücken sollten Sie allerdings mindestens zehn Minuten lang behandeln. Sie können von diesen allgemeinen Regeln abweichen, wenn der Klient sehr schwach ist oder die Behandlungsdauer, aus welchen Gründen auch immer, sehr kurz gehalten werden muss.

14.5 Unterschiedliche Berührungsqualitäten

„Sei beim Massieren sehr aufmerksam und vorsichtig, als würdest Du einen Tiger am Schwanze halten. Verkrampfe Dich nicht, entspanne Deine Hand."
Zhen Jiu Da Cheng, 1601 n. Chr.[2]

Nachdem Sie die diagnostische Berührung beendet haben, die, wie bereits beschrieben, im hier dargestellten Zen Shiatsu-Stil eine nur sehr leichte Berührung ist, beginnt die „eigentliche" Behandlung.

---

[2] Zitiert in „Hara Diagnosis: Reflections on the sea".

Erster Kontakt

Sobald der Klient in der richtigen Position bequem liegt, legen Sie Ihre Hände auf eine mühelos erreichbare Stelle, die nicht als bedrohlich empfunden werden kann, z. B. das Hara oder der untere Rücken, um den Kontakt herzustellen. Die Qualität dieses ersten Kontakts mit Ihrem Klienten ist von großer Wichtigkeit, denn durch ihn wird der „Ton" der nun folgenden Behandlung festgelegt. Widmen Sie diesem Augenblick einige Sekunden Aufmerksamkeit.

Für manche Behandelnde besteht der erste Kontakt im „Lauschen". Lassen Sie alle Sinneswahrnehmungen von Ihrem Zentrum der inneren Ruhe ausgehen, das Sie schon bei der Hara-Diagnose erspürt haben (s. S. 336). Wenn Sie dieser feinfühligen Kraft folgen, können Sie eine Verbindung zum Ki des Klienten herstellen. Viele Empfänger empfinden bereits diesen ersten Kontakt als entspannend und öffnend, weil sie sich vollkommen angenommen fühlen.

Bei anderen Therapeuten – für sie hat das Diagnoseverfahren genügend Information über den Zustand des Ki erbracht – dient der erste Kontakt dazu, die richtige Stimmung für die Shiatsu Behandlung herzustellen. In diesem Fall bleiben Sie in Ihrem Hara verankert und übertragen eine bestimmte Gefühlsqualität an Ihren Klienten. Obwohl eine Athmosphäre ruhiger Unterstützung ausreicht, ist eine erfahrene Therapeutin auch in der Lage, dieser Unterstützung eine zusätzlich nährende, stabilisierende oder fordernde Qualität zu geben, je nachdem wie sie das Ki des Empfängers wahrnimmt. Diese durch die Berührung vermittelten Qualitäten sind nicht Folge der mentalen Willenskraft. Sie sind die bewusste Antwort auf die Bedürfnisse des Empfängers.

Gleichmäßige Berührung

Wird ein Meridian im Hara als Kyo oder Jitsu diagnostiziert, muss er nicht in seinem gesamten Verlauf Kyo oder Jitsu sein. Es ist sogar möglich, dass sich ein Meridian, der im Hara als Kyo diagnostiziert wurde, im größten Teil seines Verlaufs eher als Jitsu ausdrückt und nur in einem einzigen, aber außerordentlich wichtigen Bereich, Kyo ist. Ist dies der Fall, wird nur an den Kyo-Stellen tonisiert und in den Jitsu-Bereichen verteilt. In der Shiatsu-Behandlung wird jedoch überwiegend die gleichmäßige Berührung angewendet, d. h. es wird weder tonisiert noch verteilt.

Eine gleichmäßige Berührung auszuführen, bedeutet einfachen Druck anzuwenden, bis hin zu der Ebene, wo Sie das Ki im Meridian wahrnehmen: Es ist gleichsam so, als ob Sie die Bereitschaft zu antworten spüren, aber nicht die Antwort selbst wahrnehmen. Diese Berührung kann dieselben Qualitäten der Ruhe und Unterstützung haben wie der erste Kontakt. Und sie kann zusätzlich alle Qualitäten vermitteln, die Sie für den Empfänger als notwendig erachten. Achten Sie gleichzeitig darauf, dass Sie auf Abweichungen im Ki-Fluss „lauschen" auf Bereiche also, die eine Tonisierung oder Verteilung erfordern. Da der Einsatz der Mutterhand entscheidend ist für die erfolgreiche Anwendung der gleichmäßigen Berührung – und auch anderer Berührungsqualitäten – sollte Ihre Aufmerksamkeit gleichermaßen auf die Mutterhand und auf die Kindhand gerichtet sein. Denn es ist häufig die Mutterhand, die die Signale einer Störung im Meridian wahrnimmt.

In gewissem Sinn ist die gleichmäßige Berührung eine Art „Krabbeltechnik" die auf einer höheren Ebene der Ki-Interaktion ausgeführt wird. Denn ebenso wie die Anfängerin auf erforschende Art über den Körper des Empfängers krabbelt, bis sie eine Stelle findet, wo sie ihr Gewicht bequem einsinken lassen kann, setzt die erfahrene Therapeutin die gleichmäßige Berührung ein, bis sie eine leere oder volle Stelle im Meridian entdeckt, in die sie ihr Ki zur Tonisierung oder Verteilung einbringt.

Tonisierende Berührung und Techniken

Der Vorgang, der Ki in einen Kyo-Meridian oder Körperteil bringt, wird Tonisierung genannt. Das Wort Kyo bedeutet leer und Leere ist der vorherrschende Sinneseindruck, wenn wir in einem Meridian das Kyo berühren. Diese Stelle, die eine Leere in der Ki-Reaktion zum Ausdruck bringt, kann sich hölzern anfühlen oder sie ist schlaff, weil es ihr an körperlicher Spannkraft mangelt. Häufig fühlt sich eine solche Kyo-Stelle auch wie ein tiefer, leerer Brunnentrog oder wie ein Loch an. Durch die Tonisierung soll an diese Stelle wieder Elastizität, Widerstandskraft und die richtige Spannung gebracht werden.

Wenn Sie eine Kyo-Stelle berühren, sollten Sie so tief einsinken, wie es die Stelle zulässt. Es ist sehr wichtig, dass Sie nicht fest drücken oder zuviel Kraft aufwenden, denn sowohl der Meridian als auch der Empfänger werden sich einem solch massiven Eindringen in eine verletzliche Stelle verschließen. Das Einsinken Ihres Daumens sollte vielmehr dem Hinabsinken eines Senkbleis auf den Boden eines Brunnens ähnlich sein. „Keeping weight underside" beschreiben Experten der Kampfkünste diese Technik. Dabei sinken Sie mit Hilfe der Schwerkraft in den Meridian.

Damit eine Tonisierung stattfinden kann, sollten Sie die Haltung entspannter und gleichbleibender Präsenz beibehalten. Lassen Sie alle bewussten Gedanken oder Absichten los, und legen Sie Ihre größtmögliche

Aufmerksamkeit sowohl in die Mutterhand als auch in den Daumen oder Ellbogen, der in die Kyo-Stelle einsinkt. Diese Aufmerksamkeit unterscheidet sich von der „lauschenden" Aufmerksamkeit, die Sie während der gleichmäßigen Berührung einnehmen, durch die andere Art der Ki-Ausrichtung. So ist bei der gleichmäßigen Berührung die Ausrichtung des Ki vergleichbar mit der Geste eines Fingers, der in die Luft gestreckt wird, um zu fühlen, aus welcher Richtung der Wind bläst. Bei der Tonisierung hingegen gleicht die Ki-Ausrichtung dem Finger, der ausgestreckt ist, um einem Reisenden den Weg auf den Berg zu zeigen. Obwohl sich die Gesten sehr ähnlich sind, ist die Ausrichtung des Ki eine jeweils andere. Während die erste Variante den Empfänger kaum beeinflussen wird, beabsichtigt die zweite, die Aufmerksamkeit des Empfängers auf seine Kyo-Stelle zu lenken. Sie zeigt ihm den Weg, den sein Ki gehen möchte (Abb. 14.1).

Obwohl Ihre Aufmerksamkeit auf die Mutterhand und die einsinkende Hand gerichtet ist, leiten Sie das Ki nicht bewusst zu dieser Kyo-Stelle, denn Sie überlassen es dem Empfänger sein eigenes Ki dorthin zu schicken. Ihr Ziel ist es, die Yang-Qualitäten der Wärme, Bewegung und Reaktionsfähigkeit an die Kyo-Stelle zu locken. Da Yang von Yin angezogen wird, muss die Qualität Ihrer Berührung also Yin sein, still und bereit zu empfangen. Versuchen Sie an der Kyo-Stelle Ihren Willen durchzusetzen, werden Sie die entgegengesetzte Wirkung erzielen, ganz egal wie wohlmeinend Ihre Absicht sein mag, das Ki dorthin zu bringen. Beginnt das Ki zu dieser Kyo-Stelle hin zu fließen, spüren Sie die Antwort in einer Hand oder in beiden Händen. Sobald Sie diese Reaktion wahrnehmen, können sie mit der Behandlung fortfahren. Es lohnt sich nicht, noch länger zu warten, denn die Veränderung hat schon stattgefunden.

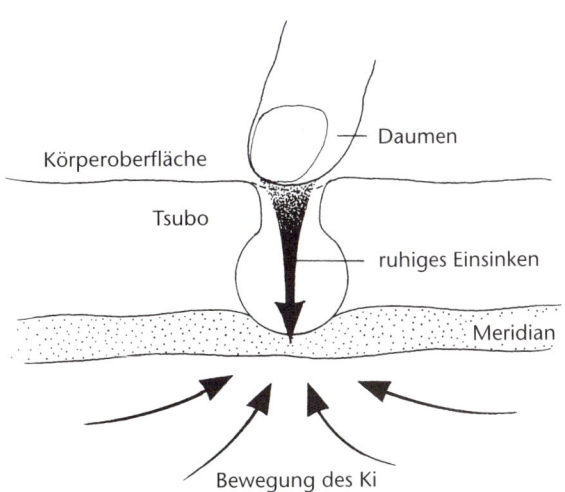

Abb. 14.1: Die tonisierende Berührung

Besonders schmerzhafte Stellen können Sie tonisieren, indem Sie ausschließlich mit Ihrer inneren Ausrichtung arbeiten. Es ist in diesem Fall nicht notwendig, die Technik des Einsinkens zu Hilfe zu nehmen. Anstatt körperlich bis zum Meridian einzusinken – das ist der einzige Unterschied zur oben beschriebenen Vorgehensweise – legen Sie lediglich Ihre Kindhand sacht auf die Körperoberfläche des Empfängers. Sie können Ihre Hand auch darüber halten. Dann stellen Sie mit Hilfe von Visualisierungs- oder Atemtechniken oder durch eine klar formulierte Vorstellung zwischen Ihrem Hara, Ihrer Mutterhand und der Kyo-Stelle des Meridians eine Verbindung her. Diese Technik verursacht eine ebenso klare Reaktion beim Ki des Empfängers wie das körperliche Einsinken. Sie setzt allerdings eine Abstimmung mit der Mutterhand voraus, die nach wie vor das Hara oder eine andere passende Stelle unterstützt.

Die tonisierende Berührung muss nicht zwangsläufig langsam erfolgen. Maßgeblich ist, dass Sie am tiefsten Punkt des Einsinkens den Zustand absoluter Stille herstellen können. Denn Ruhe, Absichtslosigkeit und Zentriert-Sein sind die entscheidenden Qualitäten für die tonisierende Berührung. Techniken, wie Rotationen und Dehnungen, sind zur Tonisierung von Kyo-Stellen kaum geeignet, da sich durch die Bewegung das Ki verteilt und nicht sammeln lässt. Dehnpositionen der Meridiane bilden eine Ausnahme, da sie als solche tonisierend wirken. Es ist allerdings möglich, dass ein Kyo-Bereich körperlich steif geworden ist und auf Grund seines Leere-Zustands stagniert. In diesem Fall, können Sie einige wenige Rotationen und Dehnungen ausführen, nachdem Sie den Bereich durch Berührung und Einsinken tonisiert haben. Achten Sie darauf, dass Sie diese Rotationen und Dehnungen langsam und mit Feingefühl ausführen.

Verteilende Berührung und Techniken

Die verteilende Berührung wird häufig auch als „Sedierung" bezeichnet. Dieser Begriff ist irreführend, denn er deutet nur auf Beruhigen und Besänftigen hin. Einige Jitsu-Zustände erfordern jedoch, dass das Ki in seinen natürlichen aktiven Fluss zurückgeführt wird, indem das komprimierte und stagnierende Ki verteilt wird. Dabei sind die Prinzipien des Verteilens denen des Tonisierens häufig entgegengesetzt, mit einer Ausnahme: Obwohl die tonisierende Berührung ruhig und absichtslos ist, wird die verteilende Berührung nicht hektisch oder aggressiv ausgeführt! Bleiben Sie also auch bei der verteilenden Berührung weiterhin konzentriert und im Hara verankert und verleihen Sie Ihrer Berührung nur soviel Yang-Kontrolle wie nötig, um das Ki in Bewegung zu setzen.

Ein Jitsu-Bereich zeichnet sich durch eine erhöhte Reaktionsaktivität des Meridian-Ki aus. Häufig ist auch im Körpergewebe eine erhöhte Spannung oder Flexibilität festzustellen. Aus diesem Grund müssen Sie auf der Meridianebene Ihren Druck mit einer gewissen Bestimmtheit ausüben. Sobald Sie dann die Meridianebene und den Ki-Fluss erreicht haben, sollten Sie dort nicht verweilen, sondern den Daumen oder Ellbogen wieder anheben, um erneut einzusinken. Dabei scheint Ihre Bewegung das Ki physisch im Meridiankanal weiterzuschieben. Sie bewegen das Ki also weg von der Stelle, an der es sich angesammelt hat, so als würden Sie Zahnpasta durch die Tube nach oben drücken.

Diese Technik läßt sich nicht nur auf der körperlichen Ebene anwenden. Auch dichtes und komprimiertes Ki lässt sich am besten verteilen, indem das Ki mit innerer Ausrichtung behandelt wird. Es ist wichtig, die individuelle Qualität des Jitsu-Ki wahrnehmen und Kontakt dazu herstellen zu können, um es dann zu verteilen, denn auch Jitsu kann sich in sehr unterschiedlichen Qualitäten zeigen. So kann es hektisch erscheinen, widerspenstig oder festgefahren. (Wenn sich Kinder einen Spaß machen und an Ihrer Tür klingeln, ist es effektiver, Ihnen „Ich habe Dich gesehen" nachzurufen als „Verschwindet". Wenn Sie die Jitsu-Qualität identifizieren, können Sie adäquater damit umgehen.) Klarheit und Präsenz sind erforderlich, um diesen Kontakt herzustellen, ohne das Jitsu-Ki zum Bleiben aufzufordern. Ihre konzentrierte Aufmerksamkeit gilt dem Ziel, das Ki zu verteilen, ohne Kraft einzusetzen. Während Sie also „die Zahnpasta aus der Tube drücken", kann gleichzeitig die Vorstellung davon, wie das Jitsu-Ki von Ihrem Daumen oder Ellbogen zu einem Kyo-Bereich hingeschickt wird, äußerst hilfreich sein. Fällt es Ihnen schwer, mit diesem Bild zu arbeiten, stellen Sie sich vor, wie das Jitsu-Ki im Körper des Empfängers verschwindet (s. Abb. 14.2).

Alles in allem ist die verteilende Berührung in ihrer Wirkung körperlicher und Yang-betonter; sie unterstützt mehr das bewe-

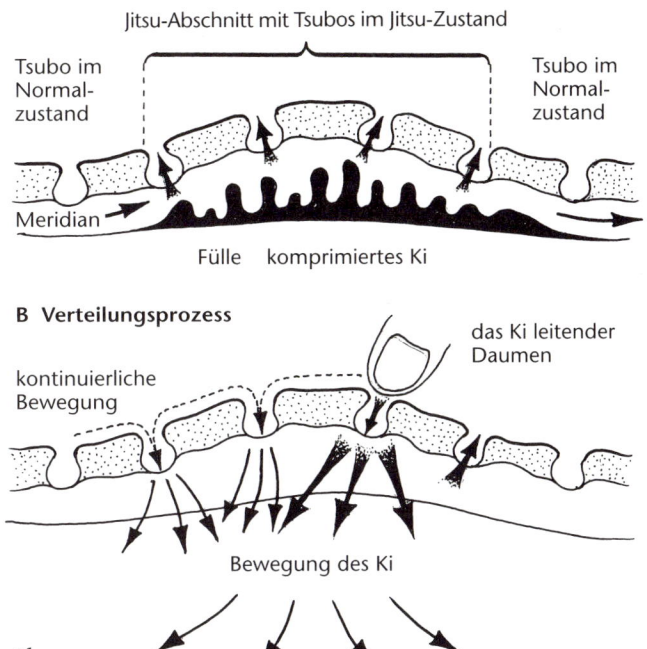

A Beispiel für einen Meridian im Jitsu-Zustand

Jitsu-Abschnitt mit Tsubos im Jitsu-Zustand

Tsubo im Normalzustand

Tsubo im Normalzustand

Meridian →

Fülle   komprimiertes Ki

B Verteilungsprozess

das Ki leitender Daumen

kontinuierliche Bewegung

Bewegung des Ki

Abb. 14.2: Die verteilende Berührung

gende Prinzip als die tonisierende Berührung. Ist in einem Körperteil überschüssiges Ki vorhanden, und in den Meridianen und den sie umgebenden Geweben ein Zustand der Stagnation aufgetreten, sind Massagetechniken hilfreich, die Druck und Reibung kombinieren, wie z. B. kreisendes Reiben oder Vibrationen, um den freien Fluss von Ki und Blut zu fördern. Solche Techniken sind besonders wirkungsvoll, wenn zusätzlich Kyo-Stellen, die sich innerhalb dieses Jitsu-Bereichs befinden, tonisiert werden.

Kenbiki wird eine Technik genannt, die von der chinesischen Massagetechnik Anma übernommen wurde, um muskuläre Rückenverspannungen zu lösen. Hierzu knien Sie neben dem Empfänger, mit dem Gesicht zu seiner Körperseite gewandt, und arbeiten auf jeder Seite der Wirbelsäule nach unten. Stoßen und ziehen Sie die längslaufenden Rückenmuskeln „gegen den Strich". Hierzu können Sie beide Hände nebeneinanderliegend einsetzen oder eine Hand auf die andere legen. Führen Sie aus dem Hara heraus eine federnde Berührung aus, so dass der Körper des Empfängers von Seite zu Seite schwingt. Berücksichtigen Sie, dass die Kenbiki-Technik für Klienten mit einem schwachen Rücken oder einem Kyo in einem der Rücken-Meridiane nicht geeignet ist.

In seltenen Fällen müssen Sie auch trommelnde Techniken einsetzen, um große Areale mit komprimiertem Ki zu verteilen. Allerdings sollte nur eine erfahrene Therapeutin, die ganz achtsam mit dem Ki des Empfängers umgeht, diese Technik anwenden. Von wahllosem Draufzuschlagen ist abzuraten. Ich habe die Anwendung dieser Technik bisher nur einmal erlebt: Pauline Sasaki behandelte eine ihrer Schülerinnen, deren gesamter Körper durch eine Ansammlung von Ki aufgrund unterdrückter Emotionen im Jitsu war. Pauline schlug kräftig entlang der ganzen Länge des Rückens und der Körper der Schülerin schien augenblicklich Luft abzulassen. Diese Behandlung hat die Haltung und das Ki der Empfängerin zutiefst verändert.

Auch Rotationen sind wirksame Techniken, um das Ki in den Gelenken zu bewegen. Sie sollten sorgfältig ausgeführt werden, damit keine Schmerzen entstehen oder kontrahiertes Bindegewebe nicht überdehnt wird. Dehnungen sollten Sie erst einsetzen, nachdem der betroffene Bereich mit den oben beschriebenen verteilenden Techniken gelöst wurde.

14.6 Tonisierende oder zerstreuende Berührung

Lassen Sie uns jetzt zwei Beispiele von zwei Klienten betrachten, bei denen die Diagnose Lungen-Jitsu und Herz-Kreislauf-Kyo lautet (s. u.). In beiden Fällen ist eine Behandlung an Brustkorb und Armen angezeigt, da wir davon ausgehen können, dass bei zwei Meridianen, deren Hauptaktivität im Oberen Brenner liegt, der Brustkorb und die Arme in der Behandlung besondere Bedeutung haben. Allerdings kann sich das Ki in zwei verschiedenen Empfängern sehr unterschiedlich ausdrücken.

14.7 Rhythmus und Tempo

Wer westliche Massage praktiziert, weiß, welch nützliche Instrumente Rhythmus und Tempo sind. Anfänger des Shiatsu geben häufig sehr entspannende Behandlungen, weil ihr Rhythmus ganz gleichmäßig ist. Mit zunehmender Erfahrung wird dieser gleichmäßige Rhythmus meist aufgegeben, um Ki „einzuholen" oder auf Kyo-Punkten zu verweilen. Es lohnt sich, diesen genussvollen Aspekt des Tanzes zwischen Gebender und Empfänger wieder aufleben zu lassen.

Fallbeispiele

Bei **Empfänger A** zeigt der Herz-Kreislauf-Meridian am Brustkorb die ausgeprägteste Abweichung. Um den Punkt KG 17, den Bo-Punkt des Herz-Kreislauf-Meridians, zeigt sich eine deutliche Einbuchtung. KG 17 ist auch der Treffpunkt der drei Äste des Zen Shiatsu-Meridianverlaufs am Brustkorb. An den Armen zeigt sich der Lungen-Meridian etwas im Jitsu, aber die Arme sehen angespannt aus und liegen dicht am Körper. Bei diesem Empfänger würde man den Herz-Kreislauf-Meridian am Brustkorb allgemein mit der gleichmäßigen Berührung behandeln, dabei aber besonderen Wert auf die Tonisierung des Bereichs um KG 17 und jeder anderen Kyo-Stelle, die sich während der Behandlung zeigt, legen. Sie könnten dann Ihre Mutterhand sanft und unterstützend auf den Bereich um KG 17, in der Mitte des Brustbeins, legen und mit der Kindhand das Jitsu im Lungen-Meridian der Arme verteilen. Dadurch geben Sie dem Ki die Möglichkeit, in den Kyo-Bereich der Brust hinaufzufließen.

Bei **Empfänger B** zeigt sich das Lungen-Jitsu am deutlichsten am Brustkorb. Dort befindet sich eine aufgetriebene Stelle um den Punkt Lu 1, die sich bis nach oben in die Schultern ausdehnt. Sowohl der Lungen- als auch der Herz-Kreislauf-Meridian erscheinen an den Armen schwach und ohne Verbindung zum Rumpf. In diesem Fall würden Sie zunächst das Ki um den Punkt Lu 1 und das angrenzende Gebiet verteilen. Dann verteilen Sie das Ki weiter, indem Sie mit Ihrer Mutterhand sanft auf den Bereich um Lu 1 drücken. Gleichzeitig tonisiert die Kindhand die ausgeprägtesten Kyo-Punkte des Herz-Kreislauf-und Lungen-Meridians in den Armen. Die ausgeprägtesten Kyo-Punkte lassen sich durch die Behandlung der Arm-Meridiane mit gleichmäßiger Berührung auffinden. Durch diese Behandlung ermöglichen Sie den Ki-Fluß aus dem Jitsu-Bereich am Brustkorb die Arme hinunter.

Rhythmus

Ein gleichmäßiger Rhythmus begleitet eine gleichmäßige Berührung. Wenn rhythmisches Behandeln eher Ihrem Stil entspricht als langes Verweilen auf Kyo-Punkten, dann wandern Sie den Meridian mehrmals im selben, gleichmäßigen Rhythmus entlang, bis sich die Kyo-Punkte aufgefüllt haben. Sitzungen dieser Art sind auf geradezu hypnotische Art entspannend. Manche Shiatsu-Praktiker arbeiten nicht gerne auf diese Weise, aber für beide Partner, Gebende und Empfänger, ist es immer entspannend und erdend, wenn die Sitzung von einem gleichmäßigen Rhythmus getragen wird. Pauline Sasaki empfiehlt sogar, während der Behandlung – innerlich – eine fröhliche Melodie vor sich hin zu summen.

Tempo

Unterschiedliche Empfänger erfordern unterschiedliche Behandlungsgeschwindigkeiten. Die meisten Shiatsu-Praktiker sind jedoch daran gewöhnt, sehr langsam zu arbeiten und an jedem Punkt auszuharren. Das ist nicht in jedem Fall nötig und manche Empfänger empfinden es sogar als unangenehm. Wenn Sie beim Anlehnen Ihr entspanntes Körpergewicht einsetzen, besteht keine Veranlassung, langsam zu arbeiten, und viele Sitzungen haben eine größere Wirkung, wenn sie kürzer sind (s. u.).

Nachdem Sie Kontakt mit dem Ki aufgenommen und Ihre Behandlung begonnen haben, nutzen Sie die ersten Momente des Anlehnens, um ein Tempo zu finden, das Ihnen angemessen erscheint, d. h. ein Tempo, das es Ihnen erlaubt, während des Behandelns entspannt zu bleiben. Dieses Tempo dürfte der Sitzung am ehesten entsprechen. Üben Sie einige Male mit einem Freund und experimentieren Sie damit, wie schnell Sie arbeiten können. So erfahren Sie die verschiedenen Auswirkungen, die unterschiedliche Geschwindigkeiten auf Ihr Ki haben.

14.8 Empfindungen des Klienten

Schmerz

Auch wenn bei einer Shiatsu-Behandlung mitunter ein gewisses Maß an Schmerz zu spüren ist, so ist dieser doch meist von Gefühlen des Wohlseins oder der Erleichterung begleitet (eine Klientin bezeichnete dieses Gefühl als „Wohlweh", eine andere „grim satisfaction"). Leider sind viele Klienten im Westen der Überzeugung, dass Schmerzen heilsam sind, und ertragen unnötigerweise Schmerzen, ohne sich zu beschweren. Seien Sie sich dieser Einstellung immer bewusst und achten Sie auf jede Anspannung im Körper Ihres Klienten: Bringt der Schmerz Erleichterung, bleibt der Empfänger entspannt, ansonsten verkrampft er sich. Übergehen Sie niemals den Schmerz, den Ihr Klient empfindet.

- Wenn Sie an einer Stelle arbeiten, von der Sie wissen, dass Sie Kyo ist und demnach tonisiert werden muss, und der Empfänger Schmerz empfindet, obwohl Sie spüren, dass das Ki des Empfängers auf Ihre Behandlung anspricht, können Sie folgendes tun: Verringern Sie den Druck bis hin zu dem Minimum, das den Kontakt mit dem Ki des Klienten garantiert.
- Verstärken Sie den Kontakt der Mutterhand und deren Verbindung mit der Kindhand.
- Bitten Sie den Klienten um Rückmeldung; die ständige Kommunikation vermittelt dem Klienten die Sicherheit, dass Sie zuhören und empfindsam sind.
- Fordern Sie den Klienten dazu auf, tief zu der schmerzenden Stelle hin zu atmen.

Sollte die Berührung immer noch zu schmerzhaft sein, dann halten Sie nur noch ganz sanft oder wenden Sie die oben beschriebene Tonisierungstechnik an.

Führen die verteilende Berührung oder die dazugehörenden Techniken zu ernsthaften Schmerzen, ist es ratsam, dass Sie die Behandlung des betroffenen Bereichs ganz abbrechen. Denn das Risiko, das entzündete Gewebe zu schädigen, und die Schmerzgrenze des Klienten zu überschreiten, überwiegt die wohltuenden Auswirkungen der Ki-Verteilung.

Mehr!

Ermutigen Sie Ihren Klienten, die Shiatsu-Behandlung mitzugestalten, indem er Ihnen Rückmeldung gibt, was er fühlt oder braucht. Verlangt er nach mehr Aufmerksamkeit für einen Punkt oder einen Körperbereich, der bereits behandelt wurde, dann haben Sie noch nicht ausreichend tonisiert oder verteilt. Aus meiner eigenen Erfahrung als Empfängerin, weiß ich aber, dass solchen Stellen beim zweiten Mal sehr wenig Beachtung geschenkt werden muss und besondere Anstrengungen, um den Empfänger zufrieden zu stellensind meist verschwendete Zeit. In den meisten Fällen ist es ausreichend, dem Ki einen letzten kleinen Anstoß zu geben.

Körperliche Vorgänge

Shiatsu löst Blockaden und fördert die Ausscheidung. Empfänger erleben deshalb während der Behandlung häufig folgendes:

- Die Peristaltik verstärkt sich und der Magen gurgelt (Dieses Magengurgeln ist oft, aber nicht immer ein Zeichen dafür, dass sich beeinträchtigtes Ki löst).
- Darmgeräusche treten auf.
- Die Nase läuft.

- Der Menstruationsfluss verstärkt sich leicht (wenn nach der Shiatsu-Behandlung ein übermäßig starker Menstruationsfluss eintritt, dann war die Behandlung übertrieben oder unangemessen, es sei denn die Klientin hatte solche Beschwerden schon vorher).

Einige Klienten verspannen sich bei diesen Reaktionen oder fühlen sich unwohl. Versichern Sie ihnen, dass solche Reaktionen physiologische Zeichen für die Wirksamkeit der Behandlung sind.

Sexuelle Erregung

Sexuelle Erregung ist einer der vorübergehenden Zustände, die durch die energetische Verschiebung, die während einer Shiatsu-Sitzung eintritt, hervorgerufen werden. Obwohl sie bei Frauen mindestens genauso häufig auftritt wie bei Männern, ist ihre Auswirkung bei Männern doch viel offensichtlicher. Wenn weder Sie noch Ihr Klient dieser Veränderung übermäßige Beachtung schenken, vergeht sie wieder, ohne dass ein Problem entsteht. Kommen Sie mit dieser Reaktion bei Ihrem Klienten nicht zurecht, dann sollten Sie mit Ihrer Shiatsu-Lehrerin oder einer anderen erfahrenen Therapeutin darüber sprechen. Sollte der Klient / die Klientin die Aufmerksamkeit absichtlich auf seinen oder ihren Zustand lenken, oder er oder sie während der Behandlung häufig in einen Zustand sexueller Erregung kommen, dann haben Sie das Recht, die Behandlung abzubrechen.

Vermeidung

Vermeidungsstrategien sind genau genommen keine Empfindungen, sondern eher ein Versuch das Wahrnehmen von Empfindungen, die eine Veränderung bewirken könnten, zu vermeiden. Die häufigste Vermeidungsstrategie ist unablässiges Reden während der Shiatsu-Behandlung. Obwohl eine Friedhofs-Stille keine notwendige Voraussetzung für den Erfolg einer Shiatsu-Behandlung ist, brauchen Sie dennoch eine ruhige Atmosphäre, um sich zu konzentrieren. Lassen Sie das Ihren geschwätzigen Klienten ruhig wissen. Eine weitere Vermeidungstaktik besteht darin, während der gesamten Sitzung tief zu schlafen. Wenn Ihr Klient immer wieder tief und fest schläft, dann verändern Sie Ihre Behandlungsweise und arbeiten Sie eher anregend und fordernd.

Andere Reaktionen

Es kommt oft vor, dass während der Behandlung unterdrückte Trauer aufbricht und den Tränen freien Lauf läßt. Wenn Sie in eine solche Situation kommen, unterbrechen Sie die Behandlung, und warten Sie, während Sie tröstenden Kontakt aufrechterhalten. Schauen Sie, ob der Empfänger das Bedürfnis hat sich mitzuteilen und nehmen Sie die Behandlung wieder auf, sobald es angemessen erscheint.

Eine Shiatsu-Behandlung erzeugt viele Veränderungen und Ihre Klienten können über vielfältige Empfindungen berichten, von plötzlichem Hunger über Farbensehen oder sogar Astralreisen. Die meisten dieser Empfindungen sind einzigartig und ihre größte Bedeutung besteht darin, dass der Klient über sie und ihre Relevanz für seine Situation oder den Behandlungsverlauf sprechen möchte. Auch wenn Sie offen bleiben sollten für die mögliche Bedeutung solcher Erfahrungen, ist es doch hilfreich, sie als eine weitere vorübergehende Auswirkung der Veränderung im Ki des Empfängers zu betrachten und den Empfänger davor zu warnen, sich zu sehr auf sie zu fixieren.

14.9 Aufbau einer Behandlung

Es ist wichtig, die Dauer einer Behandlung auf ein Minimum zu beschränken, um:

- Ihre eigene Energie zu schützen
- Ihre Aufmerksamkeit zu schärfen und nicht in eine Routine zu fallen
- die Garantie zu haben, dass der Empfänger nicht durch übermäßige Behandlung erschöpft wird.

Im Rahmen der in einer Klinik üblichen Sitzungsdauer von einer Stunde, muss die tatsächliche Shiatsu-Behandlung 45 Minuten nicht überschreiten, sie kann auch nur eine halbe Stunde dauern. Obwohl jeder Therapeut einen anderen natürlichen Zeitrhythmus hat, in dem er sich wohl und nicht bedrängt fühlt, ist es wichtig, die Behandlungsdauer kurz zu halten. Eine lange Behandlungszeit ist nicht selten ein Zeichen für mangelndes Selbstvertrauen. Aus den oben genannten Gründen ist eine kürzere Behandlung sicher ausreichend und wirkungsvoller.

Trotzdem muss sich der Klient aufgehoben fühlen und in ihm sollte ein Gefühl der Vollständigkeit und Entspannung entstehen. Diesen Zustand können Sie wie folgt erreichen:

- Konzentrieren Sie sich auf die wichtigsten Bereiche.
- Beachten Sie auch die Körperbereiche, die der Klient als wichtig empfindet.
- Setzen Sie die Technik der gleichmäßige Berührung mit Können und Feingefühl ein.
- Arbeiten Sie in gleichmäßiger Geschwindigkeit und halten Sie den Rhythmus, der für Sie am entspannendsten ist.
- Achten Sie auf eine ruhige Haltung bei den tonisierenden Techniken und prüfen Sie, ob Sie an den wichtigen Punkten vollständig und lange genug eingesunken sind und ob sich etwas verändert.

- Seien Sie selbst entspannt.
- Machen Sie sich die Angewohnheiten bewusst, die Sie einnehmen, wenn Sie müde, angespannt oder unter Druck sind. (Die meisten Therapeuten reagieren unter diesen Bedingungen mit einer von zwei Möglichkeiten: sie drücken zu fest oder nicht fest genug)
- Wenn Sie das Gefühl haben unter Druck zu sein, kehren Sie zurück zu der grundlegenden „Krabbeltechnik". Diese wird Sie selbst und Ihren Klienten entspannen.

14.10   Abschluss der Behandlung

Nach Möglichkeit sollten Sie die Behandlung mit einer abschließenden Berührung beenden, die dem Erstkontakt ähnelt (dafür eignen sich das Hara oder die Füße). Diese abschließende Berührung kann erfolgen, bevor oder nachdem Sie die letzte Hara-Diagnose ausgeführt und die Beinlänge erneut überprüft haben. Halten Sie diese beiden Sequenzen und den abschließenden visuellen Eindruck in Ihren Aufzeichnungen fest. Der letzte Teil einer Sitzung wird im nächsten Kapitel behandelt.

14.11   Druckpunkte

Wenn Sie sich entschieden haben, Druck-Punkte einzusetzen, die in der Nähe der Meridiane und des Hara-Zentrums liegen, dann bringen Sie diese in die Shiatsu-Behandlung mit ein. Sie können diese Punkte auch nach der Meridianarbeit extra behandeln. In diesem Fall werden Sie und Ihre Klienten weniger abgelenkt.

Die Angaben zur anatomischen Lage der wichtigsten Punkte finden Sie in den Kapiteln 7 – 11. Um die Punkte jedoch genau zu lokalisieren, empfiehlt es sich, sehr sanft über die Hautoberfläche in der nächsten Nachbarschaft des Punktes streichen, bis Sie eine flache, fingerspitzenförmige Vertiefung in der Haut spüren (unter Akupunkteuren als *Men* oder gate bekannt). Da die Tsubos einen geringeren elektrischen Widerstand als ihre Umgebung haben, nehmen Sie dort eine typische Empfindung wahr, welche die Anwesenheit von Ki anzeigt.

Wollen Sie alle Punkte bereits lokalisieren, bevor Sie zur Behandlung übergehen, dann markieren Sie diese am besten mit einem dünnen Filzstift.

Die Mutterhand ist sehr hilfreich für die Behandlung von Punkten. Vorschläge für die Platzierung der Mutterhand werden jeweils unter der Überschrift „Behandlungsmethode" gemacht. Ihre Gefühlsempfindungen wie auch die Ihres Klienten sind wichtig für den effektiven Einsatz der Punkte. Sie sollten sich soviel Zeit wie nötig nehmen, um den Druck auszutarieren, bis Sie das Gefühl haben, mit dem Ki in Verbindung zu sein. Dann spürt der Empfänger ein starkes Ki-Gefühl, das möglicherweise nach außen oder in einen anderen Körperteil ausstrahlt. Am besten ist es natürlich, wenn diese Empfindung in den Bereich ausstrahlt, in dem der Empfänger seine Beschwerden hat.

Soll durch den Punkt ein Fülle-Zustand wie Feuchtigkeit oder Kälte zerstreut werden, setzen Sie die verteilende Berührung ein. Soll die Wirkung des Punkts darin bestehen, Ki, Blut, Yin oder Yang oder eine Organfunktion zu tonisieren, verwenden Sie die tonisierende Berührung. Sie sollten tiefen Druck einsetzen, bis Sie spüren, dass Sie die Ki-Ebene erreicht haben und aus der inneren Ausrichtung heraus verteilend oder tonisierend behandeln. Passen Sie die Stärke des Drucks dem Zustand des Empfängers an und bleiben Sie innerlich auf den Empfänger ausgerichtet. Zur Unterstützung kann der Klient sich darauf konzentrieren, ins Hara zu atmen, um sein Ki-Reservoir zu stärken.

Wenn Sie sich in spezielle Punkte lehnen, müssen Sie dabei auf die Qualität Ihres Kontaktes mit Ki achten. Die natürliche Aktivität von Ki ist ein Pulsieren, ein ständiger Wechsel zwischen Yin und Yang, und deshalb werden Sie nach einigen Sekunden das Gefühl der Verbindung verlieren. Sobald das passiert, lösen Sie sich von dem Punkt, sinken ein weiteres Mal ein und nehmen erneut Kontakt auf. Wiederholen Sie diesen Vorgang mindestens eine Minute lang bis zu maximal fünf Minuten, zwei bis drei Minuten genügen im Normalfall, um die erwünschte Wirkung zu erzielen.

14.12 Magnete

Als Ergebnis der Interaktion zwischen Yin und Yang, den negativen und positiven Polen, besitzt Ki eine ausgeprägte Affinität zu Magneten und Magnetismus. Wenn wir ein vereinfachtes Diagramm des energetischen Körperkerns, umgeben von Meridianen, die von oben nach unten verlaufen, zeichnen würden, käme es dem Umriss eines Magneten unter einem mit Eisenspänen bedeckten Papier sehr nahe, ein Experiment, das in den Physiklaboratorien vieler Schulen gerne durchgeführt wird. Magnete besitzen eine starke Wirkung auf Ki, aber die gängigen Werbekampagnen, die ihren Gebrauch populär machen sollen, bieten nur eine vom Zufall abhängige Methode, die sich nicht vergleichen lässt mit der sorgfältigen Art, mit der ein ausgebildeter Shiatsu-Praktiker Magnete einsetzt. Laienhafter Umgang kann manche Beschwerden sogar noch verschlimmern.

Magnete sind in Geschäften mit Akupunkturbedarf erhältlich. Sie können während oder nach einer Shiatsu-Behandlung auf die Punkte aufgelegt werden, um deren Wirkung zu verstärken oder zu verlängern. Starke Magnete (2500 Gauss) sollten Sie nur für die Dauer einer Sitzung einsetzen. Danach können Sie diese durch schwächere Magnete (800 Gauss), die auf den Punkten bleiben können, ersetzen. Während sich die Nordseite des Magneten (die Kompassnadel zeigt auf diese Stelle; markieren Sie sich diese für den späteren Gebrauch) eher dafür eignet, Jitsu oder Fülle-Zustände zu verteilen. Sie wirkt allgemein beruhigend und schmerzlindernd. Die Südseite dient der Tonisierung von Kyo-und Leere-Zuständen. Sie stimuliert und aktiviert. Sie sollten am besten symptomatisch mit der Nordseite arbeiten, bis Sie einige Erfahrung gesammelt haben. Die Magnete können lokal auf Punkten mit Schmerz, Verspannung oder Schwäche eingesetzt werden. Die Wirkung sollte etwa nach einer Minute überprüft werden. Wenn sich der Schmerz oder das Beschwerdebild verschlimmern, wird der Magnet umgedreht und die andere Seite benützt.

Verschiedene Lehrer haben unterschiedliche Arbeitsweisen mit Magneten. Diese Methode eignet sich meiner Ansicht nach sehr dazu, eigene Erfahrungen zu sammeln. Innerhalb meiner eigenen begrenzten Erfahrung mit der Magnet-Behandlung habe ich herausgefunden, dass sie sehr wirkungsvoll ist bei der Umleitung des Ki-Flusses.[3]

14.13 Moxa

Die Moxa-Behandlung ist eine der wirksamsten Methoden, um Ki- und Yang-Leere zu tonisieren und um Kälte, Feuchtigkeit und Stagnation zu bewegen. Dieses Verfahren

---

[3] Meine eigenen Erfahrungen mit Magneten machte ich in den Workshops von Kiiko Matsumoto und mit Hilfe des exzellenten 11. Kapitels in Donna Edens Buch „Energy Medicine", Judith Piatkus 1999.

wird in Japan und China wesentlich häufiger eingesetzt als im Westen. Der größte Nachteil für uns im Westen lebende Menschen liegt sicherlich in dem stark riechenden Rauch, der entsteht, wenn man Moxa abbrennt. Dieser Nachteil wird allerdings durch die Wirksamkeit vor allem in kalten, feuchten Klimazonen bei weitem überwogen. Es empfiehlt sich, dieses Verfahren nach der Shiatsu-Behandlung einzusetzen.

Moxa besteht aus dem getrockneten, pulverisierten Blatt der Artemisia oder Beifußpflanze. Es ist in zwei Arten erhältlich: als loses Pulver in einer groben, dunklen Variante aus China oder einer besonders feinen, hellen Variante aus Japan, und als Moxastab, der aus dem in einen Papierzylinder gerollten Pulver besteht und wie eine Zigarre aussieht.

Das lose Pulver lässt sich zu Kegeln unterschiedlicher Größe formen, die über Akupunkturpunkten abgebrannt werden. Nehmen Sie diese herunter bevor Sie die Haut erreichen und Verbrennungen verursachen. Ich empfehle Ihnen, diese sehr wirksame Methode in einem Seminar zu erlernen, denn es ist wesentlich leichter ihre Anwendung zu zeigen, als sie zu beschreiben. Prüfen Sie, ob sie für diese Art der Moxabehandlung versichert sind.

Die Verwendung des Moxastabs ist fast genauso wirkungsvoll, aber etwas leichter zu erlernen und auszuführen. Reißen Sie die äußere Papierhülle ein Stück weit ab oder ziehen Sie diese nach unten, bis zu der Stelle, die Sie abbrennen wollen. Zünden Sie den Stab mit einem Feuerzeug an, nicht mit Streichhölzern. Das kann ein bisschen dauern. Wenn Sie auf das brennende Ende blasen, können Sie den Stab schneller verwenden, denn das ganze Ende muss rot glühen. Stellen Sie sich vorher schon einen Aschenbecher bereit, der Stab verbrennt schnell und Sie müssen die Asche immer wieder abstreifen.

Verwenden Sie den Moxastab über Akupunkturpunkten oder über größeren Körperarealen.

Moxabehandlung über Akupunkturpunkten

Markieren Sie sich den Punkt mit einem dünnen Filzstift und halten Sie das glühende Ende des Moxastabs darüber und zwar so nahe am Körper des Patienten, dass er die Wärme spüren kann.

Wollen Sie den Punkt zur Verteilung von Kälte und Feuchtigkeit nutzen, wird der Moxastab über dem Punkt nach oben und unten bewegt, so als würde ein Vogel picken. Stellen Sie sich dabei vor, wie die pathogene Fülle sich verteilt. Wird der Punkt ausgewählt, um Ki, Blut oder Yang zu tonisieren, sollten Sie den Stab ganz ruhig über diesen Punkt halten. Stellen Sie sich vor, wie das Ki von diesem Punkt angezogen wird. Wird der Punkt unangenehm heiß, können Sie den Stab kurz wegnehmen, bevor Sie weitermachen.

Sie sollten die Moxabehandlung mindestens 3–5 Minuten durchführen, unabhängig davon, welche Technik Sie anwenden. Möglicherweise ist die Behandlung dem Empfänger auch nicht ganz angenehm. Beenden Sie die Behandlung, sobald sich die Haut in der Umgebung des Punktes rosa verfärbt.

Moxabehandlung über Körperarealen

Moxa eignet sich für die Behandlung größerer Körperareale, die von Kälte, Feuchtigkeit (keine Feuchtigkeit-Hitze) oder Stagnation betroffen sind. Bei folgenden Beschwerden wirkt sich eine Moxa-Behandlung positiv aus:

- Schmerzen des unteren Rückens, die sich bei Bewegung verbessern, aber bei kaltem Wetter verschlimmern
- heftige Menstruationsschmerzen mit dunklem, geronnenen Blut und einer blauvioletten Zunge, die sich mit einer heißen Wasserflasche bessern lassen
- Bauchschmerzen mit weichen Stühlen, die sich nach kaltem Essen oder Trinken verschlimmern
- Blähungen im Unterbauch, in Verbindung mit einem weißen Vaginalausfluss.

Halten Sie den Moxastab über das betroffenen Gebiet und gehen Sie so nah an die Stelle, wie der Empfänger die Wärme ertragen kann. Schwenken Sie den Stab vor und zurück, um das gesamte Areal zu erwärmen. Wenn Sie in Ihrem Hara ruhen und die Mutterhand irgendwo auf den Körper des Empfängers gelegt haben, werden Sie vielleicht wahrnehmen, dass einige Stellen oberhalb dieses Gebiets leer, andere hingegen gespannt und stagniert erscheinen. Ist dies der Fall, wenden Sie die oben beschriebenen Tonisierungs- oder Verteilungstechniken an.

Bei einer solchen Moxa-Behandlung treten Sie auf ebenso erfreuliche Art mit dem Ki in Kontakt wie bei einer Shiatsu-Behandlung. Die Behandlung mit dem Moxastab sollte etwa 10 Minuten dauern. Ist die Behandlung beendet, muss der Moxastab gelöscht werden. Sie können hierzu spezielle, in Geschäften mit Akupunkturbedarf erhältliche Aschenbecher verwenden. Eine Schale mit Erde oder Sand reicht allerdings auch aus. Wenn nichts anderes hilft, schneiden Sie das glühende Ende des Moxastabes mit einer Schere über einen Waschbecken ab und lassen Wasser darüber laufen.

Wenn Sie Türen und Fenster eine halbe Stunde lang öffnen, verschwindet der starke Geruch des Rauches bald.

In den beiden folgenden Fällen war die Moxabehandlung erfolgreich.

Fallgeschichten

Ein junger Mann kam mit Knieschmerzen in die Shiatsu-Praxis, die nach einem 4-km-langen Lauf aufgetreten waren und ihn fast gehunfähig gemacht hatten. Er war sehr überrascht, weil er sich selbst für fit hielt und erfolgreich Fahrradrennen fuhr. Erst ein Mal zuvor hatte er unter schmerzenden Knien gelitten, das war beim Skifahren gewesen und er fügte hinzu, „Meine Knie haben es nicht gerne kalt". Weiteres Nachfragen ergaben, dass er die vier Kilometer bei Regen in kurzen Hosen gerannt war. Er erwähnte auch, dass ihm manchmal der untere Rücken wehtat. Ich vermutete eine Leere des Nieren-Yang aufgrund übermäßiger sportlicher Aktivität, die zu dieser Kälte-Empfindlichkeit geführt hatte. Ich behandelte die Knie vor der Shiatsu-Sitzung mit Moxa, vor allem den Nieren-Meridian auf der Rückseite der Knie, und gab ihm eine Moxa-Zigarre zur Selbst-Behandlung mit nach Hause. Seine Kniebeschwerden besserten sich innerhalb kurzer Zeit.

Eine Frau kam zum Shiatsu und klagte über schwere Erschöpfung nach einer Zeit des intensiven Studiums für eine Magisterprüfung. Die Shiatsu-Behandlungen halfen ihr, aber die Wirkung hielt immer nur für ein paar Tage nach jeder Sitzung an. Nach der dritten Sitzung erwähnte sie Schwierigkeiten, nachts einzuschlafen. Wenn es ihr gelungen war, einzuschlafen, schlief sie den Rest der Nacht gut. Weiteres Nachfragen bestätigte eine Blut-Leere. Die nächste Sitzung wurde mit einer Moxa-Behandlung der Vier Blumen (s. S. 90). begonnen. In der danach folgenden Sitzung berichtete sie, dass sie die ganze Woche über voller Energie gewesen sei. Nach zwei weiteren Sitzungen mit Moxa und anschließendem Shiatsu war sie völlig wiederhergestellt.

15 Nach der Behandlung

Sie haben die Behandlung beendet und abschließend den Zustand des Hara, die Beinlänge und das gesamte Ki-Bild des Empfängers überprüft. Wenn der Empfänger noch nicht unter einer Decke liegt, decken Sie ihn jetzt zu und lassen ihn noch einige Minuten ruhen. Nutzen Sie diese Zeit, um die wichtigsten Details der Behandlung und die Ergebnisse in Form einer Fallbeschreibung festzuhalten. Solange die Informationen noch frisch sind, ist es sinnvoll, einige Ideen für die nächste Behandlung zu skizzieren. Einige Therapeutinnen bieten dem Klienten in diesem Stadium eine Tasse Tee an. Fühlen Sie sich nicht verpflichtet zu solchen Gesten und eifern Sie keinesfalls der frischgebackenen Therapeutin nach, die ihren Klienten nach der Sitzung ein heißes Bad und ein Käsebrötchen anbot!

15.1 Reden oder nicht reden?

Viele Klienten haben das Bedürfnis, sich während der Behandlung ihre emotionalen Schwierigkeiten von der Seele zu reden und für die meisten ist das sehr entlastend. Da der Klient jemanden braucht, der ihm zuhört, sollten Sie Zeit dafür reservieren, ihm und seinem Problem volle Aufmerksamkeit zu schenken. Wenn Sie allerdings merken, dass der Klient sich nicht wirklich mit dem Problem auseinandersetzt, sondern wie besessen immer wieder das gleiche Thema aufgreift, hat das Zuhören nicht mehr die oberste Priorität.

Die Vorstellung, dass Körper und Geist getrennt sind, den einen mit Shiatsu den anderen mit Beratung zu behandeln, ist der östlichen Medizin jedoch völlig fremd. Für Therapeuten, die diese Medizin ausüben, existieren Gefühle nicht getrennt von körperlichen Symptomen. Gesprächstherapeutische Ansätze, die auf westlichen Vorstellungen emotionaler Betroffenheit beruhen, können also in einem System, in dem Gefühle als Ausdruck des universellen Ki betrachtet werden, kaum angewendet werden. Das Konzept des Shiatsu, die Wiederherstellung des Gleichgewichts des Meridian-Ki, dient dazu beides, sowohl die Emotionen als auch den Körper zu heilen. Dies gelingt vor allem durch die wohltuende Wirkung körperlicher Berührung und – sofern der Bedarf besteht – durch das Verständnis eines aufmerksamen Zuhörers.

Befindet sich der Klient bereits in einer Therapie mit einem qualifizierten Psychotherapeuten, lässt sich Shiatsu wirksam als parallele Behandlungsform einsetzen, denn die Wirkung der Shiatsu-Behandlung auf die Emotionen kann bewusst wahrgenommen werden und in den Therapiesitzungen thematisiert werden. Es ist aber keinesfalls angemessen als Shiatsu-Therapeutin ohne entsprechende Qualifikation Rat oder psychotherapeutische Hilfe anzubieten.

15.2 Allgemeine Empfehlungen

Ich möchte eine frühere Bemerkung aufgreifen, nämlich die, dass Shiatsu nicht gleichzusetzen ist mit der Manipulation eines passiven Empfängers durch einen aktiven Therapeuten. Obwohl die eingesetzten Techniken, nach außen einen solchen Eindruck vermitteln können, hat das Erleben einer Shiatsu-Sitzung ganz andere Qualitäten. Vor allem, wenn die Therapeutin das Ki des Klienten nicht kontrolliert, sondern es – ganz im Gegenteil – durch fokussierte und gleichzeitig absichtslose Berührung und Ausrichtung dabei unterstützt, sein eigenes Gleichgewicht zu finden. Es ist Ihr Ziel, den Empfänger am Heilungsprozess so weit wie nur irgendwie möglich teilnehmen zu lassen. Um dieses zu erreichen, können Sie zusätzlich Empfehlungen aussprechen, die dem Klienten helfen, zwischen der Behandlungssitzungen etwas für sich selbst zu tun.

Es gibt zwei Arten von Empfehlungen: Die erste betrifft die Meridiane und Punkte, die in der Behandlung verwendet wurden und umfasst Übungen zur Dehnung und Tonisierung der Meridiane, sowie Punkte, die massiert oder mit Moxa behandelt werden sollen. Die zweite thematisiert Veränderungen des Lebensstils, die die Ursache der Beschwerden beseitigen oder verringern können.

15.3 Empfehlungen zu Punkten und Meridian-Dehnübungen

Punkte

Für Patienten mit einem erkennbaren TCM-Syndrom, z. B. einem Muster wie Blut-Leere oder Kälte-Schleim in den Lungen, gibt es bestimmte Punkte (s. Kapitel 5 und Kapitel 7 – 11), die helfen, den äußeren oder inneren pathogenen Faktor auszuleiten, und die Schwäche eines Organs zu tonisieren.

Solange keine Hitzezeichen feststellbar sind und eine Moxa-Behandlung indiziert ist, können Sie Ihrem Klienten beibringen, die Punkte selbst zu moxen. Der Klient sollte Moxa täglich anwenden oder jeden zweiten Tag.

Sollte Moxa kontraindiziert sein, kann der Klient die Punkte auch ein- bis zweimal täglich massieren – eine gute Zeit dafür wäre das Aufstehen und zu Bett gehen, um einen neuen Tagesablauf einzuführen. Markieren Sie die Punkte und zeigen Sie ihm, wie er ein Ki-Gefühl erlangen kann, indem Sie ihm beibringen, wie er sein Ki fokussieren und in den Punkt hineinatmen kann. Diese Druckpunktmassage lässt den Klienten die Erfahrung machen, an dem eigenen Heilungsprozess mitzuwirken. Ist kein spezieller Punkt indiziert, dann ist der Quellpunkt des Meridians, der chronisch im Kyo-Zustand erscheint, eine gute Wahl. Auch der Punkt Ma 36 wirkt in den meisten Fällen unterstützend.

Meridian-Dehnübungen: Die Makko-Ho

Die meisten Shiatsu-Lernenden sind mit den Makko-Ho-Übungen vertraut, denn sie werden üblicherweise bereits in den Einführungskursen unterrichtet. Ich habe diese Übungen, die eine wirklich sinnvolle Empfehlung sind, hier im Buch für diejenigen aufgenommen, die sie nicht kennen gelernt haben. Wenn Sie einem Klienten eine der Makko-Ho-Übungen empfehlen, wählen Sie immer die Übung für den Kyo-Meridian. Diese tonisiert den Meridian über die Aktivierung der Faszienverbindungen und macht den Klienten auf den Aspekt im Ki-Zyklus aufmerksam, den er in seinem Leben vernachlässigt. Darüber hinaus ist diese Übung leichter auszuführen als die Übung des Jitsu-Meridians. Der Klient sollte die Übung langsam ausführen, ohne sich übermäßig anzustrengen, und die Bewegung in der Phase des Ausatmens ausführen. Weisen Sie den Klienten darauf hin, denn diese Grundregeln sind den meisten westlichen Klienten nicht vertraut.

Lunge und Dickdarm

Stellen Sie Ihre Füße schulterbreit auseinander, die Knie sind „durchlässig" (nicht durchgestreckt) und haken Sie Ihre Daumen hinter Ihrem Rücken ineinander. Atmen Sie tief in Ihr Hara. Strecken Sie die Finger und stellen Sie sich vor, wie sich Ihr Körper bis zu den Fingerspitzen mit Ki füllt. Atmen Sie jetzt aus und beugen Sie sich gleichzeitig nach vorne in die in Abb. 15.1 gezeigte Position. Die Finger bleiben dabei gestreckt. Sie selbst sind so entspannt wie möglich.

Bleiben Sie in der gezeigten Position und atmen Sie wieder tief in Ihr Hara. Während der Ausatmung lassen Sie alle Spannung und alle Gedanken los. Spüren wie sich Ihr Körper entspannt. Atmen Sie noch einmal ein und stellen Sie sich vor, wie Sie neues Ki aufnehmen. Atmen Sie erneut aus, entspannen Sie sich dabei und lassen Sie noch mehr los. Atmen Sie noch einmal tief ein und richten Sie sich mit der Ausatmung wieder auf. Wiederholen Sie die Übung, indem Sie die Daumen andersherum einhaken.

Magen und Milz

Diese Übung wird gerne in drei Stufen unterrichtet. Nach meiner Erfahrung können nur sehr gelenkige Menschen die dritte Stufe ausführen. Da auch die zweite Stufe recht anstrengend ist, sollten Sie ihrem Klienten

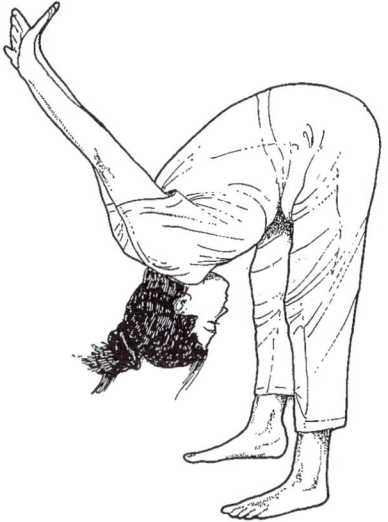

Abb. 15.1: Die Makko-Ho-Übung für Lunge und Dickdarm

nur die Stufen aufzeigen, die er bewerkstelligen kann. Betonen Sie nachdrücklich, dass er nicht über das erträgliche Maß hinausgehen sollte.

Stufe 1
Knien Sie auf einer weichen Oberfläche, z. B. einem dicken Teppich oder einem Futon. Wenn Sie können, setzen Sie sich zwischen Ihre Fersen. Ist das nicht möglich, setzen Sie sich einfach auf die Fersen. Sollte auch das schwierig sein, setzen Sie sich auf ein Kissen zwischen Ihren Füßen. Atmen Sie tief in Ihr Hara. Während Sie ausatmen, legen Sie Ihre Hände hinter sich auf den Boden und lehnen Ihren Körper nach hinten. Entspannen Sie Ihren Hals und lassen Sie Ihren Kopf nach hinten hängen, wie in Abb. 15.2a dargestellt.

Schauen Sie nach hinten und rollen Sie Ihre Augen nach oben. Bleiben Sie zwei vollständige Atemzüge lang in dieser Position. Diese Stufe der Übung dehnt den oberen Teil des Magen- und Milz-Meridians an Brustkorb, Kehle und Gesicht, aber auch den unteren Abschnitt an Knie, Schienbein und Füßen.

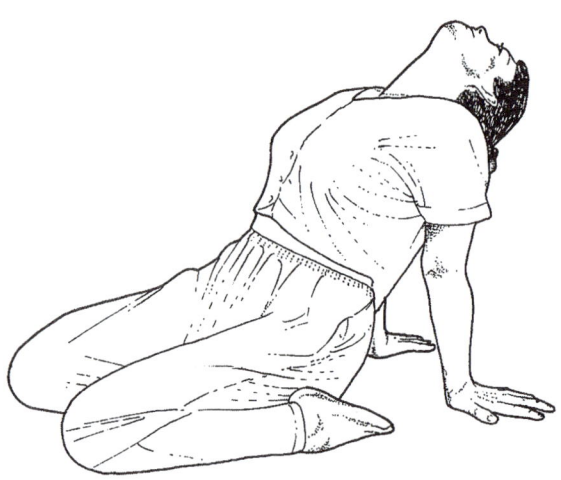

Abb. 15.2a: Die Makko-Ho-Übung für Magen und Milz – Stufe 1

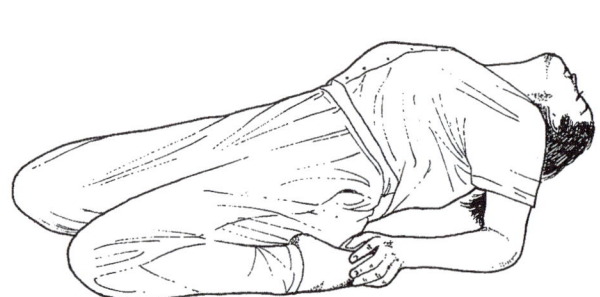

Abb. 15.2b: Die Makko-Ho-Übung für Magen und Milz – Stufe 2

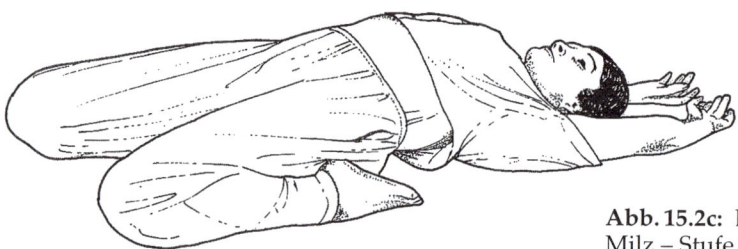

Abb. 15.2c: Die Makko-Ho-Übung für Magen und Milz – Stufe 3

Wenn Ihr Klient nur diese Stufe erreicht, kommt er mit der vierten Ausatmung wieder nach oben. Ist eine etwas größere Dehnung notwendig, sollten Sie ihm zeigen, wie er das Becken anheben und nach vorne bringen kann, um mit der Ausatmung einen weiteren Teil des Meridians zu strecken.

Stufe 2
Lehnen Sie sich mit dem nächsten Ausatmen weiter auf die Ellbogen und lassen Sie Ihren Kopf weiter entspannt nach hinten hängen. Bleiben Sie zwei Atemzüge lang in dieser Stellung. Auf diese Weise wird der Meridian bis in die Leiste gedehnt (Abb. 15.2b).

Stufe 3
Mit der Ausatmung legen Sie, wenn Sie können, Ihren Körper rückwärts auf den Boden und strecken Sie Ihre Arme über den Kopf.

Entspannen Sie sich zwei Atemzüge lang. Die letzte Stufe entspannt die Vorderseite des Beckens und der Oberschenkel und verstärkt die Dehnung im restlichen Körper. Sie können die Dehnung intensivieren, indem Sie die Knie näher zueinander bringen (Abb. 15.2c)

Kommen Sie aus dieser Position in der Phase der Ausatmung, langsam und schrittweise nach oben. Richten Sie sich nicht irgendwie auf. Der Kopf sollte zuletzt in die Senkrechte kommen.

Herz und Dünndarm

Setzen Sie sich auf den Boden und legen Sie Ihre Fußsohlen aufeinander. Die Beine fallen entspannt seitwärts und Ihr Rücken ist gerade. Atmen Sie tief ein und umfassen Sie Ihre Zehen. Während Sie ausatmen, entspannen Sie Kopf, Nacken und Oberkörper und lehnen sich zwischen Ihren Knien nach vorne. Ihre Ellbogen liegen dabei gelöst auf dem Boden (Abb. 15.3).

Bleiben Sie zwei Atemzüge lang in dieser Position und entspannen Sie sich mit jeder Ausatmung mehr. Mit der vierten Ausatmung kommen Sie wieder nach oben.

Diese Übung ist zunächst für die Hüften und Oberschenkel ziemlich schwierig. Aber mit der Übung können sich Ihre Beine immer weiter nach außen lösen. So kann sich auch der Oberkörper weiter nach unten einrollen und Ihr Ki konzentriert sich im Zentrum des Brustkorbs. Dadurch nähern sich die Ellbogen weiter dem Boden und der Dünndarm-Meridian in Schultern und Armen wird gedehnt.

Nieren und Blase

Diese Übung ist eine leicht veränderte Fassung der Vorwärtsdehnung im Yoga. Diese Veränderungen sind allerdings von Bedeutung, weil sie der Dehnung eine stärkere Ausrichtung nach vorne verleihen.

Setzen Sie sich und strecken Sie Ihre Beine gerade nach vorne. Die Beine sind entspannt, vor allem an den Außenseiten. Mit der Einatmung strecken Sie Ihre ganze Wirbelsäule und Ihre Arme nach oben. Die Handflächen zeigen nach außen. Mit der Ausatmung lehnen Sie sich vor und lösen die Hüften. Rücken und Beine bleiben aber gerade. Atmen Sie wieder in Ihr Hara und lehnen Sie sich mit der Ausatmung so weit wie möglich zwischen Ihren Füßen nach vorne (Abb. 15.4).

Stellen Sie sich vor, wie die Antriebskraft Sie vom Kreuzbein her nach vorne bringt.

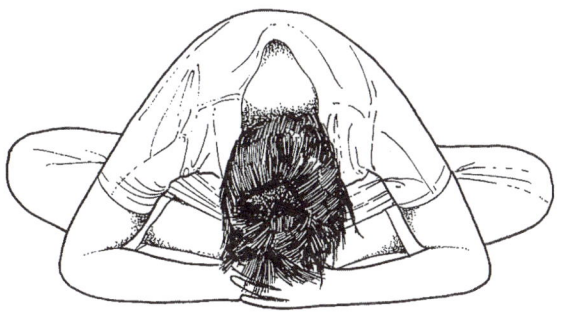

Abb. 15.3: Die Makko-Ho-Übung für Herz und Dünndarm

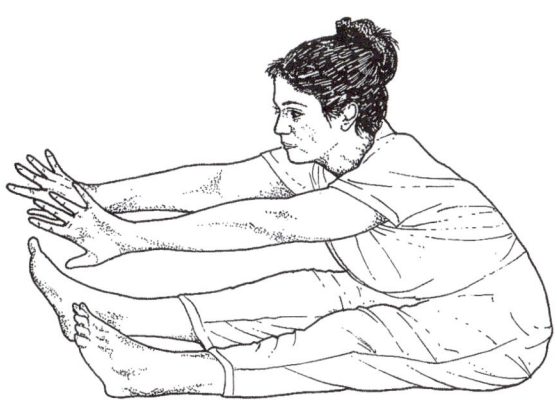

Abb. 15.4: Die Makko-Ho-Übung für Blase und Nieren

Atmen Sie wieder ein und entspannen Sie mit der Ausatmung Ihren Körper weiter in die Richtung Ihrer Füße. Bleiben Sie so. Atmen Sie wieder tief ein und richten Sie sich mit dem Ausatmen Wirbel für Wirbel auf. Ihr Kopf kommt zuletzt nach oben.

Herz-Kreislauf und Dreifacher Erwärmer

Setzen Sie sich mit geradem Rücken in den Schneidersitz. Verschränken Sie die Arme und legen Sie die Hände auf Ihre Knie. Der äußere Arm entspricht dem äußeren oder oberen Bein. Atmen Sie tief ein und lehnen Sie Ihren Oberkörper mit der Ausatmung nach unten in Richtung auf den Boden. Öffnen und entspannen Sie die Hüftgelenke,

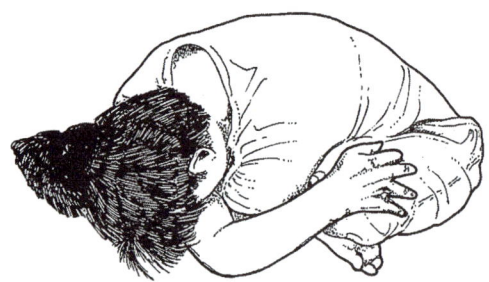

Abb. 15.5: Die Makko-Ho-Übung für Herz-Kreislauf und Dreifachen Erwärmer

wenn Sie noch nicht genug Dehnung spüren. Oder „krabbeln" Sie mit Ihren Händen noch weiter nach außen über die Knie (Abb. 15.5).

Bleiben Sie wieder zwei Atemzüge lang in dieser Position und kommen Sie mit der vierten Ausatmung nach oben in die Senkrechte. Wechseln Sie die Arm- und Beinhaltung und wiederholen Sie die Übung.

Leber und Gallenblase

Setzen Sie sich auf den Boden und grätschen Sie Ihre Beine so weit wie möglich auseinander. Die Wirbelsäule bleibt gerade aufgerichtet. Verschränken Sie Ihre Finger ineinander und strecken Sie Ihre Arme mit den Handflächen nach oben. Atmen Sie tief ein und lehnen Sie Ihren Oberkörper zur linken Seite. Strecken Sie nun Ihre Arme in Rich-

tung des linken Fußes. Dabei ist es ganz wichtig, dass Sie weiterhin zu Ihrem rechten Fuß schauen und nicht auf das linke Knie! Bleiben Sie entspannt zwei Atemzüge lang in dieser Position und richten Sie sich mit dem vierten Atemzug wieder auf. Wiederholen Sie diese Übung zur anderen Seite (Abb. 15.6).

Wenn Sie sehr gelenkig sind, können Sie die Übung abschließen, indem Sie mit der nächsten Ausatmung Ihre Handflächen nach vorne-außen vorstrecken. Lehnen Sie sich dabei mit geradem Rücken aus den Hüftgelenken nach vorne. Entspannen Sie sich wieder zwei Atemzüge lang in diese Position und richten Sie sich mit dem vierten Ausatmen nach oben.

15.4 Empfehlungen zu Veränderungen des Lebensstils

Ihre Empfehlungen werden so vielfältig sein wie Ihre Erfahrungen. Wenn Sie zusätzlich über Wissen aus anderen Fachgebieten verfügen, wie z. B. aus der Physiotherapie, Phytotherapie oder Diätetik, sind Sie selbstverständlich in der Lage die diesbezüglichen Empfehlungen zu geben. Sollten Sie nicht über solche weiterführende Fertigkeiten verfügen, dann lassen Sie den Mut nicht sinken.

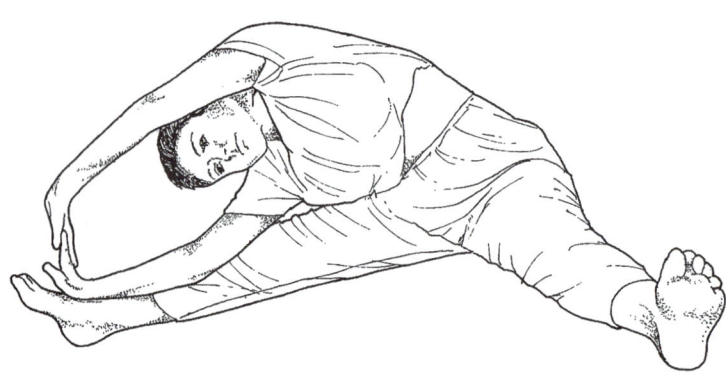

Abb. 15.6: Die Makko-Ho-Übung für Leber und Gallenblase

Erinnern Sie sich daran, dass ein stimmiges „Yuan" (s. S. 13) zwischen Ihnen und Ihren Klienten, auch eine so schlichte Empfehlung, wie ein tägliches Glas heißen Wassers mit Zitrone vor dem Frühstück, eine starke heilsame Wirkung haben lässt.

Allgemeine Überlegungen

Unabhängig davon wie begeistert Sie selbst z. B. von Meditation oder Joggen sind, müssen Sie dem Klienten eine Empfehlung mitgeben, die seinen Interessen und seinem Lebenskonzept entspricht. So habe ich während des Unterrichts eine Shiatsu-Gebende beobachtet, die auch Yogalehrerin war, wie sie einem sehr bodenständigen Empfänger mit einer Magen-Diagnose Empfehlungen zu Atmung und Entspannung gab. Die Shiatsu-Gebende erwärmte sich zusehends für diese Themen, aber ich konnte sehen, wie der Gesichtsausdruck des Empfängers immer abweisender wurde. Ich unterbrach die Übung und erklärte der Gebenden, dass sie ihre Zeit verschwendete, weil der Empfänger offensichtlich Vorbehalte gegen diese Art von Empfehlung hatte. In diesem Fall hatte der Empfänger Schwierigkeiten auf der Ebene des Annehmens (Magen) und eine Abneigung gegen alles, was freakige oder esoterische Anklänge hatte. Hier war ein umsichtigerer Ansatz vonnöten.

Ich rate ebenso davon ab, zu viele Empfehlungen zu geben. Meine Erfahrung ist es, dass es Empfängern bereits schwer fällt, kleine Veränderungen an ihrem Lebensstil vorzunehmen. Ein angemessener Ratschlag, gut begründet und klar formuliert, bringt dem Empfänger in der Zeit bis zur nächsten Sitzung sicher mehr. Zwei Ratschläge betonen Ihre Bemühung um sein Wohlergehen, aber es ist ziemlich unwahrscheinlich, dass beide vollständig umgesetzt werden können. Weitere Ratschläge werden zu einer Last.

Gewohnheiten aufgeben

Es gibt zwei Situationen, in denen Sie Ihrem Klienten helfen sollten, eine Angewohnheit aufzugeben. Die erste ist der klar formulierte Wunsch, diese Gewohnheit aufzugeben. Die zweite Situation ist gegeben, wenn Sie feststellen, dass diese Gewohnheit zu den Beschwerden, mit denen der Klient zu Ihnen gekommen ist, entscheidend beiträgt.

1. Klienten kommen mitunter zu Ihnen, um das Rauchen, Trinken oder den Konsum anderer Drogen aufzugeben. Dieses spezielle Thema kann ich im Rahmen dieses Buches leider nicht erschöpfend behandeln. Sie und Ihr Klient sollten sich darüber im Klaren sein, dass eine Shiatsu-Therapie nur erfolgreich sein kann, wenn der Klient eine authentische und starke Willenskraft hat. Ein weitaus realistischeres Behandlungsziel wäre es, die Symptome zu mildern und die mit einer solchen Gewohnheit einhergehende Anspannung zu verringern. Erwarten Sie nicht, dass Ihr Klient seine Gewohnheit völlig aufgibt.

2. Noch häufiger kommt es vor, dass Sie erkennen, wie Gewohnheiten Ihres Klienten die Wirkung der Shiatsu-Behandlung direkt beeinflussen. Wenn diese Gewohnheit Suchttendenzen zeigt, wie starkes Rauchen oder übermäßiger Alkoholkonsum, wird das Problem häufig von Schuldgefühlen begleitet, die in der gesellschaftlichen Ächtung dieser Gewohnheit begründet liegen. In einem solchen Fall sollten Sie diese Schuldgefühle nicht verstärken, sondern dem Klienten dabei helfen, seinen Konflikt mit sich selbst zu lösen. Es wäre unrealistisch, die Erwartung zu haben, dass er das Rauchen oder Trinken aufgibt. Unterstützen Sie ihn darin, seine Angewohnheit einzuschränken und sich vor allem der Situationen bewusst zu werden, die ihn dazu verlei-

ten, das Maß zu überschreiten. Mit dem Fortschreiten der Behandlung werden wiedergewonnene Gesundheit und Ausgeglichenheit den Zwang zu dieser Gewohnheit verringern. Und vielleicht gelingt es ihm mit der Zeit, sie ganz fallen zu lassen.

Meiner Meinung nach beruht Suchtverhalten wie Rauchen oder Trinken auf einer vorangegangenen Schwäche in einem Organ oder in mehreren Organsystemen, die wiederum von der suchterzeugenden Substanz beeinträchtigt werden. Die Gewöhnung entsteht dann aus dem instinktiven Versuch, ein geschwächtes Organ zu beschützen oder auch ein Organ, das träge in seinen Funktionen ist, anzuregen. Leider führt dieser Versuch zu weiterer Beeinträchtigung. Hier ein Beispiel: Ein Klient, der raucht und ein Ungleichgewicht der Lungen-Energie aufweist, hatte dieses Ungleichgewicht möglicherweise bevor er zu Rauchen begann, obwohl er es dadurch verschlimmert hat. Es ist dann noch schwerer, diese Gewohnheit aufzugeben. Ermutigung und Hilfe zu einer langsamen Reduzierung auf ein vertretbares Maß, ist auf Dauer gesehen alles, was man erwarten kann.

Trotzdem liegt es in der Verantwortung eines Therapeuten, den Klienten darüber aufzuklären, wie sehr eine solche Angewohnheit zu seinem Beschwerdebild beiträgt. Sie dürfen auf keinen Fall darüber hinweg gehen, denn viele Klienten warten geradezu darauf, von Ihnen ihre eigenen Vermutungen bestätigt zu bekommen. Als Therapeut/in sind sie eine Autorität und können den Entschluss aufzugeben unterstützen. Eine solche Aufklärung ist allerdings nur dann wirkungsvoll, wenn sie sachlich und wertfrei vorgetragen wird.

Kenntnisse in Anatomie, Physiologie und Pathologie sind besonders hilfreich, um Ver-

änderungen des Lebensstils anzuregen. Die meisten Klienten sind empfänglicher für Information, die ihnen in vertrauten Begriffen präsentiert wird und nicht in den fremden Konzepten der asiatischen Medizin oder der „Energie". Sie müssen also nur eine kleine Hilfestellung geben, um die Kluft zu überbrücken. So können Klienten z. B. wesentlich leichter nachvollziehen, dass der übermäßige Konsum schwarzen Kaffees schädlich für ihre Ischiasschmerzen ist (die sich als Blasen-Jitsu zeigen), vor allem wenn Sie von der „Überstimulierung der unteren Spinalnerven" sprechen, und nicht von einem „Leeren des Energiezentrums im Hara".

Empfehlungen für andere Therapieformen

Andere Therapieformen können die Shiatsu-Behandlung sehr gut ergänzen oder sogar – bei Klienten, die sich mit Shiatsu nicht wohl fühlen – ersetzen. Davon ausgehend, dass die verschiedenen Patiententypen ganz unterschiedliche Therapieformen brauchen, gebe ich im folgenden einige Empfehlungen. Natürlich gibt es noch viel mehr Therapiemöglichkeiten als unten aufgeführt und Sie können Ihre eigenen hinzufügen.

Empfehlungsvorschläge für die jeweiligen Meridianpaare

Lunge und Dickdarm

Atemübungen sind für beide Meridiane von großem Nutzen. Wenn Sie bereits mit Atemtechniken vertraut sind, können Sie unter diesen auswählen. In das Hara zu atmen kann ebenfalls ein guter Anfang sein. Während bei der Lunge die Aufmerksamkeit auf die Einatmung gerichtet ist, gilt beim Dickdarm die Aufmerksamkeit der Ausatmung und dem Loslassen. Unterstützen und ermutigen Sie Ihren Klienten, denn das Aufnehmen und Loslassen, für das der Atemvorgang steht, bereitet ihm Schwierigkeiten. Ein Lungen-Typ fühlt sich wahrscheinlich dieser Aufgabe nicht gewachsen, ein Dickdarm-Typ leidet oft unter mangelnder Motivation.

Körperliche Übungen sind sehr gut dazu geeignet, einen Metall-Typ zum tiefen Atmen zu bringen. So braucht der Dickdarm-Typ kraftvolle Übungen – so lange er nicht über Schmerzen des unteren Rückens klagt. Soziale Sportarten wie Squash oder Tennis können ihm auch helfen aus der Isolation zu kommen, die ein Metall-Ungleichgewicht meistens mit sich bringt. Bei dem Lungen-Typ reicht möglicherweise das Ki noch nicht aus, um energisch zu trainieren. Tai Chi, Qi-Gong oder Yoga haben für ihn einen größeren Nutzen, denn diese Bewegungsarten fördern den Ki-Fluss und verbessern die Atmung.

Unterhaltung ist wichtig, um dem Metall-Typ neue Erfahrungen zu vermitteln, der andernfalls allein und traurig zu Hause sitzt. Unterhaltung, die ihm Bedeutung und Schönheit des Lebens wieder ins Gedächtnis ruft, ist in diesem Fall die Beste. Das mag Musik, Kunst, Theater oder Tanz sein. Lesen ist nicht angezeigt, denn dieser Klient braucht den Stimulus einer anderen Umgebung. Hat der Klient Schwierigkeiten loszulassen und seiner Trauer Ausdruck zu verleihen, kann er beim Hören melancholischer Musik oder dem Betrachten eines sentimentalen Films in der häuslichen Umgebung seinen Tränen freien Lauf lassen.

Obwohl viele Klienten vom Metall-Typ den beißenden Geschmack gut gewürzter, scharfer Speisen lieben, weil er das Ki bewegt, ist zuviel scharfes Essen nicht gut für sie. Der scharfe Geschmack verteilt nämlich auch Ki. Vor allem beim Lungen-Typ, dessen Ki meist schwach ist, sollte das Ki nicht weiter zerstreut werden. Wenn ein Milz-Ungleichgewicht dafür verantwortlich ist, dass sich Feuchtigkeit und Schleim in der Lunge befinden, sind die weiter unten angegebenen Ernährungsratschläge für die Milz sinnvoll.

Häufig stellt auch Rauchen ein Problem des Lungen-Typs dar. Ermutigen Sie ihn, seinen Konsum zu reduzieren. Wenn das Verlangen nach einer Zigarette aufkommt hilft es ins Hara zu atmen oder sich zu fragen, ob die Zigarette wirklich notwendig ist, oder dazu gebraucht wird, ein unerwünschtes Gefühl zu verdrängen, oder ob es sich nicht nur um einen routinemäßigen, mechanischen Griff zur Zigarette handelt.

Für einen Klienten vom Lungen- oder Dickdarm-Typ mit chronischen Beschwerden der Respirationsorgane, z. B. mit chronischer Bronchitis oder Sinusitis, sind Dampfinhalationen mit Aromaölen von Nutzen. Schauen Sie in Büchern zur Aromatherapie nach, welche Öle in Frage kommen. Versuchen Sie ein Buch zu finden, das angibt, welche Öle wärmen, trocknen oder befeuchten, damit Sie das dem TCM-Syndrom des Empfänger entsprechende auswählen können. Der Gebrauch von Aromaölen, z. B. im Badewasser, ist ganz allgemein wohltuend für den Klienten, um die Körperseele über den Geruchssinn zu aktivieren. Zu guter Letzt helfen sie auch bei Hautproblemen.

Andere Therapieformen
Aus den oben genannten Gründen ist die Aromatherapie eine gute Wahl. Einem Klienten, der einen Tod oder Verlust betrauert, kann eine psychotherapeutische Trauerbegleitung Hilfe bieten. Bei Lungenbeschwerden hilft in vielen Fällen eine homöopathische Behandlung, wenn Shiatsu nicht eingesetzt werden kann. Chinesische Phytotherapie unterstützt denjenigen, der an Darmbeschwerden leidet.

Sowohl die Behandlung mit Akupunktur und/oder chinesischer Phytotherapie, als auch mit Homöopathie haben nachweisbare Erfolge bei Hautproblemen.

Magen und Milz

Für den Klienten vom Erde-Typ ist möglicherweise eine Ernährungsberatung sinnvoll. Schnelles Essen, übermäßiges Essen oder ständiges Herumstochern im Essen sind Angewohnheiten, die Magen und Milz schädigen. Die Behandlung des Magen und Milz-Meridians wird hier bereits Abhilfe schaffen. Einem Klienten mit Gewichtsproblemen zu einer Diät oder einer umfangreichen Veränderung seiner Essgewohnheiten zu raten, ist in Frage zu stellen, da diese Menschen bereits durch die gesellschaftliche Ablehnung belastet sind. Sie sollten jedoch jegliche Initiative, die der Klient zeigt, begrüßen und unterstützen.

Das Frühstück auszulassen und spät abends noch zu essen ist eine banale Gewohnheit, die selten durch Emotionen überlagert ist. Einen Klienten vom Erde-Typ wird es jedoch interessieren, wenn er hört, dass die Nahrung, die er morgens zu sich nimmt, leichter verbrennt, als die „Betthupferl" und dass sich seine Verdauung und sein Energiehaushalt drastisch verbessern, wenn er diese Angewohnheiten ändert. Ist der Verdacht einer Magen-Yin-Leere naheliegend, können Sie davon ausgehen, dass der Klient unregelmäßig und unter Anspannung isst. Klären Sie ihn dann über den Sinn regelmäßiger Mahlzeiten in entspannter, friedlicher Atmosphäre auf.

Der übermäßige Verzehr von Obst, Salat oder anderen rohen und kalten Nahrungsmittel ist ein moderner Fetisch, der das Milz-Yang schädigt. Ein durchschnittlich übergewichtiger Klient – hier liegt bereits eine

Schwäche des Milz-Yang vor – nimmt schneller und besser ab, wenn er sich Salate für heiße Sommertage aufhebt und stattdessen leicht gedämpftes oder kurzgebratenes Gemüse oder zur Abwechslung eine wärmende Gemüsesuppe zu sich nimmt. Er sollte kalte Getränke meiden und Eis ist (fast) ein Tabu! Zucker, Milchprodukte, Erdnüsse, Bananen, fette Speisen und Alkohol sind Nahrungsmittel, die Feuchtigkeit verursachen, und für Klienten des Erde-Typs kontraindiziert. Die Erfahrung lehrt aber, dass solche Nahrungsumstellungen für den Klienten schwer beizubehalten sind.

Nahrungsmittelunverträglichkeiten kommen immer häufiger vor. Die meisten verursachen Symptome der Feuchtigkeit: Lockere Stühle, Reizkolon, Übelkeit, Katarrh und pfeifende Atmung aufgrund von Feuchtigkeit, die die Lunge blockiert. Diese Symptome treten mit der Diagnose im Bereich Lunge/Dickdarm oder Milz/Magen auf. Die Nahrungsmittel, von denen allgemein bekannt ist, dass sie Unverträglichkeiten auslösen, sind Weizen, Zucker, Milchprodukte, Nüsse und Schokolade. Wenn Sie den Verdacht haben, dass eine Nahrungsmittelintoleranz vorliegt, unterstützen Sie Ihren Empfänger dabei, diese Nahrungsmittel zu vermeiden oder eine Ernährungsberatung aufzusuchen.

Ziehen Sie die Tabelle heißer und kalter Nahrungsmittel auf S. 102 zu Rate, wenn ein Klient deutliche Hitze- oder Kältezeichen zeigt, die wahrscheinlich ernährungsbedingt sind. Sollte die Ursache emotionaler Natur sein, was bei Hitze-Zeichen meist der Fall ist, dann sind Ernährungsratschläge nicht so sinnvoll.

Häufig wird dem Magen/Milz-Typ als Gegengewicht zu seiner grüblerischen und nachdenklichen Natur Meditation empfohlen. Für einige ist dieser Ansatz zu radikal, denn die Hauptquelle der kognitiven Sicherheit des Erde-Typs ist der Intellekt. Ihn einschränkende Meditationsrichtungen lösen häufig Unruhe und Widerstand aus, und fördern weniger die innere Ruhe. So fühlt sich ein Magen/Milz-Typ mit bewegter Meditation wie Tai Chi wohler. Hierbei nimmt seine körperliche Erdung zu und gleichzeitig beruhigt sich die mentale Aktivität. Weil er sich eine Bewegungssequenz merken muss, hat der Verstand eine Aufgabe, die ihn ablenkt, während sich der meditative Zustand durch die gemächliche Harmonie der Bewegungen unbemerkt einstellt. Auch Yoga hat diese Wirkung. Für hartnäckige, westliche Skeptiker sind die Pilates-Übungen eine gute Alternative. Diese Übungen bestehen aus langsamen, kontrollierten Bewegungen, die unter Beachtung der Atmung und mit Konzentration auf den Bauch (das Hara-Zentrum) ausgeführt werden. Oft zur Begleitung mit klassischer Musik in einer ruhigen Umgebung praktiziert, bilden diese Übungen ein westliches Äquivalent zu Yoga.

Empfehlen Sie einem Klienten vom Magen/Milz-Typ Shiatsu zu lernen! Shiatsu zu geben ist nicht nur eine bewegte Meditation ähnlich dem Tai Chi, sondern es bietet auch Gelegenheit ein Gleichgewicht zwischen Geben und Nehmen zu finden. Letzteres ist oft ein Problem für den Erde-Typ. Das Zentrieren im Hara, Teil der Shiatsu-Ausbildung von Anbeginn, die Anwendung des Körpergespürs anstelle des konzeptionellen Denkens sowie die Erkenntnis etwas wirklich Wertvolles zu geben und zu empfangen sind Faktoren, um die Energien von Magen und Milz zu stabilisieren und zu nähren.

Die Ausübung von Sport ist besonders wichtig für den Magen/Milz-Typ, da das Erd-Element die Muskeln kontrolliert. Während der Verstand Überstunden macht, werden die Muskeln träge. Ein Ungleichgewicht im

Erd-Element zeigt sich nicht selten in Symptomen des „Kind"-Elements, dem Metall. Dann kommt es zu Atemnot und Darmbeschwerden, die durch körperliche Übungen gebessert werden. Suchen Sie die Übungen sorgfältig nach den Vorlieben des Klienten aus, da Magen und Milz den Aspekt des Genießens brauchen. Alles was ihm Spass macht, seien es regelmäßige Spaziergänge im Park oder schottische Volkstänze, nährt und trainiert ihn. Am Anfang sollte er allerdings langsam machen, denn seine Füße und Knie sind noch geschwächt. Er sollte vergnügliches Training mit regelmäßigem Muskeltraining kombinieren, z. B. mit Gewichttraining, Gymnastik oder anderen Aktivitäten, die die Muskulatur in Anspruch nehmen.

Obwohl Befriedigung und Genuss Schlüsselfaktoren des Erde-Typs bilden, wirken seine Methoden sich zu vergnügen oft eher verschlimmernd auf seinen Zustand. So belastet beispielsweise Lesen den Intellekt wesentlich mehr als Musik zu hören, eine Tätigkeit, die ohne Konzepte auskommt. Empfehlen Sie einem Magen-Jitsu-Blitzleser, er solle Musik hören, um sich zu entspannen und seinen hyperaktiven Verstand zur Ruhe kommen zu lassen. Für den Erde-Typ ist wichtig, ein Gleichgewicht zwischen dem Vergnügen der Gesellschaft anderer und dem Alleinsein zu finden. Er hat nicht die gleichen Probleme der Isolation wie der Metall-Typ (auch wenn das nicht immer zutrifft), sondern er braucht Zeit für sich, um sich um die eigenen Bedürfnisse zu kümmern. Für den Erde-Typ mit einer spirituellen Ader ist die Teilnahme an Retreats, an Orten des kontemplativen Rückzugs, ideal; für die anderen zeigt sich, dass schon eine Stunde am Tag, die ihnen selbst gewidmet ist, einen Unterschied macht. Dies ist für die Erde-Persönlichkeit vielleicht der Anfang einer Veränderung ihrer Schlüsselproblematik: Das Ungleichgewicht zwischen Geben und Empfangen. Wir sind nur dann in der Lage zu geben, wenn wir uns auch wieder „auffüllen".

Andere Therapieformen
Bei schweren Verdauungsproblemen helfen Kräuter – auch chinesische Kräutermedizin. Zeigt sich beim Klienten ein Zustand der Blut-Leere, müssen Sie auf chinesische Kräuter zurückgreifen. Ernährungsberatung oder Nahrungsergänzungsmittel sind ebenfalls hilfreich.

Herz und Dünndarm

Meditation ist die Empfehlung der Wahl bei einer beharrlichen Herz und Dünndarm-Diagnose. In einem solchen Fall muss das durch emotionale Belastung aufgewühlte oder geschwächte stabilisiert und gestärkt werden. Eine auf Emotionen beruhigend wirkende Meditation ist dann hilfreich. Sie schafft einen ruhigen Ort im Herzen, in dem das Shen wieder Frieden findet. Auch die Meditation sollte bei einem qualifizierten und kompetenten Lehrer erlernt werden, denn ungeeignete Techniken können bei unbeständigem Shen, das Ungleichgewicht verstärken. Das gilt vor allem für Techniken, die die Aufmerksamkeit in einen bestimmten Bereich des Körpers lenken. Die Aufmerksamkeit auf die Atmung zu lenken, eine Zen-Technik, ist eine sichere Methode, wenn Ihr Klient bereit ist, Meditation kennen zu lernen, aber noch nicht mit einer Technik vertraut ist.

Für Klienten, die Meditation mit Skepsis betrachten, sind inzwischen viele Entspannungsvideos erhältlich, die eine ähnlich beruhigende Wirkung haben. Für ältere, konservativ eingestellte Klienten, die schon die Idee zu entspannen, gewagt finden, sind Basteleien oder Hobbies eine Möglichkeit, die Aufmerksamkeit zu bündeln, ohne die

Konzentration allzu sehr zu belasten. Schnitzarbeiten, Malen, Stricken oder Häkeln sind Aktivitäten, die entspannen und beruhigen.

Gesang, sei es im Chor oder in einem Gesangsverein, ist eine wunderbare Öffnungsmöglichkeit für den Herz / Dünndarm-Typ, der an Kommunikationsschwierigkeiten oder sogar einer Spracheinschränkung leidet. Dabei garantierten die formelle Disziplin, die Unterstützung anderer Stimmen in Verbindung mit der inneren Resonanz der verschiedenen Noten ein Erlebnis der Freude, die einen Menschen wahrlich „aus vollem Herzen singen lässt". In großen Städten gibt es für ganz mutige Klienten die unterschiedlichsten experimentellen Stimmbildungsverfahren, die die Stimme vor allem dazu einsetzen, emotionale Barrikaden zu lösen. Informieren Sie sich über bestimmte Gruppen oder Dozenten, bevor Sie diese Verfahren weiterempfehlen.

Eine einfachere Empfehlung für den Empfänger mit Ungleichgewicht im Feuer-Element lautet: Schokolade essen! Der bittere Geschmack wird der Herz-Energie zugeordnet und Schokolade besitzt nachgewiesenermaßen beruhigende Wirkung bei Schockerlebnissen und fördert das emotionale Wohlergehen über ihren Inhaltsstoff Noradrenalin (Norepinephrin) (Noradrenalin ist eine „Wohlfühl"-Substanz, die das Gehirn in großen Mengen ausschüttet, wenn wir verliebt sind). Empfehlen Sie Bitterschokolade von guter Qualität und maßvollen Verzehr.

Andere Therapieformen
In viele Fällen, in denen emotionale Probleme die Herz-Energie beeinträchtigt haben oder die Dünndarm-Energie die Wahrnehmung von Gefühlen hemmt, sind psychotherapeutische oder lebensberatende Verfahren eine große Hilfe. Wie bereits erwähnt, ist Stimmbildung oder Sprachtherapie eine wei-

tere nutzbringende Möglichkeit. Wenn Sie das Gefühl haben, mit Ihren Fähigkeiten an eine Grenze zu kommen und einen erfahrenen und seriösen Heiler kennen, kann auch Spirituelles Heilen ein Verfahren sein, das dem unruhigen Shen hilft, sich zu stabilisieren.

Blase und Nieren

Ruhe und Maß halten ist die beste Empfehlung für jeden Klienten vom Blasen- oder Nieren-Typ. Es ist nicht einfach diese Empfehlung zu geben, denn das Leben dieser Klienten ist unlösbar mit den Faktoren verbunden, die sie so sehr erschöpfen, z. B. mit einem Geschäft, das sich in Schwierigkeiten befindet, der Erziehung dreier Kinder ohne Partner. Doch die Shiatsu-Behandlung bietet wenigstens den Zeitraum einer Stunde zur Entspannung. Wenn Sie immer wieder freundlich vorschlagen, dass sich der Klient mehr Zeit zur Erholung und Ruhe nehmen soll, wird er wahrscheinlich mit der Zeit darauf eingehen, vor allem, wenn Sie Verständnis dafür zeigen, dass dieser Klient in diesem Bereich wirklich Probleme hat.

Klienten vom Wasser-Typ, die nichts anderes haben, was sie fordert und auslastet, neigen häufig dazu, zuviel Sport zu treiben. Erfahrungsgemäß ist es ziemlich aussichtslos, maßvolle körperliche Aktivität zu empfehlen und vom Marathon-Training abzuraten, aber es ist immer den Versuch wert.

Langfristig ist eine Behandlung mit Kräutern sinnvoll, um das erschöpfte Nervensystem wiederzubeleben und auszugleichen. So hilft Ginseng, das überall erhältlich ist, bei Nieren-Yang-Leere, solange keine Hitzezeichen auftreten. Sollten Hitzezeichen erkennbar sein ist Ginseng kontraindiziert. Der Klient darf während einer Erkältung, Grippe oder einer anderen akuten Erkrankung ebenfalls kein Ginseng einnehmen. Liegt eine Nieren-Yin-Leere vor, empfiehlt sich die Einnahme von Royal Jelly, die allerdings nicht länger als zwei Monate erfolgen sollte. Für einige Klienten sind entspannungsfördernde Kräuter, die inzwischen auch in Tablettenform erhältlich sind, praktischer. Wenn der Klient zu Ödemen neigt, sollten Sie diuresefördernde Kräuter den chemischen Diuretika vorziehen, denn sie ersetzen auch ausgeschiedenes Kalium. Sollten Sie keine Erfahrung im Umgang mit Kräutern haben, dann überlassen Sie das Rezeptieren (ist ein Fachbegriff) einem entsprechend qualifizierten Therapeuten.

Bei Klienten vom Wasser-Typ sind Kaffee und Tee besonders beliebte Mittel, um ihrem Ursprungs-Ki noch mehr Energie zu entziehen. Mir ist aufgefallen, dass eine Nieren-Diagnose meist mit Kaffeekonsum einhergeht, während ein Blasen-Typ sehr wahrscheinlich kübelweise Tee trinkt. In kleinen Schritten lassen sich 80 % des Konsums auf entkoffeinierten Tee oder Kaffee umstellen. Der Koffeinkick wird also für das Energietief des Tages (meist am Mittag oder Nachmittag) aufgespart. Da Angst die vorherrschende Emotion dieser Klienten ist, hat eine freundliche Warnung vor der Wirkung dieser Stimulanzien häufig eine weitreichende Wirkung.

Auch Alkohol hat langfristig eine Wirkung auf das Wasser-Element. Vor allem Weißwein wirkt auf Klienten vom Blasen-Typ, vielleicht auf Grund seines hohen Säuregehalts. Zigaretten haben eine austrocknende Wirkung und beeinträchtigen über die Verbindung mit dem Lungen-Yin das Nieren-Yin. Die meisten Drogen, egal oben sie anregen oder betäuben, schädigen die Nieren, das Ursprungs-Ki und die Blase. Die bekanntesten Drogen, die diese Wirkung haben sind Kokain, Cannabis, Amphetamine und Amphetaminderivate wie Ecstasy.

Andere Therapieformen

Autogenes Training und Biofeedback helfen dem Klienten vom Wasser-Typ zu entspannen, und seine Kontrolle über das Geschehen aufzugeben. Möglicherweise fällt es ihm auch schwer, sich ganz einer Shiatsu-Behandlung zu überlassen.

Eine Behandlung mit Kräutern ist geeignet, um das Nervensystem zu stabilisieren und das geschwächte Gewebe aufzubauen. Bei einer Nieren-Yin-Leere ist die Therapie mit chinesischen Kräutern die Behandlung der Wahl.

Dreifacher Erwärmer und Herz-Kreislauf

Sind diese Meridiane immer wieder in der Diagnose präsent, ist es für den Klienten wichtig, sich auf der einen oder anderen Ebene *wieder in Beziehung zu setzen*. Die Umsetzung einer so lautenden Empfehlung fällt einem Klienten, der seine Grenzen übermäßig schützt, allerdings sehr schwer. Er muss also zunächst zu sich selbst wieder Verbindungen herstellen, sei es auf der körperlichen oder psychischen Ebene. Erst dann kann er sich nach außen orientieren, um auf andere Menschen, soziale Gruppen oder seine Umgebung Bezug zu nehmen.

Alle Verfahren, die ihm helfen seine eigenen inneren Ki-Bewegungen wahrzunehmen, wie z. B. Qi Gong, unterstützen diesen Prozess. Auch das oben erwähnte Pilates-Übungsprogramm schafft solche inneren Bezüge, denn es bezieht Muskelgruppen und fasziale Verbindungen im ganzen Körper mit ein und fördert über die tiefe Atmung und die auf den Bauchraum gelenkte Aufmerksamkeit die Verbindung zwischen Dreifachem Erwärmer und Hara. Diese Übungen, in denen die Achtsamkeit gefördert wird, entfalten ihre Wirkung erst nach einiger Zeit und Ihr Klient wird diese Ver-

fahren eine Weile praktizieren müssen, ehe er subtile Fortschritte wahrnehmen kann. Auch Yoga soll hier noch erwähnt werden. Wenn es allerdings nicht entsprechend unterrichtet wird, kann man Yoga jahrelang als anspruchsvolle Art der Muskeldehnung praktizieren, ohne jemals Ki oder Prana zu spüren.

Auch durch Ausdruckstanz kann eine Beziehung zwischen dem emotionalen Zentrum und dem physischen Körper hergestellt werden. Obwohl jede Form des Tanzens helfen kann, gibt es viele Tanz- und Bewegungstechniken, die speziell dafür entwickelt wurden, um die Achtsamkeit für Gefühle und Energiebewegungen zu fördern. Kreistänze unterstützen den Klienten dabei, sein Ki mit dem der Gruppe zu verbinden.

Bestimmte Atem- und Meditationstechniken geben die Möglichkeit, den gesamten Körper mit innerer Aufmerksamkeit wahrzunehmen. Sie sollten bei einem qualifizierten und erfahrenen Lehrer erlernt werden. Informieren Sie sich gut über das Verfahren und den Lehrer und machen Sie selbst damit Erfahrungen, bevor Sie es weiter empfehlen. Zu diesen Verfahren zählen bestimmte Formen des Qi-Gong, die das Ki in bestimmten Kreisläufen durch den Körper „atmen", die Vipassana Meditation, Atemtechniken des Yoga oder Tibetischen Buddhismus, die Zugang zu den verschiedenen „Schlössern" zwischen den Drei Brennerbereichen (Erwärmerbereichen) ermöglichen, sowie Meditationen, die die Chakren miteinander verbinden.

Wenn der Klient auf sein Zentrum und die Verbindungen innerhalb seines Körpers bezogen ist, kann er damit beginnen, sich nach außen zu orientieren. Shiatsu oder Massage zu geben wäre jetzt ein idealer Anfangsschritt, da der Kontakt auf die Dauer einer Sitzung begrenzt ist. Laientheaterspiel fördert ebenfalls die Kommunikation sowie das Gefühl einer Gruppenidentität innerhalb eines sicheren Rahmens.

Auf der körperlichen Ebene stellt der Kreislauf ein Problem für den Klienten dieses Typs dar, ganz gleich welcher der beiden Meridiane in der Diagnose erscheint. Da das Problem tiefer liegende Ursachen hat, reichen kreislauffördernde Mittel wahrscheinlich nicht aus. Sie können aber als Ergänzung eingesetzt werden.

Weisen Sie einen Herz-Keislauf-Typ darauf hin, dass er seine Arbeitshaltung immer wieder verändern soll.

Zirkulationsfördernd wirken, scharfe Gerichte mit Chilli und Cayennepfeffer, wobei bei Klienten vom Dreifachen Erwärmer-Typ Vorsicht geboten ist. Bei ihnen kann die Verdauung empfindlich reagieren. Raten Sie deshalb zum Verzehr von Ingwer, er ist milder.

Bürsten- und Salzmassagen stimulieren die Hautoberfläche, es sei denn der Klient vom Dreifachen Erwärmer-Typ hat eine empfindliche Haut. Der Besuch einer Sauna oder eines türkischen Bads kann den Kreislauf dieser Klienten allerdings zu sehr belasten. Ein Zuviel an Hitze kann auch zu Schlafstörungen führen.

Mit einem Ungleichgewicht im Feuer-Element hat Ihr Empfänger häufig auch Schlafstörungen. Empfehlen Sie Kassetten mit Entspannungsmusik vor dem Schlafengehen und Aromaöle mit beruhigender Wirkung. Lindenblüten ergeben einen wohlschmeckenden Tee mit milder, entspannender Wirkung auf die Herz-Energie und deren zugeordnete Funktionen.

Vor allem der Dreifache Erwärmer-Typ reagiert empfindlich auf seine Umgebung und ist anfällig für Infektionen. Wenn Sie ihn auf Hauterkrankungen, Ödeme oder Verdauungsbeschwerden untersuchen, denken Sie daran, dass ständige Erkältungen und Nahrungsmittelallergien (die häufigsten Allergene sind Milchprodukte, Weizenerzeugnisse, Zitrusfrüchte, Mais oder Schokolade) ein Problem für ihn sind.

Er sollte nach Möglichkeit keine Antibiotika einnehmen, sondern sich statt dessen vor äußeren pathogenen Faktoren schützen, indem er sich warm anzieht, so weit wie möglich bedeckt und Klimaanlagen und Zugluft meidet. Luftbefeuchter können die häusliche Umgebung auf die verschiedensten Weisen reinigen, alle Arten von Chemikalien sollten bei ihm zu Hause auf ein Minimum beschränkt werden.

Andere Therapieformen

Bioenergetik und die Feldenkrais-Methode (Bewusstheit durch Bewegung) stärken die energetischen Verbindungen im Körper und die bewusste Wahrnehmung des Klienten. Die kraniosakrale Therapie wirkt über die Verknüpfung der faszialen Verbindungen mit dem Pulsieren der zerebrospinalen Flüssigkeit. Dieses Verfahren ist in seiner Wirkung dem Shiatsu sehr ähnlich, aber noch sanfter und daher für besonders empfindliche Klienten geeignet. Nahrungsmittelallergien sollten über eine Ernährungsberatung abgeklärt werden. Hartnäckige Allergien unterschiedlichster Genese lassen sich mit Homöopathie behandeln.

Leber und Gallenblase

Das zentrale Thema von Klienten mit diesen beiden Meridianen in der Diagnose lautet immer: Lebenskonzepte wählen und Entscheidungen treffen. Da dieses Thema durch die Shiatsu-Behandlung selbst schon bearbeitet wird, sollten sich Ihre Empfehlungen darauf beschränken, dem Klienten aufzuzeigen, wie er seine Energien und Ressourcen sinnvoll nutzt. Geben Sie Ihm auch Hinweise zur Förderung der Entgiftung und Entspannung.

Für den zielgerichteten Leber- und Gallenblasen-Typ ist die übermäßige Konzentration auf seine Arbeit ein häufiges Problem. Trotzdem sollten Sie ihm nicht zur Entspannung raten, sondern dazu, die Arbeit durch Freizeitaktivitäten auszugleichen. Fördern Sie seine Kreativität – die Holz-Meridiane verleihen die Energie zum Neuanfang: Es wird dem Klienten gut tun, seiner Individualität Ausdruck zu verleihen. Jedes kreative Talent oder Interesse, wie Malen, Musizieren oder Schreiben, das dem Klienten ermöglicht seine wahre Stimme zu finden, wird ihn gleichermaßen entspannen und zentrieren.

Aktivitäten an der frischen Luft sind für den Leber- und Gallenblasen-Typ sehr wohltuend – deshalb sind sie auch oft hervorragende Gärtner. Klienten, die große Mengen kräftiger, aber stagnierter Energie in sich tragen, leben durch dynamisches Mähen des Vorgartenrasens geradezu auf!

Körperliche Übungen können also sehr dynamisch sein, (es sei denn, der Klient leidet an Blut- oder Ki-Leere), um die Stagnation zu lösen. Wettkampforientierte Sportarten, wie z. B. Tennis, bergen allerdings die Gefahr die dem Holz-Typ eigene Aggressivität oder auch Schüchternheit in diesen spielerischen Bereich hinein zu tragen. Wenn er sich tatsächlich ganz entspannen will, sollte er keine Wettkampfsportarten betreiben, sondern eher schwimmen gehen, Aerobic üben oder ausgedehnte Spaziergänge unternehmen. Davon ausgenommen sind Kampfsportarten: Sie geben – vorausgesetzt sie werden von einem erfahrenen Trainer unterrichtet – vor allem dem schüchternen Typ die Möglichkeit nichtaggressives Verhalten in der bestmöglichen Form einzuüben. Tanzen ist ebenfalls zu empfehlen, der einzige Nachteil besteht darin, dass der Holztyp gerne das Tanzen nutzt, um anderen Lastern zu frönen.

Der Alkoholkonsum muss eingeschränkt werden, wenn er die Holz-Meridiane beeinträchtigt. Raten Sie Ihrem Klienten zu anderen Vergnügungen. Denken Sie daran, dass der Alkohol möglicherweise nicht das Ungleichgewicht verursacht, sondern einen Versuch darstellt, emotionale Not oder Frustration zu betäuben. Ihr Klient braucht also zunächst andere, positive Bestätigung bevor er den Alkohol ganz weglassen kann.

Kaffee und scharfes Essen sind weitere Faktoren, die die Leber durch die Stagnation von Ki beeinträchtigen, obwohl sie zunächst eine schnelle Ki-Verteilung bewirken. Fettes Essen verursacht die Ansammlung von Hitze oder Feuchtigkeit in Leber oder Gallenblase. In Fällen einer leichten Leber-Yin-Leere, ergänzen handelsübliche Blut-Tonika auf Kräuterbasis die Shiatsu-Behandlung.

Fragen Sie, welche Medikamente Ihr Klient einnimmt. Viele rezeptpflichtige Arzneimittel z. B. entzündungshemmende Präparate, Tranquillizer, die Anti-Baby-Pille oder Hormonersatzmittel wirken sehr stark auf die Leber-Energie. Drogen wie Opium, Cannabis und Heroin schädigen ebenfalls Leber und Gallenblase.

Bei lokalen Gelenkschmerzen, unter denen der Holz-Typ in vielen Fällen leidet, eignet sich eine Mischung aus Aromaölen, die eingerieben oder direkt in die Badewanne gegeben werden.

Andere Therapieformen
Klienten mit emotionalen Belastungen finden Hilfe durch Psychotherapie, vor allem bei Verfahren, die den aktiven Ausdruck der Persönlichkeit fördern, z. B. bei der Gestalttherapie. Dazu gehört auch die Mal-Therapie. Sie ist ein hilfreiches Verfahren für

schüchterne Klienten, weil sie das Selbstvertrauen stärkt. Familientherapie oder Paarberatung unterstützen die Lösung von Konflikten, die sich im Kreise drehen und immer wieder auftauchen. Klienten mit Alkohol- oder Drogenproblemen verweisen Sie am besten auf Selbsthilfegruppen, die auf dieses Problem spezialisiert sind. Bei schwerer Leber-Blut-Leere oder Blut-Stagnation ist eine Behandlung mit chinesischen Kräutern unumgänglich.

Im Anschluss an die Empfehlungen

Ist der Klient zum ersten Mal bei Ihnen oder stellen Sie besonders weitreichende Veränderungen während der Behandlung fest, können Sie dem Klienten vorschlagen, dass er Sie anrufen kann, wenn er das Bedürfnis nach Rat oder Beruhigung verspürt. Weisen Sie ihn zunächst nicht darauf hin, dass er ungewöhnliche Reaktionen auf die Behandlung verspüren könnte. Es kann sein, dass Sie ihn damit erst auf den Gedanken bringen und er sich etwas einbildet.

15.5 Reaktionen auf die Behandlung

Es kommt – wenn auch selten – vor, dass Klienten ungewöhnliche Reaktionen auf die Behandlung zeigen. Die häufigste Reaktion ist große Müdigkeit. Diese entsteht durch die Umverteilung des Ki in ein neues Verteilungs-Muster, weg von seinen gewohnten Bahnen. Diese Müdigkeit sollte nicht länger als eineinhalb Tage anhalten. Danach sollte der Klient wieder seine normale Energie spüren oder sogar etwas mehr Energie, da er gelernt hat, sein Ki-System mit größerer Achtsamkeit wahrzunehmen. Hält diese extreme Müdigkeit weiter an, haben Sie ihn durch eine zu lange oder zu intensive Behandlung überanstrengt.

Andere Reaktionen sind Ausscheidungsreaktionen, z.B. eine laufende Nase, Durchfall oder Hautausschlag (selten). Am Rücken können Muskelschmerzen auftreten, wenn Sie an der Körperhaltung gearbeitet oder die Position während der Behandlung verändert haben. Diese sollten aber nicht von Dauer sein. Hat der Klient nach der Behandlung Rückenschmerzen, obwohl er davor keine hatte und verschwinden die Schmerzen im Rücken nicht wieder nach ein paar Tagen, haben Sie wahrscheinlich bei der Behandlung einen Fehler gemacht. Möglicherweise haben Sie einen gespannten Bereich gelöst, der einen schwächeren kompensiert hat und dabei vergessen, den schwächeren Bereich zuerst zu tonisieren.

Zeigen sich nach der Behandlung andere Symptome, müssen Sie diese sehr sorgfältig beurteilen, weil sie möglicherweise eine Verschlimmerung der Beschwerden, einen weiteren Faktor, der in keinem direkten Zusammenhang steht (z. B. eine Nahrungsmittelvergiftung) oder einen Behandlungsfehler anzeigen. Gehen Sie nicht automatisch davon aus, dass diese Zeichen auf eine Verbesserung hinweisen. Sie sollten bei dieser Beurteilung allerdings nicht zu streng mit sich sein, denn Fehler in der Shiatsu-Behandlung sind meist nicht von langer Dauer. Eine Behandlung war insgesamt erfolgreich, wenn Ihr Klient sich wohler fühlt, auch wenn als Teil des Wandlungsprozesses auf dem Weg zur Gesundung andere Symptome auftauchen sollten.

15.6 Weitere Behandlungen

Für Ihren Klienten und Sie selbst macht es Sinn, wenn Sie die erste Behandlung in einen größeren Kontext stellen. Ist Ihr Klient zur Behandlung einer bestimmten Beschwerde zu Ihnen gekommen, will er Ihre

Meinung über diese Problematik und eine Prognose hören und Shiatsu nicht nur zu Entspannungszwecken kennen lernen. Wenn Sie eine Vorstellung davon haben, dann teilen Sie ihm mit, wie viel Zeit Ihrer Meinung nach nötig ist und schlagen Sie ihm einen voraussichtlichen Probezeitraum vor, in dem sich Zeichen einer Verbesserung zeigen sollten. Machen Sie ihm Mut, ohne zu übertreiben. Ihre Gewissheit ergänzt die Wirkung Ihrer Shiatsu-Behandlung.

Die Erfahrung lehrt uns, dass wir nur unser Mitgefühl, achtsame Präsenz und die gut geschliffenen Fertigkeiten unseres Handwerks anbieten können. Wir sind nicht imstande einzugreifen und den Zustand des Empfängers zu verändern. Wir können ihn lediglich aufmerksam begleiten, während er die Veränderungen durchmacht, die für ihn anstehen. Shiatsu bietet uns die Unterstützung eines auf tausendjähriger Erfahrung beruhenden Medizinsystems und eine praktische Anwendungsmöglichkeit, die im realen körperlichen Sinn eine wahre Erweiterung unseres Selbst bedeutet. Aber Shiatsu ist nicht die Antwort für jedermann, ganz egal wie wohlmeinend unsere Intentionen. "Warum soll ich weiterlernen?" fragen wir uns vielleicht in Momenten der Enttäuschung. Wir lernen weiter und verbessern unsere Kunstfertigkeit, weil Shiatsu die Antwort für *uns* ist. Shiatsu zu lernen und zu praktizieren, ist Entwicklungsmöglichkeit und Erfahrungsspielraum auf unserer Reise in die Richtung der eigenen Heilung, die bei genauerer Betrachtung die einzig mögliche wahre Heilung sein kann. Weit davon entfernt, ein Luxus zu sein, stellt unsere eigene Entwicklung und Heilung einen Weg dar, Heilung durch uns selbst an den Rest der Schöpfung weiterzugeben – was uns letztendlich überhaupt zu dieser Reise motiviert hat.

Anhang

Behandlungsbeispiel und Informationen

16.1 Ein Beispiel für Diagnose und Behandlung in der Praxis

Eine 29-jährige Frau kam im Anschluss an eine manische Episode zur Behandlung. Sie war im Krankenhaus gewesen und hatte dort Beruhigungsmittel bekommen. Die Erkrankung hatte sie gut überstanden, sich aber in dieser Zeit an zwei traumatische Ereignisse aus ihrer Kindheit erinnert, die sie zuvor verdrängt hatte. Das erste Erlebnis war sexueller Missbrauch im Alter von drei Jahren, das zweite ein Zwischenfall aus ihrer Kindheit in den Tropen, als sich eine Schlange um ihre Kehle gewunden hatte. Sie hatte den Eindruck, dass die Erinnerung an diese Ereignisse Teil des Heilungsprozesses ihrer Erkrankung darstellten. Mit dieser Episode waren die Beschwerden zum dritten Mal aufgetreten.

Symptome

Nach ihrer Erkrankung fühlte sie sich schwach und verletzlich. Nach jeglichem sozialen Kontakt war sie emotional erschöpft. Sie spürte einen Schmerz vom Brustkorb bis ins Zentrum ihres Oberbauchs. Sie schlief sehr schlecht, wenn auch nicht in jeder Nacht, und sie erwachte jedesmal schweißgebadet. Gleich nach ihrer Entlassung aus dem Krankenhaus erkältete sie sich und verlor ihre Stimme.

Medikation

Sie nahm eine Mischung aus Ginseng und Royal Jelly ein. Hinzu kamen Vitamin B-Komplex-Präparate und am Abend Baldrian.

Persönlichkeit

Die Klientin erschien ruhig und zurückhaltend, mit einer süßen, „singenden" Stimme und einem schüchternen Lächeln. Ich erfuhr, dass sich ihre manischen Episoden durch große Offenheit auszeichneten, ganz im Gegensatz zu ihrem normalen Verhalten, in dem sie selten negative Emotionen zum Ausdruck brachte. Obwohl sie sehr gutaussehend war, hatte sie Schwierigkeiten mit der Nähe intimer Beziehungen und fand Geschlechtsverkehr körperlich schmerzhaft. Sie war hochintelligent und hatte Freude an Literatur, Musik und Kunst.

Visuelle Diagnose

Ihr Gesicht war gerötet, ihre Zunge geschwollen, blass, feucht, zitternd, mit Zahneindrücken an den Rändern, einer roten Spitze und roten Papillen, ohne Belag. Als sie sich hinlegte, wurde sichtbar, dass das Ki im Kehlbereich kaum und auf der Vorderseite ihrer Schenkel im Überschuss vorhanden waren.

Hara Diagnose

Das obere Hara war allgemein angespannt und gestaut, das untere Hara kalt und leer. Die Blasenzone war ganz besonders im Kyo und reagierte mit dem Magen, der sich im Jitsu befand.

Interpretation der Diagnose

Die Klientin befindet sich in einem Zustand großer Erschöpfung (Blasen-Kyo). Ihr Nervensystem (Blase) wurde nach der Überreiztheit der manischen Phase, die sie schon viel Energie gekostet haben muss, durch die Medikation übermäßig sediert. Die Blase spiegelt wahrscheinlich die Angst wider, die sich in den neu entdeckten Kindheitserinnerungen verbirgt. Diese Erinnerungen drücken sich auch in der Leere des unteren Hara aus, die möglicherweise mit dem Missbrauch und ihren sexuellen Problemen in Beziehung steht. Das fehlende Ki im Bereich der Kehle (die Schlange um ihren Hals), lässt sich in Verbindung bringen zu dem kürzlichen Verlust ihrer Stimme. Das Magen-Jitsu ist auf der körperlichen Ebene Ausdruck ihrer Oberbauchschmerzen. Es spiegelt aber auch das langbestehende Ungleichgewicht in ihrem Erd-Element wider, dessen Ursprung mit großer Wahrscheinlichkeit in ihrer Kindheit liegt, die sie im Internat verbrachte. Da ihr Bedürfnis (Magen), umsorgt zu werden, nie gestillt wurde, kompensiert sie mit ihrem Intellekt (Magen) und ihrem ausgeprägten Sinn für Ästhetik. (Sie erwähnte, dass ihr Verstand während ihres Zusammenbruchs ununterbrochen arbeitete.) Auch die Einbuchtung im Bereich der Kehle weist darauf hin, dass sie es gewohnt ist, ihren Intellekt sehr stark einzusetzen. Dieser weigert sich allerdings, auf die im Körper gespeicherten traumatischen Erlebnisse Bezug zu nehmen.

Die TCM-Interpretation ihrer Symptome und des Zungenbilds bestätigt die Diagnose.

Die blasse, feuchte, zitternde Zunge mit Zahneindrücken deuten auf eine Nieren-Leere aufgrund einer Schwäche von Milz- und Nieren-Yang hin. Daher kommt auch ihre Erschöpfung. Die langbestehende Milz-Yang-Leere, die ihre Zunge ausdrückt, beruht auf denselben Ursachen wie das Magen-Jitsu.

Sie hat eine leichte Yin-Leere, die mit Schlaflosigkeit und Nachtschweiß einher geht. Die Ursache könnte die Krankenhausmedikation in Kombination mit ihrem emotionalen Zustand sein oder ein Leere-Zustand des Nieren-Yin, der aus der lang anhaltenden Erschöpfung des Nieren-Yang entstanden ist. Dieser Zustand zeigt sich jedoch noch nicht auffällig in ihrem Zungenbild.

Die rote Zungenspitze mit roten Papillen ist die Folge einer Hitze im Herzen mit emotionalem Ursprung. Auch die Gesichtsröte weist auf das Vorhandensein pathogener Hitze hin, die zu ihrer leichten Yin-Leere hinzukommt. Möglicherweise trägt die Einnahme von Ginseng zu diesem Hitze-Zustand zusätzlich bei.

Das größte Ungleichgewicht, das die Hara-Diagnose ergab, besteht zwischen den Elementen Erde und Wasser. Aber auch das Herz als Sitz des Bewusstseins braucht Aufmerksamkeit. Es ist therapeutisch wichtig, die Symptome der Hitze und der Yin-Leere anzusprechen.

Behandlungsmethode

Die Behandlungen wurden wegen der Erschöpfung kurz gehalten und ganz gezielt an spezifischen Bereichen vorgenommen.

In Rückenlage beginnend, wurde das Magen-Jitsu verteilt. So konnte das Ki zur Mutterhand auf der Blasenzone im Hara fließen. Blase und Niere wurden im Meridianverlauf an den Füßen tonisiert, wobei die Punkte Ni 1, Ni 3 und Ni 6 Punkte, die das Nieren-Yin tonisieren und zuvor im Kyo waren besondere Beachtung fanden. Dann folgte die Tonisierung des Nieren-Meridians im Brustkorb unter Beachtung der Kyo-Stellen des Herz-Meridians. Die Magen-Energie wurde im oberen Brustkorb verteilt. Damit die Behandlung nicht zu lange dauerte, wurden die Arme nicht mit einbezogen, da sie in der visuellen Diagnose kein gravierendes Ungleichgewicht der Ki-Verteilung zeigten. Beim Balancieren des Schädelrands lag der Fokus auf dem Blasen-Meridian und weiteren lokalen Punkten mit dem Ziel, das Ki-Loch im Kehlbereich aufzufüllen.

Dann folgte die Bauchlage und die Behandlung des Blasen-Meridians in seiner ganzen Länge. Der obere Abschnitt fühlte sich Kyo an, aber auch entzündet und überreizt, so dass nur der Yu-Punkt des Herzens tonisiert wurde. Die Energie im mittleren Rücken war gestaut (wie auch im oberen Hara, dessen Energie sich hier widerspiegelt) und wurde verteilt. Der untere Rücken, der den Geschlechtsorganen und dem Uterus wie auch den Diagnosezonen von Blase und Niere entspricht, fühlte sich sehr Kyo an und wurde besonders tonisierend behandelt. Bei der Berührung der Beine zeigte sich mehr Ki im Blasen-Meridian. Aber dieses Ki zögerte, sich mit dem Rücken zu verbinden, und brauchte erhebliche Ermunterung.

Ergebnis

Nach der Behandlung war im gesamten Körper ein größerer Fluss wahrnehmbar, die Kluft im Kehlbereich zeigte sich allerdings immer noch. Das Balancieren des Schädelrands hatte nicht ausgereicht, um eine Verbindung zwischen dem Ki des Kopfes und dem Körper herzustellen. Aus diesem Grund wurden der Nieren-Meridian in der Kehle stark tonisiert und die Magen- und Milz-

Energie zerstreut. Bei erneuter Betrachtung war die Lücke im Kehlbereich zwar noch vorhanden, aber kaum wahrnehmbar. Das Gesicht erschien weniger gerötet.

Die anschließende Hara-Diagnose ergab ein Gallenblase-Jitsu und Lungen-Kyo mit einem unterschwelligen Milz-Jitsu. Die Energien ihres Körpers hatten sich nun darauf konzentriert, eine Entgiftung in Gang zu bringen und neue Wege zu bahnen. Denn deutlich zu spüren waren die Traurigkeit und ein Gefühl des Verlusts. Beide Gefühle und das Bedürfnis, umsorgt zu werden, wollten noch angesprochen werden.

Empfehlungen

Zur Selbstbehandlung empfahl ich die Punkte HK 6 und He 7. Innerlich ausgerichtet auf das Zusammenfließen des Ki durch die Chakra-Atmung, sollten diese Punkte behandelt werden. Dabei wird jedes Chakra zunächst gehalten und dann in das Chakra hinein geatmet. Diese Methode sollte dabei helfen, die Verbindung zwischen der Leere in Kehlbereich und Hara und dem restlichen Körper herzustellen. Weil Ginseng zu sehr erwärmt, empfahl ich ihr nur die Einnahme von Royal Jelly. Mein Rat an sie war, regelmäßig Melissentee zu trinken – von diesem Tee wird gesagt, dass er das „Herz tröstet" und wie ein Tonikum auf das Nervensystem wirkt.

Weil sie sich schon einer Psychotherapie und auch einer anderen Form der Ki-Heilung unterzog, verabredeten wir die nächste Sitzung einen Monat später, um sie nicht zu überlasten.

16.2 Lenkergefäß und Konzeptionsgefäß

Lenkergefäß und Konzeptionsgefäß gehören zu den Acht Außerordentlichen Gefäßen. Dabei handelt es sich um mächtige Energieflüsse, die die ursprünglichen Strömungen der menschlichen Energie beherrschen – Strömungen der Energie, die vor der Geburt entstanden sind und einen engen Bezug zu Ursprungs-Ki und Essenz besitzen. Die meisten Außerordentlichen Gefäße nutzen Bahnen und Punkte aus Abschnitten anderer Meridiane, eine Ausnahme bilden Lenkergefäß und Konzeptionsgefäß. Beide verlaufen über die Mittellinie des Körpers, das Lenkergefäß steigt über die Mittellinie der Wirbelsäule und das Konzeptionsgefäß über die Mittellinie des Abdomens nach oben. Ihre zentrale Position verdeutlicht die Bedeutung dieser beiden Meridiane, sie befinden sich im innersten Kern des Körpers zwischen den bilateralen Bahnen des Nieren- und des Blasen-Meridians, den Meridianen, die den Speichern von Yin und Yang zugeordnet sind. Sie markieren den ersten Moment des Lebens und teilen den Körper entlang der gleichen Linie, die sich bildet, wenn die Eizelle, aus der wir entstehen, sich in zwei Hälften teilt. Dieser Bezug mit dem Augenblick der Zeugung verbindet das Lenkergefäß mit dem Ursprungs-Ki und das Konzeptionsgefäß mit der Essenz.

Im Zen Shiatsu werden diese Meridiane normalerweise nicht eingesetzt, es sei denn Sie legen intuitiv Ihre Mutterhand bei der Behandlung der Gliedmaßen oder des Rumpfes auf Stellen ihres Verlaufs. Aber Sie können sie einsetzen, indem Sie mit den Handflächen entlanggehen, die vordere und hintere Mittellinie auf verschiedene Arten halten oder die Punkte entlang der Meridiane einbeziehen. Eine starke und wirksame Technik ist das gleichzeitige Halten der „Öffnungs"- und „Zuordnungspunkte" der Meridiane (s. u.).

Das Lenkergefäß wird auch als das „Meer des Yang" bezeichnet und seine Punkte regen Yang, Ursprungs- und Abwehr-Ki an und klären das Bewusstsein (Shen). Sie haben die Fähigkeit, Ki zu unterstützen und anzuheben. Das Konzeptionsgefäß wird „Meer des Yin" genannt und seine Punkte nähren Yin, Blut und Essenz. Sie stabilisieren Ki und senken es ab.

16.2.1 Das Lenkergefäß

Öffnungs- und Zuordnungspunkte

Dü 3 (Öffnungspunkt)

Auf der Kleinfingerseite der Hand, auf der Grenzlinie zwischen roter und weißer Haut, in einer Vertiefung knapp distal des Köpfchens des fünften Metakarpalknochens.

Bl 62 (Zuordnungspunkt)

In der Vertiefung direkt unterhalb des lateralen Malleolus. Dieser Punkt überträgt das Körpergewicht durch die Beinknochen auf den Boden. Seine Position ist Bestandteil seiner Funktion, denn seine Verbindung mit dem Lenkergefäß beruht auf seinen Bezug zu den Knochen und der Ausrichtung des Zentralgefäßes zwischen Himmel und Erde. Führen Sie sich diese Bezüge vor Augen, wenn Sie nach dem Punkt suchen, er befindet sich zwangsläufig an der zentralen tragenden Stelle, wo der Unterschenkelknochen auf den Fuß trifft, genau gegenüber von Ni 6 auf der medialen Seite.

Hauptanwendung: Langbestehende Beschwerden, bei denen Mangel an Stärke oder

Willenskraft einen Faktor bildet; Beschwerden im Zusammenhang mit der Ausrichtung der Wirbelsäule; Mangel an sexueller Vitalität.

Behandlungsmethode: Akupunkteure setzen bei der Nadelung dieser Punkte jeweils einen am Handgelenk und einen auf dem gegenüberliegenden Fuß ein. Traditionell wird bei einer Frau der Öffnungspunkt rechts mit dem Zuordnungspunkt links und beim Mann der Öffnungspunkt links mit dem Zuordnungspunkt rechts verwendet, denn die Zirkulation des Ki unterscheidet sich bei den Geschlechtern. Ich habe die Erfahrung gemacht, dass es in einer Shiatsu-Behandlung gut möglich ist, beide Seiten zu behandeln, wenn das Kreuzmuster beibehalten wird – das heißt: behandeln Sie die gegenüberliegenden Punkte an Hand und Fuß auf beiden Seiten bei beiden Geschlechtern. Achten Sie darauf, dass Sie einen guten Kontakt mit beiden Punkten haben, es ist schwerer beide Punkte gleichzeitig zu halten, als sie zu nadeln! Die Seitenlage bietet sich für die Behandlung an, beugen Sie das obere Bein des Empfängers, damit Sie Bl 62 gut erreichen, und legen Sie seine untere Hand um den Brustkorb, um Dü 3 zugänglich zu machen. Setzen Sie sich neben sein angewinkeltes Knie, Ihr Hara gegenüber seinem Hara. Eine Alternative ist die Bauchlage mit gebeugtem Bein (vgl. Abb. 4.28, S. 70) und der gegenüberliegenden Hand an seiner Seite. Vergewissern Sie sich zunächst, dass Sie am Öffnungspunkt eine gute Reaktion wahrnehmen, bevor Sie dasselbe am Zuordnungspunkt prüfen. Rückmeldung des Empfängers hilft Ihnen. Sobald Sie eine Reaktion in beiden Punkten wahrnehmen, richten Sie Ihre Aufmerksamkeit auf beide Punkte und bleiben gleichzeitig zentriert. Häufig lässt sich das Gefühl einer Bewegung zwischen den beiden Punkten wahrnehmen, folgen Sie der Bewegung, aber bleiben Sie in Ihrer eigenen Mitte ausgerichtet. Wie alle Punkte können diese Punkte bei Bedarf losgelassen und wieder kontaktiert werden, dafür gibt es keine besondere Abfolge.

LG 2

An der Verbindung von Kreuzbein und Steißbein.

Funktionen
- beruhigt Krämpfe und Konvulsionen durch die Ausleitung von Innerem Wind
- stärkt den unteren Rücken.

Hauptanwendung: Rückenschmerzen, Fehlstellung des Kreuzbeins, Stärkung des Wurzel-Chakra und Zentralgefäßes.

Behandlungsmethode: Befindet sich der Empfänger in Bauchlage: mit dem Daumen pressen; die Mutterhand liegt auf der Lendenwirbelsäule oder dem Kreuzbeinbereich. Bei Fehlstellung des Kreuzbeins nehmen Sie als Alternative mit dem Daumen der Mutterhand Kontakt mit LG 2 auf und behandeln mit der Kindhand die Meridiane an Hüften und Rückseiten der Beine.

LG 4

Ming Men, das Tor der Lebenskraft. Zwischen den Dornfortsätzen des zweiten und dritten Lendenwirbels.

Funktionen
- tonisiert Ursprungs-Ki
- unterstützt die Essenz
- unterstützt Nieren-Yang und das Tor der Lebenskraft
- vertreibt Kälte.

Hauptanwendung: Impotenz, Erschöpfung, Kältegefühl, Schmerzen im unteren Rücken.

Behandlungsmethode: In Seitenlage richten Sie den Daumen auf den Wirbelzwischenraum und kontaktieren den Punkt, Ihre Mutterhand unterstützt gleichzeitig das Hara des Empfängers. Setzen Sie keine Kraft ein, sonst besteht die Gefahr einer Verletzung der Wirbelsäule, sinken Sie nur soweit ein, bis der Empfänger eine Reaktion spürt.

> **! Anmerkung: Bei Innerer Kälte und Yang-Leere ist Moxa an diesem Punkt ausgesprochen hilfreich. Achten Sie darauf, ob ein roter Zungenkörper oder gelber Zungenbelag vorliegt, der auf Hitze im Körper hinweist. In diesem Fall führt die Behandlung mit Moxa zu einer Verschlimmerung.**

LG 14

Zwischen den Dornfortsätzen des 7. Halswirbels und des 1. Brustwirbels.

Funktionen

* leitet Wind aus und befreit die Oberfläche
* tonisiert Yang im ganzen Körper (besonders mit Moxa)
* befreit die Körperoberfläche und leitet Innere Hitze aus
* klärt das Bewusstsein (Shen).

Hauptanwendung: Anfangsstadien einer akuten Erkrankung mit Fieber und Schweißausbruch; Erschöpfung, Kältegefühl, schwacher und schmerzhafter Nacken.

Behandlungsmethode: Mit der Kante des Daumens oder einer Fingerspitze, oder auch mit dem Fingernagel, wenn das Gewebe verklebt ist. Am besten im Sitzen, damit die Wirbelsäule aufgerichtet ist. Setzen Sie sich seitlich neben den Empfänger, unterstützen Sie den oberen Brustkorb oder die Stirn mit der Mutterhand. Solange keine Hitze-Zeichen vorliegen, eignet sich auch die Behandlung mit Moxa an diesem Punkt.

LG 20

Auf dem Schädeldach, der Mittelpunkt der Verbindungslinie zwischen den höchsten Punkten der Ohren.

Funktionen

* tonisiert Yang
* stärkt die aufsteigende Funktion der Milz
* beseitigt Inneren Wind
* klärt das Bewusstsein (Shen)
* Wiederbelebungspunkt.

Hauptanwendung: Aufheiterung des Geistes bei depressiver Verstimmung; „Benommenheitsgefühl" im Kopf; Schwindelgefühl; Hämorrhoiden, Prolaps (noch geeigneter ist Moxa – aber Hitze-Zeichen beachten; bei Bluthochdruck ist Moxa allerdings kontraindiziert).

Behandlungsmethode: Befindet sich der Empfänger in Rückenlage, legen Sie Ihre Hände an die Seiten des Kopfes, beide Daumen übereinander auf dem Punkt. Lehnen Sie sich mit Achtsamkeit und innerer Ausrichtung in diesen starken, belebenden Punkt, sonst fühlt der Empfänger nur einen schmerzhaften Druck auf den Schädelknochen. Bei Organprolaps hilft Moxa an diesem Punkt, um das Ki anzuheben (Kontraindikationen s. o.). Fixieren Sie das Haar mit Gel oder Öl, damit es nicht angesengt wird. Ich finde die Moxa-Behandlung am einfachsten, wenn der Empfänger sitzt.

16.2.2 Das Konzeptionsgefäß

Allgemeine Hinweise zu den Punkten

Das Konzeptionsgefäß ist Veränderungen eher zugänglich als das Lenkergefäß, weil es weniger geschützt und durch seine Natur als „Meer des Yin" empfänglicher ist. Aus diesem Grund sind seine Punkte oft wirksamer bei der Behandlung von Rückenproblemen als die Punkte des Lenkergefäßes, vor allem in Kombination mit Tsubos, die auf Rücken oder Schultern gefunden wurden. Diese Technik lässt sich in Seitenlage oder Rückenlage ausführen, indem Sie Ihre Hand unter den Rücken gleiten lassen, um in die Rücken-Tsubos einzusinken. Meine bevorzugte Behandlungsposition, vor allem am Oberkörper, ist die Sitzposition. Ich setze mich neben den Empfänger und verbinde die Punkte des Konzeptionsgefäßes und die Punkte am Rücken mit den Fingerspitzen.

Öffnungs- und Zuordnungspunkte

Lu 7 (Öffnungspunkt)

Am Rand der Speiche, knapp proximal des Processus styloideus radii.

Ni 6 (Zuordnungspunkt)

Eine Daumenbreite unterhalb der Spitze des medialen Malleolus, in einer flachen dreieckigen Vertiefung zwischen zwei Sehnen. Dieser Punkt befindet sich genau gegenüber von Bl 62 und hat die gleiche Funktion, nämlich die Übertragung des Körpergewichts über die Beinknochen auf den Boden und verbindet sich so mit dem zentralen energetischen Kern des Körpers.

Hauptanwendung: Alle langandauernden und chronischen Beschwerden, vor allem wenn diese in der Kindheit begonnen haben; chronische Schwäche und Erschöpfung begleitet von der Unfähigkeit zur Entspannung; Unfruchtbarkeit.

Behandlungsmethode: Neben der Eigenschaft, eine stärkere Reaktion als die Punkte zur Öffnung des Lenkergefäßes hervorzurufen, eignen sich diese Punkte auch eher dazu, gleichzeitig gedrückt zu werden. In Rückenlage unterstützen Sie das Ihnen gegenüberliegende angewinkelte Bein des Empfängers wenn nötig mit Kissen. Setzen Sie sich seitlich, so dass Sie den Arm auf Ihrer Seite und das gegenüberliegende Bein gut erreichen können. Suchen Sie zuerst Lu 7, aber lehnen Sie sich erst an, nachdem Sie Ni 6 auf dem gegenüberliegenden Bein lokalisiert haben. Warten Sie auf eine deutliche Reaktion von beiden Punkten und verfahren Sie weiter wie bei den Punkten des Lenkergefäßes.

KG 3

Auf der Mittellinie des Abdomens, eine Daumenbreite über der Oberkante des Schambeins.

Funktionen
- Bo-Punkt der Blase
- beseitigt Hitze und Feuchte-Hitze
- unterstützt die Blasenfunktion.

KG 4

Auf der Mittellinie des Abdomens, eine Handbreite unter der Nabelmitte.

Funktionen
- Bo-Punkt des Dünndarms
- unterstützt Ursprungs-Ki
- unterstützt den Unteren Brenner
- verankert die Wanderseele (Hun)
- nährt Blut und Yin (ohne Moxa)
- stärkt Yang (mit Moxa)
- tonisiert die Nieren und reguliert den Uterus
- verankert Ki im Hara und klärt das Bewusstsein (Shen).

Hauptanwendung: Chronische Schmerzen des unteren Rückens oder Asthma aufgrund einer Leere der Nieren-Energie oder Essenz; Angstzustände und Depression, Schlaflosigkeit, Unfruchtbarkeit, chronische Erschöpfung und Schwäche.

Behandlungsmethode: In Rückenlage, eine Fingerspitze sinkt in Richtung Wirbelsäule (auf Höhe der Taille). Bei Rückenschmerzen, gleiten Sie mit der anderen Hand unter den Rücken und suchen eine Kyo-Stelle. Schicken Sie Ki von KG 4 dorthin. Wiederholen Sie diesen Vorgang mit mehreren Kyo-Punkten am Rücken. Bei Asthma verbinden Sie den Punkt mit der Mutterhand auf dem Brustkorb. Für die Behandlung anderer Beschwerden eignet sich die Mutterhand als Unterstützung des Rückens auf Höhe der Taille oder als Verbindung mit dem Bereich um den Bauchnabel.

KG 5

Auf der Mittellinie des Abdomens, 3 Finger-breit unter der Nabelmitte.

Dieser Punkt befindet sich zwischen KG 4 (der Essenz und Yin-Qualitäten des Hara repräsentiert) und KG 6 (der für Ursprungs-Ki und Yang-Energien im Hara steht). Seine eigene Funktion bezieht sich auf den Dreifachen Erwärmer und die Verteilung von Ursprungs-Ki aus dem Hara in alle Meridiane. In Fällen chronischer Erschöpfung oder bei Anzeichen von Leere der Essenz oder des Ursprungs-Ki, sollten Sie alle drei Punkte palpieren, um herauszufinden, welcher davon die beste Reaktion hervorruft.

Funktionen
* Bo-Punkt des Dreifachen Erwärmers
* tonisiert Ursprungs-Ki
* fördert die Umwandlung und Ausscheidung von Flüssigkeiten im Unteren Brenner und öffnet die Wasserwege.

Hauptanwendung: Alle chronischen Beschwerden, Erschöpfungszustände (setzen Sie diesen Punkt ein, wenn Sie hier eine deutlichere Reaktion wahrnehmen als an den Punkten KG 4 oder KG 6).

Behandlungsmethode: Wie KG 4.

KG 6

Auf der Mittellinie des Abdomens, 2 Finger-breit unter der Nabelmitte.

Funktionen
* tonisiert Ursprungs-Ki
* tonisiert Ki und Yang
* reguliert Ki
* leitet Feuchtigkeit aus.

Hauptanwendung: Erschöpfung, Depression, Bauchschmerzen, lockere Stühle, Ausfluss.

Behandlungsmethode: Wie KG 4.

KG 9

Auf der Mittellinie des Abdomens, eine Daumenbreite über der Nabelmitte.

Funktionen
* fördert die Umwandlung, den Transport und die Ausscheidung von Flüssigkeiten im ganzen Körper
* beseitigt Feuchtigkeit und Schleim
* kontrolliert die Wasserwege.

Hauptanwendung: Alle Symptome von Feuchtigkeit und Schleim (s. S. 99, 100), Ödeme.

Behandlungsmethode: Richten Sie Ihre Fingerspitze nach unten auf einen Punkt der Wirbelsäule direkt unterhalb des Nabels, bedecken Sie die Diagnosezonen von Milz und Niere auf dem unteren Hara mit Ihrer Mutterhand.

KG 12

Auf der Mittellinie des Abdomens, eine Handbreite über der Nabelmitte.

Funktionen
- Bo-Punkt des Magens
- beseitigt Feuchtigkeit
- tonisiert und reguliert Magen und Milz
- unterstützt den Mittleren Brenner.

Hauptanwendung: Verdauungsbeschwerden, Müdigkeit und Mangel an Appetit.

Behandlungsmethode: Lehnen Sie sich sanft an, die Fingerspitze gerade nach unten auf die Wirbelsäule gerichtet, die Mutterhand auf dem unteren Hara. Dieser Punkt lässt sich auch in Sitzposition behandeln. Setzen Sie sich seitlich und legen Sie Ihre Mutterhand auf die Mitte des Rückens.

KG 17

Auf der Mittellinie des Sternums, zwischen den Brustwarzen.

Funktionen
- Bo-Punkt des Herz-Kreislauf
- tonisiert und reguliert Ki
- unterstützt den Unteren Brenner
- öffnet den Brustkorb und klärt die Lungen
- beseitigt Schleim
- unterstützt das Zwerchfell und die Brüste.

Hauptanwendung: Schmerzen im Brustkorb, Bronchitis, Atemnot, ungenügender Milchfluss, Verspannung des Zwerchfells.

Behandlungsmethode: In Rückenlage, Ihre Fingerspitze zeigt senkrecht nach unten, die Mutterhand ruht auf dem Bereich oberhalb des Nabels. Alternativ: Behandlung in Sitzposition; setzen Sie sich seitlich, lehnen Sie sich in den Punkt und legen Sie Ihre Mutterhand auf die Stelle am Rücken, an der Sie die beste Verbindung mit dem Punkt auf der Vorderseite wahrnehmen.

16.3 Zeitpunkt und Anwendungsmodus der TCM, der Theorie der Fünf Wandlungsphasen und der Theorie des Zen Shiatsu – eine Wiederholung

In den Köpfen vieler erfolgreicher Shiatsu-Praktiker und -Lehrer, wie auch -Schüler, herrscht nach wie vor Verwirrung über die wichtigsten Aussagen der Shiatsu-Theorie und deren Anwendung. Teilweise hängt dies mit der Art und Weise zusammen, wie Shiatsu im Westen unterrichtet wurde.

Als Shiatsu in den 70ern bekannt wurde, handelte es sich meist um den Namikoshi-Stil, der einen minimalen theoretischen Hintergrund aufweist. Im Westen war die Makrobiotik ein Wegbereiter für japanische Einflüsse und so wurde dieser Shiatsu-Stil meist im Zusammenhang mit der Ernährungslehre der Makrobiotik vermittelt. Dann wurde auch die Zen-Shiatsu-Schule im Westen bekannt, mit ihrer Zwei-Hand-Technik und der Hara-Diagnose. Weil Masunaga zu diesem Zeitpunkt noch mit der Formulierung seiner Theorie beschäftigt war, wurde die Zen-Technik auch mit der makrobiotischen Theorie praktiziert.

Gleichzeitig begann eine Version der Fünf-Wandlungsphasen-Theorie, wie sie von einer bestimmten englischen Akupunktur-schule unterrichtet wurde, in die Welt des Shiatsu einzudringen. Diese erfreute sich bei den westlichen Schülern größerer Beliebtheit als die Theorie der Makrobiotik. Die Gründe dafür lagen in ihrer universellen Ausrichtung und der Anwendbarkeit ohne drastische Veränderung der Ernährungsgewohnheiten. So wurde in den frühen achtziger Jahren des zwanzigsten Jahrhunderts das Fundament für eine Entwicklung gelegt, die bis heute andauert. Shiatsu-Schüler lernen die Technik des Zen-Shiatsu, aber in dem prägenden ersten Ausbildungsjahr beschäftigen sie sich mit der Theorie der Fünf Wandlungsphasen.

Die Zen Shiatsu-Theorie, die Mitte der achtziger Jahre in der Shiatsu-Szene auftauchte, war vielleicht zu einfach formuliert und wurde nicht so schnell wahrgenommen wie die fernöstliche TCM, die etwa zur gleichen Zeit bekannt wurde. Sie wurde von Akupunkteuren unterrichtet, die in China gelernt hatten, und von einigen Schulen begeistert aufgegriffen. Im Großen und Ganzen blieb sie in der Beliebtheit hinter der Mischung aus Zen-Shiatsu-Technik und Fünf-Wandlungsphasen-Theorie zurück, die inzwischen den Großteil der konventionellen Shiatsu-Lehre des Westens ausmacht.

Wenn wir die Essenz dieser drei Grundtheorien herausarbeiten können und wirklich definieren, worin sie ihre Bedeutung haben und was sie erreichen können, wird uns die Entscheidung viel leichter fallen, wann und wie wir sie in unserer Behandlung einsetzen wollen.

16.3.1 Theorie und Praxis des Zen Shiatsu

Zen-Shiatsu-Theorie

Die Zen-Shiatsu-Theorie hilft uns bei der Erläuterung und Interpretation der Kyo/Jitsu-Diagnose:

- Die Schlüsselbegiffe aus dem Lebenszyklus der Amöbe beschreiben die fundamentalen energetischen Funktionen, die in der aktuellen Situation im Energiefeld des Empfängers über- oder unterrepräsentiert sind.
- Diese Funktionen (wie Ausscheidung, Verteilung etc.) manifestieren sich auf jeder Ebene von der Zelle bis in die Aura.
- Unsere Interpretation der über- bzw. unterrepräsentierten energetischen Funktionen leitet unsere Achtsamkeit und innere Ausrichtung während der Shiatsu-Behandlung.

Zen-Shiatsu-Praxis

Diese besteht aus der Berührung der Kyo- und Jitsu-Meridiane am ganzen Körper unter Verwendung der Fünf Prinzipien, die an anderer Stelle in diesem Buch beschrieben werden.

Weitverbreitete Missverständnisse über die Zen-Shiatsu-Theorie, ihre Interpretation und Anwendung

- Die Zen-Shiatsu-Theorie akzeptiert keine intuitiven Kommentare wie „er fühlt sich an wie ein Erde-Typ" als Grundlage für eine Behandlung von Meridianen, die sich nicht in der Hara-Diagnose gezeigt haben. Solche Gefühle können sowohl eine Projektion des Therapeuten wie auch des Klienten darstellen und sind keinesfalls so zuverlässig wie die Palpation des Hara. Sie können aber Informationen für die

Herangehensweise in der Shiatsu-Sitzung liefern.

Zum Beispiel: Wenn Sie den Eindruck haben, der Empfänger braucht „Erdung", behandeln Sie Milz- und Magen-Meridian nicht, wenn diese nicht in der Hara-Diagnose auftauchen. Stattdessen behandeln Sie die Diagnose-Meridiane auf kräftige und unterstützende Weise, setzen Ihr Gewicht ein, damit der Empfänger sich seines Körpers bewusst wird, legen besonderen Wert auf die Behandlung der Füße und Beine, etc.

- Die Interpretationen nach der Zen-Shiatsu-Theorie beinhalten keinerlei Assoziationen in Hinblick auf die Fünf Wandlungsphasen. Wenn Sie Lungen-Jitsu diagnostizieren, ist der Empfänger nicht unbedingt traurig und muss auch keine Gesichtsblässe haben. Bleiben Sie bei den fundamentalen energetischen Funktionen des Amöbenzyklus als Grundlage Ihrer Interpretation.

- Die Interpretation einer Zen Shiatsu Hara-Diagnose beruht auf der Erstellung einer Beziehung zwischen Kyo- und Jitsu-Energiefunktionen (s. S. 347) als Erklärung für das momentane Befinden des Klienten. Sie basiert nicht auf den Verknüpfungen der Wandlungsphasen wie sie in den erzeugenden und kontrollierenden Kreisläufen formuliert werden oder den Organbeziehungen bei der Produktion der vitalen Substanzen.

Zum Beispiel: Milz-Jitsu, Nieren-Kyo weist auf eine Überbetonung des Aspekts der Nahrungsbeschaffung und einen ungenügenden Impetus hin (die energetischen Funktionen von Milz und Nieren im Lebenszyklus der Amöbe). Diese Diagnose besagt nicht, dass Erde das Wasser zu stark kontrolliert (Theorie der Fünf Wandlungsphasen). Sie bedeutet auch nicht, dass die Milz ein Übermaß an Nahrungs-Ki erzeugt und die Nieren-Essenz schwach ist (TCM-Funktionen der Organe).

- Die Behandlungstechnik des Zen Shiatsu (d. h. die Behandlung des gesamten Meridianverlaufs) richtet sich nicht nach Symptomen.

Zum Beispiel: Behandeln Sie den Lungen-Meridian (Zen-Shiatsu-Behandlungstechnik) niemals nur, weil der Empfänger unter Asthma leidet. Solange die Lunge nicht in der Hara-Diagnose (Zen Shiatsu) erscheint, verwenden Sie die entsprechenden Punkte (TCM-Technik) zusammen mit den Meridianen der Diagnose.

16.3.2 Theorie und Praxis der TCM

TCM-Theorie

Die Theorie der TCM:

- präsentiert bestimmte Grundmuster physischer und psychischer Symptome, die durch Beobachtung und Befragung festgestellt und durch die Betrachtung der Zunge bestätigt werden können
- bietet Vorschläge an, was diese Muster verursacht haben kann (z. B. der Kälte ausgesetzt sein oder Verzehr scharfer Nahrung über einen langen Zeitraum), diese Vorschläge führen zu Empfehlungen zur Veränderung des Lebensstils
- erlaubt eine mögliche Prognose auf der Grundlage einer Kombination von Faktoren, zu denen die Grundkonstitution des Empfängers und seine Beziehungen zur Außenwelt ebenso gehören wie offenkundigere Einflüsse z. B. die Dauer und Schwere seiner Symptome.

TCM-Praxis

Bietet Behandlungsverfahren der grundlegenden Symptom-Muster (z. B. Akupunkturpunkte, Moxibustion, Schröpfen, Magnete, Ernährungsempfehlungen). Diese stehen auch dem Shiatsu-Therapeuten zur Verfügung.

Weitverbreitete Missverständnisse über die TCM-Theorie, ihre Interpretation und Anwendung

- TCM hat kein Interesse an Meridianen, es sei denn diese fallen auf, z. B. indem sie schmerzen. TCM betrachtet den Körper als eine Fabrik in der die vitalen Substanzen hergestellt, gespeichert, verteilt und aufgebraucht werden. Von daher sind die Organe und Punkte, die auf sie einwirken, in der Theorie der TCM von Bedeutung und nicht die Meridiane.
- In der TCM bilden die gepaarten Yang- und Yin-Organe zwei Hälften eines Ganzen, zwei Seiten einer Münze. Die Überschneidung ihrer Funktionen liegt in ihrer Natur. Im Gegensatz dazu ordnet die Theorie des Zen Shiatsu den Partner-Meridianen klar unterscheidbare, aber sich ergänzende Funktionen zu.
- Ein TCM-Syndrom, wie z. B. Blut-Leere oder Stagnation des Leber-Ki, sollte nicht auf der Basis einer intuitiven Eingebung diagnostiziert werden (z. B. „ich habe so ein Gefühl, dass sie blockiert ist"). Diese Syndrome stehen für eindeutige Symptom-Muster. Mindestens drei Symptome müssen vorliegen und durch die Zungendiagnose bestätigt worden sein, bevor von einem Syndrom gesprochen werden kann.
- Die Verfahren, die zur Behandlung einer TCM-Diagnose zum Einsatz kommen, sind: Punkte, Moxa, Schröpfen und entsprechende Empfehlungen zur Ernährung und Lebensführung. Die Behandlung eines Meridians entlang seines gesamten Verlaufs am ganzen Körper ist eine Zen-Shiatsu-Technik ausgerichtet auf die dominantesten Kyo- und Jitsu-Meridiane der Hara-Diagnose. Sie lässt sich nicht auf TCM-Syndrome übertragen.
- Die Punkte, die zur Behandlung eines bestimmten Organs herangezogen werden, müssen sich nicht zwangsläufig auf dem Meridian dieses Organs befinden. Ma 36 hat z. B. einen großen Einfluss auf die Milz-Energie; Mi 6 wirkt auf Leber, Nieren und Uterus. Die Punkte von Lenker- und Konzeptionsgefäß finden häufige Verwendung in der Behandlung, das Gleiche gilt für die Yu-Punkte auf dem Blasen-Meridian.

16.3.3 Theorie und Praxis der Fünf Wandlungsphasen

Wandlungsphasen-Theorie

Die Theorie der Fünf Wandlungsphasen:

- ermöglicht intuitive Empathie mit den verschiedensten Typen an Klienten über die Erfahrung des Therapeuten mit den Fünf Wandlungsphasen, oder Elementen, in der Natur
- steht für ein medizinisches Modell, in dem die gegenseitige Abhängigkeit aller Aspekte des physischen und energetischen Universums anerkannt wird; sie hebt die Beziehungen zwischen den Wandlungsphasen genauso hervor wie die Eigenschaften der Wandlungsphasen selbst.
- bietet infolgedessen das größtmögliche System für die Interpretation der physischen und psychischen Komplexität eines jeden Individuums in Koexistenz mit seiner Umgebung.

Wandlungsphasen-Praxis

Die Theorie der Fünf Wandlungsphasen wurde nicht als eine Behandlungsmethode, sondern als ein übergreifendes philosophisches Modell konzipiert, das die Energetik des Menschen beinhaltet. Das einzige Verfahren, in dem die Fünf Wandlungsphasen für die Behandlung eingesetzt werden, ist das Modell der japanischen Akupunktur, ein subtiles und komplexes System, in dem spezielle Elemente-Punkte, meist zu festgelegten Tageszeiten oder während bestimmter

Jahreszeiten behandelt werden oder in dem Nadeln aus verschiedenen Metallen Verwendung finden, die die Verbindungen der Wandlungsphasen untereinander harmonisieren sollen. Es handelt sich dabei um ein spezialisiertes Behandlungsverfahren, das dem Shiatsu-Therapeuten nicht ohne weiteres zur Verfügung steht.

Weitverbreitete Missverständnisse über die Theorie der Fünf Wandlungsphasen (oder Elemente), ihre Interpretation und Anwendung

- Das häufigste Missverständnis besteht darin, dass davon ausgegangen wird, dass die Fünf Wandlungsphasen in der Behandlung eingesetzt werden können (s. o.). Die Behandlung eines bestimmten Meridians am ganzen Körper ist eine Technik des Zen Shiatsu und basiert auf der Kyo/Jitsu-Diagnose im Hara.
- Die „Diagnose" und Interpretation der Fünf Wandlungsphasen wird häufig auf die Hara-Diagnose angewandt. Am meisten verbreitet ist die Übertragung der Fünf Emotionen auf die Meridiane der Hara-Diagnose.
  Zum Beispiel: Ein Empfänger mit der Diagnose: Gallenblasen-Jitsu und Lungen-Kyo wird schnell in die Schublade „zornig, mit darunter liegender Trauer" gesteckt. Stattdessen sollte eine Zen-Shiatsu-Interpretation auf diese Zen-Shiatsu-Hara-Diagnose angewandt werden. Dazu ist Empfindsamkeit bei der Palpation und Können bei der Integration der empfangenen Informationen nötig. Diese Informationen können sich genau so gut auf die physischen, mentalen oder spirituellen Aspekte des Empfängers oder auch die emotionalen Seiten seines Wesens beziehen.
  Zum Beispiel: In der oben aufgeführten Diagnose Gallenblasen-Jitsu und Lungen-Kyo, fühlt sich die Gallenblasenzone im Jitsu bei der Palpation körperlich verspannt und blockiert an, was ein Bedürfnis auf eine Verbesserung der *Verteilung* (Gallenblase) des Ki in den verspannten Muskeln bedeutet. Das Kyo der Lungen-Energie manifestiert sich vielleicht auf der mentalen Ebene und bezieht sich auf die Unfähigkeit zur *„Aufnahme von frischem Ki"* (Lunge) aufgrund festgefahrener Vorstellungen darüber, wie die Welt zu sein hat, die zu dieser körperlichen Verspannung beitragen.
- Der Nutzen der Fünf Wandlungsphasen besteht darin, dass sie uns helfen, die Bewegung des Ki in uns selbst und in der Natur zu verstehen und zu klassifizieren. Ohne dieses Hilfsmittel wären wir nicht zur Unterscheidung der verschiedenen Qualitäten des Ki auf den allerfeinsten Ebenen fähig. Unser Verständnis der Funktionsweise des Körpers bliebe materiell begründet und wäre wesentlich enger gefasst, das Verständnis der mentalen, emotionalen, spirituellen Bereiche bliebe konfus und verschwommen. Die Theorie der fünf Wandlungsphasen bildet die Matrix, aus der sich die theoretischen Fundamente der TCM und des Zen Shiatsu entwickeln konnten; aber für unsere Diagnose oder Behandlungspraxis brauchen wir sie nicht. Sie stellt eine universelle Theorie der Energie dar, über die wir auf alle Ebenen der Schwingungsfrequenzen, von den körperlichen bis zu den spirituellen, Zugriff haben.

16.4 Bibliographie

Grundlagen

Chinese Acupuncture and Moxibustion. Foreign Languages Press, Beijing 1987. **D:** Chinesische Akupunktur und Moxibustion. Verlag für Ganzheitliche Medizin Kötzting 1988.

Eden, Donna & Judy Piatkus: Energy Medicine. London 1999.

Jarmey, Chris & Gabriel Mojay: Shiatsu: The Complete Guide. Thorsons 1991. **D:** Das große Shiatsu Handbuch. O. W. Barth Verlag 1995.

Larre, Claude & Elisabeth Rochat de la Vallee: Chinese Medicine from the Classics: The Heart, The Lung, The Kidneys, Spleen & Stomach, Heart Master, Triple Heater. Monkey Press 1989–91.

Leggert, Daverick: Helping Ourselves. Meridian Press, Totnes 1994.

Leggert, Daverick: Recipes for Self-Healing. Meridian Press, Totnes 2000.

Lundberg, Paul: The Book of Shiatsu. Gaia Books 1992.

Maciocia, Giovanni: Tongue Diagnosis in Chinese Medicine. Eastland Press 1987.

Maciocia, Giovanni: The Foundations of Chinese Medicine. Churchill Livingstone 1989. **D:** Die Grundlagen der Chinesischen Medizin. Verlag für Ganzheitliche Medizin Kötzting 1994.

Masunaga, Shizuto: Zen Imagery Exercises. Japan Publications 1987. **D:** Meridian Dehnübungen. Felicitas Hübner Verlag 1999.

Masunaga, Shizuto: Zen Shiatsu. Japan Publications 1977. **D:** Das große Buch der Heilung durch Shiatsu. Gesundheit durch die Harmonisierung von Yin und Yang. O. W. Barth Verlag 1988.

Matsumoto, Kiiko & Stephen Birch: Five Elements and Ten Stems. Paradigm Publications 1983.

Matsumoto, Kiiko & Stephen Birch: Hara Diagnosis. Reflections on the Sea. Paradigm Publications 1983.

Namikoshi, Toru: The Complete Book of Shiatsu Therapy. Japan Publications 1981.

Teaguarden, Iona Marsaa: The Joy of Feeling. Japan Publications 1987.

Unschuld, Paul U.: Nan Ching, The Classic of Difficult Issues. University of California Press 1986.

Veith, Ilza (Übers.): The Yellow Emperor's Classic of Internal Medicine. University of California Press 1972.

Empfohlene Literatur zur weiteren Lektüre

Seem, Mark: Acupuncture Energetics. Healing Arts Press 1991.

Scott, Julian: Acupuncture in the Treatment of Children. Eastland Press 1991.

Yamamoto, Shizuko: Barefoot Shiatsu. Japan Publications 1979.

Sung Baek: Classical Moxibustion Skills in Contemporary Clinical Practice. Blue Poppy Press 1990.

Parish, Peter: Medicines. Penguin Books 1976.

Stanway, Andrew (Ed.): The Natural Family Doctor. Promotional Reprint Company 1993.

Scott, Julian: Natural Medicine for Children. Unwin Hyman 1990.

Kushi, Michio: Oriental Diagnosis. Sunwheel Publications 1978.

Flaws, Bob & Honora Lee Wolfe: Prince Wen Hui's Cook. Paradigm Publications 1983. **D:** Das Handbuch der chinesischen Ernährungslehre. Scherz 1998.

Lam Kwam Chuen: The Way of Energy. Gaia Books 1991.

Deutschsprachige Ausgaben

Der Klassiker des Gelben Kaisers zur Inneren Medizin. Das Grundbuch chinesischen Heilwissens. Herder 1993.

16.5 Nützliche Adressen

Deutschland

Gesellschaft für Shiatsu in Deutschland e.V. (GSD), Beerenweg 1d, 22761 Hamburg; Tel.: 040 / 85 50 67 36, Fax: 040 / 85 50 67 37, E-Mail: info@shiatsu-gsd.de, Internet: www.shiatsu-gsd.de

GSD anerkannte Shiatsu-Ausbildungen in Deutschland

Europäisches Shiatsu Institut Berlin, Claudia Lülfing, Allerstr. 4, 12049 Berlin; Tel.: 030 / 62 70 95 68, Fax: 030 / 62 70 95 69, E-Mail: esi-berlin@shiatsu.de, Internet: www.shiatsu.de

Shiatsu-Zentrum (Ausbildung für Frauen), Edith Storch, Oranienstr. 163, 10969 Berlin; Tel. / Fax: 030 / 6 15 16 86, E-Mail: post@shiatsu-zentrum.de, Internet: www.shiatsu-zentrum.de

Shiatsu zum Leben, Gabriele Kaechele & Adrian Jones, Holländische Reihe 31a, 22765 Hamburg; Tel.: 040 / 39 90 53 16 und 7 67 50 87 6, Fax: 040 / 7 67 50 87 7, E-Mail: mail@shiatsu-zum-leben.de, Internet: www.shiatsu-zum-leben.de

Schule für Shiatsu Hamburg, Wilfried Rappenecker, Oelkersallee 33, 22769 Hamburg; Tel.: 040 / 4 30 18 85, Fax: 040 / 43 40 61, E-Mail: schule@fuer-shiatsu.de, Internet: www.schule-fuer-shiatsu.de

Shiatsu-Ausbildung für Frauen in Altenbücken/b. Bremen, Ulrike Freund, Fedelhören 50, 28203 Bremen; Tel. und Fax: 0421 / 3 39 85 09, E-Mail: ulrike.freund@nwn.de

Europäisches Shiatsu Institut Münster c/o Sobi e. V., Achtermannstr. 10–12, 48143 Münster; Tel.: 0251 / 4 37 65, Fax: 0251 / 4 82 81 88, E-Mail: esi-münster@shiatsu.de, Internet: www.shiatsu.de

Institut für Shiatsu und Orientalmedizin, K. Kalbanter-Wernicke, Alte Dorfgasse 13, 65239 Horchheim-Massenheim; Tel.: 0 61 45 / 5 26 73, Fax: 0 61 45 / 5 24 60, E-Mail: info@shiatsu-institut.de, Internet: www.shiatsu.de

Europäisches Shiatsu Institut Heidelberg, Anna Christa und Bruno Endrich, Bergheimerstr. 147, 69115 Heidelberg; Tel.: 0 62 21 / 18 40 65, Fax: 0 62 21 / 16 40 76, E-Mail: esi-heidelberg@shiatsu.de, Internet: www.shiatsu.de

IOKAI Meridian Shiatsu Academie d'Europe, Tilman Gabler, Postfach 1135, 72403 Bisingen; Tel.: 0 74 76 / 34 05, Fax: 0 74 76 / 34 06, E-Mail: tilman-gabler@t-online.de

Institut für Shiatsu und Orientalmedizin, S. Löhner-Jokisch & W. Jokisch, Altersham 34, 84347 Pfarrkirchen; Tel.: 0 85 61 / 91 18 01, Fax: 0 85 61 / 91 18 02, E-Mail: profil-jokisch@t-online.de

meri*diana* Shiatsu für Frauen, Birgit Wehnert, Königsberger Straße 1, 34549 Edertal; Tel. und Fax: 0 56 21 / 51 43, 05 61 / 1 87 18

Berliner Schule für Zen-Shiatsu, Paula Heruth – Ulrike Schmidt, Information: Paula Heruth, Giesensdorferstr. 12a, 12207 Berlin; Tel.: 030 / 77 39 25 12, Fax: 030 / 77 39 25 11, E-Mail: berlin@zenshiatsu.de, Internet: www.zenshiatsu.de

Weitere Shiatsu-Ausbildungen

Diese Ausbildungen sind nicht GSD anerkannt.

Shendo Shiatsu Institut, Bundesweite
Ausbildungstermine, Gut Tiefenbrunn,
82229 Seefeld; Tel.: 0 81 53 / 91 61 81, Fax:
0 81 53 / 91 61 82, E-Mail: shendo@t-online.de,
Internet: www.shendo.de

Österreich

Österreichischer Dachverband für Shiatsu,
Postfach 109, 1217 Wien; Tel. und Fax:
0043 / (0)1 / 2 58 08 49, E-Mail:
info@shiatsu-verband.at

Shiatsu-Ausbildungen Austria, Dr. Eduard
Tripp & Stephan Hilpert, Daponweg 4 / 18,
1030 Wien; Tel.: 0043 / (0)1 / 7 18 91 54,
E-Mail: tripp@shiatsu-austria.at, Internet:
shiatsu-austria.at

Europäisches Shiatsu-Institut, Margareten-
str. 32 / 6, 1040 Wien; Tel.: 0043 / (0)1 / 5 85 24 00,
Fax: 0043 / (0)1 / 5 85 24 00-10, E-Mail:
info@shiatsu-institut.at, Internet:
www.shiatsu-institut.at

Hara Shiatsu Schule, Mariahilferstr. 115,
1060 Wien; Tel.: 0043(0)1 / 5 95 48 48,
E-Mail: office@hara-shiatsu.at, Internet:
www.hara-shiatsu.at

Internationale Shiatsu-Schule Österreich,
Lagerg. 98 / A3, 8020 Graz; Tel.:
0043 / (0)316 / 77 42 14, E-Mail:
isso@shiatsu.at, Internet: www.shiatsu.at

Shambhala Shiatsu Schule, Lammgasse 6,
1080 Wien; Tel.: 0043 / (0)1 / 4 08 47 86
oder 0043 / (0)1 / 9 29 13 29, E-Mail:
office@shiatsu-schule.at, Internet:
www.shiatsu-schule.at

Shen Men-Österreichische Gesellschaft für
Shiatsu, Amerlingstr. 19 / 39, 1060 Wien;
Tel.: 0043 / (0)1 / 5 22 68 74, E-Mail:
sekretariat@shenmen.or.at, Internet:
www.shenmen.or.at / shiatsu

Shiatsu Verein Salzburg, Hofhaymer Allee
15, 5020 Salzburg; Tel.: 0043 / (0)662 / 82 22 87;
E-Mail: shiatsuverein-salzburg@gmx.at

Schweiz

Shiatsu Gesellschaft Schweiz, Postfach 350,
5430 Wettingen 1; Tel.: 0041 / (0)56 / 4 27 15 73,
Fax: 0041 / (0)56 / 4 27 15 09, E-Mail:
shiatsu.ch@bluewin.ch, Internet:
www.shiatsu-sgs.ch

Europäisches Shiatsu-Institut Schweiz,
Thannerstr. 35, 4054 Basel; Tel.:
0041 / (0)61 / 3 01 80 73, Fax:
0041 / (0)61 / 3 01 80 74, E-Mail: info@shiatsu-
esi.ch, Internet: www.shiatsu-esi.ch

Heilpraktikerschule Luzern, Gsegnetmattstr.
14, 6006 Luzern; Tel.: 0041 / (0)41 / 4 10 96 92,
Fax: 0041 / (0)41 / 4 10 96 45, E-Mail:
info@heilpraktikerschule.ch, Internet:
heilpraktikerschule.ch

IOKAI-Shiatsu, 10, av. de Gennecy, 1237
Avully; Tel. und Fax: 0041 / (0)22 / 7 56 44 12,
E-Mail: iokai-shiatsu@worldonline.ch

I.S.S. Internationale Shiatsu Schule, Kientaler-
hof, 3723 Kiental; Tel.: 0041 / (0)33 / 6 76 26 76,
Fax: 0041 / (0)33 / 6 76 12 41, E-Mail:
info@imi-kiental.ch, Internet:
www.kientalerhof.ch

I.S.S. Genève Ecole internationale de Shiatsu,
20, place du Marché, 1227 Carouge; Tel. und
Fax: 0041 / (0)22 / 3 43 67 77, E-Mail:
vmerz@iprolink.ch

Ko Schule für Shiatsu, Genève-Grandvaux-
Tesserete Zürich, Witikonerstr. 295,
8053 Zürich; E-Mail: gerda.stoll@bluewin.ch,
Internet: www.ko-shiatsu.ch

ZEN Shiatsu Schule, Organisation durch
TAO CHI, Ausbildungs- und Seminar-
zentrum ZH, Bachwiesenstr. 115–117A,
8047 Zürich; Tel.: 0041 / (0)1 / 4 01 59 00,
Fax: 0041 / (0)1 / 4 01 59 06, E-Mail:
toachi@bluewin.ch

Großbritannien (s. S. 27 Kap. 2)

The Shiatsu Society, 5 Foxcote, Wokingham,
Berks RG11 3PG

Register